U0390830

XIA XIAOJUN
YIXUE WENJI

夏小军医学文集

第二辑

夏小军 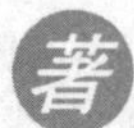

甘肃科学技术出版社

图书在版编目(CIP)数据

夏小军医学文集. 第二辑 / 夏小军著. -- 兰州 : 甘肃科学技术出版社, 2019.9 (2023.9重印)
ISBN 978-7-5424-2693-2

Ⅰ.①夏… Ⅱ.①夏… Ⅲ.①医学-文集②中西医结合-文集 Ⅳ.①R-53

中国版本图书馆CIP数据核字(2019)第209435号

夏小军医学文集（第二辑）

夏小军　著

责任编辑　刘　钊
封面设计　令晓君　冯　渊

出　版　甘肃科学技术出版社
社　址　兰州市城关区曹家巷1号　730030
电　话　0931-2131572(编辑部)　0931-8773237(发行部)

发　行　甘肃科学技术出版社　　印　刷　三河市铭诚印务有限公司
开　本　880毫米×1230毫米　1/32　　印　张　21　插　页　4　字　数　620千
版　次　2020年4月第1版
印　次　2023年9月第2次印刷
印　数　1001~2050
书　号　ISBN 978-7-5424-2693-2　　定　价　185.00元

图书若有破损、缺页可随时与本社联系:0931-8773237

前 言

时光荏苒,岁月如梭;十年光阴,匆匆而过。不知不觉中,自己已过"知天命"之年。

十年,虽犹白驹过隙,弹指一挥间。这十年,注定不平凡,是我人生之中砥砺奋进的十年,是自己在医道上积累沉淀的十年。这十年,有疑惑,有彷徨,有痛苦;也有悲伤,有振奋,更有欣慰;虽未达到春秋时期孔圣人"不惑"的境界,更与唐代诗人贾岛"磨一剑"的志向与锋芒相距甚远,但这十年,即使寒腹短识,却微有思考;虽然两鬓斑白,但略有所获。有鉴于此,还是决定将我近十年来的工作学习情况整理成册,也算是自己漫漫医道上的一个阶段小结。

唐代杰出的文学家韩愈《进学解》云:"业精于勤,荒于嬉;行成于思,毁于随。"医道虽小,实济世活人之一端;既入此道,当勤奋补拙为自勉。十年间,作为全省唯一一名国家中医药管理局首批优秀中医临床人才培养对象,通过"学经典、做临床、跟名师"的方式,圆满完成了学业,这是一个理论—实践—再理论—再实践的过程。通过系统地跟师学习,自己的中医基本理论得到进一步巩固,临床技能得到进一步提升。十年间,带教学生20余名,其中有国家临床重点专科学科带头人,有省级领军人才,有国家、省、市各级名中医师带徒学员,有在校、在职的研究生等。通过自己的言传身教,加之学生们的自身努力,诸多学员学有所获,目前都能独当一面。作为学科带头人,自己创建并领导的甘肃省庆阳市中医医院血液科,已成功创建为国家临床重点学科及国家"十一五"重点中医专科,并获西北五省唯一一所国家区域中医血液病治疗中心建设单位，下设的血液病实验室创建为甘肃省中医药科研二级实验室，并荣获“甘肃省青年文明号”等殊荣；领导的甘肃省肿瘤医院中西医结合血液科也成为甘肃省第七批重点中医专科及甘肃省医疗卫生重点学科。

2007年，我被组织任命为甘肃省庆阳市中医医院院长；2009年，又兼任医院党委书记。如何正确处理好行政党务管理与临床业务工作之间的关系，是摆在我面前的一道难题。上任伊始，我便结合实际，为医院发展定位，并付诸实施。经过紧张的创建，年内顺利通过三级乙等中医医院评审。2008年，又争取到国家地市级中医医院建设项目，为日后医院整体搬迁打下了坚实的基础。经过四年的不懈努力，2012年终于按期完成医院整体搬迁，新建的医院占地75亩，总建筑面积45000m^2，开设病床800张，临床医技科室34个，搬入新址当年实现业务翻番，并于当年通过国家中医药管理局三级甲等中医医院评审验收，先后成为陕西中医药大学非直属附属医院、甘肃中医药大学及宁夏医科大学教学医院等。结合临床实际与教学工作，又创造性的在医院近郊租赁土地100亩，建立了全省唯一一个由医院建立的陇东特产中药材种植园，训化引进培育地产中药材近400种，有力地推进了保护资源、保障教学、科学研究等工作。同时，在医院修建了岐伯医史馆及岐伯中药标本馆，采集制作300余种地产中药材标本，复刊《庆阳中医》，先后组织整理出版了《庆阳市中医医院单方验方集》，编印《中医适宜技术汇编》《足浴方》《营养膳食与食疗》《药膳与饮品》等集医疗、保健与康复为一体的专业书籍，应用于临床，取得了良好的效果。经多年努力，庆阳市中医医院已创建为拥有1个国家临床重点专科、2个国家重点中医专科、7个省级重点中医专科的三级甲等中医医院，培养造就了一大批优秀专业技术人才，研制出35种院内专科中药制剂，供全省医疗机构间调剂使用，目前已建设成为省内基层医疗机构中规模最大、服务功能最全、实力最强、管理制度最完善、两个效益最好的中医医院。

2015年初，组织又调我担任甘肃省肿瘤医院院长。来到新的工作岗位，自己首先进行了大量调研，坚定不移地贯彻甘肃省卫健委提出的"临床与科研并重、预防与治疗并重、中医与西医并重"的办院宗旨，在原有各项工作的基础上，稳步推进，仅在中医、中西医结合方面先后完成加挂"甘肃省中西医结合肿瘤医院"牌子，并创建为国家中医药管理局专科医院中医药工作示范单位，建立肿瘤综合康复中心、治未病中心及营养膳食科，在全院大力推广中医适宜技术及两个省级重点中医专科的创建，研发100余种中医药大健康产品，组织编写出版200余万字的《甘肃省肿瘤医院中西医结合特色丛书》，牵头组建"中国西北中医药肿瘤防治联盟"、与法国西部肿瘤研究所在中医药防治肿瘤方面的协作、陕西中医药大学研究生培养基地挂牌、甘肃中医药大学附属肿瘤医院的争取、治疗肿瘤院内中药制剂的研发、多项中医及中西医结合科研课题的立项、中药颗粒剂的应用及中药煎药房改造等实质性的工作，目的是为中医、中西医结合防治肿瘤事业做出一定的成绩和贡献。

十年来，自己始终从事中医药防治血液病及恶性肿瘤的临床研究工作，研发治疗血液病的7种制剂成为省内医疗机构间调剂使用的中药制剂，部分运用到国外，深受一致好评。作为中华中医药学会血液病分会副主任委员、肿瘤分会常务理事，中国中西医结合学会血液病专业委员会、肿瘤专业委员会常务委员，中国民族医药学会血液病分会副会长，世中联血液病专业委员会、肿瘤专业委员会常务理事，甘肃省中医药学会、中西医结合学会副会长，组建成立了甘肃省中医药学会血液病专业委员会及甘肃省中西医结合学会血液病专业委员会，成功举办国家级、省级各类血液病和肿瘤学术会议及继续教育班20余次，有力地推动了全省中医、中西医结合血液病及肿瘤防治事业的发展。

十年来，个人勤于临证，善于思考，锲而不舍，不断总结，先后独立编著及主编出版《血病论》及《岐伯汇考》《岐伯考证》《谢君国医术研究》《甘肃省肿瘤医院中西医结合特色丛书》《医院护理健康教育指导手册》《2015年甘肃省肿瘤登记年报》《血病探幽》等10部专著，参编论著8部；主持完成省、厅(市)级科研课题4项，指导及参与完成8项，在研课题5项，获省、厅(市)级科技进步奖10余次；以第一作者撰写发表专业学术论文20余篇，其中SCI论文3篇，在国际学术会议大会交流2篇。诊治的病人遍及国内28个省市及国外部分地区，受到社会的普遍赞誉。

一分耕耘，一分收获。十年来，组织也给予了我诸多荣誉，个人先后荣获庆阳市名中医、庆阳市领军人才、甘肃省名中医、甘肃省卫生领军人才、全国医药卫生系统先进个人等殊荣。以上成绩的取得，得益于党和政府卫生工作正确方针的指导，得益于甘肃省各级卫生行政主管部门的正确领导，更得益于与我共同工作奋斗的庆阳市中医医院、甘肃省肿瘤医院的全体干部职工。同时，我的学生开金龙主任医师、姚金华主任医师、段赟副主任医师、孙林副主任医师、郭炳涛主治医师、张建梅主治医师、刘守海住院医师、连粉红住院医师等在书稿的搜集、整理及校对等工作中付出大量努力。在此，对他们致以深深的谢意！

明代张岱《小序》云："学海无边，书囊无底。"笔者自知才疏学浅，但仍敝帚自珍，仅将一得之愚，结成是集，以期后学少走弯路，亦能为中医药事业做一点贡献，足矣！然书中难免挂一漏万，恳请同道匡正。

夏小军

2018年12月24日

目 录

经典研读

血病方略

医案精选

诊余夜话

科研撷英

临证经验

薪火相传

产业研发

论著分说

年谱事记

经典研读

《黄帝内经》成书年代考

《黄帝内经》之名，最早见于东汉班固《汉书·艺文志·方技略》。观其内容，虽不是一个时期的产物，其中也有一部分是秦汉乃至汉代以后一些医家整理修订和补充的，但其祖述蓝本，当成编于战国后期，历经秦代的补充完善，至汉代立国之初，在国家“大收篇籍，广开献书之路”时被征集，至西汉成帝河平三年，由侍医李柱国校刊，复由刘向“条其篇目，撮其指意”而收编于《七略》之中。至后汉班固修《汉书》时，其《艺文志》部分，仍系取刘向、刘歆父子所撰之《七略》“删其要”而成。故除“运气七篇”及《素问》“遗篇”等篇章外，其主体部分，应是汇编成书于西汉年间；而其祖述蓝本，当成编于战国后期，亦为今本《黄帝内经》之骨架。

《黄帝内经》是我国现存最早、最完整的一部医学经典著作，是中医学理论与防治疾病技术的渊源。全书包括《素问》和《灵枢》两部分，每部有文章81篇。综观古今做出过卓越贡献的医学家，或者理论上独树一帜，或者防治疾病效验如神，但究其成功之路，却均以研习《黄帝内经》为立说之根本。诚如南宋·陈言《三因极一病证方论·卷二·太医习业》所云：“为儒必读五经三史，方称学者。医者之经，《素问》《灵枢》是也。”又如明代龚廷贤《寿世保元·医说》所言：“若《内经》，其言深而要，其旨邃以宏，其考辩信而有征，实为医家之祖。”

传世本《黄帝内经》由《黄帝内经素问》和《黄帝内经灵枢》两部书组成。《黄帝内经》之名，最早见于东汉班固《汉书·艺文志·方技略》；《黄帝内经素问》之名，出于唐代医家、《素问》整理者王冰之手;《黄帝内经灵枢》之名,出于宋代医家、《灵枢》整理者史崧之手。但无论是《汉书·艺文志》所著录的《黄帝内经》,还是王本《素问》、史本《灵枢》,皆未署原作者之名,亦未标记撰著年代。于是,关于《黄帝内经》的成书年代,便成为千百年来学者医家争讼不已的问题。笔者考证如下。

从现有文献记载,有关《黄帝内经》的成书年代大致有如下四种说法:一是黄帝时书。此观点见于晋代皇甫谧《黄帝三部针灸甲乙经·序》,唐代王冰《黄帝内经素问·序》,《难经集注》杨玄操序,宋代沈作哲《寓简》,林亿等《针灸甲乙经》新校正序,史崧《黄帝素问灵枢经·叙》,郑樵《通志·三皇纪》等典籍中。二是先秦时书。见于宋代邵雍《皇极经世书·卷之八·下·心学》,司马光《传家集·卷六二·书启》,程颢《河南二程全书·卷一十五·伊川先生语录》,朱熹《文集·古史余论》,晁公武《郡斋读书志》,明代程敏政《新安文献志》引宋代王炎语,方孝孺《逊志斋集·卷四·读三坟书》,胡应麟《少室山房笔丛·卷三·经籍会通》,清代魏荔彤《伤寒论本义·序》,崔述《补上古考信录·卷上·黄帝说》,纪昀等《四库全书简明目录》等书籍中。三是西汉时书。见于明代顾从德翻刻宋本《素问·跋》,郎瑛《七修类稿》;生活年代相当于清代中叶的日本人丹波元简《素问识·素问解题》等文献中。四是历先秦而集于汉。见于元代戴良《九灵山房集·沧州翁传》引吕复语,清代姚际恒《古今伪书考》等篇章中,兹不烦举。

诚然,现存《黄帝内经》的内容,不是一个时期的产物,如《素问·脉解篇》《灵枢·阴阳系日月》等就是西汉太初以后的作品;所谓《素问》"运气七篇"就是东汉建武以后的作品;《素问》"遗篇"《刺法论》《本病论》,其文必在王冰之后,抑或唐宋时人,借此遗篇之名以补其数。正如李今庸《古医书研究》"《黄帝内经》的成书年代和成书地点考"所言:"以前,人们总是说《黄帝内经》的成书,不是出于一人一时之手,这种笼统的说法,是没有多大实际意义的……但在这些内容(指‘运气七篇’等)还未补上去以前,我认为《黄帝内经》已经是以一部《黄帝内经》的形式而存在,它一出世就具备了它的基本内容和基本形式,而并不是补充上去了这些内容才成书的,也不是各个不同时代的各个医学小册子被人一天把它合在一起成书的。”

《汉书·艺文志·叙论》曰:“汉兴,改秦之败,大收篇籍,广开献书之路。迄孝武世,书缺简脱,礼坏乐崩。圣上喟然而称曰‘朕甚闵焉!’于是建藏书之策,置写书之官。下及诸子传说,皆充秘府。至成帝时,以书颇散亡,使谒者陈农求遗书于天下。诏光禄大夫刘向校经传、诸子、诸赋,步兵校尉任宏校兵书,太史令尹咸校数术,侍医李柱国校方技。每一书已,向辄条其篇目,撮其指意,录而奏之。会向卒,哀帝复使向子侍中奉车都尉歆卒父业。歆于是总群书而奏其《七略》。故有《辑略》、有《六艺略》、有《诸子略》、有《诗赋略》、有《兵书略》、有《术数略》、有《方技略》。今删其要,以备篇籍。”

《汉书》是东汉著名的史学家班固(公元32—92年),继承其父班彪的遗愿,历时20余年完成的举世信任之良史。今见《黄帝内经》在《汉书·艺文志》中已收录,亦即《黄帝内经》之最早出典。从《汉书》记载可见,秦末农民起义及楚汉之争,书籍散亡甚多,故汉代之初,便大收篇籍,广开献书之路。此后数十年间,国家并未发生过大的动乱,但至孝武帝刘彻时,则书缺简脱,这有可能是原来征集的图书,由于藏居不善,并有所散失,或因诸多旧籍,未曾加以整理,致使有些简书,编绳断绝,简片脱落,于是乃建立造册登记之制,并设置写书之官,将诸多旧籍重新抄录,善加保存。复经数十年,至孝成帝时,原存储书又有所散亡,乃使谒者陈农征集天下遗书;并诏令光禄大夫刘向进行校书工作;并由侍医李柱国分校医书。史载李柱国校刊医书的时间是在西汉成帝河平三年(公元前26年)。李柱国每校完一书,复由刘向“条其篇目,撮其指意”。刘向卒后，由其子刘歆继承父业，总括群书，撰成《七略》奏上。其中《方技略》内，即含有《黄帝内经》。由此可知，《黄帝内经》一书，亦为刘向校书时，经李柱国校定，复经刘向“条其篇目，撮其指意”而成。至后汉班固修《汉书》时，其《艺文志》部分，乃系取刘向、刘歆父子所撰之《七略》“删其要，以备篇籍”而成。

从上可见，汉初，已有《黄帝内经》一书。其实，在此之前已早有该书，只是未命名而已。正如清代周中孚《郑堂读书记》所云：“余谓黄帝本太素浑化之理，阐天人合一之道，谋诸岐伯，开示诸臣，虽岐伯之言居多，而黄帝之问实启之，故定名为《黄帝素问》。疑自汉以前即有此称。《汉志》止称《内经》者，犹之老子《道德经》；《汉志》不著《道德经》之名，止称曰《老子》而已。”前文所述，《七略》是汉初“大收篇籍，广开献书之路”而成，就是说，《黄帝内经》的祖述蓝本在汉代(公元前206年)之前就有了。汉代之前当为秦代(公元前221～前206年)。公元前221年，秦始皇统一六国，建立起强大的秦王朝，并确定郡县制度，改造文字，统一币制和度量衡，这一时期，社会发展较快，包括医学。但秦王朝的统治极其残暴，因此大失人心。传至二世，便爆发了全面的农民起义而自取灭亡，前后仅为短暂的15年。在15年内，要完成《黄帝内经》祖述蓝本这样的宏伟巨著，显然是不容易的，也是不可能的，但对其进行补充和完善是完全有可能的。由此推断，秦初，已有岐黄问答之书，即《黄帝内经》的祖述蓝本。正如明代郎瑛《七修类稿》所言：“或医卜未焚，当时必有岐黄问答之书，安得文之以成耳。”亦如清代《质疑》引杭世俊曰：“《内经》，刘向编《七略》时已有之。秦焚《诗》《书》，《内经》想以方术得存，其书深奥精密，非后人所能伪托。”秦代之前，当属战国(公元前475～前221年)，此期历时较长，是中国科学文化比较昌盛的时期。在医学方面，不仅有诸多名医著称于时，如扁鹊，既是一位著名的民间医生，更是一位经验丰富的“全科医师”。就医学文献而言，在当时定有诸多文字材料，且日臻完善，并一直流传至汉代,为王公贵族所收藏,有的为医家所得,则视为禁书。如西汉司马迁《史记·扁鹊仓公列传》中公乘阳庆向淳于意所授的"禁方书",必为先秦旧籍无疑。又如1973年在湖南长沙出土之古医书,如《阴阳十一脉灸经》及《足臂十一脉灸经》等,据马继兴《马王堆医书考释》考证,是为"秦汉以前的医学原著"。因此,战国后期完全有可能创作出《黄帝内经》的祖述蓝本,亦为今本《黄帝内经》之骨架。正如朱建平《中国医学史研究·先秦时期医学知识的发展与应用》所言:"现存《内经》的大部分作品在战国时期就已写成,但也有一些内容是秦汉乃至以后一些医家整理修订和补充的。"亦如余嘉锡《四库提要辨证》所云:"愚谓秦、汉古书,亡者多矣,仅存于今者,不过千百中之十一,而又书缺简脱,鲜有完篇。凡今人所言某事始见某书者,特就今日仅存之书言之耳,安知不早见于亡书之中乎?以此论古,最不可据。"

综上所述,《黄帝内经》是中国古代医学理论的总集,就其总体内容而言,其中也有一部分是秦汉乃至汉代以后一些医家整理修订和补充的,但除"运气七篇"等篇章外,其主体部分,应是汇编成书于西汉年间;而其祖述蓝本,当成编于战国后期,亦为今本《黄帝内经》之骨架。

(刊登于《甘肃中医》2009年第22卷
第5期,夏小军、谢君国、张士卿 作)

《黄帝内经》作者考

摘要

中医学现存最早、最完备的经典文献《黄帝内经》的作者,既往认为不是出自一人一时之手。观其内容,确以岐黄问答形式为主体,故有"岐黄问答,而作《内经》"之说。结合中医学发展历史及汉字的发展历程,不难看出该书虽非岐黄手著,其旨必有所授,且书名冠以黄帝,显为崇古依托。在其成编之前,定有祖述蓝本,而该祖述蓝本,当为战国后期著名医家岐伯所撰无疑。

《黄帝内经》是中医学的奠基之作,它反映了当时祖国医学的辉煌成就,构成了中医独特的理论体系,为中国医学发展奠定了基础,其中有许多地方显然超过了当时的世界医学水平,还有许多原则性的内容到现在仍旧适用。故被历代医家奉为圭臬,尊其为医家之宗。但是,关于《黄帝内经》的作者问题,千百年来虽经医家学者多方研究,然至今难以取得共识。兹考证如下。

1.岐黄君臣问答 而作《黄帝内经》

《黄帝内经》包括《素问》及《灵枢》两部分,每部分各有81篇文章,共由162篇文章组成。在《素问》中,除11篇不具撰人及黄帝与雷公问答7篇、黄帝与鬼臾区问答1篇、帝曰1篇外,其余现存61篇,基本上为黄帝与岐伯问答文。在《灵枢》中,黄帝与岐伯问答文共有整文46篇,与别篇组合成文者5篇。可见,黄帝与岐伯问答文,实为《黄帝内经》之主体。故历代医家及学者多认为岐黄君臣问答,而作《黄帝内经》。

汉代司马迁《史记·司马相如列传》云:黄帝"属岐伯使尚方。"《经史百家杂钞》注云:"岐伯,黄帝臣。帝使岐伯尝味草木,典主医病与论医,更相问难,著《素问》《灵枢》,总为《内经》十八卷,为医书之祖。"作为举世信任之良史,《史记》中不仅记载岐伯确有其人,而且明谓黄帝使其典主方药。至晋初,皇甫谧《针灸甲乙经·序》中云:"夫医道所兴,其来久矣。上古神农始尝草木而知百药;黄帝咨访岐伯、伯高、少俞之徒,内考五脏六腑,外综经络、血气、色候,参之天地,验之人物,本性命,穷神极变而针道生焉。"在其所著的《帝王世纪》中又云:"岐伯,黄帝臣也。帝使岐伯尝味草木,典主医药、经方、本草,《素问》之书咸出焉。"据《晋书·皇甫谧传》可知,皇甫谧一生读书甚多,还特请晋武帝赠书一车。作为这样一位伟大的医学家及史学家,他的说法肯定是有依据的。又据《素问》通行本卷第一新校正引全元起云:"素者,本也。问者,黄帝问岐伯也。方陈性情之源、五行之本,故曰《素问》。"作为训解《素问》第一人,南朝齐梁间人全元起此说可信。生活年代与全元起大致相同的南齐名医褚澄,在《褚氏遗书》中亦云:"《素问》之书,成于黄岐;运气之宗,起于《素问》。"此后,次注《黄帝内经素问》的唐人王冰,献出家藏旧本《灵枢》的宋人史崧等与其观点相同。迨至宋代,林亿等在《重广补注黄帝内经素问·序》中云:"岐伯上穷天纪,下极地理,远取诸物,近取诸身,更相问难,垂法以福万民。于是雷公之伦授业传之,而《内经》作矣。历代宝之,未有失堕。"郑樵《通志·三皇纪》亦云:"(黄帝)察五运六气,乃著岐伯之问,是为《内经》。"罗泌《路史》又云:"黄帝极咨于岐雷而《内经》作。"宋代以后,诸多医学家、史学家亦尊是说,不再赘述。

通过以上大量的历代医书及史书类记载可见,《黄帝内经》为黄帝与天师岐伯以设问答之书。其言质奥,其义弘深,其法已久,定有来历,绝非无中生有。

2.虽非岐黄手著 其旨必有所授

众所周知，口传心授是早期医学的主要形式。从现知的情况来看，中国已有文字的历史在7000年以上，到5000年前时已有结构严谨的文字。夏商文字虽有进展，但仍以甲骨文为代表。战国时出现竹木简牍及帛书，特别是秦代蒙恬用兔豪竹管造笔(《古今注》)，东汉蔡伦用树皮、麻头、破渔网造纸(《后汉书·蔡伦传》)，便有了写作，为中医药文化的传承与发展提供了有利条件。《黄帝内经》的祖述蓝本成书于战国后期，当时除秦文字之外，尚有六国文字，又称东土文字，直至秦国统一六国之后，中国的文字才趋于统一。故在此之前，医学知识的传播多以口传心授的形式进行。至汉初，在国家大收篇籍、广开献书之路时，仍书缺简脱，或残缺不全，于是乃建立造册登记之制，并设置写书之官，将许多旧籍重新抄录，善加保存。由《汉书·艺文志·叙论》可知，《黄帝内经》一书，是西汉成帝年间光禄大夫刘向校书时，经侍医李柱国校定，复经刘向"条其篇目，撮其指意"而成。其虽非岐黄手著，但其旨必有所授。

皇甫谧《针灸甲乙经·序》云："按《七略》艺文志，《黄帝内经》十八卷，今有《针经》九卷，《素问》九卷，二九十八卷，即《内经》也，亦有所忘失。其论遐远，然称述多而切事少，有不编次，此按《仓公传》，其学皆出于《素问》。"梁代陶弘景《本草经集注·自序》亦云："岐、黄、彭、扁，振扬辅导，恩流含气，并岁逾三千，民到于今赖之。"到了明代，程敏政在《新安文献集》中引宋代王炎云："《素问》乃先秦古书……其言虽不尽出于黄帝岐伯，其旨亦必有所从受也。"祝文彦《庆符堂集》亦云："《内经·素问》，后人传以为岐黄之书一也。其论脉法病证，未必不有合于圣人之意；词义古朴，未必不有得古人之遗。"周木《素问纠略·序》中还云："《素问》之书，虽不实出于黄岐之世，要亦去先王未远，时人祖述黄岐遗意而作者也。"桑悦在

《素问钞·序》中更明谓："《素问》乃先秦战国之书，非黄岐手笔。"直至清代，纪昀等《四库全书简明目录·卷十·黄帝素问》云："其书云出于上古，固未必然，然亦必周秦间人传述旧闻，著之竹帛，故通贯三才，包括万变。"

由此可见，《黄帝内经》一书虽非岐黄手著，但其旨意亦为祖述岐黄遗意而作，不仅符合中医药发展历史及规律，而且符合汉字的发展历程。古今无数做出卓越贡献的医学家，究其成功之路，莫不以研习岐黄旨意而为立说之根本。

3. 书名冠以黄帝 显为崇古依托

黄帝一词，最早见于陈侯因齐敦（一种容器）之铭文。其中云："陈侯因齐曰：皇考孝武恒公恭哉，大克成。其唯因齐，扬皇考昭统，高祖黄帝，迩嗣桓、文，朝问诸侯，合扬厥德。"据郭沫若《十批判书》考证，文中"陈侯因齐"就是齐威王（公元前356～前320年在位），"桓公"即其父"陈侯午"。又据《史记·五帝本纪》所载，黄帝姓公孙，为有熊国君少典之子，建都于轩辕之丘，所以又称轩辕黄帝。既往研究表明，黄帝并不是一个人，而是中国古代一个伟大民族或发展时期的统称，历史中的仰韶文化，就相当于黄帝时代，距今约5000年。在春秋战国之间，医书只有禁方书的笼统名称；在西汉初期，医书才和黄帝产生了关系；到西汉末期，才肯定了《黄帝内经》的名称。

从现在研究的成果来看，依托黄帝之医籍，在汉代以前已有之。如西汉司马迁《史记·扁鹊仓公列传》记述公乘阳庆授仓公淳于意古先道遗传之书中，就有黄帝扁鹊之《脉书》。1973年在湖南长沙马王堆汉墓出土的古医书《十问》中，就有黄帝问天师、黄帝问大成、黄帝问曹熬、黄帝问容成等内容。除医籍之外，依托黄帝之书在先秦及秦汉其他文献中为数亦多。仅《汉书·艺文志》收集托名黄帝及其群臣的著作就有20多部，其中10多部被班固注明为

"依托",依托之人多在六国时期。汉初黄老之学大盛于世,托名黄帝之风则更甚于战国。亦如汉代淮安王刘安《淮南子·修务训》所云:"世俗人多尊古而贱今,故为道者必托之于神农、黄帝而后能入说。"此观点也得到后世诸学者的认同。

宋代司马光《传家集·与范景仁第四书》云:"谓《素问》为真黄帝之书,则恐未可。黄帝亦治天下,岂可终日坐明堂,但与岐伯论医药针灸耶? 此周汉之间医者依托以取重耳。"朱熹《文集·古史余论》亦云:"窃意黄帝聪明神智……而世之言此者,因自托焉,以信其说于后世。"至明代,王袆《青岩丛说》云:"《内经》谓为黄帝之书,虽先秦之士依做而托之,其言质奥而义弘深,实医家之宗旨,殆犹吾儒之六经乎。"方孝孺《逊志斋集·卷四·读三坟书》亦云:"然世之伪书众矣,如《内经》称黄帝,《汲冢书》称周,皆出于战国秦、汉之人。"宋景濂《文集》又云:"《黄帝内经》虽疑先秦之士依做而托之。其言深,其旨邃以弘,其考辨信而有征,是当为医家之宗。"清代崔述《补上古考信录·卷上·黄帝说》更云:"世所传《素问》一书,载黄帝与岐伯问答之言,而《灵枢》《阴符经》或亦称为黄帝所作。至战国诸子书述黄帝者尤众。余按黄帝之时,尚无史册,安得有书传于后世……因假托之以为言耳。"

综上所述,《黄帝内经》书名冠以黄帝,显为崇古依托,当时世俗崇拜古人,如不托名神农、黄帝,所说的话即不能使人相信。因此,西汉刘向在汇集编校医籍的时候,取名《黄帝内经》。

4. 究其祖述蓝本 岐伯所撰无疑

元明间人戴良《九灵山房集·卷二十七·沧州翁传》引吕复曰:"《内经·素问》,世称黄帝、岐伯问答之书。乃观其旨意,殆非一时之言。其所撰者,亦非一人之手。"诚然,现存《黄帝内经》的内容,不是一个时期的产物,如《素问》遗篇《刺法论》和《本病论》两篇,以及运气"七篇大论",当系后人增补;且全书内容不一致的地方和重复的地方很多。可知此书不是成于一人之手,也不是成于一个时代的。

到了清代,恽铁樵《群经见智录·卷一·内经发源第一》云:"且可知春秋以前,早已有《内经》之书,藉非医者秘不示人,《内经》之书名,断无不见于他种古籍之理。《汉书·艺文志》所以有《内经》之名,则因汉朝求遗书也。"杨则民《内经之哲学的检讨·第一章·内经之史的考证》亦云:"《内经》非出一人之手,为不争之事实。盖其先必有一大天才,以其创解,取当时医学知识为论证之材料一,后人因以所见附益者。此虽假定,因合理而可信者也。"近人龙伯坚《黄帝内经概论·黄帝内经的初步研究》云:"凡是一部伟大的著作,绝不可能是突然发生的,都一定是在前人的基础上逐渐发展而成的。"又云:"《黄帝内经》书名的成立时代虽然很迟,这并不是说《黄帝内经》的著作时代也就是这样的晚。"张灿玾《黄帝内经文献研究·素问、灵枢的篇文组合》云:"作为两书《素问》与《灵枢》的基本情况,似可作出这样的设想,首先在该书正式成编前,或有一雏形早期文献,此种文献并非出于有目的的文献整理,只不过是一般的文献辑录,故显得漫无次序,又无章法,更不系统。此本虽经成编时加工及后人多次整复,然仍保存有原来的某些雏形。"李今庸《古医书研究·黄帝内经的成书年代和成书地点考》亦云:"以前,人们总是说《黄帝内经》的成书,不是出于一人一时之手。这种笼统的说法,是没有多大实际意义的……但在这些内容(指'运气七篇'等)还未补上去以前,我认为《黄帝内经》已经是以一部《黄帝内经》的形式而存在,它一出世就具备了它的基本内容和基本形式,而并不是补充上去了这些内容才成书的,也不是各个不同时代的各个医学小册子被人一天把它合在一起成书的。"

正本溯源,作为《黄帝内经》这样一部浩瀚的中医学巨著,虽成编于西汉,在此之前定有其祖述蓝本,而这个祖述蓝本,当为岐伯所撰无疑,书名冠以黄帝显为崇古依托。所以说战国后期著名医学家岐伯汇集的《内经》祖述蓝本，形成了汉代成编《黄帝内经》的骨架，也是今天《黄帝内经》的基础。

（刊登于《甘肃中医》2009年第22卷第4期，夏小军、谢君国、张士卿 作）

岐伯考

摘要

岐伯之名,始见于西汉司马迁《史记》,在中国现存史书类及医书类典籍中,有关岐伯的记载量大面宽,门类事实皆具,说明岐伯确有其人。岐为古姓,最早出自于周之始祖姬弃,意为两鬓饱满且聪明睿智。伯为人名,亦作古爵位及官名。岐伯之"岐"当从"山"旁作"岐",《素问》《灵枢》二书中凡称"岐伯"者皆然。岐伯之命名亦符合先秦上层人物的命名规范。创建医学、创制军乐、勤于著述、上医医国是岐伯的主要贡献。

岐伯是中国古代最著名的医生,被奉为中医学之祖。中医学奠基之作《黄帝内经》的主要内容,就是以黄帝与岐伯问答体例写成,故后世多以"岐黄"代称《黄帝内经》,又作为中医学或业医者的代名词。众所周知,书名冠以华夏民族人文始祖轩辕黄帝,显为崇古依托,而被尊为"天师"的医祖岐伯,是否真有其人,古今争议不休。兹考证如下。

1. 岐伯有无考

岐伯之名,始见于西汉司马迁《史记》。《史记·孝武本纪》载:"太初三年,巡海上,考神仙之属,未有验者,方士有言,黄帝时为五城十二楼,以候神人于执期,今曰迎年,上许作之如方,命曰明年,上亲礼祠,上帝衣上黄焉。公玉带曰:'黄帝时虽封泰山,然风后封钜,岐伯令黄帝封东泰山,神凡山合符,然后不死焉。'"此岐伯,《史记正义》引张楫注:“岐伯,黄帝太医。”《史记·司马相如列传》又载:“属岐伯使尚方。”《史记集解》引徐广曰:“岐伯,黄帝臣。”《汉书音义》曰:“尚,主也。岐伯,黄帝太医,属使主方药。”《经史百家杂钞》亦注云:“岐伯,黄帝臣。帝使岐伯尝味草木,典主医病与论医,更相问难,著《素问》《灵枢》,总为《内经》十八卷,为医书之祖。”迨至东汉,班固《汉书·艺文志》首载《黄帝内经》之名及以岐伯命名的书籍《黄帝岐伯按摩》十卷,且曰:“太古有岐伯、俞跗;中世有扁鹊、秦和。”宋代朱熹《文集·古史余论》载:“《黄帝纪》云,其师岐伯明于方,世之言医者宗焉。”刘恕《通鉴外纪》载:上古有岐伯,“黄帝命作鼓吹、鼓角、灵鼙、神钲,以扬德武。”“又作《内经》。”陈彭年《广韵·上平音·五支》载:“岐……又姓,黄帝时有岐伯。”张君房《云笈七签·轩辕本纪》又载:“时有仙伯,出岐山下,号‘岐伯。’”郑樵《通志·三皇纪》载:“(黄帝)察五运六气,乃著岐伯之问,是为《内经》。”罗泌《路史》又载:“黄帝极咨于岐雷而《内经》作。”明代程敏政《新安文献志》引宋代王炎云:“《素问》乃先秦古书……其言虽不尽出于黄帝、岐伯,其旨亦必有所从受矣。”清代杭世骏《质疑》云:“黄帝咨于岐伯作《内经》。”

作为中医学的奠基人,自《史记》而后,现存历代医药典籍中对岐伯的记载则更加普遍。东汉张仲景《伤寒杂病论·序》云:“上古有神农、黄帝、岐伯、伯高、雷公、少俞、少师、仲文,中世有长桑、扁鹊,汉有公乘阳庆及仓公。”晋代王叔和《脉经·序》云:“今撰集岐伯以来,逮于华佗,经论要诀,合为十卷。”皇甫谧《针灸甲乙经·序》云:“黄帝咨访岐伯、伯高、少俞之徒,内考五脏六腑,外综经络血气色候,参之天地,验之人物,本性命,穷神极变,而针道生焉。”《素问》通行本卷第一新校正引南朝齐梁间人全元起语:“素者,本也。问者,黄帝问岐伯也。方陈性情之源、五行之本,故曰《素问》。”唐代孙思邈《千金要方·序》云:“黄帝受命,创制九针,与方士岐伯、雷公之伦,备论经脉,旁通问难,详究义理,以为经论,故后世可得依而畅焉。”宋代林亿等《重广补注黄帝内经素问·序》云:“在昔黄帝之御极也……乃与岐伯,上穷天纪,下极地理,远取诸物,近取诸身,更相问难,垂法以福万世。”宋代以降,历代医药典籍中均载有岐伯其人其事,并作为医学正统之祖被请进庙堂供奉起来,足以证明其在中国医学史上的重要地位。

从上可见,在中国现存史书类及医书类典籍中,有关岐伯的记载量大面宽,门类事实皆具,说明岐伯这位古代贤哲确有其人,绝非臆造。

2.岐伯名实考

岐为古姓。东汉许慎《说文解字》云:“考古岐字,岐专行,而支废焉。”清代段玉裁注曰:“考岐,山有两岐,故曰‘岐山’,见于《夏书》《雅颂》。”中国自有姓氏记载以来,先称氏,后称姓。岐姓最早乃出自姬弃。东汉王符《五德志》云:“后嗣姜原,履大人迹生姬弃,厥相披颐。”汪继培注曰:“披颐,应作‘岐颐’。”宋代李昉《太平御览·卷三百六十八》引《春秋元命苞》云:“后稷岐颐自求,是谓好农。盖象角亢,载上食谷。”《诗经·大雅·生民》云:“诞实匍匐,克岐克嶷。”王宗炎注曰:“岐嶷,即‘岐颐’也。岐者,头骨隆起而岐出,嶷嶷然高,故象角亢。”

《礼记·内则》云:“男角女羁。”东汉郑玄注曰:“夹囟曰角。”说明“角”字在人体部位上的本来意思,是在前额后、囟门下的头部两侧鬓发部位。然而鬓发所在的“角”部,亦称谓“额”。《素问·三部九候论篇》云:“上部天,两额之动脉。”其曰“两额”,自然是指鬓发部的“两角”部位无疑。故“角亢”之意,亦指两鬓饱满。岐嶷,又形容年幼聪明,如三国至晋初陈寿《三国志·吴志·孙和传》曰:“和少岐嶷,有智意。”

《史记·五帝本纪》云:“弃为周,姓姬氏。”《五德志》又云:“姬即犬戎氏,其先本出黄帝。”又曰:“周之兴也,以弃代之。”从而说明周为黄帝之裔，姬姓后稷之后。岐姓，乃因周之始祖弃，其象“岐嶷”，即两鬓饱满且聪明睿智而得名。

中国最早的创始，在有文字之前，历史人物的事迹靠口头传说，有了文字以后，又以传说作为历史资料，这是显而易见的。岐伯所处的时代尽管早已发明了文字，但却是极不发达的。加之春秋末期“简重而帛贵”，兔毫竹管造笔及造纸术尚未发明，书写材料得之不易，就历史人物姓名而言，传说错误或传抄之误常有发生，史书如此，医书亦如此。如训解《素问》第一人全元起，《南史》谓金元起，《隋书》作全元越。而据《新唐书》、林亿序等考证，当为全元起。又如次注《黄帝内经素问》的唐代医家王冰之“冰”，《寓简》及《读书志》作“砅”，杜甫诗作“砅”，而据《郎官石柱题名》是知作“冰”为正。

岐，又作歧。《康熙字典》载：“岐，姓。《正字通》：黄帝臣岐伯。《韻会》：或作歧。”《辞海》载：“岐，同歧。姓。”如战国时期列御寇《列子·说符》中有“歧路亡羊”之典故，明代马中锡《中山狼传》中有“然尝闻之，大道以多岐亡羊”的记载，虽然后者之“岐”借代了前者之“歧”，但二字所指之意相同，其文义亦通，从而说明后世多以“岐”借代“歧”字。李今庸《古医书研究·岐伯》云：“岐伯之‘歧’，字从‘止’旁，作‘歧’，《素问》《灵枢经》二书凡称‘岐伯’者皆然，而《针灸甲乙经》和《黄帝内经太素》二书，则均从‘山’旁作‘岐’字。”故后世多从之。亦如《说文解字》所云：“疑后人移入于此，而删改之，学者读此可以删邑部之岐，专入山部矣。”

“名”就是命名。伯为人名。《说文解字》云：“伯，长也，从人，以白声。”中国古代关于姓名的命名，历代基本上都有各自的特点和规律。《礼记·檀弓上》云：“幼名，冠字，五十而伯仲。”《礼记·卫制》亦云：“王者之制禄爵，公、侯、伯、子、男凡五等。”《白虎通》又云：“嫡长称伯，庶长称孟。”可见古人既生，可由父母长辈命名，20岁行冠礼则取字以配名。50岁而后有伯仲之字。伯在周秦亦作古爵位名和官名。《汉书·人考表》云:“岐为国名,则伯其爵也。”从商代有侯、伯、子等爵位及周天子封有公、侯、伯、子、男五等爵位来看,岐伯之“伯”也可能是一个爵位名称。亦如明代马莳《黄帝内经素问注证发微》所言:“其曰公、曰伯、曰师,似皆以爵称之。”另外,先秦命名几乎是清一色的单名,周代尤以单名为雅正,凡有文化有思想的人,都以二字名为耻。所以说岐伯的命名符合先秦上层人物的命名规范。

3.岐伯贡献考

3.1创建医学

中国自有史以来,医学名流著书立说,无不言及岐伯,方能立论入说,许多医家传记书录,都将岐伯名列卷首。皇甫谧《帝王世纪·黄帝》云:“黄帝有熊氏命雷公岐伯论经脉,傍通问难八十一为《难经》,教制九针,著内外术经十八卷。”“又使岐伯尝味草木,典医疗疾,今经方、本草之书咸出焉。”其在《释劝》中又云:“岐伯剖腹以蠲肠。”宋代许洪在注《太平惠民和剂局方》时云:“《本草》一编,实医家之根本,肇于黄帝岐伯,而大备于我宋。”明代顾景星《白茅堂集·李时珍传》云:“自炎黄辨百穀,尝众草,分气味之良毒;轩辕师岐伯,遵伯高,剖经络之本标,爰有《神农本草经》三卷。”张介宾《类经·自序》云:“《内经》者,三坟之一。盖自轩辕黄帝同岐伯、鬼臾区等六臣相讨论,发明至理,以遗教后世。其文义高古渊微,上极天文,下穷地纪,中悉人事。大而阴阳变化,小而草木昆虫,音律象数之肇端,脏腑经络之曲折,靡不缕指而胪列焉。”汪机《针灸问对·叙》云:“是故轩、岐、仓、扁针焫之说兴焉。”徐春甫《内经要旨·自序》云:“医之有道古也,自神农开其天,黄帝氏继天创始,与其臣岐伯著《内经》,《灵》《素》为万世医学之鼻祖。”清代高世栻《黄帝素问直解·凡例》又云:“《素问》《内经》,乃轩岐明道之书,开物成务,医道始昌。”臧励和《中国人名大辞典》云:“岐伯,上古黄帝臣,帝使岐伯尝味草木，典主医病与论医，更相问难，著《素问》《灵枢》，总为十八卷，为医书之祖，脉理、病机、治法、针经、运气，靡不详尽。”

由上可见，岐伯创建了中医学的医理、脉理、阴阳、五行、脏腑、经络、解剖、病机、治法、针灸、按摩、本草、运气等内容，几乎涵盖了中医药学的各个方面。当然，有些提法也不十分确切，如岐伯著述《难经》《神农本草经》等，虽不尽出于岐伯之手，其旨必有所授。但岐伯作为中医学的创始人始终被历代公认，故如清代陈修园《医学三字经》所云：“医之祖，本岐黄。”

3.2 创制军乐

据《汉书》等记载，昔黄帝有《咸池》之乐。为庆祝征战的胜利，黄帝令岐伯作军乐。今之军乐，岐伯乃其鼻祖也，东汉蔡邕始有此说。南朝范晔《后汉书·礼仪志》云：“其每朔，唯十月旦，从故事者。高祖定秦之月，元年岁首也。”梁代刘昭注云：“蔡邕《礼乐志》曰：‘汉乐四品……其短箫铙歌，军乐也。’其传曰：‘黄帝、岐伯所作，以建威扬德，风劝士也。’”晋代崔豹《古今注》及梁代沈约《宋书》皆沿袭蔡说。《隋书·志·音乐》云：“东汉明帝时，乐有四品。其四曰短箫铙歌乐，军中之所用焉。黄帝时岐伯所造，以建武扬德，讽敌励兵，则周官所谓王师大捷，则令凯歌者也。”《旧唐书·音乐》云：“北狄乐，皆马上乐也，鼓吹本军旅之音，马上奏之，故自汉以来，北狄乐总归鼓吹署。后魏《乐府》始有《北歌》，即《魏史》所谓《真人代歌》是也。”《新唐书·礼志》云：“北狄乐，皆马上之声，自汉后以为鼓吹，亦军中之乐，马上奏之，故隶鼓吹署。”宋代司马光《资治通鉴》云：“黄帝命岐伯作镯铙、鼓角、灵鼙、神钲，以扬德而建武。”同书“附录”又云：“鼓吹，军乐也，黄帝、岐伯所作，以扬德建武，劝士讽敌也，后世谓短箫铙歌。”郑樵《通志·乐志》云：“鼓吹乐自汉有之，军乐铙歌，又谓之骑吹，军行时，马上此汉铙歌十八曲，如战城南之类。”《历朝史演义》云：“岐伯作鼓吹、铙角、灵鼙、神钲，以扬德建武。”民国时期慕寿祺《甘宁青史略·卷一》云：“岐伯，黄帝臣，北地人。作军容之乐,见唐《礼乐志》。又精医术,通脉理。"

镯,为钟状的玲,古代军中的乐器。铙,为古击乐器,以槌击而鸣。鼓角,为古代军中用以报时、警众和发号命令之鼓与号角。灵鼙,为古代测日影定时刻的器具。神钲,又名丁宁,古代乐器,形似针而狭长,有长柄可执击之而鸣。鼓吹是军乐,来源于北狄乐,又谓骑吹。

由上可见,岐伯不仅是中医学之祖,且是"师有功则凯"的军乐之祖,"黄帝以师事之"是当之无愧的。

3.3 勤于著述

岐伯是中医学的奠基者,著述颇丰,他的医学篇章除被后世汇集成《黄帝内经》十八卷行于世之外,《汉书·艺文志》还载有《黄帝岐伯按摩》十卷;《隋书·经籍志》载《岐伯经》十卷;《新唐书·艺文志》载《岐伯灸经》一卷;《宋史·艺文志》则载为《黄帝问岐伯灸经》;《宋史·艺文志》载《岐伯针经》一卷;《通志·艺文略》载《岐伯精藏论》一卷;《崇文总目》载《黄帝岐伯论针灸要诀》一卷;《宋史·艺文志》则载为《岐伯论针灸要诀》;《菉竹堂书目》载《岐伯五脏论》。除此之外,宋代《太平御览》载有道家伪作《黄帝岐伯经》,清代又有托名岐伯所传《石室秘录》六卷,但此两种皆为后人伪托之作。

岐伯又被黄帝尊为"天师"。《素问·上古天真论篇》云:"昔在黄帝,生而神灵,弱而能言,幼而徇齐,长而敦敏,成而登天,乃问于天师曰。"此后则为岐伯对文。1973年,在湖南长沙马王堆汉墓出土的古医书《十问》中,第一问即为"黄帝问于天师曰。"张灿玾《黄帝内经文献研究》认为,此处"之'天师',若律以《素问》,则当指岐伯"。

由上可见,岐伯不为名利,乐于奉献,勇于实践,勤于著述,为医书之祖,是毋庸置疑的。

3.4 上医医国

《素问·著至教论篇》云:"道上知天文,下知地理,中知人事,可以长久,以教众庶,亦不疑殆。医道论篇,可传后世,可以为宝。"《素问·移精变气论》又云:"逆从倒行,标本不得,亡神失国。"为防止出现人亡神、国不保的严重后果,则应"去故就新,乃德真人"。

《国语·晋语八》云:"文子曰:'医及国家乎?'对曰:'上医医国,其次疾人,固医官也。'"《潜夫论》云:"上医医国,其次下医医疾。"《千金要方·候诊》云:"古之善为医者,上医医国,中医医人,下医医病。"宋代林亿等新校正《黄帝针灸甲乙经》序又云:"非能通三才之奥,安能及国之政哉。"

岐伯博学多才,上知天文,下晓地理,中悉人事,除与黄帝问答,形成《黄帝内经》,黄帝以师事之之外,又"令黄帝封东泰山",并辅助黄帝消灭了蚩尤,打败了炎帝,定居中原,成为华夏民族的主干。

由此可见,岐伯明察哲理,上医医国,通过分析诊断疾病,阐述治国为政的道理,故《汉书·艺文志·方技略》云:"方技者,皆生生之具,王官之一守也。太古有岐伯、俞跗,中世有扁鹊、秦和,盖论病以及国,原诊以知政。"

(刊登于《甘肃中医》2009年第22卷
第6期,夏小军、谢君国、张士卿 作)

岐伯乡籍考

摘要

岐伯乡籍，宋以前无说。自宋代邓名世《古今姓氏书辩证》始云"安化岐氏"，罗泌《路史》等认为岐伯为岐姓之祖，潘自牧《记纂渊海》指实岐伯为甘肃庆阳人，郑樵《通志》及明清《庆阳府志》《庆阳县志》皆沿其说。宋代以降，岐伯作为医学正统之祖被请进庙堂供奉，除庆阳之外，历史上单独为岐伯建祠立庙者概莫有之，大量出土文物、传说故事、方言、人文历史等都是岐伯乡籍在庆阳的有力佐证。

在中国传统医药文化史上，流传最久且最完备的医书莫过于《黄帝内经》，影响最大的医学家莫过于医祖岐伯。大量事实表明，岐伯确有其人，既有其人，必有乡籍，但不见医史记载，实乃一大憾事。近年来学术界出现的岐伯乡籍在甘肃庆阳、陕西岐山、四川盐亭三说，往往令人莫衷一是。大量事实研究表明，岐伯乡籍在庆阳，兹考证如下。

1. 史典

宋代邓名世《古今姓氏书辨证·卷三》载："《陈留风俗传》曰：'黄帝，师岐伯，之后唐段秀实与判官岐灵岳谋杀朱、泚，迎乘舆，不克，被害。安化岐氏，唐万福府统军岐才，庆州人'。"罗泌《路史·卷二十六》载："古有岐伯，至古公避狄，迁岐之阳，今凤翔岐山县西北有岐城故址。后魏为岐州，以山之岐而名。文王初为岐侯(《琴操》),在郃西北不百里。而豳又在西北四百,南有周原,而干之永寿亦为豳地,故传谓自稷至武五迁,不出所封,以此。”潘自牧《记纂渊海·卷二十四·郡县部》载:“庆阳府(倚郭—安化,外县二:合水,彭原)郡号安化。”同书《人物·上古》又载:“岐伯,郡人。黄帝尝与论医,有《素问》《难经》行于世。”章定《名贤氏族言行类稿·卷四》载:“《风俗传》岐伯黄帝师。安化,唐万福府统军岐才,庆州人。”郑樵《通志·艺文略》载:“古有岐伯,为黄帝师,望出安化。”元代梁益《诗传旁通·卷十三》载:“古有岐伯,至古公避狄,迁岐之阳……桓谭《琴操》云:‘文王初为岐候。’岐亦作,一分为二曰岐。”

综上所述,岐伯乡籍,宋以前无说。自宋代邓名世《古今姓氏书辨证》始云:“安化岐氏。”罗泌《路史》云:“古有岐伯,至古公避狄,迁岐之阳。”又引《琴操》曰:“文王初为岐侯。”由此说明岐伯为岐姓祖。宋代潘自牧《记纂渊海》始载岐伯为甘肃庆阳人,郑樵《通志》亦尊是说,并明谓岐姓之祖在今甘肃庆阳。由此可见,岐伯乡籍在庆阳,为正史经典所载。

2.方志

明代宪宗成化十七年(公元1481年),乐蟠(今甘肃省庆阳市宁县襄乐)人侍郎韩鼎编编纂,后经清代乾隆二十六年庆阳知府赵本植重修的《庆阳府志·方技》载:“岐伯,北地人。精于医术,黄帝师事之,著《内经·素问》。”《庆阳府志·乡哲》又载:“岐伯,北地人。生而神明,洞察天地、阴阳、四时、气运之理。黄帝与论医术,有《素问》《难经》行于世。”清代同治十二年(公元1873年)张精义编纂,后经1962年陆为公等人重修的《庆阳县志·人物》载:“岐伯,北地人。生而神明,精医术脉理,黄帝以师事之,著《内经》行于世,为医书之祖。”同书“坛庙”“志余”“艺术”“书目”等门类中亦有对岐伯的多处记载。1919年张维重修的《甘肃人物志·方术》载:“岐伯,北地人也。黄帝与论医,有《素问·内经》行于世。”1928年甘肃省镇原县人慕寿祺编纂的《甘宁青史略·正编》载："岐伯，北地人。精于医术，黄帝师事之，著有《内经·素问》。"同书"卷四"等多篇中均谓岐伯为北地人。除此之外，近年来编纂出版的《甘肃省志·医药卫生志》《庆阳地区志》《庆阳卫生志》等地方史志中，均明谓岐伯乡籍在庆阳。由此可见，在庆阳的旧府州县志上，有关岐伯的记载量大面宽，门类事实皆具。岐伯乡籍在庆阳，为地方史志所证。

3. 遗址

宋代吴自牧《梦粱录》载，宋朝在杭州通江桥北太医局内建殿，"以医师神应王，以岐伯善济公配祀"。由此可知，自上至元、明、清，各地的三皇庙、先医庙中，多有对医祖岐伯的供奉，但单独为岐伯建祠立庙者概莫有考。

《庆阳府志·坛庙》载："岐伯、鞠陶、公刘为'三圣'，城内有'三圣庙'。"又载："岐伯庙旧在南原，今废。"《庆阳县志·坛庙》载："岐伯庙在城南嘉会门外。"《甘肃通志稿·建置四·庙宇二》载："庆阳县城南有岐伯庙。"

立庙祭祀为中国百姓独特的一大信仰共性，依方志学的体例原则，历史名人只有在其乡籍或其功绩卓著之地才有可能"立庙祀之"或"存史入志"。因为只有依照这个传统，才能充分体现乡党邑里对其尊者"善作善报"的纯朴心里和荣耀一地景胜的永久铭碑。从民间祭祀的角度考察，中国百姓对官绅和自然神崇拜心理最为虔诚，因而各地大都林立风雨雷霆山川坛、社稷庙等，而对一地一技之长的所谓方技神，其地域性、乡籍性的要求非常明显而且严格。这也是孔庙唯山东独尊，岐庙只北地而存的"方志贵方"原因。目前，庆阳市政府和人民又在庆城县(原庆阳县)东山重建"岐伯圣景"，并被国家中医药管理局确定为首批全国中医药文化宣传教育基地，以志纪念。由此可见，岐伯若不是庆阳人，他不可能功著于北地而名垂青史、立庙入志的。

4.考古

庆阳悠久的历史沉淀所遗留下的各类文物,是庆阳文明史的缩影。1920年在庆阳市华池县上里源赵家岔出土的旧石器,是中国发现最早的旧石器,被考古界鉴定为“中国第一块旧石器”,距今10万年前后。说明庆阳很早就有古人类成为大自然的主人。“蒲河人群”和“马莲河人群”,是中国早期的古人类。1973年1月,在庆阳市合水县板桥乡田窑村,发掘出世界上个体最大的“黄河古象”化石,距今约200万年,说明远古庆阳天气炎热,水草丰茂。1978年5月,在庆城县三十里铺镇的石板层中,发掘出“环江翼龙”化石,是世界上现存时代最早、个体最大的翼龙化石,距今约1.8亿年到7000万年之间。说明庆阳当时是一个大湖泊区,有森林和茂盛的草原,气候温暖湿润。庆阳境内新石器时代的文化遗存也相当丰富,遗址分布得相当稠密,现已查清的就有200多处。这些古文化遗址,有的灰层堆积的很厚,其中有白灰面住室、灶炕、窑址以及墓葬等,说明此地早已有人类定居。所以说庆阳是华夏文明的发源地之一。

在古代,无论东方还是西方的医药界都有不同的志徽,即中医药界是用阴阳鱼,而欧洲一些国家则是用“蟠曲灵蛇”的神杖为帜。1976年,在庆阳市合水县曹家沟遗址中,出土了一件共首鱼纹彩陶盆,其质地为泥质红陶,剑口圆肩曲腹小平底,器肩用黑彩绘画两条鱼纹,共首相重合为一首一眼,简约别致,富有创新,距今约6000年,与中医药志徽阴阳鱼有形似意合之趣。共首鱼纹彩陶盆的发掘,距1978年在湖北省随州市擂鼓墩发现,被誉为是太极图原始雏形的刻有太极图样的石器还要早1000多年。它在反映出当时的一种文化现象的同时,更重要的是反映出仰韶时期人们的意识和思维,这种意识和思维肯定对后世的意识形态会产生积极的影响。医祖岐伯在撰集《黄帝内经》时,也正是受到了故乡这种文化意识形态的影响。1981年10月,在庆阳市宁县阳洼石器时代仰韶文化遗址中,又发掘出鼓祖陶鼓,距今约4500年,说明岐伯“作镯铙、鼓角、灵鼙、神钲”(《资治通鉴》)有源可循。在庆阳境内,文物工作者还先后于仰韶文化遗址中发现了表面有数种刻画符号的一批陶器,出土了战国时期刻有“作册吾”铭文的玉戈,西周时期“中生父”铜鬲和战国时期铜量器“区”上篆刻的铭文等,足以说明战国时期庆阳先民已普遍应用文字。以上大量文化遗存,都足以证明庆阳在人类历史发展过程中,文化发展处于领先地位,医学知识当不例外,因而出现岐伯这样的医学大家完全是有可能的。

除此之外,在庆阳境内至今仍流传着许多岐伯在庆阳的传说故事,沿用至今的《黄帝内经》中多处引用的陇东方言,境内丰富的中药材资源,岐黄之术在北地的流传与影响,以及历代文人圣贤题写的诗句篇章等,都是岐伯乡籍在庆阳的有力佐证。

(刊登于《甘肃中医》2009年第22卷
第7期,夏小军、谢君国、张士卿 作)

血之《黄帝内经》探源

摘要

《黄帝内经》(简称《内经》)中有关血及血病方面的论述奠定了中医血液病学的基础,其对后世影响可谓深远。因此,系统整理和研究《内经》血液系统方面的理论,对于更准确地把握《内经》理论精髓、更有效地指导中医血液病临床实践都有重要意义。鉴于此,笔者结合自己的学习体会,从血之化生、血之功能、血之循行、血在人体各生命过程、阶段之盛衰规律、血之分类、血之病名、血病病因、血之生理与病理、血病的治则治法及其对后世的影响等几个方面作以粗浅探讨。

1. 血之化生

1.1 五谷化血

1.1.1 五谷为血化生的物质基础

《内经》认为,血化生于五谷,五谷为血化生的物质基础。如《素问·邪客》曰:"五谷入于胃也,其糟粕、津液、宗气,分为三隧。故宗气积于胸中,出于喉咙,以贯心肺,而行呼吸焉;营气者,泌其津液,注之于脉,化而为血。"亦如《素问·痹论》曰:"营者,水谷之精气也。"说明了五谷在血的化生中的重要作用。

1.1.2 五谷性味的偏颇对血化生的影响

《内经》认为,五味偏嗜会伤及贮藏阴精的五脏。饮食入胃,经过消化吸收,五味分入五脏,即酸入肝、苦入心、甘入脾、辛入肺、咸入肾，充实相应脏气。亦如《素问·脏气法时论》曰："酸走筋，辛走气，苦走血，咸走骨，甘走肉。"五味协调，脏气和谐，气血生化有源。若五味偏嗜，则会产生脏气偏盛偏衰，从而影响气血的化生，甚至发生血病。如《素问·生气通天论》曰："阴之五宫，伤在五味。"《素问·五脏生成》曰："多食咸，则脉凝涩而色变。"

1.2 血之化生过程

1.2.1 中焦为血化生的主要场所

《内经》认为，中焦脾胃乃血之化生的主要场所，而脾胃的运化功能在血化生过程中发挥着重要作用。如《灵枢·决气》曰："中焦受气取汁，变化而赤，是谓血。"

1.2.2 营气和津液为血化生的主要物质

《内经》认为，经中焦脾胃腐熟、运化产生的水谷精微，其中的一部分又化为营气和津液，而营气和津液则是血化生的物质。如《灵枢·营卫生会》曰："人受气于谷，谷入于胃，以传于肺，五藏六腑，皆以受气，其清者为营，浊者为卫。"亦如《素问·邪客》曰："营气者，泌其津液，注之于脉，化而为血，以荣四末，内注五脏六腑。"

1.2.3"化赤"与输布

《内经》认为，经中焦脾胃腐熟、运化而产生的营气和津液并不直接等同于血，须进一步"化赤"才可为血。如《灵枢·痈疽》曰："中焦出气如露，上注溪谷，而渗孙脉，津液和调，变化而赤为血。"说明了中焦在血之"化赤"与输布过程中保持平衡的协调状态的重要性。

1.2.4 肾在血化生中的作用

《内经》还肯定了肾在血化生中的重要作用。如《素问·宣明五气》曰："肾主骨。"《素问·阴阳应象大论》亦曰："肾生骨髓。"而《素问·生气通天论》则曰："骨髓坚固，气血皆从。"从而为后世"精血互化"理论的提出奠定了基础。

2. 血之功能

2.1 濡养功能

《内经》认为,五脏六腑、四肢百骸皆赖血以濡之。如《灵枢·营卫生会》曰:“以奉生身。”亦如《灵枢·邪客》曰:“以荣四末,内注五脏六腑。”《素问·五脏生成论》曰:“故人卧血归于肝,肝受血而能视,足受血而能步,掌受血而能握,指受血而能摄。”

2.2 主神志功能

《内经》认为,血是人体神志活动的主要物质基础。如《灵枢·营卫生会》曰:“血者,神气也。”亦如《素问·八正神明论》曰:“血气者,人之神,不可不谨养。”

3. 血之循行

3.1 脉为血循行的通道

《内经》认为,运行血液的通道为“脉”。如《素问·脉要精微论》曰:“夫脉者,血之府也。”亦如《灵枢·本脏》曰:“经脉者,所以行血气而营阴阳,濡筋骨,利关节者也。”

3.2 血脉的类别

3.2.1 动脉与静脉

《内经》通过对血之色泽及脉管搏动情况,对动、静脉血已有了初步的认识。如《素问·三部九侯论》曰:“上部天,两额之动脉;上部地,两颊之动脉;上部人,耳前之动脉。”亦如《灵枢·血络论》之“血出而射者”,可认为是指动脉血;又如“血出黑而浊者”,可认为是指静脉血;“血出清而半为汁者”,可认为是指血清。

3.2.2 孙脉、络脉、经脉与冲脉

《内经》提出脉还有孙脉、络脉、经脉及冲脉之别,并对其血液流注方式亦有明确的论述。如《灵枢·痈疽》曰:“血和则孙脉先满溢,乃注于络脉,皆盈,乃注于经脉。”亦如《灵枢·海论》曰:“冲脉者为十二经脉之海。”

3.3 血之循行特点

3.3.1 心主导血之循行

《内经》肯定了心与脉的关系，并确立了心在血液循环中的主导作用。如《素问·痿论》曰：“心主身之血脉。”亦如《素问·六节藏象论》曰：“心者，生之本，神之变，其华在面，其充在血脉。”

3.3.2 血脉的密闭性

《内经》明确指出脉管是一个相对密闭的管道系统，在正常情况下，血液不会离于经隧(即脉管)逸出脉外而导致出血。如《灵枢·决气》曰：“壅遏营气，令无所避。”

3.3.3 血循行营周不休

《内经》认识到血在脉中是如环无端，运行不息的。如《灵枢·营气》曰：“精专者行于经隧，常营无已，终而复始。”《灵枢·营卫生会》亦曰：“如环无端”；“营周不休”。

3.3.4 血循行的节律性

《内经》认为，血的流动与呼吸保持着一定的数量关系，以呼吸的节律来判断脉搏的次数。如《素问·平人气象论》曰：“人一呼，脉再动，一吸，脉亦再动，呼吸定息脉五动，闰以太息，命曰平人。”《内经》也认为，营气与卫气的运行与昼夜阴阳变化息息相关，是人体适应昼夜变化而形成的一种人体生理曰节律。如《灵枢·营卫生会》曰：“营行脉中，卫行脉外，营周不休，五十而复大会，阴阳相贯，如环无端。”

4. 血在人体各生命过程、阶段之盛衰规律

《内经》对人之不同年龄阶段的气血盛衰特点进行了详细地描述，为临床各科的形成及其基本诊治原则的建立奠定了理论基础。如《灵枢·天年》曰：“人生十岁，五脏始定，血气已通，其气在下，故好走。二十岁，血气始盛，肌肉方长，故好趋……百岁，五脏皆虚，

神气皆去,形骸独居而终矣。”

5.血之分类

5.1 赤血与白血

《灵枢·决气》曰:“中焦受气取汁,变化而赤,是谓血。”此处的“赤”即为《内经》通常情况下对血之颜色的认识,但亦未尽然,如《素问·至真要大论》曰:“阳明司天,清复内余,则咳衄嗌塞,心鬲中热,咳不止,而白血出者死。”对于文中“白血”一词,颇有争议。王冰谓“白血”为“咳出浅红色血,似肉似肺者”,张介宾注“白血”为“乃白涎白液,涎液虽白,实血所化,故曰白血出者死。”亦有人认为此“白血”乃“自血”之误。

5.2 清血与浊血

《灵枢·逆顺肥瘦》提出“气之滑涩,血之清浊”的观点,说明血有清血与浊血之分。如《灵枢·血络》有“血少黑而浊者”之言,又有“血出清而半为汁者”之语。

5.3 有形之血与无形之血

《灵枢·决气》曰:“中焦受气取汁”之“汁”为有形之物,即有形之血。《内经》虽然没有明确提出无形之血的概念,但在相关的一些论述中言及无形之血的存在。如《素问·调经论》曰:“人之所有者,血与气耳。”此处之“血”是指与“气”相对而言、相提并论的广义的“血”,至此,使血的内涵和外延进一步扩大化。再如对《素问·调经论》所言“血有余则怒,不足则恐”,只用“赤血”还是“白血”,则难以解释,故或可推断此乃无形之血也。

6.血之病名

《内经》所涉及的血病病名繁多,散见于相关章节的论述之中,大体可归类为如下四个方面。

6.1 虚损类

主要有血虚、血脱、血枯等。如《素问·刺志论》曰:“脉虚血虚。”亦如《灵枢·决气》曰:“血脱者,色白,夭然不泽。”《素问·腹中论》曰:“病名血枯,此得之年少时,有所大脱血。”等。

6.2 瘀血类

主要有血实、血泣、留血、血凝、血涩等。如《素问·刺志论》曰:“脉实血实。”亦如《灵枢·痈疽》曰:“寒邪客于经脉之中则血泣。”《素问·调经论》曰:“孙络水溢,则经有留血。”《素问·五脏生成》曰“卧出而风吹之,血凝于肤者为痹”等。

6.3 出血类

主要有血溢、衄血、后血、溺血、唾血、溲血、咳呕血、血泄、血便、下血、血崩等。如《灵枢·百病始生》曰:“阳络伤则血外溢,血外溢则衄血。”亦如《灵枢·百病始生》曰:“阴络伤则血内溢,血内溢则后血。”《素问·气厥论》曰:“脾移热于肝,则为惊衄。胞移热于膀胱,则癃,溺血。”《素问·咳论》谓“肺咳之状……甚则唾血”等。

6.4 血浊

血浊首见于《灵枢·逆顺肥瘦》,其曰:“刺壮士真骨,坚肉缓节,监监然,此人重则气涩血浊。”张志聪注曰:“其人重浊,则气涩血浊。”此处“血浊”有血液浑而不清之义。

7. 血病病因

7.1 六淫外邪

《内经》认为,六淫邪气可致血病,尤其是瘀血和出血性疾病的诱发因素。如《素问·举痛论》曰:“经脉流行不止,环周不休。寒气入经而稽迟,泣而不行。”亦如《素问·至真要大论》曰:“太阳司天,寒淫所胜,则寒气反至,水且冰,血变于中,发为痈疡,民病厥心痛,呕血。”《素问·气交变大论》曰:“岁金太过,燥气流行……咳逆甚而血溢。”《素问·至真要大论》曰:“火淫所胜,民病咳唾血。”又曰:“热淫所胜,民病唾血。"

7.2 络损外伤

《灵枢·百病始生》曰:"络伤则血外溢,血外溢则衄血,阴络伤则血内溢,血内溢则后血。"亦如《灵枢·邪气脏腑病形》亦谓:"有所堕坠,恶血留内。"《素问·刺腰痛》也言:"得之举重伤腰,衡络绝,恶血归之。"

7.3 食伤嗜酒

《素问·腹中论》曰:"病至则先唾血……若醉入房中,气竭肝伤,故月事不来也……以四乌鲗骨、一藘茹二物并和之,丸以雀卵,大如小豆,以五丸为后饭,饮以鲍鱼汁。"

7.4 七情过激

《素问·举痛论》曰:"怒则气逆,甚则呕血及飧泄,故气上矣。"亦如《素问·痿论》曰:"悲哀太甚,则胞络绝,胞络绝则阳气内动,发则心下崩,数溲血也。"

7.5 劳倦内伤

如《素问·宣明五气论》曰:"五劳所伤,久视伤血。"

8. 血之生理与病理

8.1 阴阳平衡与失衡

《素问·生气通天论》曰:"阴平阳秘,精神乃治。"其含义为阴血宁静不耗(平静于内),阳气固密不散,阴阳双方保持平衡状态,阴能养精,阳能养神,才能使人体精足神全,维持正常活动。如果"阴阳离决,精气乃绝",就会使体内的精血、津液等随之而竭绝,生命活动也便告终结。

8.2 脏腑功能协调与紊乱

《内经》认为,血之化生和循行是机体脏腑功能保持平衡协调统一的结果。如《素问·痹论》曰:"营者,水谷之精气,和调于五脏,洒陈于六腑,乃能入脉也,故循脉上下,贯五脏,络六腑。"如果脏腑功能正常并协调统一,则气血生化有源,运行有序,而不至发生血病;反之,则百病丛生。如《素问·气厥论》曰:“脾移热于肝,则为惊衄。胞移热于膀胱,则癃,溺血。”亦如《灵枢·寒热病》曰:“暴瘅内逆,肝肺相搏,血溢鼻口。”

8.3 气血调和与不和

中医言血必言气,言气必言血,二者不可分离。如《素问·阴阳应象大论》曰:“阴阳者,血气之男女也。故阴在内,阳之守也;阳在外,阴之使也。”据此,后世医家提出“气为血之帅,血为气之母”的理论。如果气血调和,二者便相安无事;反之,则血病及气、气病及血。如《素问·调经论》曰:“是故气之所并为血虚,血之所并为气虚。”亦如《素问·调经论》曰:“血气不和,百病乃变化而生,是故守经隧焉。”

9. 血病的治则治法及其对后世的影响

9.1 补益精气 以生气血

《内经》最早提出了治疗血病补虚原则。如《素问·阴阳应象大论》曰:“形不足者,温之以气;精不足者,补之以味。”为后世“补气生血”“精血互化”治疗血虚提供了理论依据。

9.2 补益脾胃 化生气血

《内经》认为中焦是气血化生的源泉。如《灵枢·决气》曰:“中焦受气取汁,变化而赤,是谓血。”“五谷与胃为大海。”《灵枢·痈疽》曰:“中焦出气如露……津液和调,变化而赤为血。”以上均强调了胃与饮食水谷在生命活动中的重要性。为后世从补益脾胃、资其化源角度治疗气血亏损的病证提供了理论依据。

9.3 滋阴养血 养阴宁血

《内经》原文虽然没有明确指出养阴生血的观点,但《灵枢·营卫生会》之“夺血者无汗,夺汗者无血”的论述,隐含着养阴宁血的治疗思路。后世医家据此提出了“津血同源”“血汗同源”的论点。

9.4行血活血　祛瘀生新

《素问·腹中论》言及治疗血枯经闭曰："以四乌鲗骨、一藘二物并合之，丸以雀卵，大如小豆，以五丸为后饭，饮以鲍鱼汁，利肠中及伤肝也"。清代张琦《素问释义》曰："凡血枯经闭，固属虚候，然必有瘀积，乃致新血不生，旧积日长，脏腑津液俱为所蚀，遂成败证，徒事补养，无救于亡"。实开行血活血，祛瘀生新治疗血枯经闭之先河。

9.5因势利导　攻下逐瘀

《内经》注重因势利导，采用"攻下"的方法而达到"逐瘀"的目的。如《素问·缪刺论》曰："人有所堕坠，恶血留内，腹中胀满，不得前后，先饮利药。"《灵枢·水胀》亦曰："石瘕生于胞中，寒气客于子门，子门闭塞，气不得通，恶血当泻不泻，衃以留止，日以益大，状如怀子，月事不以时下，皆生于女子，可导而下。"

9.6寒凝血滞　温经活血

《内经》对于寒凝所致血瘀诸证，主张以温经活血，散寒止痛的方法治疗。如《素问·调经论》曰："血气者喜温而恶寒，寒则泣不能流，温则消而去之。"亦如《灵枢·寿夭刚柔》曰："寒之为病也，留而不去，时痛不仁……用淳酒二十升，蜀椒一升，干姜一斤，桂心一斤，凡四种，皆㕮咀，渍酒中……以熨寒痹所刺之处……"

9.7去菀陈莝　逐水祛瘀

《素问·汤液醪醴论》针对五脏阳气被阻遏的水肿病，提出"去菀陈莝"的治疗方法。《素问·针解》更有"菀陈则除之者，去恶血也"的论述。据此推测，"去菀陈莝"有逐水祛瘀之意。《内经》中亦有逐水祛瘀之佐证。如《素问·腹中论》云："有病心腹满，旦食则不能暮食，此为何病？岐伯对曰：名曰臌胀。帝曰：治之奈何？岐伯曰：治之以鸡矢醴，一剂知，二剂已。"

9.8针刺放血　泻热祛瘀

《灵枢·热病》曰："男子如蛊，女子如怚，身体腰脊如解，不欲饮者，先取涌泉见血，不见跗上盛者，尽见血也。”清代张志聪注曰：“女子如怚者，如月经之阻隔也。”其刺之法是先取肾经涌泉穴，刺之见血，又视足背部之血络盛处尽取之，刺之以出血。此乃泻热祛瘀之法，可治女子血滞经闭。

10. 结语

《内经》是中国现存最早最完整的一部医学典籍，被后世尊为“医家之宗”。其对血液系统的论述内容丰富、类证详备，奠定了中医血液病学基础。因此，在反复临证实践的基础上，不断悉心探讨研究《内经》有关血及血病方面的内容，对于深刻领悟《内经》精髓实质、丰富和完善中医血液病学理论、更为有力地指导临床实践均有重要的意义。

（刊登于《中医研究》2012年第25卷
第8期，段赟、李雪松 作，夏小军 指导）

血之生理探源

摘要

血乃在心气推动下行于脉动中之赤色液体，由营气和津液组成，其内注于五脏六腑，外滋于四肢百骸、五官九窍、皮肉筋骨，具营养和滋润之功，为构成人体和维持人体生命活动的基本物质之一。纵观历代中医文献，血之生理可归纳为血为有形阴质、血难成而易亏、血宜静不宜动、血宜降不宜升、血喜温而恶寒、血循行于脉中、血气相随而行、血为百病之始、血为妇人之本、血宜养不宜损十个方面。学习总结和掌握血液的生理属性及特点，对于弘扬中医学术，丰富中医血液学理论，指导血液病临床实践都具有十分重要的意义。

明代徐彦纯《玉机微义》云："营者，水谷之精也，调和于五脏，洒陈于六腑，乃能入于脉也。生化于心，总统于脾，藏受于肝，宣布于肺，施泄于肾，灌溉一身。目得之而能视，耳得之而能听，手得之而能摄，掌得之而能握，足得之而能步，脏得之而能液，腑得之而能气。出入升降，濡润宣通，靡不由此。"兹结合学习，将血之生理归纳总结为如下十个方面。

1. 血为有形阴质

《素问·阴阳应象大论》云："阴阳者，血气之男女也。"亦云："阳化气，阴成形。"南齐褚澄《褚氏遗书·津润》云："血虽阴类，运之者其和乎阳。"明代朱橚《普济方·诸血门》云："诸阳统气，诸阴统血。"

龚廷贤《寿世保元·吐血》云："血属阴，阴乃阳之守也。阴有质者，则阳气得以倚附焉。"缪希雍《神农本草经疏》云："盖血为营阴也，有形可见，有色可察，有证可审者也。"清代张璐《张氏医通·诸血》云："气禀阳和，血禀阴质，而阴中有阳，阳中有阴，不能截然两分。"吴澄《不居集·血症八法扼要》云："气即无形之血，血即有形之气。"何梦瑶《医碥·气》云："气无形而血有质。气为阳，主护卫于外，故名之曰卫；血为阴，主营运于中，故名之曰营。血阴有质，故其行也，必次第循经而入于脉道之中，充于内而后达于外。"周学海《读医随笔·气血精神论》云："凡人身筋骨、肌肉、皮肤、毛发有形者，皆血类也。"

血之与气，异名同类，实则有别。气是以无形功能为主体；血则以有形阴质为主体，故血属阴为体，气属阳为用。

2. 血难成而易亏

《素问·太阴阳明论》云："阳者天气也主外，阴者地气也主内，故阳道实阴道虚。"元代朱震亨《格致余论·阳有余不足论》云："人受天气地气以生，天之阳气为气，地之阴气为血，故气常有余，血常不足。"《局方发挥》又云："血属阴，易于亏欠。"戴思恭《金匮钩玄》专列"血属阴难成易亏论"之名篇，认为"以人之生也，年至十四而经行，至四十九而经断，可见阴血之难成易亏"。徐彦纯《玉机微义》云："血者，难成而易亏，可不谨养乎？"赵献可《医贯·绛雪丹书·血症论》云："盖有形之血不能速生，无形之气所当急固，无形自能生有形也。"吴昆《医方考》云："气血，人身之二仪也。天地之道，阳常有余，阴常不足，人与天地相似，故阴血难成而易亏。"清代陈士铎《石室秘录·敛治法》云："血乃有形之物，气为无形之化，有形不能速生，而无形实能先得。"何梦瑶《医碥·气》云："阳性速，其生易，故气至而即生；阴性迟，其成难，故蓄积而后富。"高世栻《医学真传·气血》云："气为主，血为辅，气为重，血为轻，故血有不足，可以渐生,若气不立,即死矣。”

气为阳,血属阴。血之化生既赖于水谷精微作为基本物质原料,又赖于脏腑之生化功能,故其难以生成,与气相对而言,则更难以速生。然因脉络破损,血溢脉外,甚则血流不止,出血量大,亦可顷刻血尽身亡,则知阴血与阳气而言,则更易亏损。

3. 血宜静不宜动

《素问·阴阳应象大论》云:“阴静阳躁。”《素问·阴阳别论》亦云:“静者为阴,动者为阳。”元代王好古《此事难知·气血之体》云:“血虽从气,其体静而不动,故气血如磨之形,上转而之西,下安而不动,虽云不动,自有车行之意。以其上动而下静,不得不尔也。”明代万全《片玉痘疹·发热症治》云:“人身之血不可妄动。”张介宾《景岳全书·血证》云:“夫人之所以有生者,气与血耳,气主阳而动,血主阴而静。”“血生化于气而成于阴,阳虚固不能生血,所以血宜温而不宜寒;阳亢则最能伤阴,所以血宜静不宜动,此盈虚性用之机。”“非风·论治血气”项下亦云:“血主静,无血则不能静,不能静则不能舒矣。”萧京《轩岐救正论·治血贵静》云:“血主乎阴,以静为体,阴中蕴阳,静处寓动。盖此静非沉寂之静,乃生化之静。”清代肖慎斋《女科经纶》引明代方约之语:“血属阴,静则循经荣内,动则错经妄行。”程履新《程氏易简方论·血门》云:“血者,阴之位,静而定者其常也。”

阳之性动,阴之体静。动者,离经妄行也;静者,静养之谓也。气阳血阴,阴中蕴阳,静中寓动,是知人体之阴血宜静养而不宜妄动。

4. 血宜降不宜升

《素问·六微旨大论》云:“升降出入,无器不有。”宋代严用和《重订严氏济生方》云:“盖心主血,肝藏血,肺主气,血为营,气为卫，相随上下升降，无有休息者也。”清代程履新《程氏易简方论·血门》云：“血者，水之源，顺而行下者其常也。”李用粹《证治汇补·血症》云：“血走于外，下流为顺，上溢为逆。”冯兆张《冯氏锦囊秘录·方脉吐血咳血咯血唾血合参》云：“血从下出者顺，上出者逆。”吴澄《不居集·血症八法扼要》云：“血以下行为顺，上越为逆，然血之逆，皆由于气之逆也。”林佩琴《类证治裁·血症总论》云：“血下行为顺，其治易；上升为逆，其治难。”唐大烈《吴医汇讲·石芝医话》云：“血之性善降而易凝。”费伯雄《医醇賸义·气血亏损治则重在脾胃》云：“血主濡之，主下降，虚则上升，当敛而降之。”唐容川《血证论·男女异同论》云：“女子主血……血主阴而下行，所以从下泄而为经血也。”“瘀血”项下亦云：“瘀血攻心……急降其血，而保其心。”

营血乃水谷之精气，灌溉五脏六腑、四肢百骸，循环往复，无处不到，且与气并行，升降有序。然血系阴汁，犹若水也，其性善降，上升则逆，故血之运行，宜降不宜升。

5. 血喜温而恶寒

《素问·调经论》云：“血气者，喜温而恶寒，寒则泣不能流，温则消而去之。”《素问·离合真邪论》亦云：“夫邪之入于脉也，寒则血凝泣。”隋代巢元方《诸病源候论·风不仁候》云：“风寒入于肌肉，使血气行不宣通。”金代张子和《儒门事亲·卷一·目疾头风出血最急论》云：“凡血之为物，太多则溢，太少则枯。人热则血行疾而多，寒则血行迟而少，此常理也。”元代葛可久《十药神书》云：“大抵血热则行，血冷则凝，见黑即止，此常理也。”明代朱橚《普济方·婴孩诸血痔疾门》云：“血为气行，通流脏腑，冷热调和，不失常度，无有壅滞，以不流溢。血得寒而凝结，得热而流散。”龚廷贤《寿世保元·吐血》云：“血，犹水也，中和则循经调畅，寒则凝滞，热则涌泄。”张介宾《景岳全书·血证》云：“血化于气而成于阴，阳虚固不能生血，所以血宜温而不宜寒。”清代何梦瑶《医碥·血》云：“血随气行，气寒而行迟则血涩滞，气热而行驶则血沸腾。”唐容川《血证论·吐血》云：“总而论之，血之为物，热则行，冷则凝，见黑则止，寒亦止。”

血为气行，通流脏腑，冷热调和，不失常度，无有壅滞，以不流溢。然血化于气而成于阴，阳之气热，阴之性寒，故血得热则行，遇寒则凝，阴血喜温而恶寒。

6. 血循行于脉中

《素问·脉要精微论》云：“夫脉者，血之府也。”《素问·痹论》云：“营者，水谷之精气也。和调于五脏，洒陈于六腑，乃能入于脉也。故循环上下，贯五脏，络六腑。”《灵枢·本脏》云：“经脉者，所以行血气而营阴阳，濡筋骨，利关节者也。”《灵枢·邪客》亦云：“营气者，泌其津液，注之于脉，化以为血，以荣四末，内注五脏六腑。”宋代政和中奉敕撰《圣济总录·伤折门》云：“脉者，血之府，血行脉中，贯于肉理，环周一身。”朱端章《卫生家宝方·失血叙论》云：“血之周流于人身荣经府俞，外不为四气所伤，内不为七情所郁，自然顺适。”严用和《重订严氏济生方·血病门·失血论治》云：“节宣失宜，必致壅闭，遂不得循经流注，失其常度，故有妄行之患焉。”明代李梴《医学入门》云：“人心动，则血行于诸经。”张三锡《治法汇·血门》云：“荣血之行，各有常道。”清代姜天叙《风劳臌膈四大证治》云：“人之一身，经脉贯串为之脉。脉者，血之隧道也。血随气行，周流不停。”何梦瑶《医碥·气》云：“血阴有质，故其行也，必次第循经而入于脉道之中，充于内而后达于外。”陈念祖《医学实在易·热论十条》云：“经者，常也，血所常行之路也。血生于中焦，半随冲任而行于经络，半散于脉中而充肤腠皮毛。”唐容川《血证论·吐血》云：“平人之血，畅行络脉，充达肌肤，是谓循经，谓循经常之道也。”

脉者，血之隧道也，其根在心，由经脉和络脉组成，犹如树之有干有枝，凡出入于脏腑，粗大长直者为经脉，是血脉之主干；而细微曲折者为络脉，为血脉之别支，二者互相连属，贯通一体，形成一个完整网络，遍布全身。是知血循行于脉中。

7. 血气相随而行

《灵枢·营卫生会》云："营气者，精气也；血者，神气也。故血之与气，异名同类焉。"《灵枢·邪客》亦云："营气者，泌其津液，注之于脉，化以为血。"隋代巢元方《诸病源候论·落床损瘀候》云："血之在身，随气而行，常无停积。"宋代严用和《重订严氏济生方·血病门》云："血为营，气为卫，相随上下升降，无有休息者也。"明代虞抟《苍生司命·血证》云："人身之血，赖气升降。"孙一奎《赤水玄珠·诸见血症总论》云："盖血随气行，气和则血循经，气逆则血乱，气有余即是火也。"张介宾《景岳全书·论半身不遂在左属血在右属气》云："人之气血，周流于身，气如橐籥，血如波澜，气为血行，血为气配，阴阳相维，气行则血行，气滞则血滞。""杂证谟"项下亦云："血无气不行，血非气不化。"清代吴澄《不居集·血症八法扼要》云："夫血者……其出入升降濡润宣通者，由气使然也。"亦云："气中有血，血中有气，气血相依，循环不已。"唐容川《血证论·阴阳水火气血论》云："运血者即是气，守气者即是血。"亦云："气为血之帅，血随之而运行。"

血为营，气为卫，气能生血，又能行血、统血；血能化气，又能藏气、载气。气不得血，则气无所依附；血不得气，则血不得流通。故气布以血为根，血行以气为帅，血之在身，随气而行。

8. 血为百病之始

《素问·调经论》云："五脏之道，皆出于经隧，以行血气，血气不和，百病乃变化而生。"隋代巢元方《诸病源候论·虚劳病诸候》云："血气虚弱，其肤腠虚疏，风邪易侵，或游移皮肤，或沉滞脏腑，随其所感，而众病生焉。"宋代杨士瀛《仁斋直指附遗方论·血滞》云："人皆知百病生于气，又孰知血为百病之始乎？血犹水也，水行乎地中百川，理则无壅遏之患。人之血脉一或凝滞于经络肠胃之间，百病由此而根矣。"亦云："人之一身，不离乎气血，凡病经多日疗治不痊，须当为之调血。"明代李梴《医学入门·血病》云："人知百病生于气，而不知血为百病之胎也。"王肯堂《证治准绳·蓄血》云："百病由污血者多。"清代吴澄《不居集·血症八法扼要》云："百骸表里之属，凡血亏之处，则必随所在而各见其偏废之病。"日本滕明隆昌《藤氏医语》云："凡人身之体，气血周流，如环无端，营养四肢百骸，达于鬓发爪甲，无往不有气血。若其有病，则当周身病也。"

人有阴阳，即为气血。血之于人，以奉生身，循环灌溉，无所不及。一有偏伤，则百病变化而生。故言血为百病之始。

9.血为妇人之本

《灵枢·五音五味》云："今妇人之生，有余于气，不足于血，以其数脱血也。冲任之脉，不荣口唇，故须不生焉。"宋代陈自明《妇人大全良方·产宝方序论》云："气血者，人之神也。然妇人以血为基本，苟能谨于调护，则血气宜行，其神自清，月水如期，血凝成孕。"政和中奉敕撰《圣济总录·治法补益》云："女子阴虚血不足也。"元代朱震亨《局方发挥》云："妇人以血为主。血属阴，易于亏欠，非善调摄者，不能保全也。"明代李时珍《本草纲目》云："女子，阴类也，以血为主。"张介宾《景岳全书·妇人规》云："女人以血为主，血旺则经调，而子嗣、身体之盛衰，无不肇端于此。故治妇人之病，当以经血为先。"清代肖赓六《女科经纶·月经门》云："妇人属阴，以血为本。"张志聪《侣山堂类辨·辨血》云："故妇人之生，有余于气，不足于血，以其月事，数脱于血也。"唐容川《血证论·男女异同论》云："盖女子主血，血属阴而下行，其行也，气运之而行也。女子以血为主，未常不赖气以运血。"

妇人之疾，本与男子无异，其有异者，则唯经水、胎产之属。经血者，血之余也。妇人经水，属血属火，每月经行一度，系泄血之余也。若能谨于调护，则气血调和，经水如期，血凝成孕。故云血为妇人之本。

10. 血宜养不宜损

《素问·八正神明论》云："血气者，人之神，不可不谨养。"金代李杲《内外伤辨惑论·卷下》云："故血不可不养，卫不可不温，血温卫和，荣卫将行，常有天命。"元代朱震亨《局方发挥》云："血属阴，易于亏欠，非善调摄者，不能保全也。"明代戴思恭《金匮钩玄·血属阴难成易亏论》云："血者，神气也。恃之则存，失之则亡。"徐彦纯《玉机微义》云："血者，难成而易亏，可不谨养乎？"张介宾《景岳全书·血证》云："血化于气而成于阴……此盈虚性用之机，苟能察其精义而得养营之道，又何血病之足虑哉……血主营气，不宜损也，而损则为病。"孙文胤《丹台玉案·诸血门》云："血乃水谷之精，化于脾，生于心，藏于肝，布施于肺，施于肾。善调摄者，不妄劳作，则血之运于身者，无一息之停，自然肌肤润泽，筋脉和畅，何病之有。"清代唐大烈《吴医汇讲·石芝医话》云："血之性善降而易凝，和与温，养血之妙法，唯运动调中，善养血者矣。"费伯雄《医方论》云："水谷之精，聚于中焦，受气变化，然后成血，日生几何？不知调养，而反行耗散，血病多多矣。"

血乃水谷之精气也，行于脉中，滋脏腑，安神魂，润颜色，充营卫，人有此形，全赖此血，有血则生，失血则病，无血则亡。若欲登寿域，须调养气血。故曰血宜养不宜损。

11. 总结

《灵枢·决气》云："中焦受气取汁，变化而赤，是谓血。"血是一种有形的赤色物质，来源于食物精华，通过气化作用而化生。血的主要功能是循环运行于脉道之中，以营养全身。人有血则生，失血则病，无血则亡。人的皮毛筋骨、五脏六腑，都必须在血液运行不息的状态下，才能得到充分的营养，才能发挥正常的生理功能。血之病理变化有亏损、瘀阻、流溢之别，故可发血虚、血瘀、出血等血病。后世医家在此基础上不断完善创新，从而形成了比较完整地中医血液学理论体系，至今仍有效地指导着临床实践。然纵观历代中医文献，对于血之生理虽有零星的描述，但却没有形成比较完整的理论体系。鉴于此，我们在查阅大量中医文献典籍的基础上，结合多年临床实践，将血之生理特点研究归纳为以上十个方面。这对于继承和弘扬中医学术，丰富中医血液学理论，指导血液病临床实践都具有十分重要的意义。

参考文献

[1] 唐·王冰注.黄帝内经素问(二十四卷刻本)[M].北京:人民卫生出版社,1963.
[2] 南宋·史崧校正.灵枢经(九卷)[M].据明代赵府居敬堂本影印.北京:人民卫生出版社,1956.

（刊登于《浙江中医药大学学报》2013年第23卷第3期，夏小军、开金龙、俄静 等作）

血之属性探析

摘要

血乃在心气推动下循行于脉道中之赤色液体,由营气和津液组成,其内注于五脏六腑,外滋于四肢百骸、五官九窍、皮肉筋骨,具营养和滋润之功,为构成人体和维持人体生命活动的基本物质之一。纵观历代中医文献,血之属性可归纳为其色赤、其味咸、其气腥、其质温、其性动、呈液态、易凝泣、质稠浊八个方面。学习总结和掌握血液的属性及特点、对于弘扬中医学术、丰富中医血液学理论、指导血液病临床实践都具有十分重要的意义。

民国年间谢利恒《中国医学大辞典·血》“按语”云:“血为人体流质之一种,灌注经脉之中,营养身体各部,且能排泄废物之液体,其色鲜红或暗赤,比水浓重,有臭气,味咸,性能凝结,在血管及心脏中者,周流全身,谓之血液循环,由赤血球、白血球及血浆所成。”兹结合学习,将血之生理归纳总结为如下八个方面。

1. 其色赤

《灵枢·决气》云:“中焦受气取汁,变化而赤,是谓血。”《灵枢·痈疽》云:“中焦出气如露,上注溪谷,而渗孙脉,津液和调,变化而赤为血。”《灵枢·五色》亦云:“赤甚者为血。”宋代张杲《续医说·诸血》云:“凡男子妇人血证散者,或色鲜红者,属热;或成块者,或色瘀者,属寒。”明代赵献可《医贯·绛雪丹书·血症论》云:“人身涕、唾、津、液、痰、汗、便、溺,皆水也。独血之水,随火而行,故其色独红。”清代张志聪《侣山堂类辨·辨血》云:“血乃中焦之汁,流溢于中以为精,奉心化赤而为血。”程履新《程氏易简方论·血门》云:“血色红赤,逢黑即止,水克火之义。”何梦瑶《医碥·气》云:“血色之赤,禀于心火为言耳。”“血”项下云:“血色独红者,血为心火之化。”“命门说” 项下亦云:“人身之血液精髓,皆此水之为之也,血特水中之赤者耳。”沈金鳌《杂病源流犀烛·诸血源流》云:“吐血者,吐出全血也。阳症,血色鲜红;阴症,血色如猪肝紫黯。”周学海《读医随笔·自啮狂走是气血热极祟也》云:“夫人身之血,如胭脂然,有色有质,可粉可淖,人血也可粉可淖者也。”唐容川《血证论·阴阳水火气血论》云:“血色,火赤之色也,火者心之所主,化生血液,以濡周身。”“瘀血”项下亦云:“盖血初离经,清血也,鲜血也。然既是离经之血,虽清血、鲜血,亦是瘀血。离经既久,则其血变为紫血。”在其所著的《本草问答·论茎身之药性原理》中云:“苏木者,木之身也,色红味咸,像人身周身之血,故主于行血。”在“论草木、金石、禽兽昆虫之作用互补”项下亦云:“铜乃石中之液,色赤像血,故能入血分。”

赤者,红也,为心主之色。故赤色当为血之本色;离经既久,则变为紫血。

2. 其味咸

《周礼·天官·疡医》云:“凡疗疡……以咸养脉。”《灵枢·五味》云:“咸走血……血脉者,中焦之道也,故咸入而走血矣。”明代李时珍《本草纲目》云:“盐之气味咸腥,人之血亦咸腥。咸走血,血病无多食咸,多食则脉凝泣而变色,从其类也。”亦云:“小便与血同类也,故其味咸而走血,治诸血病也。”清代黄宫绣《本草求真》云:“血味多咸,咸则能以入肾。”何梦瑶《医碥·气》云:“血即天一之水,观血味咸可知。”唐容川《血证论·血臌》云:“盐者咸苦之味,其性偏于走血。”“吐血”项下亦云:“又有以咸以止血者,童便、马通、扬尘水之类，此《内经》咸走血之义。”许豫和《怡堂散记·盐》云：“天一生水，水曰润下，润下作咸，人之精血味皆咸，盐为先天之味，故淡食则人乏。”

咸走血，故血之味为咸，血病无多食咸。

3. 其气腥

《素问·腹中论》云：“帝曰：有病胸胁支满者，妨于食，病至则先闻腥臊臭，出清液，先唾血，四肢清，目眩，时时前后血，病名为何？何以得之？岐伯曰：病名血枯……”宋代王贶《全生指迷方·血证》云：“若吐血时，先闻腥臊，鼻出清液……”明代李时珍《本草纲目》云：“盐之气味咸腥，人之血亦咸腥。”李栩《戒庵老人漫笔·卷七》云：“血，少阴也，金也，故其气腥。”清代黄宫绣《本草求真》云：“海蜇……盖缘此属血类，血味多咸，咸则能以入肾。”程林云《医暇卮言·卷下》亦云：“血，少阴也，金也，故其气腥。”周学海《读医随笔·瘀血内热》云：“有心窝中常如椒桂辛辣状，或如破皮疼肿状，喉中作血腥气者，是皆瘀血积于其处也。”王清任《医林改错·通窍活血汤所治之症目·出气臭》云：“血府血瘀，血管血必瘀，气管与血管相连，出气安得不臭？即风从花里过来香之义。”张锡纯《医学衷中参西录》云：“鲜小蓟……为其气腥与血同臭，且又性凉濡润，故善入血分，最清血分之热。”

血者，少阴也，金也，故血之气味为腥。

4. 其质温

《灵枢·五音五味》云：“血气盛则充肤热肉，血独盛则澹渗皮肤，生毫毛。”《灵枢·逆顺肥瘦》云：“夫冲脉者……渗诸络而温肌肉。”《灵枢·动输》亦云：“冲脉者，十二经之海也……其别者，邪入踝，出属跗上，入大指之间，注诸络，以温足胫。”清代高世栻《医学真传·气血》云：“孙络、横络之血，起于胞中之血海，乃冲脉、任脉所主，其血则热肉充肤，澹渗皮毛。”尤怡《医学读书记·卷上·(素问)传写之误》云：“夫血寒则凝而不流，热则沸而不宁，温则血之常也。”周学海《读医随笔·瘀血内热》云：“盖人身最热之体莫过于血，何则？气之性热，而血者气之室也，热性之所附丽也。气之热散而不聚，其焰疏发；血之热积而独厚，其体燔灼，火犹焰也，血犹炭也。”唐容川《血证论·阴阳水火气血论》云：“血液下注，内藏于肝，寄居血海，由冲、任、带三脉，行达周身，以温养肢体。”近人秦伯未《秦氏同门集》云：“吐血而曰忌凉涩者，以血本温，遇凉则凝，诚恐投以凉涩，而益固不化，以致循环障碍也。”

血遇寒则凝而不流，遇热则沸而不宁，温则血之常也，故能充肤热肉，澹渗毫毛。

5.其性动

长沙马王堆汉墓出土的先秦时期古医书《养生方》云：“气血宜行。”《素问·五脏生成》云：“人卧血归于肝，肝受血而能视，足受血而能步，掌受血而能握，指受血而能摄。”《灵枢·营卫生会》云：“营在脉中，卫在脉外，营周不休，五十而复大会。”《灵枢·经脉》亦云：“谷入于胃，脉道以通，血气乃行。”隋代杨上善《黄帝内经太素》云：“人动则血运于诸经，人静则血归于肝脏。”巢元方《诸病源候论·虚劳病诸候》云：“血与气相随而行，外养肌肉，内荣脏腑。”宋代陈言《三因极一病证方论·失血叙论》云：“夫血犹水也，水由地中行，百川皆理，则无壅决之虞。血之周流于人身荣经府俞，外不为四气所伤，内不为七情所郁，自然顺适。”明代皇甫中《明医指掌·溺血》云：“心主血，通行经络，循环脏腑。”孙文胤《丹台玉案·诸血门》云：“血之运于身者，无一息之停。”张介宾《景岳全书·血证》云：“血富于冲，所至皆是。盖其源源而来，生化于脾，总统于心，藏受于肝，宣布于肺，施泄于肾，灌溉一身，无所不及。”清代吴澄《不居集·血症八法扼要》云：“人之一身，气血不能相离，气中有血，血中有气，气血相依，循环不息。”何梦瑶《医碥·血》云：“经络之血流行，脏腑之血守位。”唐容川《血证论·吐血》云：“平人之血，畅行脉络，充达肌肤，流通无滞，是谓循经，谓循其经常之道也。”

血居脉中，其性善动，灌溉一身，循环无端。

6. 呈液态

《灵枢·决气》云：“中焦受气取汁，变化而赤，是谓血。”《灵枢·邪客》亦云：“营气者，泌其津液，注之于脉，化以为血。”宋代陈言《三因极一病证方论》云：“夫血犹水也。”明代朱橚《普济方·婴孩诸血痔疾门》云：“血者水也，决之东则东流，决之西则西流，气之使血，其势如此。”赵献可《医贯·绛雪丹书·血症论》云：“血亦水也，故经水中之火与血一得寒气，皆凝滞而不行。”龚廷贤《寿世保元·吐血》云：“血犹水也，中和则循经调畅，寒则凝滞，热则涌射。”清代程履新《程氏易简方论·血门》云：“血者，水之源，顺而行下者其常也。”张志聪《侣山堂类辨·辨血》云：“血乃中焦之汁，流溢于中以为精，奉心化赤而为血。”姜天叙《风劳臌膈四大证治·中风》云：“人之一身，经脉贯串为之脉。脉者，血之隧道也。血随气行，周流不停。”何梦瑶《医碥·血》云：“精、髓、血、乳、汗、液、津、涕、泪、溺，皆水也，并属于肾。”唐容川《血证论·阴阳水火气血论》云：“血者，火化之阴汁。”亦云：“血者，阴分之液。”

血乃中焦之汁，犹水也，呈液态。

7. 易凝泣

《素问·五脏生成》云：“卧出而风吹之，血凝于肤者为痹，凝于脉者为泣，凝于足者为厥。”《素问·调经论》云：“寒独流，则血凝泣，凝则脉不通。”《灵枢·经脉》亦云：“脉不通，则血不流。”汉代张仲景《金匮要略·肺痿肺痈咳嗽上气病脉证治》云：“风伤皮毛，热伤血脉……热之所过，血为之凝滞。”宋代张杲《续医说·诸血》云：“古云：

'水寒成冰,血寒成块'。《玄珠经》十剂条内有云:'气温则血滑,气寒则血凝。'"杨士瀛《仁斋直指附遗方论·血气》云:"人之血脉一或凝滞于经络肠胃之间,百病由此而根矣。"清代何梦瑶《医碥·血》云:"血凝成块,虽煮不化,水随气行,能越于外。"王清任《医林改错·膈下逐瘀汤所治之症目》云:"气无形不能结块,结块者必有形之血也。血受寒则凝结成块,血受热则煎熬成块。"唐大烈《吴医汇讲·石芝医话》云:"血之性善降而易凝,和与温,养血之妙法,唯运动调中,善养血者矣。"

脉中之血,遇寒则凝,受热则煎熬成块,冷热调和,是谓不失常度。

8. 质稠浊

《灵枢·营卫生会》云:"人受气于谷……其清者为营,浊者为卫,营在脉中,卫在脉外。"清代何梦瑶《医碥·血》云:"精、髓、血、乳、汗、液、津、涕、泪、溺,皆水也,并属于肾……汗、液、津、泪、溺,皆清澈,阳所生也。精、髓、血、乳、涕,皆稠浊,阴所成也。"赵晴初《存存斋医话稿·卷二》云:"人身中津液精血,津液最轻清,血则较浓,精则更加浓矣。"周学海《读医随笔·气血精神论》云:"血之质最重浊,津之质最轻清;而液者清而晶莹,厚而凝结,是重而不浊者也。"亦云:"津亦水谷所化,其浊者为血,清者为津。"

人身之血,与津液相对而言,其质地浓厚稠浊。

9. 小结

《灵枢·决气》云:"中焦受气取汁,变化而赤,是谓血。"血是一种有形的赤色物质,来源于食物精华,通过气化作用而化生。血的主要功能是循环运行于脉道之中,以营养全身。人有血则生,失血则病,无血则亡。人的皮毛筋骨、五脏六腑,都必须在血液运行协调的状态下,才能得到充分的营养,才能发挥正常的生理功能。血之病理变化有亏损、瘀阻、流溢之别，故可发血虚、血瘀、出血等血病。后世医家在此基础上不断完善创新，至今仍有效地指导着临床实践。然纵观历代中医文献，对于血之属性虽有零星的描述，但却没有形成比较完整的理论体系。鉴于此，我们在查阅大量中医文献典籍的基础上，结合多年临床实践，将血之属性研究归纳为以上八个方面。这对于继承和弘扬中医学术，丰富中医血液学理论，指导血液病临床实践都具有十分重要的意义。

（2013年在庆阳市召开的甘肃省中医药学会学术年会上交流，夏小军 作）

血虚论

禀水谷之精华，出于中焦，赖肾精为其化生之本，生来俱有，以脾胃为其生化之源，补于后天，调和五脏，洒陈六腑，滋于四肢百骸，充达肌肤脉络者，血也。其生化于脾，宣布于肺，总统于心，贮藏于肝，化精于肾，灌注百脉，循环无端，一身上下，无所不及。

肾者先天之本，主藏精而生髓，肾之精液，入心化赤，而为血。脾胃为后天之本，气血生化之源，受气取汁，变化而赤，是谓血。食气入胃，脾经化汁，上奉心火，心火得之，变化而赤，是为血。肝者罢极之本，魂之居也，其华在爪，其充在筋，以生气血。中焦亦并胃中，出上焦之后，此所受气者，泌糟粕，蒸津液，化其精微，上注于肺脉，乃化而为血。人之所有者，血与气耳，气即无形之血，血即有形之气，气为血之帅，血为气之母，一身气血，不能相离，气中有血，血中有气，气非血不和，血非气不运，气血相依，循环不息，血之与气，异名同类，气血同源。营气生于水谷，源于脾胃，出于中焦，泌其津液，注之于脉，化以为血。人之始生，必从精始，血之生成，本乎先天，血之再生，源于后天，血即精之所属，可分而不可离，精之与血，互生互化，精血同源。津乃水谷之精微所化生，经孙络渗入血脉而为血，其清者为津，浊者为血，津之与血，互生互用，津血同源。汗亦五脏受水谷之津，淖注于外窍而成，心主血脉以汗为液，液汗变化而赤亦为血，夺血者无汗，夺汗者无血，汗血同源。肾者藏精，主骨生髓，血存骨髓，而行于脉，骨髓坚固，气血皆从，髓能生血。故曰：血之所生，与五脏及气、营气、精、津、汗、骨髓等，诚有莫大之关系。

血虚之名,始见《黄帝内经》。《素问·调经论》曰:“气之所并为血虚,血之所并为气虚。”《素问·举痛论》又曰:“寒气客于背俞之脉则脉泣,脉泣则血虚,血虚则痛。”其又称“血枯”“血亏”,若因大量失血,气随血脱者,则称为“血脱”。然自汉代而降,医家多将其叙于“虚劳”之下。究其实质,血虚是体内血量不足,致使肢体、百脉、脏腑、筋骨失于濡养而出现一系列衰弱病证的总称,其专指阴血虚少;虚劳乃脏腑元气亏损、精血不足而致的一类慢性虚衰性病证之总称,泛指阴阳、气血、营卫、精神、骨髓、津液等不足,又称“虚损”。血虚所指专而约,虚劳之旨广而博,故血虚宜归于虚劳之中,切不可以虚劳替代血虚。

血虚为患,临证多见,探求病因,不外两端。一为先天、年龄、疾病之内因;二系饮食、药毒、失血之外因。先天之因者,多由母体虚弱,肾精亏损,传至下代,精血不足,骨髓失养,精髓空虚所致;年龄之因者,缘于年老体弱,脏腑亏虚,髓海不充,生血缓慢而成;疾病之因者,多见大病久病,耗气伤血,或它病进展,甚或恶化,或疾病之后,失于调理,或七情太过,营血暗耗引起;饮食之因者,多系饮食不节,损伤脾胃,胃失受纳,脾失健运,化源不足,或饮食不洁,虫积肠中,气血虚少使然;药毒之因者,或由常服毒药,或误服毒药,或触及毒物,伤血耗髓,毒瘀骨髓,新血不生乃成;失血之因者,多缘它病出血,或创伤失血,耗血过多,补充不及而发。

血之为用,荣养滋润,以奉生身,莫贵于此。其至清至纯者,得君主之令,以和调五脏,藏而不失,乃养脏之血也;其清中之浊者,秉输运之权,以洒陈六腑,实而不满,则灌注之血也;其清中之清者,会营周之度,满而不泄,此营经之血也。故为七窍之灵,为四肢之用,为筋骨之和柔,为肌体之丰盛,以至滋脏腑,安神魂,润颜色,充营卫,津液得以宣通,二阴得以调畅,凡形质之所在,无非血之用也。血本阴液,一有偏伤,或化源不足,或耗失过多,则必随其所在而各见其偏废之病。故血不上荣则头晕、头痛、耳鸣、眼花;血不养肝则眼干、视物昏花,或夜盲;血不养心则惊惕、善恐、不寐;血不养筋、血虚生风则抽掣、麻木;血虚生燥则便秘、口渴,或见烦热;化热生风则眩晕、目睛瞤动、皮肤瘙痒;妇人血虚常见停经、经少;血虚常兼气虚,而见气血两虚。血虚病证繁多,总其一点,无非体失濡养使然。另有以面色萎黄为主之血虚,名曰"萎黄",亦称之"黄病""黄胖""黄肿""积黄""食劳黄""食劳疳黄",仍属血虚范畴,切不可误以为黄疸。有身目俱黄,尿如浓茶,腹部积块之血虚,名曰"虚黄",亦为血虚之属,则更应与它病黄疸鉴别。

大凡血病,不外血虚、出血、血瘀三端。其病因病机,既有区别,又有联系。如出血可引起血虚,血虚又常是血瘀的病机,而瘀血又能造成出血或血虚。《黄帝内经》曰"虚则补之""劳者温之""损者温之""形不足者,温之以气;精不足者,补之以味"。故治血虚,宜遵此旨,明辨补血与止血、补血与活血、补血与补气之关系,不能一味补血,方可有的放矢。至其要者,大抵有六,略陈于后。

1.血虚者 当以补血为主

血虚虽病在血,五脏皆可受累。心血虚者,补血养心安神,归脾汤加减;肝血虚者,补血养肝,四物汤加减;脾血虚者,健脾生血,归芍六君子汤加减;肾血虚者,益肾滋血,左归丸加减。然各脏腑之间亦可相兼为病,治宜辨清病位,分清主次,或心脾同治,或肝肾同治,或脾肾同治,不可拘泥于一法一方一药。夫气禀阳和,血禀阴质,阴中有阳,阳中有阴,阴阳二字,即是水火,水即化气,火即化血,阴损及阳,阳损及阴,阴虚生内热,阳虚生外寒,故欲治血虚,阴阳寒热,自当明辨,或阴中求阳,或阳中求阴,以平为期。血虚热,宜凉润,生地、麦冬之类;血虚寒,当辛热,桂心、炮姜之属。萎黄者,加绿矾、枯矾;虚黄者,加茵陈、贯众;虫积者,佐以杀虫。妇人以血为主,血旺则经调,欲治妇人之病,当以经血为先。然补剂有大小,方药有峻缓,病重药轻,则药不中病;病轻药重,则药过病所。故应酌情制方,灵活变通。血难成而易亏,亦无骤补之法,若需长期服药治疗,还可丸散之剂缓图。倘若气血耗损迅速,病势重险者,非大剂功专效宏之方药,方能奏效,血肉有情之品,自当加用;病势迁延,进展缓慢,或虚不受补者,宜用缓补,以图根治;一般血虚,则宜用性味平和之品,补而不滞,温而不热,凉而不寒,下不伤正,升不逆血,散不动血,谨防补益而致之偏盛。

2. 兼瘀者 酌用活血化瘀

夫人一身之气血,贵乎流通。血虚之人,其气亦虚,因虚生瘀,或毒瘀骨髓,煎熬阴血,皆致虚中夹瘀。血虚夹瘀,犹如疮疡之祛腐生肌,腐之不除,肌何以生?瘀血不去,新血不生。故凡治血虚兼瘀,总应以祛瘀为要,此际虚实相兼,必以消补并进,虚得其补,则正旺而瘀自化;瘀得其消,则瘀尽而正自旺,补血活血之桃红四物汤,临证常用。兼气虚,补阳还五汤益气活血;阴虚者,加茜草、牡丹皮滋阴活血;阳虚者,加姜黄、晚蚕砂温阳活血。前贤谓补血行血无如当归,行血散血无如川芎,上述二味,补中有动,行中有补,诚血中之气药,亦血虚之圣药也。余临证时再加用温阳益气活血之鸡血藤,养血不助热,活血不瘀滞,则更有异曲同工之妙。但证有虚中夹实,治有补中寓泻,或先消后补,或先补后消,或消补并行,且过用活血,易致出血。故从少从多之活法,贵乎临病处裁。

3. 出血者 尤以止血为要

平人之血,畅行脉络,充达肌肤,流通无滞,是谓循经。血虚之人,血行一旦不循常道,则发各种血证,或从吐出,或从呕出,或从咯出,或从鼻出,或从眼耳齿舌出,或从津唾而出,或从肌肤而出,或从二便而出,复有蓄积不行者,为患各有不同。血既离经,血虚更甚;离经之血,亦是瘀血。故血虚出血,急当以止血为第一要务。

大凡实证出血，起病多急，病程较短，出血量大；虚证出血，起病缓慢，反复发作，出血量少。其属实者，当清热泻火；虚火者，宜滋阴降火；气实者，应清气降气；气虚者，需补气益气。依据出血部位及病机，或凉血止血，或收敛止血，或活血止血，或补虚止血，久而不止者，酌加炭药阻遏。总而论之，血之为物，遇热则行，得冷则凝，见黑则止，逢寒亦止，存得一分血，便保得一分命。然止血之法，多易留瘀，即使血止，瘀血不除，血亦难生。故血虚出血症虽种种不同，治宜随类求之。

4. 气虚者　更需气血双补

人之一身，不离气血。血之与气，虽有阴阳清浊之分，总由水谷精微所化。血气充盈，则正气存内，百邪外御，病安从来？血气虚弱，则肤腠虚疏，诸邪易侵，百病丛集。气能生血，又能行血，更能摄血；血能化气，又能藏气，更能载气；气阳血阴，气存血中。气之离，未有不由于血之散；而血之脱，未有不由于气之虚。血虚不足以滑气，则气必有聚；气虚不足以推血，则血必有瘀。故治血虚，不治其气，非其治也。然气血之虚，亦有偏胜，当分孰轻孰重，依据症状图治。血虚甚者，宜四物汤；气虚甚者，四君子汤；气血双虚，宜八珍汤；兼血瘀者，补阳还五汤；血去过多，气随血脱，更当用十全大补汤或人参养营汤大补元气。盖有形之血不能速生，无形之气所当急固，留得一分气，即留得一分血；但使气不尽脱，则命犹可保，血可渐生，此血脱益气，阳生阴长之道也。

5. 护脾胃　贯彻治疗始末

血乃后天饮食入胃游溢精气而成。《杂病源流犀注·虚损痨瘵治法》曰：“血虚者，心肝二经虚也……而阳虚阴虚，则又属于肾。”《张氏医通》云：“人之虚，非气即血，五脏六腑莫能外焉，而血之源头在乎肾，气之源头在乎脾。”血虚虽可累及五脏，或见气血同病，或兼出血瘀血,前贤论治,或以补肝为要,或责之心肝,或责之脾肾,或独重益气,然根据阴阳气血,脏腑病机,生克制化,病势缓急,而施以不同的补虚方法,实乃治疗血虚之大法。血虚虽可依脏进补,临证尤须顾及中州,且应贯彻治疗始末,常用归脾汤及补中益气汤。前者补脾阴以生血,后者补脾阳以生气,而气血之生化皆有赖于脾胃,故调治脾胃,寓意深刻。大抵形气未脱,元气未败,饮食尚佳者,能受补益;精神萎靡,元气衰败,食欲不振者,虚不受补。此所谓得谷则昌,绝谷则亡。善用药者,使病者而进五谷者,真得补之道也。补血之品大多味厚滋腻,血肉有情之品更易碍脾,此时少佐健脾开胃、芳香醒脾之陈皮、木香、厚朴等品,滋先天滋而不腻,补后天补而不壅,则气血生化,源源不断。更有脾常不足之小儿罹患此疾,尤应鼓舞中气以滋化源。至于虚不受补者,总应先取中州,扶养脾胃之气,制方用药贵乎轻灵不滞,甦脾健运,使水谷精微不断化生,则阴阳气血逐渐恢复。兼有出血者补益脾胃,还可增强统摄,减少耗失。

6. 重调摄 注意饮食调理

血气者,人之神,不可不谨养。夫治病当论药攻,养生当论食补。天食人以五气,地食人以五味。人以水谷为本,血者水谷之精也,难成而易亏,非善调摄者,不能保全也。血虚之人,若生活失慎,或饮食不节,或七情过激,或用药不当,皆可更伤脾胃,脾胃一败,病势与日俱增,由血而气,江河日下,以致元气衰竭,阴尽阳亡,犹如油尽灯干,势难挽回。故对血虚之人尤应避外感,适寒温,节饮食,和喜怒,远劳倦,慎医药,谨养将息,不可低估;饮食调摄,至关重要。举凡辛辣厚味,过分滋腻,生冷不洁之物,皆当禁食或少食。兼阳虚者忌食寒凉,伴阴虚者忌食燥热;并应避免过饱过饥,偏食偏饮;至于烟酒,大损正气,应予戒绝。病瘥之后,更应以五谷养之,五果助之,五畜益之,五菜充之,相五脏之所宜,循序渐进,以食养尽之,并防食复。

血虚之名,肇自《黄帝内经》,血虚病证,临证实属多见。前贤多将其归属虚劳之下,虽颇多发挥,却似显零乱;在论述血病时亦有涉及,但详于血证而略于血虚;探讨气血证治时常气血并称谓,然气为主,血为辅,气为重,血为轻。以余之见,血之为用,无所不及,血之为患,危害亦广;血虚之病,虽属平常,若迁延日久,阴阳离绝,亦有死者,临病施治,常须识此,不可忽也。故分而述之,以求是正。

(刊登于《中医研究》2009年第22卷第1期,夏小军 作)

贫血性疾病中医病名探讨

贫血是指机体红细胞总量减少，不能对组织器官充分供养的一种病理状态[1]。中医学尚无“贫血”病名，现代中医多以“虚劳”“血虚”“萎黄”“虚黄”“髓劳”等病证概括。笔者通过复习文献，结合临床实践，对贫血性疾病具有代表性的中医病证名称进行分析归纳，指出当前贫血性疾病中医命名中存在的问题，并提出建立贫血性疾病规范化中医病名体系的构想，以充实中医学血液病理论。现分述如下。

1. 贫血性疾病具有代表性的中医病证名称

1.1 虚劳

“虚”与“劳”始见于《黄帝内经》。《素问·通评虚实论》曰：“精气夺则虚。”指出“虚”乃机体阴血与阳气的消耗不复。《素问·宣明五气》曰：“久视伤血，久卧伤气，久坐伤肉，久立伤骨，久行伤筋，是谓五劳所伤。”指出“劳”是机体任何器官的过用，或动作过极而形成虚损劳伤。《金匮要略·血痹虚劳病脉证并治》首次将虚劳合称，特指一定范围的“病”，如“虚劳失精梦交”“虚劳腹痛”“虚劳腰痛”“虚劳不寐”“虚劳风气百疾”“虚劳干血”等。《诸病源候论》较详细地论述了虚劳的原因及各类症状，明确定义了虚劳五脏分类的概念及其内涵。虚劳涉及的内容很广，凡禀赋不足、后天失养、病久体虚、积劳内伤、久虚不复等所致的多种以脏腑气血阴阳亏损为主要表现的病证，均属于本病的范围[2]。现代医学的“贫血”症状类似中医学的“虚劳病”[3]。据此，部分学者及中医临床工作者习惯于将“虚劳”或“虚劳病”作为贫血性疾病的中医诊断病名，甚至屡见于某些中医、中西结合文献之中。笔者认为，中医病名是反映疾病全过程的总体属性、特征或演变规律的疾病诊断概念，它是由病因、病位、病性、主症或特征等某一方面或几方面综合命名的。其中病性与病位尤为重要。作为虚损性疾病，贫血归属于中医学“虚劳”范畴，但其不能体现病位在血液系统，更不能区分是外周性贫血还是骨髓性贫血。况且，也不足以明确各类贫血之间的区别。故以“虚劳”或“虚劳病”冠名，似有不妥。

1.2 血虚

血虚之名，始见《黄帝内经》。《素问·调经论》曰：“气之所并为血虚，血之所并为气虚。”《素问·举痛论》曰：“寒气客于背俞之脉则脉泣，脉泣则血虚，血虚则痛。”自汉代而降，医家多将归属“虚劳”之下，究其实质，血虚是体内血量不足，致使肢体、百脉、脏腑、筋骨失于濡养而出现一系列衰弱病证的总称，其专指阴血虚少[4]。血虚之中，以心、脾、肝血虚较为多见[2]。血虚证是由失血过多，或脾胃虚弱，或血液生化之源不足，或因瘀血阻滞、新血不生等原因所导致的血液不足或血液营养功能低下，脏腑组织器官失养的病理状态。临床常见面色淡白或萎黄，毛发不泽，唇舌，爪甲淡白，头昏，视物昏花，心悸，健忘，失眠，乏力等虚弱症候[5]。中医学的“血”与现代医学的“血液”是两个不同的概念。中医学的“血”是在心气的推动下循行于脉道中的赤色液体，由营气和津液组成，有着营养和滋润的作用，它内注于五脏六腑，外滋于四肢百骸，是构成人体和维持人体生命活动的基本物质之一。现代医学“血液”是指流动在心脏和血管内的不透明红色液体，主要成分为血浆、血细胞。2010年第11期《医药与保健》载：“血虚或血虚证中所指的血，不仅代表现代医学的血液，还包括了高级神经系统的许多功能活动。”调查研究[6]表明：中医血虚证患者中，有51.2%的患者属于现代医学的各类不同贫血；而现代医学的各类贫血患者中，有18.6%符合中医血虚证的诊断；故贫血不可以冠“血虚”或“血虚证”之名。

1.3萎黄

萎黄，义同痿黄，出自《金匮要略》。如《金匮要略·黄疸病脉证并治》曰：“脉沉，渴欲饮水，小便不利者，皆发黄。腹满，舌痿黄，燥不得睡，属黄家。”亦如《金匮要略·腹满寒疝宿食病脉证治》曰：“病者痿黄，躁而不渴，胸中寒实，而利不止者，死。”《金匮要略》所指萎黄乃身黄而不润泽之意。《临证要诀·五疸证治》言及萎黄曰：“诸失血后，多令面黄……亦黄遍身黄者，但黄不及耳目。”此处之萎黄涉及贫血，此乃后世冠名贫血为“萎黄”之故也。1993年，国家中医药管理局颁布的《中医病证分类编码》[7]将萎黄列为病证名，归属肝系病类。《中医内科学》[7]将萎黄附于黄疸章节之后进行分述，曰：“萎黄一证，与黄疸有所不同，其主要症状为：两目不黄，周身肌肤呈淡黄色，干萎无光泽，小便通畅而色不黄，倦怠乏力，眩晕耳鸣，心悸少寐，大便溏薄，舌质淡薄，脉象濡细。是由于虫积食滞导致脾土虚弱，水谷不能化精微而生气血，气血衰少，既不能滋润皮肤肌肉，又不能营养脏腑，以致肌肤萎黄无光泽。此外失血过多，或大病之后，血亏气耗，以致气血不足而发本病。”基于此，2008年，中国中西医结合学会血液病专业委员会与中华中医药学会内科分会血液病专业组讨论建议[3]，将缺铁性贫血与巨幼细胞性贫血暂以大类疾病命名为“萎黄病”，特别说明其依据为均属造血原料缺乏导致，临床表现基本相同，以面色萎黄为主要临床表现。笔者认为，较之“虚劳”“血虚”等，冠“萎黄病”为贫血中医病名，既沿用了中医古籍病名、保持了中医特色，又具有一定的特异性，符合规范化中医病名之要求。但萎黄或萎黄病均为肝系病证名，与诸多归属于萎黄而不存在贫血的消化系统疾病，容易混为一谈，甚至无法鉴别，其病位亦不够精确。故此建议有待进一步商榷。

1.4 虚黄

《明医指掌·卷四》曰:"虚黄耳鸣口淡,怔忡微热,四肢无力,怠惰嗜卧,脚软脉沉细,四君子汤。"《医宗金鉴·黄疸病脉证并治》曰:"今男子黄而小便自利,则知非湿热发黄也,询知其人必有失血亡血之故,以致虚黄之色外现。"由于虚黄体现了"虚劳、黄疸"双重含义,与现代医学溶血性贫血症候颇为相似,故不乏有以"虚黄"作为溶血性贫血中医病名者。如陈如泉[8]认为,免疫性溶血性贫血为虚黄血虚证;杨志一[9]认为溶血性黄疸属于"虚黄"范畴;李达[10]认为"虚黄"从字面上重点落在了疸,即黄疸病类方面,虚黄应归属于肝(胆)系疾病,溶血性贫血更多的含义属于劳病类范畴,应该突出虚劳之意。笔者认为,基于相似的症候,溶血性贫血与溶血性黄疸均可归属于"虚黄"范畴,但作为溶血性贫血中医病名缺乏特异性,同样不能明病位之所在。

1.5 髓劳

髓劳一词,首见于《本草求真》,其言及胡黄连时曰:"大伐脏腑骨髓淫火热邪,凡骨髓劳热,五心烦热,三消五痔,温疟泻痢恶毒等症,皆得以治。"《素问·阴阳应象大论》曰:"肾生骨髓。"《素问·生气通天论》曰:"骨髓坚固,气血皆从。"《灵枢·经脉》曰:"人之生,先有精,精成而脑髓生,骨为干,脉为营……脉道以通,血气乃行。"说明肾主骨、生髓、藏精、精可化血。现代中医多以此来认识并指导再生障碍性贫血的诊治。如丛培玮等[11]认为,慢性再生障碍性贫血患者出现血液化生不足,主要是由肾精亏虚所致,精亏则无以化血,必致血液亏虚。周展翔等[12]认为,再生障碍性贫血的中医诊断应固定为"虚(髓)劳"一病。再生障碍性贫血以髓枯精亏、气血虚(骨极、精极、血极)为主要矛盾,但髓亏是本,血虚是标,出血与高热是正气亏虚后的继发改变,单以"血虚""血证"诊断则不能概括髓亏这一本质改变,而以"虚(髓)劳"诊断则既可反映血虚、气虚血溢,又能提示"精极""骨(髓)极"的本质。由此,"髓劳"作为再生障碍性贫血的中医病名，被诸多学者或医务工作者所采用。2008年，中国中西医结合学会血液病专业委员会与中华中医药学会内科分会血液病专业组讨论建议[3]，将再生障碍性贫血暂以大类疾病命名为“髓劳”。2010年，国家中医药管理局发布的《22个专业95个病种中医诊疗方案》[13]中将慢性再生障碍性贫血中医病名明确为“慢性髓劳”。笔者认为，国家中医药管理局已将髓劳明确为再生障碍性贫血的中医病名，并有慢性髓劳与急性髓劳区分。此命名既能反映病位与病性，又可体现病势，故值得借鉴并推广运用。

1.6 其他病名

除上述内容外，文献中亦有以“虚损”“血枯”“血亏”“血疸”“亡血”“失血”“血极”“干血劳”“髓枯”等概括贫血性疾病中医病名者，因其运用频次不高，或不具代表性，故不予赘述。

2. 当前贫血性疾病中医命名中存在的问题

当前，对贫血性疾病常见中医病名的概括，或无病位，或无病性，或易于混淆等，均失之偏颇，难以从病名上反映出贫血性疾病的特点及区分各类贫血的特点，一定程度上妨碍了中医对疾病本质及其防治规律的进一步认识[10]。笔者认为主要存在以下两个方面的问题，一是病名趋于笼统，概念的内涵与外延不够明确；二是一病多名或一名多病，缺乏特异性。因此，广大中医血液病工作者应当重新对贫血性疾病的中医命名进行探讨研究，以使其规范化、体系化。

3. 建立贫血性疾病规范化中医病名体系的构想

近年来，规范贫血性疾病中医病名的呼声越来越高，学者们纷纷寻求贫血性疾病中医病名规范化的出路。梁贻俊等[14]提出：采用血劳病来诊断以血的劳伤难复为主要表现的疾病，故而建议立血劳为诊断病名，区别其他系统疾病中的虚劳病，以求准确诊断因不同原因致虚，因虚致血损，因损而致血劳的发病过程与病因病机，并分型辨治。李达[11]提出"两分法"命名，即外周性贫血疾病如营养不良性贫血、慢性病贫血、继发性贫血、慢性失血性贫血等总以"血劳"冠之，而骨髓性贫血疾病如慢性再生障碍性贫血、急性再生障碍性贫血、骨髓增生异常综合征等以"髓劳"冠之，总属虚劳病类范畴。

基于以上认识，笔者试图以"血劳""髓劳"并列为纲，系于"虚劳"总纲之下，构建贫血性疾病规范化中医病名体系。建议将"血劳"分为慢性血劳和急性血劳；其中发病较缓、病程较长的缺铁性贫血和慢性病性贫血确定中医病名为慢性血劳；发病较快、病程较短的巨幼红细胞性贫血确定中医病名为急性血劳。将"血疸劳"作为创新性中医病名确定为溶血性贫血的中医病名；将"血脱劳"作为创新性中医病名确定为贫血导致休克、急性失血性休克的中医病名。另外，还建议将慢性血劳、急性血劳、血疸劳、血脱劳系于"血劳"纲之下；将已有初步定论的慢性髓劳（慢性再生障碍性贫血）、急性髓劳（急性再生障碍性贫血）、髓毒劳[3]（MDS）作为并列的另一目，系于"髓劳"纲之下。

4. 小结

目前，对中医病名的看法至少有三：原封不动全部继承；价值不大的证名代之；补充修订创造新名[15]。笔者更多倾向于第三者，并呼吁在中医理论指导下，参照现代医学的认识，按照符合理论体系、临床实践、逻辑规律、科学原理及命名原则等对贫血性疾病的中医病名重新确定，使其规范化、体系化。如此一来，将更有利于临床实践、学术交流和中医血液病学的传承与发展。

参考文献

[1] 王吉耍，廖二元，黄从新，等．内科学[M].2版．北京：人民卫生出版社，2005：736.

[2] 张伯臾，董建华，周仲瑛，等．中医内科学[M].5版．北京：人民卫生出版社，2002：185-284.

[3] 陈信义，麻柔，李冬云，等．规范常见血液病中医病名建议[J].中国中西医结合，2009，29(11)：1040-1041.

[4] 夏小军．血虚论[J].中医研究，2009，22(1)：6-7.

[5] 张磊，于海亮，尹荟萃，等．《黄帝内经》血虚浅谈[J].中医学报，2011，26(3)：309-310.

[6] 张文卓，董慧，黄晓巍，等．血虚证中医药研究进展[J].中国当代医药，2013，20(1)：17.

[7] 国家中医药管理局发布．中医病证分类编码[M].武汉：湖北科学技术出版社，1993：23-29.

[8] 陈如泉．血虚证辨治与研究[M].北京：中国医药科技出版社，2000：60.

[9] 杨志一．溶血性黄疸(虚黄)治验1例报告[J].中医，1958，7(2)：475.

[10] 李达．规范常见血液病中医病名规范化探讨[J].现代中西医结合，2009，18(10)：1105.

[11] 丛培玮，易杰．中医治疗慢性再生障碍性贫血的新思路[J].中华中医药学刊，2008，26(3)：574-575.

[12] 周展翔，胡乃平．周霭祥教授对再生障碍性贫血的认识[J].北京中医药大学学报，1999，22(3)：19.

[13] 22个专业95个病种中医诊疗方案[EB/OL].http://wenku.baidu.com/view/f15fa11aa300a6c30c229f3b.html.

[14] 梁贻俊，任卫华，陈庆平．立“血劳”易血液病中虚劳的诊断——附红细胞免疫功能的观察[J].中国中西医结合，1995，15(6)：368.

[15] 乔富渠．重视中医病名的继承与创新[J].中国中医基础医学，1998，4(9)：10.

（刊登于《中医研究》2014年第27卷第3期，段赟、李雪松、夏小军 等作）

从中医学“血浊”理论探讨原发性血小板增多症

目前,中医对原发性血小板增多症的认识及治疗尚处于探索阶段。中医“血浊”理论与原发性血小板增多症的病理学存在一定的契合关系,本文试从“血浊”理论入手,探讨中医学对该病的认识及治疗思路,以期为中医认识和治疗原发性血小板增多症提供一种新的思路与方法。

1.“血浊”的由来及血浊新内涵

“血浊”作为医学名词,始见于《黄帝内经》,如《灵枢·逆顺肥瘦》曰:“刺壮士真骨,坚肉缓节监监然,此人重则气涩血浊。”张志聪注曰:“其人重浊,则气涩血浊。”此注解之“血浊”,普遍认为有血液浑浊不清之义。由于时代的局限性,古代医家尚无法从血细胞计数分析及血液生化检测等微观角度去认识血的“实质”,仅从水谷精微、营气、津液、精髓四个方面宏观地把握其组成。对于血的病理认识,也习惯于从“血瘀”“血虚”及“血证”三个比较宏观的方面去考虑,加之受古代“百病多由痰作祟”“气血流通,百病不生”“痰瘀互结”等重痰、瘀思想的影响,以至对于“血浊”的认识常被分解于痰、瘀等疾病的认识之中。所以长期以来,“血浊”未能被上升至与“血瘀”“血虚”及“血证”并行而独立“证”的层面,或从理论的高度去认识和研究,以至古代文献资料对其论述极少。

近年来,由于科学技术的发展,现代医学先进检测手段的介入,加之新的主流病因的出现和疾病谱系的改变,唤起了更多的医务工作者开始重新关注“血浊”。如山东中医药大学王新陆[1]教授对“血浊”概念赋予了新的内涵,首次提出“血浊”是血液受体内外各种致病因素的影响,失却其清纯状态,或丧失其运行规律,影响其生理功能,因而扰乱脏腑气机的病理现象。王氏这一论述突破了“血浊”单指血液浑浊不清的传统认识,明确指出“血浊”包括血的物质构成浑浊和由此所致的血循行紊乱两个方面。从一定程度上讲,其发展了“血浊”概念,也丰富了“血浊”理论。

2. 以“血浊”为契合点谈中医学对原发性血小板增多症的认识

2.1 论诊断 病属血浊 内涵有二

随着血浊理论的不断完善和逐渐引用于临床,较多的一些现代疾病特别是代谢性和内分泌疾病如糖尿病、高血脂等,与传统中医理论有了新的契合点,从而在一定程度上实现了现代某些疾病与传统中医理论的重新整合,为中医认识及防治某些现代疾病拓宽了思路或提供了新方法。笔者认为,原发性血小板增多症因血小板持续增多,使血的物质构成发生浑浊,甚或由此诱发血之循行紊乱,其符合“血浊”两个内涵实质,故原发性血小板增多症应归属于中医“血浊”范畴。

2.2 审病因 正气不足 内外合因

王兴臣[2]认为,产生“血浊”的因素既有外因,又有内因。外因为风、寒、暑、湿、燥、火六淫,或大气污染及有毒秽浊之气侵袭;内因则由惊、怒、忧、思之扰,饮食劳倦,酒色无节,损伤正气;内外因相合引起机体脏腑经络功能紊乱,气血失调,血液自清、自洁功能失常而产生血浊。笔者认为,原发性血小板增多症作为“血浊”范畴中的一个子病,其诱发因素符合上述一般“血浊”之内外合因之致病特点,但原发性血小板增多症之“血浊”病程中较其他“血浊”更易兼见虚损症状,因此,正气不足在该病发病因素中亦占据重要的地位。

2.3 辨病位 责之脾肾 关乎他脏

脾为后天之本,气血生化之源。《景岳全书》曰:“血者水谷之精也。源源而来,生化于脾。”肾为先天之本。《诸病源候论》曰:“肾藏精,精者,血之所成也。”中医理论认为,水谷精微、营气、津液、精髓构成了化生血液所需的物质基础,但津液和营气都源自中焦脾胃消化吸收的水谷精微。所以就化生血液所需的物质基础而言,脾和肾起着至关重要作用,如脾、肾功能正常,气血化生有源,不易形成血浊。反之,任何因素引起脾之运化失司,统摄无权,或(和)肾之命门真火蒸化无力,则营气不清、津液停聚,化生血液之物质基础失于清纯状态,则易发血浊。故血浊为患,首责脾、肾;原发性血小板增多症病位主要在脾肾,然《景岳全书·血证论》云:“生化于脾,总统于心,藏受于肝,输布于肺,施泄于肾。”说明血液的正常化生、储藏和循行也是五脏各自功能相互配合的结果,故临床辨证,亦要兼顾他脏,不可偏废。

2.4 察病机 气血失调 浊郁内阻

气为构成机体的基本物质之一,气通过升、降、出、入活动,推动和调控各脏腑的正常生理活动。若气之运动形式或功能失常,则必致脏腑功能紊乱;反之,任何因素导致脏腑功能紊乱,则气之运动形式或功能必然受到影响。《不居集》曰:“气血不能相离,气中有血,血中有气,气血相依。”《丹溪心法》曰:“气血冲和,万病不生。”原发性血小板增多症患者脏腑功能紊乱,气失其和,气病及血,气血不和,血之自清、自洁等自调功能被扰,以至血液浑浊不清,甚或由此诱发血的循行紊乱,故发血浊。诚如《素问·调经论》所言:“血气不和,百病乃变化而生。”浊存于血中,随血流注全身;浊性黏滞,留伏脉道,郁而不去,滞涩不散,清浊相干,易阻气机。亦如《灵枢·阴阳清浊》所言:“浊者其气涩。”

2.5 观病程 分为三期 表现不同

浊为阴邪，客于血中，血失清纯，待新血又至，复养其脉，脉气复来，气机顺畅。故血浊致病，多隐匿出现，早期可无症状，或见轻微乏力、头晕、失眠、健忘、肢体麻木等。若血浊日久不去，清浊相干，一则血失濡养，致使乏力、头晕、失眠、健忘、肢体麻木等症进一步加重；二则“浊者其气涩”，气涩则血涩，血涩则血瘀，“血积既久，亦能化为痰水”（《血证论》），痰瘀互结，或形成癥瘕积聚，抑或酿毒化热，故原发性血小板增多症患者临床可见脾大、血栓形成及出血倾向等表现。血浊发展至中后期，随着瘀、痰、湿、毒等病理产物不断出现，血浊程度及其临床表现也不断加重，加之在此期间机体正气进一步耗伤，易致阴阳俱损，变证层出，甚或转为坏病。

3. 以“血浊”理论为指导治疗原发性血小板增多症的思路及方法

“血浊”存在于脉内，随气血流行无处不到，由于其所影响的脏腑或部位的不同，加之病程中瘀、痰、湿、毒等兼夹邪气的性质及转归也不相同，故其临床表现错综复杂，病机演变多端，寒热虚实病性常兼；但气血不调、浊郁内阻贯穿疾病的始末。故临证以此核心病机，确立以调和气血、化浊解郁为治疗原发性血小板增多症的根本大法，同时，针对所犯脏腑或部位，以及所兼夹之病邪，施以或补、或泻、或补泻兼施；或寒、或热、或寒热并用等治法，常获显效。具体应用时应注重以下几个方面。

3.1 调和气血 以“和”为主

“和”者，《说文解字》曰：“相应也。”《广雅》曰：“谐也。”《广瘟疫论·卷四》则曰：“寒热并用谓之和，补泻合剂谓之和，表里双解谓之和，平其亢逆谓之和。”由此可见，就气血失调而言，凡能够使气血互济互用，不相为害，安行脉中的治疗手段均可视为“和”。故血虚者，补血以“和”；血瘀者，祛瘀以“和”；气虚者，补气以“和”；气滞者，行气以“和”；气血俱虚者，气血并补以“和”；气滞血瘀者，祛瘀行气以“和”;气虚血瘀者,补气化瘀以“和”;气滞血虚者,行气补血以“和”;气不摄血者,益气摄血以“和”。临床应用时,应仔细把握气血不和关键之所在,结合所犯脏腑或部位以及药性归经的不同,灵活选用相应的补血、活血、补气、行气等药物。

3.2化浊解郁 重在“浊”字

《金匮要略》曰:“诸病在脏,欲攻之,当随其所得而攻之。”“浊”为有余之邪,与有形之血胶结,随血流注于脏腑经络、四肢百骸,皆可引发相应的病变。故治疗血浊,在调和气血的同时,亦当“损其有余”,使浊邪尽去,病势已孤,郁阻自解,气血冲和,则脏腑、百脉得安,诸症皆平。浊邪致病,可分为瘀浊、痰浊、湿浊、毒浊、血浊、秽浊、溺浊等,诸浊邪亦可相兼为患。而原发性血小板增多症之血则易兼夹瘀浊、痰浊、湿浊和毒浊,故化浊解郁可从痰浊、湿浊、瘀浊和毒浊入手,采取活血化浊、祛痰化浊、利湿化浊、解毒化浊等方法。临床应用时,宜详辨所兼夹浊邪之性质,结合所犯脏腑或部位以及药性归经的不同,选用相应的化浊药物。

3.3标本缓急 补泻兼施

“标”与“本”是一组相对的概念,若从发病的因果关系来讲,则“因”为“本”,“果”为“标”。原发性血小板增多症以“正虚”为本,以“浊实”为标。鉴于该病本虚标实之病理特点,治疗宜以补泻兼施为大法,但在病情演变过程中,由于邪正盛衰程度和患者体质强弱有所不同,临证则应根据具体情况,采用或补虚兼以泻浊;或泻浊兼以补虚;或补泻并重等治疗手段。但在具体应用时,应注意如下两个方面。一则,“泻此即补彼,补此即泻彼。”(《医碥》),“补”与“泻”也是一组相对的概念,故临证时,遣药应尽量精炼,补泻宜灵活、适度;切忌蛮补、狠泻,以免敛邪或伤及正气。二则,出血兼脾大、或有血栓形成时,治疗极为棘手。此时应结合舌、脉、症,细察各自发病之由来,可分别采取调气、宁血、化痰诸法;除非特殊情况,勿盲目施以收敛止血或破血逐瘀之法,以免加重病情。

3.4衷中参西 各取所长

站在生命科学的角度来看,中医与西医研究的对象和目的是一致的。两种医学各有特色,各有千秋。就原发性血小板增多症的治疗而言,首先,在明确症状及体征的基础上,充分利用现代医学先进的检测手段,通过血液、骨髓等实验室检查尽早明确诊断或判断前期治疗效果;其次,在此基础上以血浊理论为指导进行辨证施治,做到宏观与微观相结合,辨病与辨证相结合;再次,在坚持以中医治"本"的同时,兼收某些西药以治其"标急",对于尽快控制病情进一步发展有着重要的意义。总之,只要明确中西医各自的优势与不足之所在,扬长避短,并将二者巧妙结合,方能拟定出更好的治疗方案,不致使治疗陷入被动地位。

4.讨论

原发性血小板增多症系骨髓增生性疾病,病因至今未明。临床以血小板持续增多,伴有自发性出血倾向,血栓形成,脾脏肿大及白细胞增多为特征。中医学虽无原发性血小板增多症之病名,但根据其临床表现及特征,常将其归属于"血瘀""血证""虚劳""积聚"等范畴。目前,现代医学已对该病有了明确的诊断及疗效标准,而且马利兰或羟基脲等西药短期治疗效果较好,所以该病一旦被确诊,临床医师易过分地依赖西药,而往往忽略中医辨证论治,以至于缺乏大量病例进行中医疗效观察,致使中医对原发性血小板增多症的认识及治疗尚处于探索阶段。故望此文能起到抛砖引玉之作用,唤起更多的医务工作者投入到该病的中医研究上来,从而探索出对原发性血小板增多症新的认识及治疗的新思路和新方法。

参考文献

[1] 王新陆.论"血浊"与"治未病"[J].天津中医药,2008,25(3):177.

[2] 王兴臣.再论血浊的病机和致病特点[J].山东中医,2008,21(11):729.

(刊登于《中医研究》2011年第24卷第4期,段赟、李雪松、夏小军 作)

论“塞流、澄源、复旧”在血证治疗中的应用

1. 源流

塞流、澄源、复旧，乃古人治疗崩漏之大法。崩之与漏，病势已有缓急之分，病性亦有虚实之别，且可相互转化，然总因冲任损伤，经血失固所致。欲治崩漏，首当调养冲任，镇注血海，以控制出血；之后究其根源，治其本根，以调整周期，乃治法之真谛也。成书于明代嘉靖十五年的《丹溪心法附余·崩漏》中方广按：“治崩次第，初用止血，以塞其流；中用清热凉血，以澄其源；末用补血，以还其旧……”首倡塞流、澄源、复旧三者次第治之，后世医家多遵是说。万全《万氏妇人科·崩漏》曰：“治有三法，初止血，次清热，后补其虚，未有不痊者也。”张介宾用龙骨散、七灰散、独参汤之类，所以塞其流也；徙薪饮、黄芩汤、保阴煎之类，所以澄其源也；七福饮、八珍汤、十全大补汤之类，所以复其旧也。清代叶天士《叶氏竹林女科·崩漏标本证治》亦云：“治崩漏之法，必守此三者次第治之，庶不致误。”故塞流、澄源、复旧三法用治崩漏，不可或缺，且沿用至今。

2. 应用

纵览历代医籍，对血证之脉因症治、预后禁忌等论述颇为壮观，经验宏富。《黄帝内经》中便有血流、血溢等诸多血证之记载；《素问·腹中论》所述“血枯”，即为最早的失血病证。汉代张仲景遵《黄帝内经》“夺血者毋汗”之旨，尤重血证之禁忌及预后，创制的柏

叶汤、泻心汤、黄土汤、赤小豆当归散等,为治血证诸方之祖。南齐褚澄《褚氏遗书》首载“咳血”之名。隋代巢元方《诸病源候论》最早使用“鼻衄”病名,且将血证以“血病”名之。治血名方犀角地黄汤、生地黄汁合生大黄末则首见于唐代孙思邈《备急千金要方》。宋代王衮《博济方》首载“咯血”之名。严用和《重订严氏济生方》据病因及血色鲜黯分便血、肠风、脏毒三门;虞抟《医学正传》首先将各种出血病证予以归纳,并以“血证”概括之;缪仲淳首倡“血虚宜补之”“血热宜清之、凉之”“血瘀宜通之”治血三法,创“宜行血不宜止血,宜补肝不宜伐肝,宜降气不宜降火”吐血三要,后世奉为治疗血证之圭臬。清代唐容川集血证之大成而著《血证论》,归纳“止血、消瘀、宁血、补血”通治四法,诚为治疗血证之规矩准绳。由是观之,血证病症复杂,涉及面广,治法颇多,然究其病因,无非六淫交攻或七情妄动,或饮食劳倦,或诸虚不足,或药毒损伤,或血脉瘀阻,或跌仆创伤使然。故治疗大法,亦不越塞流、澄源、复旧三端。

2.1 塞流

塞流者,急则治其标也。血乃水谷精微所化生,调和五脏,洒陈六腑,滋于四肢百骸。平人之血,畅行脉络,充达肌肤,流通无滞,是谓循经。一旦不循其常,则发各种血证。其血或从吐出,或从呕出,或从咯出,或从鼻出,或从眼耳齿舌出,或从津唾而出,或从肌肤而出,或从二便而出,复有蓄积不行者,为患各有不同。唐容川将“止血”作为治疗血证第一法,见血治血,治而使止,本是常理,然血证名目不一,既与气火有关,又有虚实见证,更有血络病变,况在大量失血之际,一时仓促,此时血之原委,不遑推敲,亦无暇究治,故急当以止血为第一要务。否则血去过多,气随血脱,形成血涸气竭,则危殆立至。此所谓塞其流也。亦如叶天士所云:“留得一分自家之血,即减少一分上升之火。”但止血并非一味固涩,凡出血暴急者,医者须于危急之中得知病之大体,当据证情之寒热虚实,或清而止之,或补而止之,或消而止之,衄血不止者,配合外治,更有相得益彰之妙。只有做到胸有成竹,临证方不致彷徨矣。火热出血者,宜清而止之。络伤血溢多缘火热之因,火热动血,其火既可来自风热燥邪,又可因饮食不当或阴虚火动而发。若风热燥邪灼伤肺络则咯血;上壅清道则鼻衄;内扰血分,外发肌肤则肌衄;湿热壅胃,戕伤胃络则呕血,循经上行则鼻衄、齿衄;湿热化火,下注大肠则便血,流注膀胱则尿血。然火性炎上,火热以上窍出血为多,故对起病急,来势快,血色鲜红而量多,症见面赤,烦热,口渴,嘈杂,舌红苔黄,脉数有力的实火血证,则当宗唐容川"治火即是治血"之旨,宜苦寒之剂折其火势。常用黄芩、黄连、栀子、大蓟、小蓟、大青叶、大黄等品。鲜药性凉味浓,不受炮炙影响,为余所喜用,且用量宜重,效专力宏。炭药性多收涩寒凉,属阻遏之品,余临证常取一二味或数味与它药合用,取效亦良,但须注意"存性"二字。而当火势旺盛,出血汹涌之时,更当急用犀角地黄汤(水牛角代犀角)、泻心汤等类,重剂凉营泻火,以解燃眉。若加用清热降火、凉血散瘀之童便,则取效更捷。褚澄虽有"服寒凉百无一生"之警句,然此时若囿于不宜苦寒之说,势必姑息容奸,延误病情。故对实火出血,药不厌凉,凉不厌早,热去即止,以防冰伏。亦合缪仲淳"血热宜清之、凉之"之意。

气虚血脱者,宜补而止之。血之与气,异名同类,虽有阴阳清浊之分,总由水谷精微所化;气为血之帅,血为气之母;气之离,未有不由于血之散,而血之脱,未有不由于气之虚。若暴吐、暴衄,或暴崩、暴下,失血如涌,皆可引发血竭之虞,血脱气溃,危在顷刻,此皆内伤而然。症见出血量大,伴面色苍白,精神萎靡,气短息微,头晕心慌,肢冷汗出,舌淡苔白,脉沉迟或细弱。明代赵献可《医贯·绛雪丹书》云:"盖有形之血不能速生,无形之气所当急固,无形自能生有形也。"当此之际,宜治气为主,急浓煎独参汤,分多次或调它药缓缓服下,并可选用麦冬、五味子、黄芪、附子、干姜、仙鹤草、炙甘草、煅牡蛎等品,呕血者加白芨粉、三七粉、大黄粉;便血者加炮姜炭、地榆炭、乌贼骨。否则稍有疑虑,真气焉能挽回?此亦血脱益气,阳生阴长之大法也。

瘀血出血者,宜消而止之。失血之人,或用药寒凉过久,或骤补过早,或气滞于中,致使败血留积,凝而不散,愈滞愈积,愈积愈滞,而成瘀血;且离经之血,亦是瘀血。血瘀内阻,血行不循常道,出血不时举发,乃成血证之根。瘀血不去,新血不得归经,反复发作,累止罔效。症见血色鲜紫相混,夹有血块,伴发疼痛,颜面黧黑,巩膜瘀斑,脉细涩或结代。此类出血,临证习用桃红四物汤化裁,肌衄者加赤芍、牡丹皮;呕血、便血者加生蒲黄、三七粉。既可单用,亦可加入方,且可贯穿血证治疗之始末,以期止而有行,事半功倍。亦合缪仲淳"宜行血不宜止血""血瘀宜通之"及唐容川"消瘀"之意。更有瘀热出血,多缘火热亢盛,血滞为瘀,瘀热搏结,阻遏血脉,络脉损伤而致。此时火热与瘀血并见,症见发热,多部位、多窍道出血,量多势急,或缠绵反复难愈,血色黯红或深紫,或夹有血块,质浓而稠,或肌肤瘀斑成片,或有神昏谵语、如狂发狂等颇多兼证变证,舌质紫红或有瘀点。治宜清消兼施,凉血化瘀,并应即时顾及兼变之证。

2.2澄源

澄源者,治病求于本也。急性出血,塞流之后,血止瘀消,犹如以石压草,一时虽止,而得隙仍复飞越沸腾矣。当必穷其巢穴,正本清源,谨防潮动,以求安宁。或调营卫,或清余热,或润燥气,或平肝火,或降冲气,或纳逆气,或潜浮阳,或主温补,或主寒凉,或活血行气,或滋阴降火,或以心肾为主,或以心肝为急,或主润肺,或主补肝,有斯证用斯法,辨证施治,治病求本。此所谓澄其源也。

大体言之,欲澄其源,始当辨识阴阳,次辨虚实,再按脏腑分论,治火治气,随证投法,唯求恰当,而非一概清热凉血。阳证出血,血色鲜红,常伴口渴,喘烦,尿赤,脉洪数。多缘火载气升,治宜清降凉润,切忌辛温发散。胃火甚加石膏、知母;肝火甚加龙胆草、栀子;肺火甚加黄芩、侧柏叶;心火甚加黄连、大黄;肾火甚加知母、黄柏。阴证出血,血色紫黯,常伴口干颊赤,烦躁足冷,脉虚数。多为真阴失守,无根之火上炎,治宜引火归原,切忌寒凉降火。肉桂、附子临证常用。夫火者阳气也,火得其正则为气,气失其正则为火,有虚焉,有实焉,不可不察也。实证出血,起病多急,病程较短,出血量大,常伴面赤烦热,口渴嘈杂,舌红苔黄,脉数有力。常用黄芩、黄连、大黄、栀子、大青叶、白茅根清热泻火;虚证出血,起病较缓,病程较长,出血量少,反复发作,常伴虚烦潮热,颧红咽干,舌质红绛,脉象细数。常用生地黄、麦冬、赤芍、阿胶、牡丹皮、旱莲草滋阴降火。血证既分阴阳,又分虚实,然与病变脏腑特征亦有莫大之关系。如脾喜燥恶湿,其性属阴;胃喜润恶燥,其性属阳。血证之因于脾胃病变者,前者以虚寒便血多见,黄土汤加味以温阳健脾;后者以实热吐血、衄血多见,泻心汤合十灰散化裁以清胃泻火止血。又如尿血、衄血,心属火,位居上焦,其性属阳。心火偏亢,迫血妄行所致者多属实热,小蓟饮子加味以清心泻火,凉血止血;肾主水,位居下焦,其性属阴。肾水不足,阴虚火旺所致者多属虚热,大补阴丸合阿胶汤加减以滋阴清火,凉血止血。血以下行为顺,上越为逆,血逆上行,或唾或呕或吐,或咳或咯或衄,每每兼有烦躁面赤,胸闷灼热,或见逆气上冲。而血之逆,多由于气之逆也。气为血之帅,气有余便是火,火盛则气逆,气逆则血溢于上,故当治气以止血,降气以降火,火降则气不上冲,则血无溢出上窍之患。临证降气当据出血部位不同而辨证用药,胃火炽盛,气随火升而吐血者,宜泻心汤加旋覆花、代赭石之类;肝火上炎,迫血上溢而呕血者,宜龙胆泻肝汤加茜草、郁金之属;肺失清肃,随火上逆而咳血者,宜泻白散合黛蛤散加味。亦合缪仲淳"宜降气不宜降火"及唐容川"宁气即是宁血"之意。

2.3 复旧

复旧者,缓则治其本也。夫血者,生化于脾,宣布于肺,总统于心，贮藏于肝，化精于肾，灌注百脉，循环无端。故血行清道多出于鼻，行浊道则多出于口，吐血多病在胃，呕血多病在肝，咯血多病在心，衄血咳血多病在肺，痰涎之血多病在脾，唾血多病在肾，尿血多病在膀胱；先便后血为远血，多由肠胃而来；先血后便为近血，多由肛门而出；更有瘀血在里，发黄如狂，乃三焦蓄血也。失血甫定，血去过多，脏腑经络气血俱已空虚，非用补养，不足以充实其空虚之所。当此之时，虚则补之，或调脏腑，或和阴阳，或理气血，扶正固本，使之永不覆辙。否则血止人亡，止血何益？此所谓复其旧也。亦合缪仲淳“血虚宜补之”及唐容川“补血”之意。血属阴物，失血之后，阴即虚也，阴为阳之守，阴虚则阳无所附，久则阳亦随之而散，致阴阳气血诸虚。故气血双补，救其不足之阴，而复其衰微之阳，养血补血兼顾阴阳，并视病变脏腑而调之，实乃治疗失血虚羸必须之法。然气血之虚，必有偏胜，当分孰轻孰重图治。血虚甚者，面色苍白，唇甲色淡，头目眩晕，心悸怔忡，疲倦乏力，或手足麻木，脉象细数。多见于断续反复之吐血、便血、尿血、崩漏及肌衄，四物汤加黄芪、阿胶、酸枣仁、仙鹤草养血止血。唐容川谓：“补血者,总以补肝为要。”肝者藏血，司主血海。肝血虚者，虚烦不眠，骨蒸梦遗，两胁苦满。此当遵缪仲淳“宜补肝不宜伐肝”之训,切莫妄投伐肝之剂,而应滋养肝血，清热除烦，习用逍遥散加减。《灵枢·决气》云：“中焦受气取汁，变化而赤，是谓血。”脾主统血，运行上下，为后天之本，气血生化之源，故补血当以补脾为主。然脾虚既有脾虚不摄及气虚下陷之别，又有脾阳虚弱与脾阴不足之殊，而以脾虚不摄和脾阳虚弱最为多见。脾虚不摄者，上下血皆可出现，归脾汤补气摄血；气虚下陷者，仅见于下窍出血，补中益气汤补虚升提。脾阳虚者，益气固摄，吐血用理中汤，便血选黄土汤，尿血宜暖肝煎。脾阴虚者，滋养脾阴，叶氏养胃汤或参苓白术散化裁。治脾之法，贵在运脾，常取黄芪升脾胃清气，苍术芳香运脾，二味加入补益剂中，补气健运，其效益彰。治肾之法，重在温肾，即使阴损及阳，肾不纳气之咯血、吐血，亦可用金匮肾气丸温阳滋阴，固摄止血。咳血、咯血，本为肺络所伤，补肺之法，亦不可偏废。出血既缘络伤，而络伤不复，膜损不愈，则血自难复，故对咳血、咯血、呕血、吐血、便血者，护膜固络之白芨粉、糯米粉、三七粉、阿胶、凤凰衣、大黄粉等宜选用，其亦属复旧之列。血证后期，无论其原系属虚属实，大抵均以调理脾胃以建末功。此外尚可配合食疗，以食养尽之，并谨防食复与劳复。

3.小结

凡治血证，不能脱此三法。塞流虽为治标，但对实火血证亦有澄源之用，对气虚血脱更有澄源复旧之功；澄源虽为求本，然对出血不盛、病势较缓者，又有塞流之能，况求本亦即复旧；复旧虽为治本，但对虚性出血，可起塞流、澄源之效。清代吴澄《不居集》曰：“先贤著书，亦不过标示法则，而非有心执定其症必用某药也。”上述三法，各有所宜，诸家之法，俱在其内，均不可废；病有浅深，证有虚实，其间参合之妙，固由乎人。或塞流，或澄源，或复旧，或塞流与澄源同用，或塞流与复旧共施，或澄源与复旧并举，或先塞流，继之澄源、复旧，或先澄源，而后复旧。及至用药，轻重进退，温凉补泻，新久顺逆，随宜辄应，方可有的放矢。

（本文系参加全国首批优秀中医临床人才研修班结业论文之策论部分。刊登于《中医研究》2008年第21卷第11期，夏小军 作）

蓄血证兼小便不利之探析

小便自利与小便不利为蓄血证和蓄水证鉴别要点之一，蓄血证则小便自利，而蓄水证常见小便不利，但临证亦有蓄血证兼小便不利之见症，因此，亦有学者对蓄血证与蓄水证的认识颇具存疑，有时二证不能正确区分，更有甚者否定蓄水证和蓄血证理论的正确性。有鉴于此，笔者将试从蓄血证与蓄水证并病的角度来阐述蓄血证兼小便不利这一特殊情况。

1.蓄血证兼小便不利认识之存疑

蓄水证与蓄血证是《伤寒论》太阳腑证中的两大病变。其病因病机，一般认为，是由于太阳表邪不解，邪热循经入腑，一方面热与水结影响膀胱气化功能，水蓄下焦形成蓄水证；另一方面热与血结致瘀，蓄于下焦形成蓄血证。二者病位均在膀胱或其临近的下焦器官，临床均有程度不同的少腹胀满里急、烦躁等症。一般而言，蓄水证因病邪影响至膀胱的气化功能，故常见小便不利；而蓄血证病邪未影响至膀胱气化功能，故常小便自利。张仲景在《伤寒论》有关条文中对此也做出明确阐述，如第125条，“太阳病身黄，脉沉结，少腹硬，小便不利者，为无血也，小便自利，其人如狂者，血证谛也，抵当汤主治。”故后世常以小便自利与小便不利作为蓄血证与蓄水证鉴别要点之一，更有学者提出小便自利与小便不利为蓄血证与蓄水证的“分水岭”。因此，亦有学者[1]习惯于将蓄血证与蓄水证作为两个完全割裂、互不兼容的病证去看待，所以临证一旦遇到蓄血证兼有小便不利之特殊情况时，以至二证不能正确区分，甚至对蓄水证和蓄血证理论的正确性产生怀疑。亦如钱天来《伤寒溯源集·太阳篇》所云："血蓄膀胱之说，恐尤为不经……且膀胱为下焦清道，其蒸腾之气，由气化而入，气化而出，未必能蓄血也……若果膀胱之血蓄而不行，则膀胱瘀塞，下文所谓少腹硬满，小便自利者又何自出乎？"

2. 蓄血证与蓄水证并病则小便不利

张仲景在《伤寒论》中，对蓄血与蓄水从两个独立的证的角度进行了阐述，并提出小便不利与小便自利的鉴别要点，虽未提及蓄血证兼有小便不利之特殊情况，但并不代表张师否认其客观存在性。笔者认为，蓄血证则小便自利，而蓄水证常见小便不利，临证若见蓄血证兼见小便不利，乃蓄血证与蓄水证并病之故。现就蓄血证兼有小便不利之特殊情况，从证的对立统一关系与水瘀互患理论两个方面略抒己见。

2.1 从证的对立统一关系看蓄血证兼小便不利

"证"是疾病发生、发展过程中机体整体的一种反应状态，是对疾病所处一定阶段的病因、病位、病性、病势、病机等所做的病理性概括。"证"具有相对的稳定性与独立性，因此，证与证是对立的。而病的复杂性决定了不同的两个或几个证可同时存在于某一疾病中，所以，证与证又是统一的。如肾阳虚与肾阴虚，作为两个不同的证，二者是相互对立的，但二者又可合而为病，同时存在于肾阴阳两虚患者的病程中，并表现出各自不同的见症。由此观之，蓄血证与蓄水证作为两个独立的证，亦是如此。二者可分别为病，亦可并病。当二者并病时，蓄血证则可见小便不利，亦如《温疫论》所云"小便不利，亦有蓄血者"。又如《本草经疏》所云："血蓄膀胱，则水道不通。"因此，学习《伤寒论》或临证时，不能因蓄血证与蓄水证的小便自利与不利这一鉴别要点，只看到二者的对立关系，却忽视其统一的一面，以至犯行而上学的错误。

2.2从水瘀互患理论来看蓄血证兼小便不利

《素问·调经论》云："孙络水溢，则经有留血。"《金匮要略·水气病篇》云："血不利则病水。"说明水饮与血瘀既是病理产物，亦是致病因素，临床上常可杂合致病，相互为患。唐容川《血证论》"水为血之倡，气行则水行，水行则血行"。进一步说明水和瘀是通过气的作用而相互为患的。侯志旺[1]指出："若以单纯的观点来解释，太阳蓄血证应属血病，而小便不利（蓄水证）应归为水病，因此想要了解太阳蓄血证是否小便自利首先须从水与血的关系着手。"单纯的蓄血证，瘀热虽结于下，但瘀热未及于气，气未及于水，膀胱气化功能正常，所以小便自利；若病情发展过程中，一旦在下之瘀热阻碍气机，则膀胱气化不利，热与水结，蓄于膀胱，故小便不利。此时，血病及水，致使蓄血证与蓄水证并病，则见小便不利。

3.小结

临证辨识蓄血证与蓄水证时，要看到二证的对立统一关系。二者既可单独为患，亦可合而为病。同时，又要重视疾病发生发展过程中血病及水、水病及血之水瘀互患等现象。治疗时遵守"有斯证，用是方"；"法因证出，方随证立"等明训，做到灵活变通，随证治之，方可奏效。

参考文献

[1]侯志旺，郝万山．太阳蓄血争议之我见[J]．吉林中医药．2008，25(8)：553-554.

（刊登于《中医研究》2010年第23卷第12期，段赟、李雪松、夏小军 作）

王清任《医林改错》治学思想与方药特点浅探

摘要

通过对王清任《医林改错》一书的学习，摘取其中相关联的内容，比对、分析其中33方，探求其字里行间之深义，进而阐述王氏师古革新、探寻真知的治学态度，灵活辨证、尤重服法的用药精髓，以彰显其学术思想之深邃。

《医林改错》是清代名医王清任生平唯一一部著作，书中记载了王氏42年来业医诊病、临证心得、读书杂记等方面的内容，虽非鸿篇阔论，然涉及内、外、妇、儿、针灸、骨伤等诸多领域。该书分上、下两卷，图文并举，论理详实，自刊行以来备受人们传诵，版本曾多达70余种[1]。笔者近读全书后，感王氏亲历刑塚剖视之诚苦、潜心探寻医道之勤恒、辨论诊疗创方之谦慎，兹结合自身所学，浅探其治学思想与方药特色，以彰王氏学术思想之深邃。

1. 师古存疑汇前贤 遍涉诸家创新说

从《医林改错》一书中所涉及的诸多医家及书目，即可看出王氏博览群书、融汇前贤而创立新说之勤诚。书中既有对前贤理论的继承与创新，亦有对前贤理论的批判与纠误。如对于脏腑一事，王氏基于“古人脏腑论及所绘之图，立言处处自相矛盾”“著书不明脏腑，岂不是痴人说梦，治病不明脏腑，何异于盲子夜行”等因，上究《内经》《难经》之论，下穷王叔和、陈无择、袁淳甫等诸子之言，不避污秽，亲赴刑场、义冢，请教他人，“访验四十二年，方得的确，绘成全图”。当然，由于当时医疗环境及伦理纲常等方面的限制，王氏对于脏腑解剖立论中尚有欠缺及不妥之处。在论及方药及病证等方面，王氏师古而不泥古，继承中有创新，不盲目地遵经法古、因袭守旧，他结合自身实践经验论证，提出新说创立新方。如对于半身不遂的立论中，王氏言及“少时遇此症，如遵《灵枢》……治之无功；继遵河间……投药罔效”“凡遇是症，必细心研究……四十年来颇有心得……乃不敢以管见之学，驳前人之论”；并先谈前贤对于此症诊疗之认识，后“不揣鄙陋”，将其毕生研究之心得付之于众。其所创之补阳还五汤为治疗半身不遂之名方，备受后世医家推崇。在《医林改错·辨方效经错之缘 论血化为汗之误》中，王氏对仲景麻黄汤之作呕一症及小柴胡汤主治之症另辟新解，言“寒邪始入皮毛也，有毛孔入皮毛……左右气管上攻左右气门故作呕”及“邪热入于血府，攻击其血……柴胡能解血府之热，热解汗自出，邪随汗解”等，均是按照其对脏腑经络的解剖认识进行解释，与其他医家按照六经辨证体系的认识有别，可谓是独创性的。诚如书中所言：“余刻此图，并非独出己见，评论古人之短长，非欲后人知我，亦不避后人罪我，惟愿医林中人……临证有所遵循……幸仁人君子，鉴而谅之”“……独此一管，细心查看，未能查验的确，所以疑似，以俟后之业医者，偶遇机会，细心查看再补”“……断不可徒取虚名，恃才立论……”等，此类言论比比皆是，由此不难看出王氏在医理探寻中不计得失、正视自我的谦慎至诚之心。

2.方精味简每获效 尤重服法显奇能

笔者对《医林改错》一书中33方进行了归纳与总结，全书涉及药物87味，载明用量者85种（除苍术、黄柏外）。33方中用药5味以下者17方，6～10味者9方，11～15味者6方，17味者1方（玉龙膏），由此不难看出全书方药之精简。而33方中出现10次以上的药物为桃仁（14次）、红花（13次）、川芎（10次）、赤芍（11次）、当归

(12次)、黄芪(13次)、甘草(11次)。这7味药物,因黄芪与甘草相伍可补气生血、气旺血行,暗含养血活血之意,故笔者将这7味药看成是桃红四物汤之组方机理。按此观之王氏33方,其中多有以此7药化裁而成者,可谓是处方精妙,方药简效。同时,书中尚载有"药味要紧,分量更要紧"等语,如对于黄芪,由于病症之不同,书中轻则用5钱,重则用至8两。正如清代医家徐灵胎所言:"煎药之法,最宜深讲,药效之不效,全在乎此。"而该书中对于方药的煎服之法亦为详实。对于同一病症,可见不同处方轮转服之,如针对小儿痞块一症,嘱其"膈下逐瘀汤、通窍活血汤、血府逐瘀汤三方轮转服之"。对于同一方药,因年龄、体质有别,服法剂量亦有别,如通窍活血汤一方载有"大人一连三晚,吃三付,隔一日再吃三付……若七、八岁小儿……若三、两岁小儿,三晚吃一付"。因年龄、职业不异对其送服法亦有别,如针对龙马自来丹一方,言明"……每付吃三、四分,临卧服,盐水送。若五、六岁小儿,服二分,红糖水送……如吃斋人,去地龙亦可"。因症消病去而药仍不止以善其后,如可保立苏丸一方中载有"服至不抽,必告知病家,不可因不抽,遂不服药,必多服数付。气足方妥";补阳还五汤一方载有"若服此方愈后,药不可断,或隔三、五日吃一付……不吃,恐将气厥尔";因症消病去而药立止者,如积块一症,言其"病轻者少服,病重者多服。总是病去药止,不可多服"。从以上可看出,王氏处方之妙、用药之慎、服法之详。王氏此类经验,临证我们应当重视和借鉴,一日一方虽是常规用药之法,然为满足病情之需要,临证应灵活调整剂量与服法,这亦是中医辨证论治精髓之体现。

3.剂型多异为对症 针药相兼须慎虑

早在《黄帝内经》一书中,就论有汤、丸、散、膏、酒、丹等剂型,并立《汤液醪醴论》专篇论述剂型相关问题。王氏针对临床所见病证之缓急、轻重、表现之不同,遵《内经》中古之剂型,承其意而活用之。笔者发现33方中含汤剂22首、散剂6首、酒剂2首、丹丸膏剂各1首。如木耳散一方，针对“溃烂诸疮”，言其“以温水浸如糊，敷之，缚之”；对于痫症，嘱其“每晚现服黄芪赤风汤一付，临卧服丸药一付……净吃丸药……愈后将丸药再吃一、二年”。在《医林改错·瘟毒吐泻转筋说》中尚载有论用针灸一处，其言“余虽善诊，不必论”“总之用针所刺而愈……用针刺取其捷便也……一面针刺，一面以解毒活血汤治之”。从上可看出，王氏对于临证所见之病，不拘泥于用一方一法、单一剂型论治，而是灵活多变，或针药相兼，或汤丸同服，或先汤后丸等，此类诊疗之娴熟，若非博采众家、勤思临证，诚难得之。

4. 名方歌诀与侄答 薪火相传启后学

《医林改错》中所论33方，以补阳还五汤、逐瘀汤系列备受后世医家推崇和珍爱，而其中所论之脏腑解剖、气血经络、瘀血等医理医论，更是补充了前贤理论之不足，开后世探寻医理之新路。书中33方有16首载有歌诀，其中最末一句多言其功用宜忌，便于后世学习、理解及诵记。在《医林改错·辨方效经错之缘 论血化为汗之误》中载有侄问其答，如“余始看尔不过有读书之志。而无业医之才，今据尔此论，尚有思路，将来不至粗心，轻忽人命”。显示了一位长者或是前贤对后学的勉励与鞭策。书中“独此一管，细心查看，未能查验的确，所以疑似，以俟后之业医者，偶遇机会，细心查看再补”“余亦不敢为定论，以待高明，细心审查再补”“此法非浅医所能知之”“慎之慎之”“明此义，方可以学医”等论述，皆是在告慰后学，对于尚不明确之医理仍需细心探寻，继承前贤理论的同时更需深挖细凿，慎思明辨，切不可将“活人之心，遗作杀人之事”。

5. 结语

《医林改错》一书是王清任毕生临证心得之总结，亦是其学术思想理论之精华。研读该书,不能单纯地就方论方、就理论理,或颂扬其方理之妙,或批判其理论之误,而应将其放在一定的高度上,学习其为探寻医学真知的疑古创新、勤诚谦慎的治学态度和精神。

参考文献

[1] 王清任. 医林改错[M].第1版.北京:人民卫生出版社.2005:1-2.

(刊登于《甘肃中医药大学学报》2016年第33卷第2期,郭炳涛 作,夏小军 指导)

岐伯故里民间疗法拾零

摘要

岐伯故里——陇东庆阳民间流传着许多简便效廉、应用广泛，既可防病，又可疗疾的方法。如推拿按摩法、挑指刺血法、砭石排脓法、提按呼吸法、艾灸定惊法、拔火罐疗法、腹部热熨法、醪药治疗法、束指截断法、冷水降温法、熏烟消毒法、雄黄涂敷法、佩带香包法、地椒引吐法、服苦胆米法等。

民间疗法是中华民族的宝贵遗产之一，其种类繁多，历史悠久，效果独特，手法简便，广泛流传于民间，医籍亦有散载，历代相传至今。陇东庆阳，民风淳朴，崇尚勤俭，既是中医学之祖岐伯的诞生地，又与针灸学鼻祖皇甫谧之故里安定朝那(今甘肃省灵台县朝那镇)唇齿相邻。故其民间疗法，源远流长；简便效廉，应用广泛；既可疗疾，又可防病，还可救急，且沿用至今。兹列举如下：

1.推拿按摩法

《素问·血气形志》曰："形数惊恐，经络不通，疾生于不仁，治之以按摩醪药。"《素问·举痛论》曰："血不得散，小络急引故痛，按之则血气散，故按之痛止。"

推拿按摩，又称接，是在人体一定部位运用手法或特定的肢体活动防治疾病的方法，具有疏通经络、开通闭塞，宣通气血、活络止痛，温经通络、散寒止痛，清泄阳热、镇静安神，补气温阳、调和气血等作用。史载中国第一部按摩专著《黄帝岐伯按摩十卷》，为岐伯所作，惜今已佚，但推拿按摩法在庆阳民间流传却有数千年的历史，且多用于小儿。如捏脊治疗小儿脾虚、食积、疳积、便秘、腹泻，推七节治疗小儿腹泻、脱肛、脘腹冷痛，弹山根治疗小儿惊风、感冒流涕；推手掌心(运八卦)治疗小儿惊风、食积发烧、食积腹痛、便秘腹泻，揉脘腹治疗小儿腹胀腹痛、便秘虫积、食积发烧等。具体操作应用时，宜用力均匀、柔和、持久、深透。在手法操作过程中，可配合适当的润滑剂，风寒外感时用葱姜汁，春夏时可用水，豁痰开窍时用鸡蛋清，还可用麻油、滑石粉、冬青膏等。但应注意，皮肤溃烂及饭后则不宜应用。

2.挑指刺血法

《素问·离合真邪论》曰："刺出其血，其病立已。"《灵枢·经脉》曰："故诸刺络脉者，必刺其结上甚血者，虽无结，急取之，以泻其邪而出其血，留之发为痹也。"

刺血络法，又称刺络放血法。是用针具刺破人体特定部位的浅表血络，放出适量血液以治疗疾病的方法。具有祛邪解表、泄热开窍、祛瘀通络等作用。旨在攻逐邪气，以便邪去正安，且病浅放血量宜小，病深则放血量宜大，然总以祛邪不伤正为度。在陇东庆阳，有一种刺血疗法俗称"挑擦"，具体方法是医者以双手倒捋病人前臂至十指，用麻丝分别扎紧指端，用利针刺其甲根肌肤，各取血一滴，溶入半碗凉开水中，再加入少许食盐让病人顿服，重被盖之卧床以发汗。用治感冒伤寒较重，恶寒身痛无汗，或兼四肢厥冷者，据称有发汗破血作用。此外，民间尚有针刺十宣穴放血或刺耳尖放血治疗小儿急、慢惊风，目红肿、呕吐、热厥、耳聋；针刺少商放血治疗小儿热咳、咽喉肿痛等经验，并可用于昏迷救逆。但在具体应用时应动作迅速，严格消毒，防止感染。

3.砭石排脓法

《素问·血气形志》曰:“形乐志乐,病生于肉,治之以针石。”《灵枢·玉版》曰:“故其已成脓血者,其唯砭石铍锋之所取也。”

砭石,又称镵石,是一种自然形成或经人工磨制而成的尖石或石片。砭石疗法,即以砭石治病的方法。《黄帝内经》主要用其排脓放血、祛腐消瘀,适用于治疗痈疡疔疮、肌肉疼痛等证。庆阳地处黄土高原腹地,尽管石类较少,但民间却有砭石排脓的经验。具体方法是在摔碎的瓷碗或瓷制品(如瓷杯、瓷匙等)中选择边缘钝利者,待痈疡疔疮柔软成脓之时,及时刺破,以排脓液。一则碎瓷质硬钝利,二则在无消毒条件下碎瓷断面相对干净。故亦属砭石疗法的一种,又是对针刺疗法的补充。其应用宜选择适当的时机,并应严格消毒。

4.提按呼吸法

《素问·调经论》曰:“按摩不释……移气于不足,神气乃得复。”《素问·离合真邪论》曰:“必先扪而循之,切而散之,推而按之,弹而怒之,抓而下之,通而取之。”

提按呼吸法,亦属推拿按摩法的一种,庆阳民间常用。方法是用生蜂蜜和鸡蛋清适量和匀,分别涂于术者手掌及患儿胸脊部,抱好患儿,术者用手掌贴在患儿胸部及背部,转按轻提,节律适中,间断施行,用于抢救新生儿呼吸微弱或有停顿者,以及麻疹后出现“胸候”(合并肺炎)有呼吸衰竭之象者。据镇原县中医院杨东海介绍,该法利用蜂蜜的沾黏性,一按一提,可辅助胸肺扩张,改善通气换气,有人工辅助作用。其曾见一早产合并产后出血者,初因婴儿面唇发青,没有呼吸,认是死胎,弃之未理,待安抚好产妇,欲抱出丢弃时,接生婆手摸儿胸觉偶有搏动感(心跳微弱),即给提按,半小时后见自主呼吸,间断提按24h,患儿呼吸平稳,循环改善。后经精心调养，今已上中学矣。但此时若在条件许可的情况下，应争分夺秒采取中西医结合措施综合抢救，不能单纯依赖一方一法，以防耽误病情。

5. 艾灸定惊法

《灵枢·经脉》曰："盛则泻之，虚则补之，热则疾之，寒则留之，陷下则灸之，不盛不虚，以经取之。"《灵枢·官能》曰："针之不为，灸之所宜……上气不足，推而扬之。"

艾灸是用艾绒为主要材料，或加一定药物配方制成的艾炷或艾条，点燃后在体表一定俞穴上熏灼，或借助艾火热力，通过经络传导，温通气血，调整机体功能，达到治病、保健的一种外治方法，并可弥补针药治疗的不足。艾灸是庆阳民间传统疗法之一，而艾灸定惊在这里则属常规疗法，凡婴幼儿有惊风表现者，老幼皆知宜灸之，一般取口角、前额等局部穴位，施艾炷疤痕灸法。10余年前，在陇东一带常见有人口角有艾灸后落下的疤痕，并遗留终生。如今随着生活条件的改善，人们也越来越重视容貌美和保健，从而使这种具有悠久历史的疤痕灸多弃之不用，而艾灸保健却在民间不断地发扬光大，如艾灸肚脐（神阙穴）强身健体，增强免疫；艾灸足心（涌泉穴）温补肾阳等。此外，庆阳民间医生常用隔姜或其他间隔物温灸，主要是防止皮肤烫伤及驱寒活血，增强温灸治疗作用。据杨东海介绍，他某年春节在乡下遇一个八个月患儿，烦躁呕吐，惊啼夜甚，项背强直，前囟饱满，面色灰白，反应迟钝，低热咳嗽，怀疑"脑炎"，需住院治疗，但家属相信灸法，谓先请人给灸灸看。结果1次后患儿入夜安睡，3次后诸症基本消失。杨氏感叹曰："该患儿如去医院，中西医结合治疗，估计5～7d方可控制病情，而予灸法定惊，3d即痊愈，实令我等专职医生惭愧和称奇。"但小儿热厥、外伤出血等，不宜应用艾灸疗法。

6. 拔火罐疗法

《灵枢·官能》曰："阴阳皆虚，火自当之……经陷下者，炎则当之；结络坚紧，火所治之。"《灵枢·背腧》曰："气盛则泻之，虚则补之。以火补之，毋吹其火，须自灭也。"

拔火罐疗法是以罐为工具，利用火力或抽气等不同方法，造成罐内负压，使罐吸附于体表，使被术部位皮肤充血、瘀血，从而达到治疗疾病目的的一种疗法。在《黄帝内经》中虽没有拔火罐这一说，但拔火罐疗法的理论基础亦来源于岐伯。该疗法是针灸疗法及其他疗法中安全而无副作用的一种疗法，有较广泛的适应证，对某些疾病有着较好的治疗效果，故甚受庆阳群众所喜爱，并在庆阳民间流传着这样一句赞颂的话："针灸拔罐，病好一半。"在庆阳民间，一般家庭多备有陶罐及玻璃罐，就连日常用品玻璃杯、罐头瓶、陶瓷缸等，也常常用来作为拔火罐的工具。吸指方式有闪火法、投火法、滴酒法、贴棉法等，操作方法有留罐、闪罐、走罐、刺络拔罐等，方式多样，方法灵活，安全可靠，老少皆宜。

7. 腹部热熨法

《素问·血气形志》曰："形苦志乐，病生于筋，治之以熨引。"《素问·调经论》曰："病在骨，焠针药熨。"

热熨疗法，即用一定的物体，如蛋、盐、药物等加热后，熨烫一定穴位、部位，通过热感将药物传导入里或宣开皮肤腠理，逐寒祛风达到治病目的的一种疗法。热熨法最适宜治疗多种虚寒证。其熨烫的方式有全身熨、手足心熨、隔布熨、顺经脉熨等。庆阳民间常用腹部热熨法治疗腹部满痛及风寒积滞腹痛腹胀。方法是将药物或食盐、小茴香、麸皮等加热后，用布包裹，以摩熨肌肤，且不时以手移动，冷则炒热再熨。应用热熨法，要注意熨药的热度适宜，不可烫伤皮肤。

8.醪药治疗法

《素问·玉版论要》曰:“容色见上下左右,各在其要,其色见浅者,汤液主治,十日已。其见深者,心齐主治,二十一日已。其见大深者,醪酒主治,百日已。”《素问·血气形态》曰:“形数惊恐,经络不通,病生于不仁,治之以按摩醪药。”

醪酒疗法,即以药酒防治疾病的方法。根据《黄帝内经》的记载,酒是由五谷酿制而成,其性慓悍滑利,最初作用是预防疾病。将药纳入酒中,便成醪酒,可用于治疗肢体、皮肤或脏腑疾病,且能治疗较为严重的内脏疾病。亦如唐·王冰所言:“醪药者所以养正祛邪,调中理气,故方之为用,宜从此焉。醪药谓酒药也。”岐伯故乡的人们在《黄帝内经》理论的基础上,对醪酒的用法及主治病症进行了继承和拓展,广泛应用于民间,其既能饮用,又可外用,方法灵活,适用面广,并研制出具有强身健体作用的“岐伯养生酒”问世,岐伯文化对后世的影响由此亦可见一斑。

9.束指截断法

《素问·疟论》曰:“疟之且发也,阴阳之且移也,必从四末始也,阳已伤,阴从之,故先其时坚束其处,令邪气不得入,阴气不得出。”《灵枢·杂病》曰:“痿厥为四末束悗,乃疾解之,曰二。”

束指疗法,即用绳带紧束患者的手指、足趾,以控制气血运行或邪气流传的方法。在庆阳民间,对于起于手掌节间,初起形似小疮,渐发红丝上攻手膊,令人多作寒热,甚则恶心呕吐的红丝疔(急性淋巴管炎),及早采用麻线或绳带紧束患者的手指或手臂,并用针于红丝尽处挑断出血,并寻至初起疮上挑破,令出恶血,其病自愈;否则红丝至心,致生内陷走黄之症,则危殆立至。此方法简便而效捷,堪称实用。

10.冷水降温法

《素问·刺热》曰:“诸治热病,以饮之寒水乃刺之,必寒衣之,居止寒处,身寒而止也。”《素问·至真要大论》曰:“摩之浴之。”

《黄帝内经》中记述的浸浴法及通过寒冷之物或环境治疗发热的方法,与今之物理解温法颇为相似,亦为庆阳民间所习用。凡小儿中暍神昏,则急解衣领移置于阴凉处,灌以冷开水,用冷毛巾湿敷额部和大血管处,亦可头枕冰袋,其热自退。发热较甚者,还可解衣后用温水浸浴全身,“急则治其标”,以达到迅速退热的目的。

11.熏烟消毒法

《素问·刺法论》曰:“五疫之至,皆相染易,无问大小,症状相似。”

熏烟消毒法,是指利用避秽祛毒的药物,混合一些易燃品,共同燃烧,借其烟雾与气味达到空气消毒以预防时疫传染为目的的一种方法。庆阳民间每于端午节或时疫流行期间,于门前户后,烧熏艾叶、雄黄和药香等品,具有消毒作用。同时,民间还于端午前后将新鲜的艾叶割下搓绳晒干,待夏季夜晚点燃,有驱杀蚊蝇及熏烟消毒之功。在庆阳民俗中,农历正月二十三为燎疳节,“燎疳”亦有熏烟消毒之意。

12.雄黄涂敷法

《素问·上古天真论》曰:“虚邪贼风,避之有时。”

涂敷疗法是指将药物或药液涂于口鼻或肌肤上,通过药物热、冷、香味等渗透皮肤络脉,沟通脏腑达到防病治病的目的。在庆阳民间,每至农历五月五端午节时,人们除佩带香包外,还给儿童耳朵及囟门处涂上雄黄酒,以防虫类毒蝎钻入七窍,并可驱散瘟疫毒气,起避瘟防疫之效。亦有少数人服用雄黄酒以辟邪。雄黄是一种矿物类中药材，主要成分为硫化砷，虽能解毒杀虫，但它毕竟含有毒性，故雄黄酒不能多饮，服宜慎之。

13.佩带香包法

《素问·四气调神大论》曰："圣人不治已病治未病，不治已乱治未乱，此之谓也。"

香佩疗法是指将一定配方的药物装入香袋内挂于身上的一种防疫形式，与涂敷疗法相类似。《山海经》中载："薰草，佩之可已病。"1973年，在湖南长沙马王堆汉墓出土的文物中，就有用绢带、香囊和熏炉装的经过加工的芳香药。庆阳端午节最大的特色，是家家户户的姑娘、媳妇，甚至老年人在节前，以彩线和五彩绸布、马尾等精心制作各种荷包，俗称"耍活"。此外，还有做工细致的各种枕头、耳枕、兜肚、鞋垫等等，内装芳香开窍、避瘟防疫的中药末，造型美观、气味芳香、防病治病。佩带香包在庆阳具有悠久的历史。2001年在华池县双塔寺二号塔体内发掘的"千岁香包"，系庆阳现有刺绣品中最早的一件珍品，这件香包精确年代的下限，应该是金大定十年(公元1170年)，距今八百余年，也可能还早于这个时间。庆阳香包造型独特，巧夺天工，底蕴深厚，革命老前辈薄一波曾题词"庆阳香包甲天下"。近年来，庆阳市又被中国民俗学会命名为"香包刺绣之乡"，用小"耍活"做大文章，享誉海内外。

14.地椒引吐法

《素问·阴阳应象大论》曰："其高者，因而越之。"

吐法是指用能引起呕吐的药物或其他能引起呕吐的物理刺激法，使咽喉、胸膈、胃脘间的有害物质，从呕吐而排出。庆阳民间，每于夏初采取地椒，干鲜缘可，水煎一二沸，每次半碗顿服以引吐，不吐则复饮，二三次即止。用于四季感受寒邪，胃腹绞痛、呕吐、干霍乱等。当地众多家庭都备有干品，有此等宿疾者，每发必用，每用常得吐而效。

15. 服苦胆米法

《素问·阴阳应象大论》曰:“酸苦涌泄为阴。”《灵枢·五味》曰:“脾病者,宜食秔米饭。”

猪胆汁入药,首载于陶弘景《名医别录》,可“疗伤寒热渴”。其性寒,味苦,滋液兼清虚热。粳米,味甘苦平,功善补养脾胃。在庆阳民间常用苦胆米治疗食积胃火、牙痛、口疮等实热证,并可消食和中,为家庭常备之品。具体制作方法是取新鲜猪、牛、羊的苦胆,剪一小口,灌入黄米或小米,置阴凉干燥处阴干,服用时视病情轻重每次口服0.5～1g不等,取效甚捷。其中用牛苦胆制作的苦胆米亦称“牛黄米”。胆汁配黄米,一苦一甘,苦寒不伤胃,味甘不碍脾,相辅相成,有相得益彰之妙。

(刊登于《甘肃中医》2009年第22卷
第8期,夏小军、谢君国、张士卿 作)

岐黄问答 千载流芳

——岐伯与岐黄文化的历史功绩

摘要

笔者收集整理并介绍了岐伯故里的考证及岐伯的学术背景，特别介绍了基于《黄帝内经》的岐黄文化，并指出岐黄文化是黄土地域文化的核心，对生命科学的贡献是其最为重要的价值，也是研究的出发点和落脚点。

陇原大地，“羲轩桑梓，河岳根源”。黄帝在崆峒山与广成子论养生之道，与庆城岐伯问答，成就《黄帝内经》一十八卷，是为中医学之本源。自岐伯以降，华夏诸医，远师伏羲阴阳八卦之说，前承《黄帝内经》之论，弘扬经典，证至于临床，用汤熨针石之法，扶救百姓，遂成大医辈出之势。

1. 岐伯故里 北地庆阳

岐伯乃中国远古时代最著名的医道鼻祖，史载不多，传说甚少。岐伯出生何地，籍贯何方，众说不一，但“北地人”之说证据颇多。

“北地人”，即甘肃庆城人。汉司马迁《史记》中的“孝武本纪”“司马相如列传”及《史记正义》《史记集解》、张仲景《伤寒论》、晋皇甫谧《帝王世纪》和《针灸甲乙经·序》《辞源》《辞海》《甘肃新志》等志书中都有“岐伯，北地人”的记述。北地郡即今之庆城。岐伯在历史上不是传说中的人物，而是确有其人；岐伯的故里在古北地（今甘肃庆城）；岐伯的出生地在今庆城县葛崾岘乡青龙嘴；岐伯的诞辰纪念日为农历三月初五[1,2]。

2. 岐伯善学 博识汇通

2.1 上知天文 下晓地理

北宋·林亿等在《重广补注黄帝内经素问·序》中说："岐伯，上穷天纪，下极地理，远取诸物，近取诸身，更相问难，垂法以福万世。"关于岐伯善学博识的记载，主要阐其发奋学习、艰苦努力，在名师僦贷季的循循善诱之下，通过其本人之大胆实践和不断创新，终成一代伟大的博学巨匠，且在天文地理方面做出了卓越贡献，如测量日影等观测事宜。

2.2 深谙音律 熟识兵器

岐伯精通音律，善制兵器，曾为古代制作乐器和兵器，对军乐短箫饶歌做出过一定的贡献。如《后汉书·礼仪志》曰："汉乐四品，其四曰短箫饶歌，军乐也，其传曰黄帝、岐伯所作，以建威扬德，风敌劝士也。"亦如司马光在《资治通鉴》中云："黄帝命岐伯（北地人）作镯饶、鼓角、灵鼙、神钲，以扬德而建武。"

2.3 撰辑医论 实践创新

《素问·移精变气论》载，岐伯曰："色脉者，上帝之所贵，先师之所传也。"又如《灵枢·经水》中，岐伯曰："其死可解剖而视之。"岐伯为了获得医学上的真知，他不断创新获得医学真知的手段和途径，强调尸体解剖的科学性和重要性。亦如《晋书·皇甫谧传》中说："岐伯剖腹以蠲肠，扁鹊过虢而尸起。"

2.4 著述丰盈 医学渊薮

岐伯之巨著除《黄帝内经》行于世之外，据有关史志书目记载，以岐伯命名的医学著作有十余种之多，是中医学理论的奠基者之一[1]，其以《黄帝内经》为代表的经典中医巨著，实为中医理论的精髓和渊薮。有作者通过对《四库全书》研究,认为岐伯的学术贡献可用药中之圣、方中之祖、医中之王、针中之神来总结,他在继承伏羲、神农、黄帝医药学术思想的基础上,为中华医药体系的创立做出了卓越的贡献[3]。

3.岐黄问答 千载流芳

《黄帝内经》虽成编于西汉,在此之前定有其祖述蓝本,而这个祖述蓝本,岐伯汇集的《内经》"祖述蓝本"应是《黄帝内经》的骨架,而黄帝与天师岐伯以问答形式揭示中医理论精髓则是《黄帝内经》的基本写作形式。

《黄帝内经》包括《素问》及《灵枢》两部分,每部分各有81篇文章,共由162篇文章组成,以岐黄君臣问答而作。在《素问》中,除11篇不具撰人及黄帝与雷公问答7篇、黄帝与鬼臾区问答1篇、帝曰1篇外,其余现存61篇篇文,基本上为黄帝与岐伯问答文。在《灵枢》中,黄帝与岐伯问答文共有整文46篇,与别篇组合成文者5篇。在理论上建立了中医学上的"阴阳五行学说、脉象学说、藏象学说、经络学说、病因学说、病机学说、病症、诊法、论治及养生学、运气学"等学说。其医学理论是建立在中国古代哲学理论的基础之上的,反映了中国古代朴素唯物主义和辨证法思想,是中华民族文化的精髓所在。纵观全书,其言冥奥,其义弘深,其法宏大。细究其旨,乾坤之德昭显,医哲之理明章,厥功至伟,千载流芳!

3.1岐黄文化的哲学思想

《黄帝内经》按照上古时先进的哲学思想来解释人体的生理现象和病理变化,归纳出关于健康和疾病的某些规律,用于指导临床的诊断和治疗,它把零散的、原始的、初级的医疗实践经验,通过分析研究和总结归纳,使之成为比较完整的系统的医学理论体系。其中影响最大的有阴阳学说、五行学说、脏象学说和精气学说,这些哲学思想不仅应用于中医学的每一个层面,也被广泛应用于其他领域,具有普遍指导意义。

3.2总结地理气象知识阐述人与自然的关系

通过多学科对地理气象进行了观察和总结,以"天人合一"的观点论述人与自然的关系。正如《素问·举痛论》曰:"善言天者,必有验于人。善言古者,必有合于今。善言人者,必有厌于己。如此则道不惑而要数极,所谓明也。"

3.3岐黄文化是传统医药学的宝库

以《黄帝内经》为代表的中医学术之所以能够延续至今,其真正的魅力在于:一是它在养生、保健和治病方面的实用价值以及对中华民族的繁衍昌盛做出的卓越贡献;二是它拥有中国传统文化特殊的认识自然和生命的思维理念;三是它有一套至今魅力不减的理论体系的指导。自《内经》之后,中医学术虽然代有发展、流派纷呈,医学著作汗牛充栋,然而追溯这些学说、流派、著作的渊源,无一不是导源于《黄帝内经》。以《黄帝内经》为源,以各家学说为流,从源到流,所承继的都是充分体现中华文化特色的岐黄文化的血脉,岐黄文化是中医发展的根系和魂魄。这是祖国传统中医学历千年而不衰,且在世界传统医学中独树一帜的重要根源。

3.4岐黄文化是现代医学的明鉴

"天人相应"的医学模式,是中医学独特的认知模式,也是越来越被现代医学所重视和借鉴的模式。"形神合一"的观点是中医学的生命观。中医认为,人是形神相偕的统一体,神不能脱离形体单独存在,有形才能有神;神是形的生命体现,形没有神的依附就徒存躯壳而已。形神和谐是健康的象征,形神失调是疾病的标志。"未病先防"的观念与现代医疗保健指导思想相一致。《素问·上古天真论》云:"上古之人,其知道者,法于阴阳,和于术数,食饮有节,起居有常,不妄作劳,故能形与神俱,而尽终其天年,度百岁乃去。"又曰:"夫上古圣人之教下也,皆谓之虚邪贼风,避之有时,恬淡虚无,真气从之,精神内守,病安从来。"《黄帝内经》162篇,把养生放在首要位置,强调防重于治。理论和实践都充分证明,努力把握岐黄文化的精髓,发挥中医的特长,就能为世界文化和医学发展、为人类的健康事业做出更大的贡献。

3.5岐黄文化揭示生命科学的真谛

生命科学是研究生命现象、生命活动的本质、特征和发展规律,以及各种生物之间和生物与环境之间相互关系的科学。岐黄文化以人为本,重视生命,认为关于人的学问是“大道”。《黄帝内经》对生命起源和形成的认识科学精确、对人体生长发育的认识通幽显微、对人体生命过程的认识全面详实、对人们的养生指导世代相传,是一部阐释生命大道的典籍。它是中国人养心、养性、养生的“圣经”,不仅是现代中医学的源头,更是一部蕴含生命哲学思想的著作。

对生命科学的贡献是岐黄文化最为重要的价值,也是我们研究岐黄文化的出发点和落脚点。

4.岐伯与岐黄文化的历史价值

岐伯与黄帝问答之《黄帝内经》所阐发的精明要义,是了解和研究中国中医药的产生和发展史,了解和研究岐黄文化的精神实质和真正内涵的基石,岐黄文化根植于甘肃,播扬于神州大地,驰名于海内外,是黄土地域文化的特征之一。

岐伯开拓了人类医学的先河,其功绩在于揭开了人类走向文明的序幕,它以科学的态度,保护人类健康;以对立统一观揭示了人体生命活动、病理变化及其与自然界的关系;以运动观认识和分析生命的产生和发展过程;以唯物论引导人们逐步走出了巫文化的荒诞怪圈;以生理和物理的科学性启发人们,认识并摆脱了唯心史观的束缚。岐黄文化的发展是人类与洪荒的撕搏,谋取生存,追求健康,观察人与自然和谐演化关系,超越自身局限而实践于人类生命的科学文化结晶。其广博深厚的文化内涵、科学的思辨力、唯物思想的洞察力以及健康的思维方式等，都使全世界后来的人难望其项背。

毫不夸张地说，岐伯为全人类的健康做出伟大贡献，岐黄文化是古代生命科学的创举；岐黄文化是古代自然科学、社会科学的结晶；岐黄文化是中华医道的宝库；岐黄文化是华夏民族道德精华的体现[2]。

参考文献

[1] 夏小军，谢君国，张士卿．岐伯考[J]. 甘肃中医，2009，22(6)：12-14.
[2] 安定祥，刘艳春．岐伯考证与岐黄文化研究[J]. 西部中医药，2011，24(8)：1-6.
[3] 李良松.《四库全书》中的岐伯文献通考[J]. 中医研究，2011，24(3)：71-76.

（刊登于《中国现代中药》2013年第15卷第3期，
与李金田、金华、金智生、戴恩来、朱向东 等作）

血病方略

Treatment of Acute Leukemia Based on Syndrome Differentiation with Chinese Medicine Hui-Sheng-Tang Decoction Series

Abstract

According to the syndromes & signs and features of acute leukemia, this paper holds the idea that the disease should be named from the aspect of "acute disease" in TCM "consumptive disease". The causes of the disease involve congenital aspect, postnatal aspect and aspects of small-pox eruption and after the disease, external infection, circumstances and medicines, etc; the pathogenesis features include six aspects, i.e. the pathological factor is pathogenic toxin, the disease is located in bone marrow, the nature of disease is intermingled deficiency and excessiveness, the pathogenesis changes depending on healthy energy and pathogenic factors, the disease is in rapid and quick progress, the pathological products are stasis and phlegm; the clinical syndrome differentiation is divided into three types, i.e. exuberance of pathogenic toxin and intermingled phlegm and blood stasis, lysis of pathogenic toxin and deficiency of both qi and yin, deficiency of qi & blood and yin & yang. On the basis of folk and empirical prescription, the Chinese Medicine Hui-Sheng-Tang Decoction Series is prepared with the local Chinese herbal medicine medicago lupulina and diversifolious patrinia root, the anticancer Chinese medicine nightshade and the tonic Chinese medicine human placenta as basic prescription. It has such efficiencies as clearing away heat and toxic materials, nourishing blood and eliminating blood stasis, tonifying the kidney and enriching marrow.

Key words

Hui–Sheng–Tang Decoction Series; treatment based on syndrome differentiation; acute leukemia

1 General

Acute leukemia is the primary disease of hemopoietic tissue. It is characterized by the extensive abnormal hyperplasia of certain leukemia cell in bone marrow and other hemopoietic tissues and the leukemia cell can infiltrate various tissues and internal organs of the body, leading to the quantitative and qualitative changes of blood cells in peripheral blood, as a result a series of syndromes like fever, anemia, hemorrhage, enlargement of the liver, spleen and lymph, and pain in bone. The name of leukemia does not exist in Traditional Chinese Medicine, but it should be named from the aspect of "acute disease" in TCM "consumptive disease" according to the syndromes & signs and features of acute leukemia. Based on our over 30 years of clinical experience, we hold the idea that the causes of the disease mainly include congenital reason, postnatal reason and reasons of small–pox eruption and after the disease, external infection, circumstances and medicines, etc.

2 Pathogenesis features

2.1 The pathological factor is pathogenic toxin

The main cause of acute disease is pathogenic toxin, resulting from the internal latency of warm pathogenic toxin or fetal toxin which damages marrow, flows into blood and attacks from inside to outside, then spreads to the whole body. In clinical treatment, if the pathogenic toxin is controlled, the syndromes and state of illness will be alleviated; otherwise, syndromes will be aggravated and disease will relapse or become more serious. So, pathogenic toxin is the basic pathological factor.

2.2 The disease is located in bone marrow

The onset and progression of acute disease involve the internal organs of the body and all the limbs and bones, but the disease is mainly located in bone marrow. Marrow is the blood source and is deeper than the location of the blood tier. External and internal factors lead to the emptiness of marrow and deep latency of pathogenic toxin in bone marrow, which start from the blood tier, so the syndromes of consuming energy and moving blood appear. After the onset of the disease, it has the progress tendency from bone marrow – blood tier – nutrient tier – qi tier – defense tier, even all the marrow, blood, nutrient, qi and defense become ill after the onset of the disease and it spreads to the whole body quickly and endangers life. So, the disease is mainly located in bone marrow.

2.3 The nature of disease is intermingled deficiency and excessiveness

The syndrome of acute disease is complicated. Its general disease nature is deficiency, but a series of excess syndromes such as toxin concentration, blood stasis and sluggishness and muddy phlegm may appear. The main deficiency syndrome is deficiency of qi & blood which influences yin & yang and eventually results in the deficiency of qi & blood and yin & yang. While excess syndrome is the pathology transfer based on the occurrence of deficiency syndrome. It is caused by that the exogenous toxin is excessive and the healthy energy is unable to defect the pathogenic factor, or that the deficiency syndrome and excess syndrome are intertwined and deficiency, toxin, stasis and phlegm are combined to invade bone marrow and block channels, so as to affect internal organs and yin & yang and qi & blood. So, acute disease often appears as the clinical syndrome features of deficiency in origin and excess in superficiality, deficiency complicated with excess and intermingled deficiency and excess.

2.4 The pathology changed depending on healthy energy and pathogenic factors

The acute disease is urgent suddenly and mainly excessive pathogen in preliminary stage followed by the badly weakening of healthy qi due to the failure to dispel toxin, and then turns into the syndrome of healthy factor deficiency while pathogenic factor prevailing; if healthy factor cannot defeat pathogenic factor, qi and blood will be damaged badly and yin & yang will wear away; after effective treatment, it appears as a state pathogenic factor removal and weakened body resistance. So, the state of illness changes depending on the growth and decline of body resistance and pathogenic factor in their conflict.

2.5 The disease is in rapid and quick progress

Acute disease is characterized by acute onset, high risk, short course and fast progress, especially it is particularly obvious in children whose internal organs are tender and physical appearance and qi are not perfect. It is mostly caused by the internal latency of fetal toxin, internal unbalance of organs, further contraction of external evil or herbal toxicity, pathogenic toxin into marrow and gas consumption and disorder of blood. If the treatment is timely and effective, the state of illness may tend to long term mitigation, otherwise, a grave danger state will appear immediately.

2.6 The pathological products are stasis and phlegm

The person with acute disease has internal accumulation of pathogenic toxin and weak healthy qi, or the internal fetal toxin combine with the external toxin to invade organs and discharge into channels and collaterals, or abnormal flow of the blood entering collaterals blocks the running of qi and blood and leads to blood stasis with the passing of time. Pathogenic toxin is transformed into heat and fire, heat fire makes phlegm cohere accompanied by the injury of seven emotions, the syndrome of stagnant qi and phlegm cohere appear or blood stagnated as phlegm and toxin, so stasis and phlegm often coexist. After the formation of stasis and phlegm, qi movement blockage is aggravated, which further makes the qi & blood and yin & yang in internal organs go out of order. So the interaction as both cause and effect promotes various deficiencies caused by stasis or intermingled phlegm and blood stasis, the passing out of marrow will be further aggravated, which will make the disease become protracted. So stasis and phlegm are main pathological products of acute disease, which may appear either separately or in intertwined state and runs through the disease.

3 Treatment based on syndrome differentiation

Basic prescription of Hui-Sheng-Tang Decoction Serial: 30~60g of medicago lupulina, 15~30g of diversifolious patrinia root, 10~20g of nightshade and 1~3g of human placenta powder (take with water by filling into empty capsule).

In the prescription, the medicago lupulina has functions of clearing away heat and promoting diuresis, removing heat from the blood to stop bleeding; diversifolious patrinia root has the functions of reducing fever and eliminating dampness, arresting bleeding and eliminating blood stasis; nightshade has the function of clearing away heat and toxic material, promoting blood circulation and decreasing swelling; human placenta has the function of invigorating qi and nourishing the blood, replenishing essence and supplementing marrow. By using the four medicines together, such efficiencies as clearing away heat and toxic materials, nourishing blood and eliminating blood stasis, and tonifying the kidney and supplementing marrow will appear; and eliminating the pathogenic factors has no effect on body resistance, strengthening the body resistance does no harm on pathogenic factors and arresting bleeding will not leave stasis.

3.1 Flourishing pathogenic toxin, intermingled phlegm and blood stasis

It is equivalent to the preliminary stage of disease, stage before chemotherapy or chemotherapy induced stage. The state of illness is characterized by flourishing excessive pathogen or inapparently weakened body resistance with the former as the primary one.

Symptoms: acute onset in most cases with sthenic fever and extreme thirst, headache, parched lips, epistaxis or hematuria and hemafecia, petechia and ecchymosis on the skin, dark urine, constipation, scrofula and subcutaneous nodule, fullness and hardness in hypochondrium, chest distress and bone pain, and even coma and delirium, or sore in mouth and tongue, swelling and pain in throat, swollen gums and cough that produces yellowish sputum, or swelling and pain in anus and crimson tongue or ecchymosis, yellow greasy furred tongue and weak pulse.

Analysis of pathogenesis: the pathogenic toxin has been flourishing while the healthy qi is not weakened yet; due to healthy energy–pathogenic factor struggle, the body fluids are damaged by exuberant heat and the nutrient–blood disordered, which makes the blood move frenetically, or even the heart spirit confused by pathogenic toxin. The heat toxin converts the body fluids into phlegm, stagnating in the bone marrow and blocking the collaterals, which leads to obstruction in qi and blood circulation and phlegm–blood accumulation in hypochondrium, at the neck, under the armpit or in the abdomen, etc.; this is most dangerous in this case.

Treatment method: mainly by eliminating the pathogenic factors, by means of clearing away heat and counteracting the toxin, promoting blood circulation by removing blood stasis and reducing phlegm and resolving masses.

Prescription: No. I Hui–Sheng–Tang Decoction. Respectively add 20~40g of scutellaria barbata and oldenlandia diffusa, 15~30g of selfheal, hairyvein agrimony and cogongrass rhizome, 10~20g of polygonum cuspidatum, radix sophorae tonkinensis, peony and turtle shell (to be decocted first) as well as 3~6g of indigo naturalis (taking with water) into the basic prescription.

Analysis of prescription: here the scutellaria barbata, oldenlandia diffusa, polygonum cuspidatum, radix sophorae tonkinensis and indigo naturalis are able to clear away heat and toxic materials; the hairyvein agrimony and cogongrass rhizome to dispel heat from blood to stop bleeding; the peony to remove heat from blood and promote blood circulation; the selfheal and turtle shell to resolve phlegm, soften hard masses and remove stasis.

3.2 Gradually weakened pathogenic toxin and qi & yang deficiency

It is equivalent to the intermediate stage of disease or the stage of post–remission consolidation and intensive treatment. The state of illness is characterized by weakened body resistance and pathogenic toxin as well as illness in both symptoms and root cause.

Symptoms: persistent mild fever, tidal fever in the afternoon, dysphoria in chestpalms–soles, dizziness and tinnitus, sweating and weakness, anorexia and feeling of fullness, or nausea and vomiting, soreness and weakness of waist and knees, subcutaneous petechia and ecchymosis, bleeding from nose and teeth, dryness of oral pharynx, pain in body and bones, reduction or disappearance of masses in hypochondrium, red or pink tongue with less moss and rapid pulse or weak pulse.

Analysis of pathogenesis: although the pathogenic toxin is weakened gradually, the healthy qi has been damaged and the heat toxin accumulated in the body for a long time, which will certainly consume qi and injure yin; the blood and yin of the liver and the kidney is deficient as water failing to nourish wood; the blood is not flourishing due to deficiency of the healthy energy of heart and weakness of heart beating; yin and blood are deficient, deficiency fire breeding, internal heat fumigating, wet heat accumulated inside, spleen and stomach damaged, transportation and transformation disordered as well as reversed flow of qi non–decreasing. In this case, the patient′s condition is still serious with illness in both symptoms and root cause, and high sensitivity to exogenous pathogenic factors.

Treatment method: by strengthening the body resistance to eliminate pathogenic factors and treating both cause and symptoms by means of disintoxicating to removing blood stasis and strengthening the spleen and stomach.

Prescription: No. II Hui–Sheng–Tang Decoction. Respectively add 15~30g of radix pseudostellariae, radix astragali, ligustrum lucidum ait, eclipta alba, radix rehmanniae, scutellaria barbata and oldenlandia diffusa, as well as 10~20g of poria cocos and bighead atractylodes rhizome into the basic prescription.

Analysis of prescription: here the radix astragali is able to nourish qi and blood, the radix pseudostellariae to supplement qi and nourish yin; the ligustrum lucidum ait, eclipta alba and radix rehmanniae to nourish yin of the liver and the kidney; the scutellaria barbata and oldenlandia diffusa to clear away heat and toxic materials; the poria cocos and bighead atractylodes rhizome to strengthen the spleen & stomach and replenish qi.

3.3 Deficiency of qi & blood and yin & yang

It is equivalent to the late stage of disease or the stage of post–remission maintenance treatment. The state of illness is characterized by pathogenic factor retreating with weak healthy qi, prevailing by weakened body resistance.

Symptoms: sallow, pale or lusterless complexion, accidie and acratia, palpitation and shortness of breath that are even worse once moving, sweating, cold limbs, light–colored lips and nails, anorexia or dysphoria, or presence of petechia and ecchymosis, light and fat tongue body with thin and pale moss or tooth mark, rapid and weak or soft and floating pulse.

Analysis of pathogenesis: although more than half pathogenic toxin is eliminated, the qi and blood are correspondingly weakened; the generation and transformation of qi and blood are short of sources due to weakness of the spleen and the stomach, leading to incapability of nourishing the internal organs and all the limbs and bones; the healthy energy of lung is weaker due to long illness; lack of spirit preservation and weakness of heart beating due to deficiency of qi and blood; bone marrow depletion due to lack of spirit and qi nourishment; the healthy essence cannot transform to blood due to yin deficiency of liver and kidney, which may damage yang resulting from deficiency of yin, leading to damages to both healthy essence and qi. In this case, the healthy qi is not restored and residual pathogenic factors are not eliminated, so the disease recurs easily.

Treatment method: mainly by strengthening the body resistance, supported by eliminating residual pathogenic factors by means of nourishing qi and blood, tonifying the kidney, supplementing the marrow, strengthening the body resistance and counteracting the toxin.

Prescription: No. III Hui–Sheng–Tang Decoction. Respectively add 20~40g of radix astragali, 15~30g of codonopsis pilosula, angelica sinensis and prepared rehmannia root, 10~20g of psoralea corylifolia, caulis spatholobi, dodder and glabrous greenbrier rhizome, as well as 10~15g of colla corii asini (melting by heat) into the basic prescription.

Analysis of prescription: here the radix astragali and codonopsis pilosula are able to nourish qi and generate blood; the angelica sinensis and colla corii asini to nourish yin and blood; the prepared rehmannia root and dogwood to replenish the vital essence and marrow; the psoralea corylifolia and dodder to tonify the kidney and marrow; the caulis spatholobi to enrich the blood and promote blood circulation; the glabrous greenbrier rhizome to counteract the toxin and remove dampness through diuresis.

The above–mentioned three types are classified according to the characteristics of syndrome differentiation of acute leukemia at different stages without any specific boundary between each other and it is impossible that every patient only appears as one type all the way. Therefore, when taking medicine by the prescription, the therapeutic principle and prescription must be adjusted at any time according to the changes of clinical syndrome and pathogenic factors & body resistance, by distinguishing the syndrome, seizing the key points, solving the primary contradiction and flexibly mastering the therapeutic principles such as "strengthening the body resistance to eliminate pathogenic factors", "treating secondary symptoms for emergency" and "treating both cause and symptoms", etc. Only in this way, the therapeutic effect may be improved.

（2016年4月在美国旧金山·国际中医药学术交流研讨会议上大会交流，夏小军、段赟 作）

中药回生汤系列辨治急性白血病

摘要

根据急性白血病的症状体征和疾病特点,认为其宜从中医“虚劳”中的“急劳”命名。其病因涉及先天、后天、痘疹及病后、外感、境遇、医药之因等多个方面;病机特点包括病理因素为邪毒、病位在骨髓、病性虚夹实、病机演变看正邪、病势发展急而速、病理产物瘀和痰六个方面。临床辨证分为邪毒炽盛、痰瘀互结,邪毒渐退、气阴两虚,气血不足、阴阳两虚三型。在挖掘民间单方验方的基础上,拟定出以当地特产中草药天蓝苜蓿、墓头回,抗癌中药龙葵,补益中药紫河车为基本方的中药回生汤系列,共奏清热败毒、宁血祛瘀、益肾填髓之功效。

关键词

回生汤系列;辨证论治;急性白血病

1.概述

急性白血病是造血组织的原发性疾病,其特征为骨髓以及其他造血组织中有广泛的某类型白血病细胞的异常增生,并可浸润全身各种组织及脏器,周围血中的血细胞产生质和量的变化,从而产生发热,贫血,出血,肝、脾和淋巴结肿大,骨痛等一系列临床症状。中医学虽无白血病名称,根据急性白血病的症状体征和疾病特点，认为其宜从中医“虚劳”中的“急劳”命名。其发病原因主要有先天之因、后天之因、痘疹及病后之因、外感之因、境遇之因、医药之因等多个方面。

2.病机特点

2.1 病理因素为邪毒

急劳的病因主要以邪毒为患，是由于温热邪毒或胎毒内伏伤髓入血，由里外发，波及全身所致。在临床治疗中，邪毒得到控制，则诸症减轻，病情可以得到缓解；邪毒鸱张，难以控制，则诸症俱增，致使病情复发或加重。故邪毒为其基本的病理因素。

2.2 病变部位在骨髓

急劳的发生与发展虽涉及五脏六腑，四肢百骸，但究其病位，仍以骨髓为主。髓为血源，较血分部位尤深。由于外来和内在的因素，致使髓海空虚，邪毒深伏骨髓，发于血分，故见耗精动血之证。其发病后有从骨髓—血分—营分—气分—卫分的传变倾向，甚则一发病即见髓、血、营、气、卫俱病，迅及全身，危及生命。故其发病部位主要在骨髓。

2.3 疾病属性虚夹实

急劳症状复杂，其总体病性虽为虚，而在疾病发生与发展过程中可出现邪毒集聚，血瘀阻滞，痰浊凝聚等一系列实证。其虚证主要为气血亏损，累及阴阳，最终导致气血阴阳俱虚。而实证主要是在虚证基础上发生的病理转机，或外感邪毒过盛，正气无力抗邪，或虚证与实证交织，虚、毒、瘀、痰互结，侵及骨髓，阻滞经脉，影响脏腑及阴阳气血。故急劳常表现为一派本虚标实、虚中夹实、虚实夹杂的临床证候。

2.4 病机演变看正邪

急劳起病急骤，初期多以邪实为主，继之邪毒未祛而正气大伤，转为邪实正虚之证；若正不胜邪，则气血大伤，阴阳衰竭；若经有效治疗，则表现为一派邪去正虚之象。故其病情演变决定于正邪斗争的消长状况。

2.5 病势发展急而速

急劳起病急，症状重，病程短，进展迅速，特别在脏腑娇嫩、形气未充的小儿表现尤为突出。且多因先天胎毒内伏，机体内在失衡，复感外邪，或药毒所伤，邪毒入髓，耗气伤血所致。若经及时而有效的治疗，可使病情趋于长期缓解，否则危殆立至。

2.6 病理产物瘀和痰

急劳之人，邪毒内蕴，正气虚弱，或内伏胎毒与外来之毒相合，侵袭机体，流注经络，或离经之血入络，阻碍气血运行，日久导致血液瘀滞。邪毒化热化火，热灼痰凝，加之七情所伤，气滞痰聚，或血液凝滞为痰为毒，故瘀与痰常可互见。瘀与痰既成之后，更能加重气机阻滞，进一步使脏腑气血阴阳紊乱。如是互为因果，促进因瘀滞或痰瘀互结造成的诸虚不足、精髓不复又可进一步加重，致使疾病迁延不愈。故瘀和痰是急劳疾病过程中的主要病理产物，既可单独出现，又可交织互见，且贯穿于疾病始终。

3. 辨证论治

回生汤系列基本方：天蓝苜蓿 30~60g，墓头回 15~30g，龙葵 10~20g，紫河车粉 1~3g（装空心胶囊冲服）。

方中天蓝苜蓿清热利湿、凉血止血，墓头回清热燥湿、止血祛瘀，龙葵清热解毒、活血消肿，紫河车补气养血、填精补髓。四药合用，共奏清热败毒、宁血祛瘀、益肾填髓之功效，且祛邪不伤正，扶正不碍邪，止血不留瘀。

3.1 邪毒炽盛 痰瘀互结

相当于疾病初期，未进行化疗或化疗诱导阶段。病情特点是邪实正盛或正虚不明显，以邪实为主。

症状：起病多急，壮热烦渴，头痛，唇焦，鼻衄或尿血、便血，皮肤瘀点瘀斑，尿赤，便秘，瘰疬痰核，胁下痞块坚硬胀满，胸闷骨痛，甚则神昏谵语，或口舌生疮，咽喉肿痛，牙龈肿胀，咳嗽黄痰，或肛门肿痛，舌质红绛或有瘀斑，苔黄腻，脉数或涩。

病机分析：邪毒已炽盛，正气尚未衰，邪正相争，热盛伤津，营血受扰，迫血妄行，甚则邪毒蒙蔽心窍；热毒煎熬津液为痰，壅滞骨髓，瘀阻络脉，气血运行障碍，痰瘀交阻，滞于胁下，或结于颈旁、腋下、胯腹等处。此时最为危急。

治法：以祛邪为主。用清热败毒，活血化瘀，化痰散结之法。

方药：回生汤Ⅰ号方。基本方加半枝莲、白花蛇舌草各20～40g，夏枯草、仙鹤草、白茅根各15～30g，虎杖、山豆根、赤芍、炙鳖甲(先煎)各10～20g，青黛3～6g(冲服)。

方药分析：方中半枝莲、白花蛇舌草、虎杖、山豆根、青黛清热败毒；仙鹤草、白茅根凉血止血；赤芍凉血活血；夏枯草、炙鳖甲化痰软坚散结。

3.2 邪毒渐退 气阴两虚

相当于疾病中期或缓解后的巩固强化治疗阶段。病情特点是正虚邪不盛，标本同病。

症状：低热不退，午后潮热，五心烦热，头晕耳鸣，汗出乏力，纳呆痞满，或恶心呕吐，腰膝痠软，皮下瘀点瘀斑，鼻齿衄血，口咽干燥，身痛骨痛，胁下痞块缩小或消失，舌质红或淡红，苔少，脉细数或虚数。

病机分析：邪毒虽渐退，正气已受损，热毒内郁日久，势必耗气伤阴；水不涵木，肝肾阴血俱亏；心气不足，鼓动无力，血不上荣；阴血亏损，虚火滋生，内热熏蒸，湿热内蕴，脾胃受损，运化失常，气逆不降。此时标本同病，病情仍重，容易感受客邪。

治法：扶正祛邪，标本同治。用解毒化瘀，健脾和胃之法。

方药：回生汤Ⅱ号方。基本方加太子参、黄芪、女贞子、旱莲草、生地黄、半枝莲、白花蛇舌草各15～30g，茯苓、白术各10～20g。

方药分析：方中黄芪补气生血；太子参益气养阴；女贞子、旱莲草、生地黄滋补肝肾之阴；半枝莲、白花蛇舌草清热解毒；茯苓、白术健脾益气和胃。

3.3气血不足 阴阳两虚

相当于疾病后期或缓解后的维持治疗阶段。病情特点是邪去正衰,以正虚为主。

症状:面色萎黄或苍白无华,倦怠乏力,心悸气短,动则尤甚,汗出,四肢不温,唇甲色淡,纳呆或虚烦,或有瘀点瘀斑,舌质淡,舌体胖大或有齿痕,苔薄白,脉虚大或见濡细。

病机分析:邪毒虽去大半,气血随之而虚,脾胃虚弱则气血生化乏源,无以滋养五脏六腑,四肢百骸;久病消耗,肺气更虚;气虚血少,心神失养,鼓动无力;肾气不足,精乏气养,骨髓空虚;肝肾阴虚,精不化血,甚则阴损及阳,精气两伤。此时正气未复,余邪未清,容易复发。

治法:以扶正为主,兼清余邪。用补气养血,益肾填髓,扶正化毒之法。

方药:回生汤Ⅲ号方。基本方加黄芪20~40g,党参、当归、熟地黄各15~30g,补骨脂、鸡血藤、菟丝子、土茯苓各10~20g,阿胶10~15g(烊化)。

方药分析:方中黄芪、党参补气生血;当归、阿胶滋补阴血;熟地黄、山茱萸填精补髓;补骨脂、菟丝子补肾益髓;鸡血藤补血活血;土茯苓解毒利湿。

以上三型是根据急性白血病疾病发展中各个不同阶段的辨证特点而划分的,型与型之间没有明确的界限,每个病人也不可能自始至终表现为一个类型。因此,遣方用药时必须根据临床证候变化及邪正的消长而随时调整治则与方药,分清证候,抓住重点,解决主要矛盾,灵活掌握“扶正祛邪”“急则治标”“标本同治”等治疗原则。只有这样,才能提高疗效。

(2016年4月在美国旧金山·国际中医药学术
交流研讨会议上大会交流,夏小军、段赟 作)

中医药治疗急性白血病的思路与方法

摘要

根据急性白血病的症状体征和疾病特点,认为其宜从中医"虚劳"中的"急劳"命名。将其病因总结为先天、后天、痘疹及病后、外感、境遇、医药之因等六个方面;病机为病理因素为邪毒,病变部位在骨髓,疾病属性虚夹实,病机演变看正邪,病势发展急而速,病理产物瘀和痰六个方面。临床辨证分为邪毒炽盛、痰瘀互结,邪毒渐退、气阴两虚,气血不足、阴阳两虚三型。在挖掘民间单方验方的基础上,拟定出以当地特产中草药天蓝苜蓿、墓头回,抗癌中药龙葵,补益中药紫河车为基本方的中药回生汤系列,共奏清热败毒、宁血祛瘀、益肾填髓之功效。在防护方面提出了八项切实可行的原则。

1.病名

白血病是起源于造血干、祖细胞的造血系统恶性肿瘤。具有增殖和生存优势的白血病细胞在体内无空性增生和集聚,逐渐取代了正常造血,并浸润其他器官和系统,使患者出现贫血、出血、感染和浸润征象,最终导致死亡[1]。根据白血病细胞的成熟程度和自然病程,将白血病分为急性和慢性两大类[2]。中医学虽无白血病名称,根据其病证分析,急性白血病多属于中医学"虚劳""温病""血证""积聚""瘰疬""痰核"等范畴。但由于其病因病机十分复杂,临床表现涉及五脏六腑、四肢百骸,且病情严重,进展迅速,治疗难以速效,死亡率较高,故宜以“虚劳”中的“急劳”命名。

2.病因

2.1 先天之因

先天之因者,或因父母体弱多病,感受邪毒,潜伏体内,遗传下代;或由胎中失养,水谷精气乏源,孕育不足,导致禀赋薄弱而成;亦可因母食毒物或用药不当,邪毒内伏,传于胎儿而发。内伏胎毒既可因虚而发,又可与外来邪毒相合而成急劳。故胎毒内伏,禀赋薄弱是急劳发生的关键因素之一。

2.2 后天之因

在正常状态下,人体会保持动态平衡,正气充足,则不生病。若因烦劳过度,饮食不节,七情失宜,或疾病失治、误治等皆可造成正气虚弱,气血、阴阳、津液虚少或逆乱,脏腑功能失调,即生本病,或使疾病复发。邪毒之所以能够入侵内伏,必是人体抗病能力的减弱,或者外邪过强,导致正不胜邪,难以抵抗而发病。故急劳的发病与人体正气密切相关。

2.3 痘疹及病后之因

内禀胎毒,外感时行疫毒是痘、疹发病的主要原因;大病失治、误治,形成久病不复,或由于病后失于调理,食复、劳复则致阴精或阳气受损难复。而胎毒内伏或诸虚不足又可导致急劳,或使疾病复发;某些疾病失治、误治亦可转化为急劳。故痘疹及病后失于调理也是急劳发病的主要原因之一。

2.4 外感之因

正气亏虚,无以抗邪,急劳之病,或因邪毒太盛,由表入里,侵及五脏,损及精血,造成毒聚脏腑、骨髓,伏酿而发;或外邪引动内伏胎毒而诱发,或外邪引动骨髓余毒而复发。特别在脏腑娇嫩、骨髓精气未充,卫外不固的小儿,更易为邪毒或时邪外感而使急劳病情发作或加重。

2.5 境遇之因

境遇之因,其意有二:一则情志过激,内伤五脏,机体气血阴阳失调,造血紊乱,则发急劳;二则长期居住有毒环境影响之地,受环境之毒或接触毒物滋扰,邪毒入里,损阴及阳,侵犯五脏,累及骨髓,急劳乃作。

2.6 医药之因

因医药者,或辨证有误,或选药不当,或过食、误食有毒药物,药毒入体,精气暗耗,直接损伤气血、阴阳,中伤脾胃,累及于肾,波及骨髓,而发急劳。

3. 病机

3.1 病理因素为邪毒

从病因分析可见,急劳的病因主要以邪毒为患,是由于温热邪毒或胎毒内伏伤髓入血,由里外发,波及全身所致。在临床治疗中,邪毒得到控制,则诸症减轻,病情可以得到缓解;邪毒鸱张,难以控制,则诸症俱增,致使病情复发或加重。故邪毒为其基本的病理因素。

3.2 病变部位在骨髓

急劳的发生与发展虽涉及五脏六腑,四肢百骸,但究其病位,仍以骨髓为主。髓为血源,较血分部位尤深。由于外来和内在的因素,致使髓海空虚,邪毒深伏骨髓,发于血分,故见耗精动血之证。其发病后有从骨髓—血分—营分—气分—卫分的传变倾向,甚则一发病即见髓、血、营、气、卫俱病,迅及全身,危及生命。故其发病部位主要在骨髓。

3.3 疾病属性虚夹实

急劳症状复杂,其总体病性虽为虚,而在疾病发生与发展过程中可出现邪毒集聚,血瘀阻滞,痰浊凝聚等一系列实证。其虚证主要为气血亏损,累及阴阳,最终导致气血阴阳俱虚。而实证主要是在虚证基础上发生的病理转机，或外感邪毒过盛，正气无力抗邪，或虚证与实证交织，虚、毒、瘀、痰互结，侵及骨髓，阻滞经脉，影响脏腑及阴阳气血。故急劳常表现为一派本虚标实、虚中夹实、虚实夹杂的临床证候。

3.4 病机演变看正邪

急劳起病急骤，初期多以邪实为主，继之邪毒未祛而正气大伤，转为邪实正虚之证；若正不胜邪，则气血大伤，阴阳衰竭；若经有效治疗，则表现为一派邪去正虚之象。故其病情演变决定于正邪斗争的消长状况。

3.5 病势发展急而速

急劳起病急，症状重，病程短，进展迅速，特别在脏腑娇嫩、形气未充的小儿表现尤为突出。且多因先天胎毒内伏，机体内在失衡，复感外邪，或药毒所伤，邪毒入髓，耗气伤血所致。若经及时而有效地治疗，可使病情趋于长期缓解，否则危殆立至。

3.6 病理产物瘀和痰

急劳之人，邪毒内蕴，正气虚弱，或内伏胎毒与外来之毒相合，侵袭机体，流注经络，或离经之血入络，阻碍气血运行，日久导致血液瘀滞。邪毒化热化火，热灼痰凝，加之七情所伤，气滞痰聚，或血液凝滞为痰为毒，故瘀与痰常可互见。瘀与痰既成之后，更能加重气机阻滞，进一步使脏腑气血阴阳紊乱。如是互为因果，促进因瘀滞或痰瘀互结造成的诸虚不足、精髓不复又可进一步加重，致使疾病迁延不愈。故瘀和痰是急劳疾病过程中的主要病理产物，既可单独出现，又可交织互见，且贯穿于疾病始终。

4. 辨证论治

回生汤系列基本方：天蓝苜蓿30~60g，墓头回15~30g，龙葵10~20g，紫河车粉1~3g（装空心胶囊冲服）。

方中天蓝苜蓿[3]清热利湿、凉血止血，墓头回清热燥湿、止血祛瘀,龙葵清热解毒、活血消肿,紫河车补气养血、填精补髓。四药合用,共奏清热败毒、宁血祛瘀、益肾填髓之功效,且祛邪不伤正,扶正不碍邪,止血不留瘀。

4.1 邪毒炽盛 痰瘀互结

相当于疾病初期,未进行化疗或化疗诱导阶段。病情特点是邪实正盛或正虚不明显,以邪实为主。

症状:起病多急,壮热烦渴,头痛,唇焦,鼻衄或尿血、便血,皮肤瘀点瘀斑,尿赤,便秘,瘰疬痰核,胁下痞块坚硬胀满,胸闷骨痛,甚则神昏谵语,或口舌生疮,咽喉肿痛,牙龈肿胀,咳嗽黄痰,或肛门肿痛,舌质红绛或有瘀斑,苔黄腻,脉数或涩。

病机分析:邪毒已炽盛,正气尚未衰,邪正相争,热盛伤津,营血受扰,迫血妄行,甚则邪毒蒙蔽心窍;热毒煎熬津液为痰,壅滞骨髓,瘀阻络脉,气血运行障碍,痰瘀交阻,滞于胁下,或结于颈旁、腋下、胯腹等处。此时最为危急。

治法:以祛邪为主。用清热败毒,活血化瘀,化痰散结之法。

方药:回生汤Ⅰ号方。基本方加半枝莲、白花蛇舌草各20~40g,夏枯草、仙鹤草、白茅根各15~30g,虎杖、山豆根、赤芍、炙鳖甲(先煎)各10~20g,青黛3~6g(冲服)。

方药分析:方中半枝莲、白花蛇舌草、虎杖、山豆根、青黛清热败毒;仙鹤草、白茅根凉血止血;赤芍凉血活血;夏枯草、炙鳖甲化痰软坚散结。

4.2 邪毒渐退 气阴两虚

相当于疾病中期或缓解后的巩固强化治疗阶段。病情特点是正虚邪不盛,标本同病。

症状:低热不退,午后潮热,五心烦热,头晕耳鸣,汗出乏力,纳呆痞满,或恶心呕吐,腰膝痠软,皮下瘀点瘀斑,鼻齿衄血,口咽干燥,身痛骨痛,胁下痞块缩小或消失,舌质红或淡红,苔少,脉细数或虚数。

病机分析：邪毒虽渐退，正气已受损，热毒内郁日久，势必耗气伤阴；水不涵木，肝肾阴血俱亏；心气不足，鼓动无力，血不上荣；阴血亏损，虚火滋生，内热熏蒸，湿热内蕴，脾胃受损，运化失常，气逆不降。此时标本同病，病情仍重，容易感受客邪。

治法：扶正祛邪，标本同治。用解毒化瘀，健脾和胃之法。

方药：回生汤Ⅱ号方。基本方加太子参、黄芪、女贞子、旱莲草、生地黄、半枝莲、白花蛇舌草各15～30g，茯苓、白术各10～20g。

方药分析：方中黄芪补气生血；太子参益气养阴；女贞子、旱莲草、生地黄滋补肝肾之阴；半枝莲、白花蛇舌草清热解毒；茯苓、白术健脾益气和胃。

4.3 气血不足 阴阳两虚

相当于疾病后期或缓解后的维持治疗阶段。病情特点是邪去正衰，以正虚为主。

症状：面色萎黄或苍白无华，倦怠乏力，心悸气短，动则尤甚，汗出，四肢不温，唇甲色淡，纳呆或虚烦，或有瘀点瘀斑，舌质淡，舌体胖大或有齿痕，苔薄白，脉虚大或见濡细。

病机分析：邪毒虽去大半，气血随之而虚，脾胃虚弱则气血生化乏源，无以滋养五脏六腑、四肢百骸；久病消耗，肺气更虚；气虚血少，心神失养，鼓动无力；肾气不足，精乏气养，骨髓空虚；肝肾阴虚，精不化血，甚则阴损及阳，精气两伤。此时正气未复，余邪未清，容易复发。

治法：以扶正为主，兼清余邪。用补气养血，益肾填髓，扶正化毒之法。

方药：回生汤Ⅲ号方。基本方加黄芪20～40g，党参、当归、熟地黄各15～30g，补骨脂、鸡血藤、菟丝子、土茯苓各10～20g，阿胶10～15g(烊化)。

方药分析：方中黄芪、党参补气生血；当归、阿胶滋补阴血；熟地黄、山茱萸填精补髓；补骨脂、菟丝子补肾益髓；鸡血藤补血活血;土茯苓解毒利湿。

以上三型是根据急性白血病疾病发展中各个不同阶段的辨证特点而划分的,型与型之间没有明确的界限,每个病人也不可能自始至终表现为一个类型。因此,遣方用药时必须根据临床证候变化及邪正的消长而随时调整治则与方药,分清证候,抓住重点,解决主要矛盾,灵活掌握"扶正祛邪""急则治标""标本同治"等治疗原则。只有这样,才能提高疗效。

5.防护

5.1有病早治

急劳起病急骤,变化迅速,病情凶险,故应争取及早发现,及早治疗,严密观察病情变化,特别要警惕急劳的一些早期症状和体征及并发症、医源性疾病和药物的毒副作用,做到提前预防和妥善处理。

5.2谨防外感

由于急劳初起多表现为一派虚实夹杂证候,若复感外邪,病情发展很快,正气日衰,热毒更甚,病情由轻转重;后期以正虚为主,更易感受外邪。同时,复感外邪又是诱发疾病复发的主要因素之一,故对急劳患者,应做到冷暖适宜,特别是儿童患者,尽量不要到公共场所,慎避外感。

5.3调其饮食

急劳之人,饮食应营养丰富而易消化,并应讲究饮食卫生,避免进食硬性食物及熏、烤、腌等类食物,尤其是疾病获得缓解之后更不能骤然暴食,以防食复。同时,还可选择适当的药物制作药膳,以达到营养与治疗的双重效果。

5.4畅其情志

急劳之人,多数病情较重,病情复杂,有的迁延日久,反复发作。因此,病人多数有心理负担,情绪往往焦虑不安,忧郁、悲观、易怒等心态常见。故应充分理解病人内心痛苦,配合心理疏导,不断地进行良性暗示,引导患者摆脱或淡化白血病,分散注意力[4],帮助其树立信心,战胜疾病。

5.5 慎避毒气

急劳之人,应避免接触X线及电离辐射,避免接触含苯的清洁剂、去渍剂、汽油、油漆以及农药、杀虫剂等,并应避免使用染发剂,戒烟戒酒。

5.6起居有常

急劳之人,应养成起居有定时,生活有规律,工作学习有计划,保持劳逸结合、有张有弛的生活习惯。并可在力所能及的前提下进行散步、练气功、打太极拳等活动,但也不能劳累过度,以防劳复。

5.7审施药治

由于化学药物可引起人类急劳的发生,业已被人们重视,烷化剂、细胞毒药物亦可继发急劳也较肯定,故对可能引起急劳的氯霉素、保泰松等药物应谨慎服用;在一些非恶性疾病,如免疫疾病等应用细胞毒药物治疗时也要特别谨慎。

5.8 持之以恒

由于急劳邪毒深伏,遍及全身,不易荡尽,且易复发,实属顽难之症,故应持之以恒,长期坚持治疗,不能半途而废。

参考文献

[1]张之南,郝玉书,赵永强,等.血液病学[M].第2版.北京:人民卫生出版社,2011:686.

[2]黄礼明,马开武.血液病的中医药诊治[M].北京:科学出版社,2010:1.

[3]夏小军.夏小军医学文集[M].兰州:甘肃科学技术出版社,2007:380.

[4]赵云霞,刘正跃,段赟.护理干预对白血病化疗后口腔溃疡发生率的影响[J].西部中医药,2012,25(6):97.

(刊登于《西部中医药》2016年第29卷第4期,夏小军、段赟 作)

中医药治疗慢性髓系白血病的思路与方法

摘要

慢性髓系白血病属中医“虚劳”“积聚”“癥瘕”“瘰疬”等范畴。其病因病机为先天禀赋不足,邪毒内蕴骨髓;后天失于调理,邪毒入血伤髓。临床辨证为邪毒内蕴、气血暗耗,痰瘀互结、气阴两虚,毒瘀交阻、阴精亏损及毒瘀炽盛、阴阳两虚四型;分别选用自拟慢粒系列方进行治疗;临证应注意辨病辨证有机结合,清热解毒贯穿始末,消癥积须清热解毒,正确掌握轻重缓急四点。

慢性髓系白血病(chronic myelocytic leukemia,CML)是一种起源于多能干细胞的髓系增殖性肿瘤,t(9;22)(q34;q11)是CML特征性染色体改变并在分子水平上导致BCR-ABL融合基因形成[1]。中国年发病率为0.36/10万,占白血病的第3位[2],发病年龄大多在20~60岁,以老年人居多,5~20岁仅占10%左右,男性略多于女性[3]。

CML的特点为显著的粒细胞过度增生,乏力、消瘦、发热、肝脾肿大为其主要临床表现,多属中医“虚劳”“积聚”“癥瘕”“瘰疬”等范畴[4]。

1.病因病机

CML的发生多因先天禀赋不足,气血功能失调,邪毒内蕴骨髓;或后天失于调理,脏腑功能紊乱,邪毒入血伤髓所致。邪毒为发病的主因,包括先天胎毒、外感六淫化毒、毒药、毒气及饮食所化之毒等;机体气血失调,脏腑功能紊乱,正气虚损为内伤发病的基础,其始发病位在骨髓,涉及气血,常侵犯肝脾二脏,并可累及五脏六腑、四肢百骸。本病起病隐匿,进展缓慢,为虚实夹杂之证,一般初病多实,久病多虚;正虚、邪毒、瘀血、痰浊相互交织、衍生和转化为其主要病机。

1.1 先天禀赋不足 邪毒内蕴骨髓

若父母淫欲之火,隐于父精母血,遗于胎儿;或父母患病,传于胎儿;或孕妇恣食辛热甘肥、移热于胎;或孕母忧思郁怒,五志化火,影响胎儿;或孕母调护不周,外感六淫化毒,积伏于胎,皆致邪毒蓄积体内,波及于血,深入骨髓,蕴而待发,及至出生,乃至长大,一旦正气亏虚,或外毒侵袭,致蕴毒泛溢,始发本病。亦如宋代《小儿卫生总微论方·胎中病论》所云:“母食毒物,胎有所感,至生下之后,毒气发而为病。”

1.2 后天失于调理 邪毒入血伤髓

1.2.1 情志不遂 气滞血瘀

情志抑郁,肝气不舒,脏腑失和,气机阻滞,脉络受阻,血行不畅,气滞血瘀,日积月累,久积成块,发为本病。积聚日久,均可导致正虚,则致疾病缠绵难愈。亦如清代尤怡《金匮翼·积聚统论》所云:“凡忧思郁怒,久不得解者,多成此疾。”

1.2.2 饮食不节 痰瘀互结

饮食失调,或过食肥甘,或饮酒过度,或饥饱失宜,均致脾胃损伤,脾失健运,不能输布水谷之精微,湿浊内生,凝聚成痰,痰阻气机,血行不畅,脉络壅塞,痰瘀互结,乃成本病。亦如明代张介宾《景岳全书·痢疾·论积垢》所云:“饮食之滞,留蓄于中,或结聚成块,或胀满鞭痛,不化不行,有所阻隔着,乃为之积。”

1.2.3 起居失宜 外邪侵袭

起居无常,寒温不调,感受外邪,六淫及疫疠之邪过盛,化为邪毒,伤及机体,或积伏待发,或引动内蕴之邪毒泛溢,内外合邪,皆致脏腑功能不利,气血失和,久则经络闭涩,血瘀脏腑,乃发斯病。亦如《灵枢·五变》所云:“寒温不次,邪气稍止,蓄积留止,大聚乃起。”

1.2.4脏腑失调 邪毒直中

素体虚弱,调摄失宜,或长期工作及居住在有毒环境影响之地,或长期接触有害毒物,或误用大量有毒药物,或误食过期有毒食物,皆致邪毒伤及气血,直中骨髓,或引动内蕴之邪毒泛溢,阻滞气机,闭涩经脉,而发本病。亦如清代张璐《张氏医通·积聚》所云:“李士材曰,按积之成也,正气不足,而后邪气踞之。”

2.辨证论治

CML属虚实夹杂之证,早期以邪实为主,晚期以正虚为主,故其治疗,早期当以祛邪为主,佐以扶正;晚期则以扶正为主,佐以祛邪。现代医学依据CML的临床症状、体征及实验室检查所见,将其分为慢性期、加速期、急变期三个阶段[1],其中慢性期治疗当以中药为主,可配合西药化疗、干扰素、酪氨酸激酶抑制剂等治疗,加速期及急变期则应按急性髓系白血病的西医治疗方案为主,配合应用中药治疗。

2.1邪毒内蕴 气血暗耗

症状:或偶感神疲乏力,或面色欠华,或心悸气短,或胁下癥块小而质软,舌质淡红,或见瘀点瘀斑,苔薄白,脉象有力。

病机分析:先天禀赋不足,邪毒内蕴骨髓,日久气血暗耗,故偶见神疲乏力,或面色欠华,或心悸气短;邪毒久蕴,气血失和,经络闭涩,则胁下癥块小而质软,舌有瘀点瘀斑。舌质淡红、苔薄白、脉象有力皆为正气尚未大虚之象。此型多见于CML早期,患者一般情况尚好,邪气虽实而不甚,但据实验室检查知病已内生。

治法:以攻邪为主,用清热解毒、活血化瘀之法。

方药:慢粒解毒活血汤。

墓头回20g,青黛3g(冲服),虎杖10g,土茯苓10g,半枝莲15g,白花蛇舌草15g,黄芪20g,当归15g,鸡血藤10g,莪术10g,山楂10g,丹参20g,甘草6g。

方药分析:方中墓头回、青黛、虎杖、土茯苓、半枝莲、白花蛇舌草清热解毒;黄芪、当归补气生血;鸡血藤补血活血;丹参活血祛瘀;莪术破血祛瘀,行气消积;山楂消食化积,活血散瘀;甘草健脾和中。

加减:若合并颈项、腋下瘰疬痰核者,加夏枯草、浙贝母、生牡蛎以清热化痰,软坚散结;手足心热,心烦失眠者,加地骨皮、麦门冬、酸枣仁以清热养阴,养心安神。

2.2 痰瘀互结 气阴两虚

症状:面色欠华,头晕目眩,神疲乏力,心悸气短,自汗盗汗,手足心热,纳呆腹胀,胁下癥块逐渐增大,或颈项腋下瘰疬痰核,唇甲无华,或兼见出血,舌淡晦黯,苔薄白或少苔,脉细或细数。

病机分析:邪毒内蕴骨髓日久,气血暗耗,不能充养荣润,则面色欠华,头晕目眩,神疲乏力,心悸气短,唇甲无华;若饮食不节,聚湿或痰;或情志不遂,气滞血瘀,痰阻气机,脉络壅塞,痰瘀互结于胁下、颈旁、腋下、胯腹等处,则见胁下癥块及瘰疬痰核逐渐增大,舌质晦黯,纳呆腹胀;邪毒耗气伤阴,则自汗盗汗,手足心热,舌淡苔少,脉细或细数;气不摄血,则兼见出血。此型常见于CML慢性期,正气渐衰而邪气渐盛,正虚邪实,虚实夹杂。

治法:扶正祛邪,用益气养阴、解毒散结之法。

方药:慢粒益气养阴散结方。

党参15g,黄芪30g,山药15g,当归15g,生地黄10g,山茱萸10g,醋炙鳖甲10g(先煎),墓头回15g,青黛3g(冲服),夏枯草15g,川贝母10g,鸡血藤10g,莪术10g,山楂10g,甘草6g。

方药分析:方中党参、黄芪、山药健脾益气;当归、鸡血藤补血活血；生地黄、山茱萸养阴生津；醋炙鳖甲滋阴清热，软坚散结；墓头回、青黛清热解毒；夏枯草、川贝母化痰软坚；莪术、山楂活血化瘀；甘草解毒和中。

加减：若气虚甚者，党参易西洋参，加茯苓、白术以健脾益气；阴虚甚者，加女贞子、旱莲草以滋阴益肾；血虚甚者，加阿胶、熟地黄以滋补阴血；胁下癥块肿大明显者，加三棱、丹参以活血消癥；虚热明显者，加地骨皮、青蒿以养阴清热；食少纳呆者，加炒麦芽、白扁豆以健脾消食。

2.3 毒瘀交阻　阴精亏损

症状：形体消瘦、面色晦黯，乏力倦怠，心悸气短，失眠健忘，口舌干燥，潮热盗汗，五心烦热，多梦遗精，纳呆腹胀，胁下癥块肿大坚硬，舌质红，苔黄而少，脉细数。

病机分析：六淫之邪化毒，或毒药、毒气及饮食所化之毒直中骨髓，与内蕴之邪毒内外合邪，更伤气血，则乏力倦怠，心悸气短，失眠健忘；耗伤阴精，则形体消瘦，面色晦黯，口舌干燥，潮热盗汗，五心烦热，多梦遗精；邪毒集结，毒瘀交阻，则面色晦黯，胁下癥块肿大坚硬。舌质红，苔黄而少，脉细数均为阴精亏损之象。此型多见于CML加速期，以正虚为主，阴精虽已亏损但尚未虚极，邪实亦较明显。

治法：攻补兼施，以滋养阴精、解毒化瘀之法。

方药：慢粒滋阴解毒化瘀方。

龟板胶10g（烊化），阿胶10g（烊化），醋炙鳖甲10g（先煎），党参10g，黄芪20g，当归15g，熟地黄15g，山药15g，山茱萸10g，墓头回15g，青黛3g（冲服），莪术10g，丹参20g，山楂10g，甘草6g。

方药分析：方中龟板胶、醋炙鳖甲滋阴清热，软坚散结；阿胶、熟地黄滋阴养血，补精益髓；党参、黄芪补中益气健脾；当归补血活血；山药、山茱萸补肾益阴；墓头回、青黛清热解毒；莪术、丹参活血化瘀,软坚散结;山楂消食化瘀,使补而不滞;甘草解毒和中。

加减:若虚热症状明显者,加地骨皮、白薇、青蒿以退虚热;纳呆腹胀甚者,加炒麦芽、白扁豆、大腹皮以健胃消食宽中;毒瘀较甚者,亦可酌加地龙、水蛭等以破血逐瘀。

2.4毒瘀炽盛 阴阳两虚

症状:形体羸瘦,面目虚浮,午后潮热,食欲不振,脘腹胀满,腹大如鼓,胁下癥块肿大明显,质地坚硬,或高热持续不退,或骨骼刺痛,或吐、衄、便血,舌质黯淡,脉象虚极。

病机分析:邪毒交织,痰瘀互结,正气更虚,气血耗损,阴阳俱伤,则形体羸瘦,午后潮热,面目虚浮;虚、毒、瘀、痰相互搏结、衍生和转化,毒瘀炽盛,滞留不散,则脘腹胀满,腹大如鼓,胁下癥块肿大明显,质地坚硬,或骨骼刺痛;正气虚弱,复感外邪,则高热持续不退;热迫血行或气不摄血,则吐、衄、便血。舌质黯淡,脉象虚极均为阴阳虚损之象。此型多见于CML急变期,以虚极为本,正气大虚而邪气实甚,并可见高热、出血等并发症。

治法:以扶正为主,用滋阴温阳、解毒化瘀之法。

方药:慢粒滋阴温阳散结方。

龟板胶10g(烊化),鹿角胶10g(烊化),醋炙鳖甲10g(先煎),炙附子10g(先煎),肉桂10g,熟地黄10g,黄芪20g,当归15g,山茱萸10g,山药15g,鸡血藤15g,墓头回20g,青黛3g(冲服),山楂10g,炙甘草6g。

方药分析:方中龟板胶、熟地黄、山茱萸、山药滋补肾阴;鹿角胶、炙附子、肉桂温补肾阳;黄芪、当归补气生血;鸡血藤补血活血;墓头回、青黛清热解毒;山楂散瘀消食;醋炙鳖甲滋阴清热,软坚散结;炙甘草补中缓急。

加减:若兼见高热持续不退者,加生石膏、知母、水牛角、金银花以清热解毒凉血;兼见吐、衄、便血者,去鹿角胶、炮附子、肉桂,加三七粉、仙鹤草、白茅根、牡丹皮以凉血活血止血;有虚脱征象者,加人参、麦门冬、五味子以益气养阴固脱。

3体会

3.1 辨病辨证有机结合

治疗CML,只有在全面掌握病史、病程、临床症状和体征的基础上,结合现代医学实验室检查结果及对本病的分期、疗效的判定等内容,做到辨病与辨证相结合,宏观与微观相结合,局部与整体相结合,因人而异遣方用药,才能有的放矢,提高临床疗效。

3.2 清热解毒贯穿始末

由于CML具有白血病细胞贯穿始终的特点,故清热解毒药物可应用于疾病治疗的始末,以期最大程度地杀灭白血病细胞。以上自拟方中的墓头回、青黛系余临证常用之品,经数十年应用发现,其对降低白细胞及杀灭白血病细胞均有效。

3.3 消癥积须清热解毒

脾脏肿大是CML最突出的体征,但CML之肝脾肿大,虽为气滞血瘀、痰瘀互结、毒瘀互结等原因所致,采用活血化瘀、化痰散结等方法治疗亦可见效,但究其原因,仍主要为白血病细胞的恶性增殖与浸润所致,亦即毒瘀交织而成,故活血化瘀、化痰散结不能作为单一的治法,而应配合清热解毒之品以解毒化瘀,则癥积自消。某些情况下,当瘀血、痰浊症状不明显时,单纯应用清热解毒之品可使白细胞计数降低,活血化瘀之品可使肿大脾脏缩小。

3.4 正确掌握轻重缓急

由于CML病程较长,病情进展缓慢,虚实夹杂之病性特征贯穿疾病的全过程,故辨别虚实轻重及标本缓急在疾病治疗过程中占有十分重要的地位。扶正在于益气养血,气阴双补,滋阴填精,调理阴阳;祛邪在于清解邪毒,消除血瘀,祛除痰浊。只有将二者有机地结合,全面调理患者整体脏腑气血阴阳功能,匡复正气,清除邪毒,消除血瘀,祛除痰浊,疾病才能向愈。同时,在整个治疗过程中应时时顾护胃气,特别是以祛邪为主的治疗时,应遵循"衰其大半而止”之训，保其元气，顾其胃气，并加强调护，方能使患者病情向愈或长期稳定于慢性期阶段，从而达到长期存活的目的。

参考文献

[1]张之南，郝玉书，赵永强，等.血液病学[M].第2版.北京：人民卫生出版社，2011：911.

[2]黄晓军，胡大一.血液内科[M].北京：北京科学技术出版社，2010：112.

[3]邹萍，刘月新，陈智超，等.血液科疑难问题解析[M].南京：江苏科学技术出版社，2010：109.

[4]张文曦，李晓惠，陈健一.慢性粒细胞性白血病的辨证施治[J].甘肃中医，2008，21(3)：11.

（刊登于《西部中医药》2018年第31卷第2期，夏小军、段赟 作）

中医药治疗骨髓异常增生综合征的思路与方法

摘要

骨髓增生异常综合征(myelodysplastic syndrome,MDS)是一组异质性后天性克隆型疾病,其基本病变是克隆性造血干、祖细胞发育异常,导致无效造血以及恶性转化危险性增高[1]。其主要临床表现为贫血、感染和出血,可伴有肝脾肿大[2]。

中医学对本病虽无专门论述,但依据其临床表现及证候演变,可归属于“虚劳”“髓劳”等范畴。其病因有内因、外因、不内外因三端。内因多由先天禀赋不足,邪毒内蕴骨髓,或后天调养失宜,脏腑气血亏虚;外因为邪毒乘虚侵袭,伤及气血骨髓;不内外因为理化药毒伤体,邪毒直中骨髓。发病机理为邪毒伤及骨髓,血液生化乏源,脏腑失其滋养,气血阴阳失调,各种变证丛生。目前常用的药物尚不能治愈本病,大量临床实践证明,以中医药为主治疗本病,对改善临床症状、提高生活质量及延缓其转化为白血病,有着确切的疗效[3]。根据其发病特点,临床特征及病机的演变,结合现代医学分型及实验检查所见,本病可分为初、中、末三期进行辨证,并分别选用自拟虚劳系列方进行治疗。

1.病因病机

MDS之病因,有内因、外因、不内外因三端。内因多由先天禀赋不足,邪毒内蕴骨髓,或后天调养失宜,脏腑气血亏虚;外因为邪毒乘虚侵袭，伤及气血骨髓；不内外因为理化药毒伤体，邪毒直中骨髓。

其发病机理为邪毒伤及骨髓，血液生化乏源，脏腑失其滋养，气血阴阳失调，各种变证丛生。或因阴精受损，内热熏蒸，灼伤脉络，迫血妄行，加之病久耗气伤血，血失统摄，形成各种出血；或因正气虚弱，卫外不固，六淫或疫毒之邪外感，营血热炽而见高热持久不退；或因热灼津液，煎熬为痰，病程日久，气血更虚，因虚生瘀，痰瘀互结，脉络瘀阻，形成癥块或瘰疬痰核。

1.1 先天禀赋不足 邪毒自内而生

肾为先天之本，精血之脏，血之源头，藏精而主骨生髓；精能生髓，髓可化血，精髓乃血液生化之源。父母罹患疾病，精血亏虚，六淫或疫毒之邪外袭，遗毒于胎；或孕妇失于调摄，恣食辛辣炙煿及肥甘厚味，或乱服药石，或郁怒悲思过度，五志化火，皆致邪毒自内而生，变生胎毒，遗于胎儿，传于下代，蕴而待发。致生之后，及至长大，或因劳倦过度，或因情志不舒，或因外邪感触，乃发本病。尤其是年高之人，肾精亏虚，气血不足，卫外力弱，阴阳失调，则更易罹患斯病。

1.2 后天调养失宜 邪毒乘虚侵袭

脾胃为后天之本，气血生化之源。后天饮食失调，生血原料匮乏；或患脾胃疾病，久病缠绵未愈；或操劳过度，劳伤心脾；或情志不畅，肝气犯脾，皆可损伤中焦脾胃，生化乏源，气血更虚，而致本病发作，或使病情加剧。亦可因调摄不固，六淫或疫毒之邪外袭；或久居有毒环境，或常触有害物品，或乱服毒性药物，均可使邪毒直中骨髓，波及气血，殃及五脏，因时日久，亦可引起或诱发本病。

2. 病性病期

MDS 主要致病因素为邪毒，五脏六腑气血亏虚是其发病的基础；主要病变部位在骨髓，波及气血，涉及五脏六腑。疾病性质属于本虚标实、虚实夹杂,邪毒之邪实及血虚之正虚贯穿于疾病始末;瘀血作为一种病理产物,亦可见于整个疾病过程中。本病之本虚中又有气虚、血虚、阴虚、阳虚之分,更有气血两虚、气阴两虚、阴阳两虚、阳虚血脱之别,但以血虚为主;邪实中又有邪毒、热毒、瘀血、痰浊之分,更有毒热蕴结、毒夹瘀血、瘀而化热、痰瘀交阻等变证,但以邪毒为主,瘀血次之。

本病经治疗后,邪毒由盛转衰,正气渐复,病情可以缓解;但由于邪毒未尽,当正气内虚时,常可复发,反复发作,则易发生多种变证。根据细胞形态学特点,FAB协作组将MDS分为5个亚型[4]:①难治性贫血(RA);②难治性贫血伴环形铁粒幼细胞增多(RARS);③难治性贫血伴原始细胞增多(RAEB);④转变中的难治性贫血伴原始细胞增多(RAEB-t);⑤慢性粒单核细胞白血病(CMML)。

由于MDS临床见症多端,截至目前,中医对其辨证分型尚未取得统一,但根据其发病特点,临床特征及病机的演变,结合现代医学分型及实验检查所见,本病可分为初期、中期、末期三期进行辨证论治。

2.1初期

MDS患者,一般起病多缓慢,大多数是以乏力气短、头晕心悸、面色苍白等气血两虚症状而就诊。询问病史,约有半数以上出现上述症状已达一年以上,且乏力气怯之气虚症状最早出现,继之出现头晕、心悸、面色苍白诸症,且常易伴发热、咳嗽等外感症状,少数可伴有不同程度的出血。疾病初期,当以正虚为主;正虚之中,又以气虚为先,特别是缘先天禀赋不足所致者,其气虚之象则更易显现。气虚日久,则血无气以生,故血随之而虚,而呈气血两虚。由此可见,此期之本虚,多有由气虚→血虚→气血两虚的演变过程,但诸虚之象多不显著。

由于具有先天不足,邪毒内生,蕴而待发;或后天失养,邪毒侵袭,或邪毒直中等特点,故疾病初期,即有邪毒,但多不著。又因其起病缓慢,因虚生瘀,故作为标实之瘀血,在此期亦可出现,但亦不著。此期主要表现为邪毒内蕴,气血亏虚,以虚为主,虚中夹实。病情特点是正虚邪不盛,多见于RA及RARS型。

2.2 中期

随着MDS病情的发展,疾病中期,其邪正交争、虚实夹杂之征象更加明显。一方面,由于机体正气虚弱,气血不足,正不胜邪,致使邪毒蕴而发作;卫外不固,易使邪毒有可乘之机,或外袭,或直中,而使邪毒更著,疾病加重。另一方面,由于邪毒或蕴而发作,或外袭,或直中,直接损伤骨髓,耗气伤血,致使脏腑气血更虚,五脏阴阳虚损,虚象更显。此期之本虚,多有由气血两虚→肝肾阴虚→脾肾阳虚→阴阳两虚的演变过程。其阴虚多与肝、肾两脏有关;阳虚主要表现在脾、肾两脏;而阴阳两虚则涉及五脏六腑。此期主要表现为邪毒已盛,脏腑阴阳气血亏虚,虚实夹杂。病情特点是正虚邪实,多见于RA、RARS及RAEB型。

2.3 末期

由于失治误治等因素,致使MDS病情进一步发展,疾病后期,邪毒更加炽盛,气血生化之源枯竭,脏腑阴阳虚衰,在阴阳两虚的基础上,又会出现阳微阴竭、亡阴亡阳等危候,以及毒热蕴结、热迫血行、痰瘀交阻等诸多变证。此期主要表现为邪毒炽盛,气血阴阳衰竭,且虚无纯虚,实无纯实。病情特点是正衰邪炽,多见于RAEB及RAEB-t型,以及其他各型有严重合并症者。

3. 辨证论治

3.1 初期:邪毒内蕴 气血亏虚

此期病情相对轻浅,经合理治疗,常可有效控制病情发展。症状:以气虚为主者,多见神疲乏力,呼吸气短,语言低微,少气懒言,纳谷少馨,或见面色㿠白,头晕目眩,心悸自汗,舌质淡,边有齿痕,脉虚细无力。以血虚为主者,多见面色无华或萎黄,口唇爪甲色淡,头晕目眩,心悸,失眠,手足发麻,女子月经量少,愆期,甚则经闭,舌质淡,脉沉细无力。兼见以上两种症状者,则为气血两虚。

病机分析:先天禀赋不足,精血亏虚,元气虚弱,邪毒自内而生,蕴而待发,损伤气机,气虚日久,生血无力,而致气血两虚;后天调养失宜,邪毒乘虚侵袭,或直中骨髓,耗气伤血,波及脏腑,脾胃受损,气血生化乏源,致使气血两虚之证加重而彰显。

治法:以扶正为主,兼清邪毒。用补气养血,清热解毒之法。

方药:虚劳补血解毒汤。

黄芪 30g,党参 15g,当归 15g,熟地黄 15g,白芍 10g,川芎 10g,茯苓 10g,炒白术 10g,阿胶 10g(烊化),鸡血藤 10g,大青叶 15g,墓头回 15g,白花蛇舌草 15g,龙葵 10g,炙甘草 10g。

方药分析:方中黄芪补气以生血;当归、熟地黄、白芍、阿胶滋补阴血;鸡血藤、川芎补血活血,生新防瘀;党参、茯苓、炒白术健脾益气;大青叶、墓头回、白花蛇舌草、龙葵清热解毒,凉血止血;炙甘草健脾和中,使补而不滞。诸药合用,祛邪不伤正,扶正不碍邪,补血不留瘀。

加减:若瘀血征象明显时,则以赤芍易白芍,并可选用当归尾以补血活血,酌加丹参、莪术以加强活血化瘀;兼见出血明显者,去川芎,加仙鹤草、旱莲草、紫草以凉血止血;兼发热咳嗽者,加金银花、连翘、生石膏、竹沥以清热解毒,清泄肺热。

临证体会:此期若单用补血,则取效不显;若合以补气生血之品,则取效明显,且补气宜在补血之先。方中黄芪用量宜大,以无形而生有形。纯用补益气血,则易助长邪毒。故须在补气养血的基础上适量加用清热解毒之品,方中大青叶、墓头回、白花蛇舌草、龙葵四味,经多年观察,用治血病之邪毒效显,故多用之。

3.2 中期:邪毒已盛 阴阳亏虚

此期病情相对较重,经有效治疗,疾病可获好转,多能回转至气血两虚阶段;亦可减少或延缓恶化。某些情况下还应配合西药治疗。

3.2.1 邪毒已盛 肝肾阴虚

症状：面色萎黄或㿠白，唇甲色淡，头晕目眩，心悸气短，倦怠乏力，腰膝痠软，少寐多梦，颧红咽干，五心烦热，低热盗汗，或腹部癥块，或颈旁瘰疬，或伴肌衄、齿衄、鼻衄，舌尖红，苔少，脉细数。

病机分析：邪毒内蕴骨髓日久，或邪毒外袭或直中，耗伤精血，气血更虚，阴精亏耗，脏腑虚损，肝肾阴虚，内热熏蒸，或虚火上炎，迫血妄行；或久虚则瘀，瘀血阻滞，结于胁下；或痰瘀互结，聚于颈旁，致生斯证。

治法：扶正祛邪，标本同治。用滋补肝肾，清热解毒之法。

方药：虚劳滋阴解毒汤。

生晒参 15g（另煎），山茱萸 30g，当归 10g，熟地黄 15g，醋炙鳖甲 10g（先煎），枸杞 10g，女贞子 10g，旱莲草 10g，阿胶 10g（烊化），炒白术 10g，大青叶 20g，墓头回 20g，白花蛇舌草 20g，龙葵 15g，炙甘草 10g。

方药分析：方中生晒参益气养阴；山茱萸、枸杞、女贞子、旱莲草补益肝肾之阴以养血；醋炙鳖甲滋阴潜阳，软坚散结；熟地黄降相火，益精血；当归、阿胶滋补阴血；大青叶、墓头回、白花蛇舌草、龙葵清热解毒，凉血止血；炒白术、炙甘草健脾益气和中。诸药合用，滋阴而不滋腻，寒凉不伤脾胃。

加减：若发热甚者，加生石膏、知母、栀子、黄芩以加强清热解毒；出血明显者，加仙鹤草、牡丹皮、赤芍以凉血止血；腹部癥块及颈旁瘰疬明显者，加生牡蛎、莪术、夏枯草以化痰活血，软坚散结。

临证体会：此期若一味滋阴，则易助邪为患；盲目清热解毒，则有伤正之虞。故宜祛邪扶正并用。方中大剂山茱萸填精补髓，以滋化源；选用益气养阴见长的生晒参，以补气生血，补而不燥；且清热解毒之品用量宜大，以控病势。

3.2.2 邪毒已盛 脾肾阳虚

症状：面色㿠白无华，形寒肢冷，心悸气短，头晕乏力，腰膝痠软,小便清长,大便溏薄,男子遗精、阳痿,女子月经量少或不调,舌质淡,舌体胖大,边有齿痕,苔薄白,脉沉细无力。

病机分析:邪毒入体,病程日久,气血更伤,阴病及阳;脾阳虚则不能运化,致使气血更虚;气不足而阳继虚,阳虚生内寒;肾阳虚而上不能蒸煦脾阳,致令脾阳虚而健运失职,终致脾肾阳虚。

治法:扶正祛邪,标本同治。用温肾健脾,清热解毒之法。

方药:虚劳温阳解毒汤。

红力参10g(另煎),鸡血藤30g,当归10g,熟地黄15g,鹿角胶10g(烊化),炙附子10g(先煎),肉桂10g,菟丝子15g,肉苁蓉15g,山茱萸10g,大青叶20g,墓头回20g,白花蛇舌草20g,龙葵10g,炙甘草10g。

方药分析:方中红力参大补元气,复脉固脱,益气摄血;鸡血藤补血活血;鹿角胶、肉苁蓉温补肾阳,补益精血;炙附子、肉桂补火回阳,引火归元;菟丝子补阳益阴;当归、熟地黄、山茱萸养血滋阴,以阴中求阳;大青叶、墓头回、白花蛇舌草、龙葵清热解毒,凉血止血;炙甘草益气和中。诸药合用,补阳而不燥,苦寒不伤中。

加减:若邪毒较盛者,加莪术、半枝莲、虎杖、金银花以加强清热解毒;兼见出血者,加仙鹤草、旱莲草、紫草、茜草以凉血止血;胁下痞块者,加醋炙鳖甲、生牡蛎、夏枯草以化瘀活血,软坚散结。

临证体会:此期若一味补阳,一则易助火势,恐有出血之虞;二则更耗阴血,易致阴阳两虚,出现危候。故宜酌加滋阴养血之品,以阴中求阳。方中鸡血藤苦甘性温,既能活血,又能补血,补血而不留瘀,故用量宜大;红力参既补元气,又能固脱,更能防止出血;再加大剂清热解毒之品,以攻补兼施。

3.3末期:邪毒炽盛 脏腑虚衰

此期病情危重,并发症多,部分患者经及时合理的治疗,可回转至肝肾阴虚或脾肾阳虚阶段,但多数患者仍需配合以西医之抗感染、输血及对症支持治疗[5],甚至化疗,方可逆转病势。

3.3.1 邪毒炽盛 营血热燔

症状:壮热,烦渴,喜冷饮,热不为汗解,头痛头晕,形体憔悴,气短懒言,或兼口舌生疮,咽痛音哑,肛周疼痛,便秘溲赤,脘腹胀满,或有衄血、尿血、便血,甚者神昏谵语,舌质偏红或红绛,苔黄厚腻或无苔,脉虚大或弦滑而数。

病机分析:病至末期,邪毒炽盛,气血更耗,脏腑虚损,卫外不固,外邪或疫毒之邪入侵,营血热燔,则壮热不退,且不为汗解;热毒内攻,则咽痛音哑,肛周疼痛,便秘溲赤;热迫血行,则出血、神昏等变证丛生。

治法:以祛邪为主,兼用扶正。用清热败毒,凉血养阴之法。

方药:虚劳败毒清热汤。

水牛角30g(先煎),生石膏30g(先煎),知母20g,生地黄20g,牡丹皮10g,赤芍10g,连翘15g,栀子10g,黄芩10g,紫草15g,大青叶20g,墓头回20g,白花蛇舌草20g,龙葵10g,甘草10g。

方解:方中水牛角、生地黄、牡丹皮、赤芍、紫草清营凉血;生石膏、知母清热养阴;连翘、栀子、黄芩泻火解毒;大青叶、墓头回、白花蛇舌草、龙葵清热败毒,凉血止血;甘草解毒和中。

加减:若出血甚者,另吞服三七粉或中成药云南白药以加强止血;神昏谵语者,可选择应用中成药"凉开三宝",以开窍醒神。

临证体会:MDS之发热,可见于疾病任何一期,多缘邪毒伤髓,化热生火;或耗气伤血,卫外不固,时邪外袭,正邪相争所致。特别是病至晚期者,多见邪热鸱张而壮热不退,若不及时救治,往往危及生命。此期虽五脏阴阳气血虚衰,但因邪毒鸱张,营血热燔,病势较急,故宜以祛邪为主,急则治其标,待热退身凉之后,再用扶正祛邪。方中水牛角、生石膏用量宜大,以气营两清,凉血救阴。

3.3.2 邪毒炽盛 痰瘀互结

症状;面色萎黄,头晕眼花,心悸失眠,乏力气短,消瘦纳差,或颈旁、腋下、胯腹等处瘰疬痰核,或胁下痞块坚硬胀满,或胸闷骨痛如针刺，或伴鼻衄、肌衄，舌质黯淡，或有瘀点瘀斑，苔厚腻，脉细涩。

病机分析：气血虚弱之体，邪毒内蕴日久，势必化热生火，热灼津液，煎熬为痰；病程日久，毒蕴血瘀，因虚生瘀，痰瘀交阻，或滞于胸部、胁下，或结于颈旁、腋下、胯腹，乃发痞块或瘰疬痰核。

治法：祛邪扶正，标本同治。用清热败毒，化痰活血之法。

方药：虚劳败毒消癥汤。

醋炙鳖甲15g(先煎)，生牡蛎20g(先煎)，丹参20g，黄芪20g，当归尾15g，桃仁10g，红花10g，莪术10g，夏枯草15g，鸡血藤10g，大青叶20g，白花蛇舌草20g，墓头回20g，龙葵15g，甘草10g。

方药分析：方中醋炙鳖甲软坚散结；生牡蛎、夏枯草化痰软坚；黄芪益气生血；丹参、当归尾、鸡血藤活血养血；桃仁、红花、莪术活血化瘀；大青叶、墓头回、白花蛇舌草、龙葵清热败毒，凉血止血；甘草解毒和中。

加减：若出血症状明显时，加仙鹤草、旱莲草、紫草以凉血止血；伴发热者，加生石膏、知母、水牛角以养阴清热凉血；亦可加服中成药鳖甲煎丸(《金匮要略》方)。

临证体会：痰瘀互结可见于疾病任何一期，但以末期最为多见，症状亦重。故无论何期，若有痰瘀互结征象时，均可以本方加减化裁。由于病至末期，邪毒炽盛，五脏虚衰，故治疗时应标本兼顾，祛邪扶正，而不能一味祛邪，以防更伤气血。方中醋炙鳖甲、生牡蛎、丹参三药用量宜大，以祛瘀化痰，软坚消癥。

3.3.3 脏腑虚衰 血不循经

症状：面色萎黄或㿠白，形体憔悴，消瘦乏力，头晕目眩，气短懒言，心悸失眠，或鼻衄、肌衄，或吐血，或尿血、便血，妇人月经量多，甚或崩漏不止，舌质淡，苔薄，脉细弱。

病机分析：病至末期，邪毒炽盛，五脏虚极，气虚无力统血，阳虚无力固摄，或阴虚火旺，热迫血行，均可引发出血，或使原有出血症状加重，甚至出现阳虚血脱等危候。

治法:以扶正为主,兼用祛邪。用益气养血,凉血止血之法。

方药:虚劳败毒摄血汤。

黄芪30g,当归20g,党参20g,阿胶10g(烊化),山茱萸10g,三七粉3g(冲服),仙鹤草20g,生地黄15g,鸡血藤10g,大青叶20g,墓头回20g,白花蛇舌草20g,龙葵10g,炙甘草10g。

方药分析:方中黄芪、党参益气补血;当归、阿胶补血止血;仙鹤草、山茱萸收敛止血;生地黄凉血止血;三七粉活血止血;鸡血藤养血活血止血;大青叶、白花蛇舌草、龙葵清热败毒;墓头回清热解毒,凉血止血;炙甘草益气和中。

加减:若出血伴发热者,加水牛角、牡丹皮、生石膏以清热泻火,凉血止血;有阴虚火旺之证者,加紫草、旱莲草、龟板胶以滋阴降火止血;瘀血征象明显者,加茜草、赤芍、牡丹皮以化瘀止血。

临证体会:本病之任何一期,均可出现出血见症,特别是病至晚期,脏腑虚极,血失统摄,往往出血量大,部位多,症状重,故急当以止血为第一要务,血止之后或出血减轻后再治其本。方中黄芪、党参用量宜大,以益气摄血,并防气随血脱。

参考文献

[1]张之南,郝玉书,赵永强,等.血液病学[M].第2版.北京:人民卫生出版社,2011:882.

[2]邓成珊,周霭祥.当代中西医结合血液病学[M].北京:中国医药科技出版社,1997:220-234.

[3]夏小军,段赟.中医学对骨髓增生异常综合征的认识及辨治策略[J].新中医,2013,45(12):14.

[4]张之南,沈悌.血液病诊断及疗效标准[M].第3版.北京:科学出版社,2007:158.

[5]梁曦,王芳,白丽君.裴正学教授中西医结合治疗MDS经验[J].甘肃中医,2010,23(5):13.

(刊登于《西部中医药》2015年第28卷第10期,夏小军、段赟 作)

中医药治疗白细胞减少症的思路与方法

摘要

白细胞减少症是一组由不同病因导致的外周血白细胞计数持续低于正常(4×10^9/L)的综合征[1]。其临床一般呈慢性过程,少数可无症状而在体检时才发现;多数有乏力、头晕、精神萎靡、食欲减退、记忆力减退、心慌,或见低热等症状,有的病人可反复感染,如口腔炎、上呼吸道感染、支气管炎、肺炎、中耳炎、泌尿系感染等,常反复发作而又不易治愈;但有的病人却无反复感染的表现。

白细胞减少症属祖国医学"虚劳""虚损""温病"等范畴[2-3]。其发病是由于先天禀赋不足,体质虚弱;后天失于调理,耗伤气血所致。疾病乏源于脾,病本于肾;肾与脾的虚损是本病发病之关键。病久不愈可出现毒热入血、热毒败血等病机变化;虚、瘀、热是其主要病理表现;阴、阳、气、血亏损是其主要病机演变的特点。临床辨证为气血两虚、肝肾阴虚、脾肾阳虚、正虚血瘀四型,分别采用自拟升白系列方进行治疗。同时应注意辨证论治,审证求因;调补脾肾,以治其本;气血互生,阴阳互根;活血化瘀,贯穿始终;擅用诸参,活用人参;顾护胃气,健脾调中六点。

1.病因病机

中医理论认为,白细胞减少症常由先天禀赋不足,体质虚弱;后天失于调理,耗伤气血;或劳倦过度,损及五脏;或饮食不节,伤及脾胃;或大病久病之后体虚,感受四时不正之邪;或用药不当伤及正气，气血生化之源被抑；或理化邪毒伤及气血，骨髓生血功能受损而引发。疾病源于脾，病本于肾；先天之本肾与后天之本脾的虚损是本病发病之关键。病久不愈，则因虚生瘀，或因虚感邪，或正气不足，邪毒内生，可出现毒热入血、热毒败血等病机变化，故虚、瘀、热是其主要病理表现；阴、阳、气、血亏损是其主要病机演变的特点。凡以气血失调为主者，当以脾为主进行辨证；以阴阳盛衰为主者，则应以肾为主进行辨证。

1.1 内因

1.1.1 禀赋薄弱　形气不足

男精女血结合，乃能受孕成胎。若父母不能谨守聚精养血之道，或恣情纵欲，或房室不节，均可损伤肾气，戕伐生机，暗耗精血；或母体受孕之后，饮食不节，损伤脾胃，精血无以生化，致使胎中失养，即生之后，及至长大，则脏腑不健，体质虚弱，且易为病邪所损，而发本病。亦如清代何炫《虚劳心传·虚证类》所云："有童子患此者，则由先天禀受之不足，而禀于母气者尤多。"

1.1.2 久病劳倦　耗伤精血

后天失于调理，或忧思不解，或劳倦过度，损伤心脾，耗伤气血；或房劳过度，虚败精液，真元耗散，精髓不得滋化气血；或大病久病，失于调理，精血耗损，皆致脏腑功能失调，阴阳气血俱虚，而发本病。且病久不愈，脉络痹阻，正虚血瘀，致病无愈期。亦如清代程曦《诊家四要·病机约论》所云："曲运神机则劳心，尽心谋虑则劳肝，意外过思则劳脾，遇事而忧则劳肺，色欲过度则劳肾。"

1.1.3 饮食不节　伤及脾胃

脾胃为后天之本，气血生化之源。饮食不节，或暴饮暴食，或嗜欲偏食，或饮酒过度，皆可损伤中焦脾胃；久则脾胃功能衰退，不能化生气血，致使气血亏虚，内不能调和五脏六腑，外不能洒陈营卫经脉，渐至表里俱虚，阴阳失调，乃发斯病。亦如清代唐大烈《吴医汇讲》引汪缵功"虚劳论"所云："盖精生于谷，饮食多自能生血化精……若脾胃一弱,则饮食少而血不生,阴不能以配阳,而五脏齐损。"

1.2外因

1.2.1正气虚弱 外感六淫

营卫不和之体,易感六淫之邪,时邪侵入机体,邪正交争日久,正虚邪进,营卫俱虚,脏腑气血功能失调,则发本病。若迁延失治,病邪久羁,正气更伤;或病邪入里,损及营血,伤及骨髓,生血之源被遏,终致病情加重,且缠绵难愈。亦如清代陈念祖《医学从众录·虚痨续论》所云:"虚痨之人,必有痰嗽,亦最多感冒。"

1.2.2用药不当 脏腑损伤

素有痼疾需久服药者,药物蓄积;或长期服用有毒药物,或误服毒药,直接损伤气血;或形气不足之体,妄投苦寒、金石之类,败伤脾胃,损及肝肾,皆致生血之源被抑,精血耗损,而发本病。亦如明代汪绮石《理虚元鉴·虚症有六因》所云:"因医药者,本非劳症,反以药误而成。"

1.2.3邪毒直中 骨髓受损

长期工作或居住在有毒环境影响之地,或长期接触有害毒物,邪毒直中,耗气伤血,损及阴阳,伤及脾肾,波及骨髓,气血精髓失其化源,乃发本病。亦如清代吴澄《不居集·上集》所云:"惟有一种先因劳倦所伤,外邪乘虚,直伤中气,但觉困惫,饮食无碍,只不知味,面带阴惨,肌肤萧索,有类于阴乎,又有类乎气血两虚。"

2.辨证论治

根据白细胞减少症的病因病机及临床特点,临证可将其归纳为气血两虚、肝肾阴虚、脾肾阳虚、正虚血瘀四型辨证论治。

2.1气血两虚

症状:面色萎黄无华,乏力气短懒言,语言低微,头晕目眩,失眠多梦,或心悸怔忡,纳呆食少,倦怠汗出,易于外感,舌质淡,苔少，脉细微。此型多见于疾病早期，症状较轻。

病机分析：先天禀赋不足，精气素虚；或后天失于调理，气化乏源，脾肾受损，精髓失其化源，气血不能滋养荣润，则面色萎黄无华，乏力气短懒言，语言低微，头晕目眩，失眠多梦，或心悸怔忡；脾失运化，则纳呆食少；形气不足，则倦怠汗出，易于外感。舌质淡，苔少，脉细数均为气血亏虚之象。

治法：补气养血，填精益髓。

方药：补气养血升白汤。

党参15g，黄芪30g，当归15g，熟地黄15g，鸡血藤30g，阿胶10g(烊化)，茯苓10g，炒白术10g，菟丝子15g，山茱萸10g，白芍10g，山药10g，炙甘草10g。

方药分析：方中党参、黄芪、茯苓、炒白术、山药、炙甘草健脾益气，并防他药滋腻碍脾；当归、熟地黄、阿胶、白芍滋补阴血，填精益髓；鸡血藤补血活血，使补而不滞；菟丝子补肾固精，以助生化；山茱萸填精益肾，以资化源。

加减：若头晕目眩明显者，加枸杞、决明子以养肝明目；心悸怔忡明显者，加炒酸枣仁、远志以养血安神；纳呆食少明显者，加炒麦芽、山楂以健胃消食；自汗较多者，加生牡蛎、浮小麦以固表敛汗；因体虚而易于外感者，加防风、板蓝根、贯众以祛风固表；感邪之后贼伤元气者，亦可选用薯蓣丸（《金匮要略》）加减，以扶正祛邪。

2.2肝肾阴虚

症状：面色少华，两颧潮红，神疲乏力，头晕目眩，耳鸣如蝉，腰膝痠软，五心烦热，潮热盗汗，或咽干口燥，虚烦少寐，梦多遗精，或胁肋胀痛，或妇女月经量少，舌质红，苔少，脉细数。此型多见于疾病中期，症状较重。

病机分析：病程日久，五脏之伤，穷及肝肾；肝肾真阴亏损，精髓不能化生气血以滋养全身，则面色少华，神疲乏力；阴虚不能制阳，虚阳浮越，则两颧潮红，潮热盗汗；虚阳上扰清窍，则头晕目眩，耳鸣如蝉;肾精失充,则腰膝痠软,男子梦遗,女子月经量少;肾阴亏损,虚火上炎,则咽干口燥;心肾不交则虚烦少寐;肝阴不足,肝失条达,则胁肋隐痛。舌质淡,苔少,脉细数均为肝肾阴虚之象。

治法:滋补肝肾,益气养血。

方药:滋补肝肾升白汤。

生晒参15g,黄芪20g,当归10g,鸡血藤30g,熟地黄15g,菟丝子15g,枸杞10g,山茱萸10g,龟板胶10g(烊化),女贞子15g,旱莲草10g,山药15g,炙甘草10g。

方药分析:方中生晒参峻补气阴;黄芪、当归补气生血;熟地黄养血滋阴,补精益髓;龟板胶滋阴潜阳,补肾养血,兼能软坚祛瘀;枸杞、山茱萸、女贞子、旱莲草滋养肝肾之阴;菟丝子补肾固精,鸡血藤补血活血,二药相用,既阳中求阴,又补而不滞;山药、炙甘草补脾益气,防止伤中。

加减:若精血枯竭,耳鸣耳聋明显者,加紫河车、阿胶以填补精血;阴虚内热、烦热盗汗明显者,加地骨皮、生地黄以泄热养阴;虚烦少寐者,加炒酸枣仁、黄连以清心宁神;口干咽燥明显者,加沙参、麦门冬以滋养肺胃;梦遗明显者,加黄柏、生牡蛎以降火潜阳;胁肋隐痛明显者,加白芍、川楝子以柔肝疏泄;妇女月经量少者,加阿胶、益母草以养血调经;伴纳差者,加炒麦芽、炒白术健脾调中,以助运化。

2.3脾肾阳虚

症状:面色苍白,精神萎靡,形寒肢冷,神疲自汗,腰膝痠冷,食少便溏,小便清长,或下肢肿胀,或脘腹冷痛,舌质淡胖,边有齿痕,苔薄白,脉沉细。此型多见于疾病后期,症状重。

病机分析:劳伤脾气,气血生化乏源,滋养荣润无力,则面色苍白,精神萎靡,神疲自汗;久虚不复,损及肾阳,或因肾阳先虚,精失闭藏,则腰膝痠冷,小便清长;命门火衰,不能温煦脾土以运化水谷精微,则体衰食少,大便溏泻;脾肾阳虚,机体失于温养,则畏寒肢冷,或脘腹冷痛;脾肾化气行水无权,水液失于输布,则可见下肢肿胀。舌质淡,边有齿痕,苔薄白,脉沉细均为脾肾气阳虚衰之象。

治法:温补脾肾,益气养血。

方药:温补脾肾升白汤。

红力参15g,黄芪20g,当归10g,鸡血藤30g,熟地黄15g,菟丝子15g,补骨脂15g,肉桂10g,鹿角胶10g(烊化),山茱萸10g,枸杞10g,山药10g,炙甘草10g。

方药分析:方中红力参大补元气而温阳;黄芪、当归补气生血;熟地黄养血滋阴,补精益髓;鹿角胶温补肾阳,补养精血;肉桂补命门之火而助阳;补骨脂、菟丝子温脾阳以止泻,补肾阳而固精;鸡血藤补血活血,使补而不滞;山茱萸、枸杞养阴生精,阴中求阳,使补而不燥;山药、炙甘草补脾益气,防止伤中。

加减:若形寒肢冷明显者,酌加炮附子、干姜以补火助阳,散寒止痛;腰膝痠冷者,加杜仲、续断以补肾壮骨;脾虚明显,乏力纳差者,加炒白术、炒麦芽以益气健脾;下利清谷明显者,去熟地黄、当归,加五味子、肉豆蔻以温脾暖肾,固肠止泻;下肢肿胀者,加茯苓、白术以利水消肿;兼见头晕耳鸣者,加潼蒺藜、淫羊藿以补肾固精,清肝明目。

2.4 正虚血瘀

症状:面色晦黯,或肌肤甲错,乏力纳少,心悸气短,畏寒肢冷,头晕耳鸣,腹胁积块,腰膝冷痛,或身体某部刺痛不移,或鼻齿衄血,或午后低热,妇女月经量少,甚或经闭,舌质黯红,有瘀点瘀斑,脉细涩。此型可见于疾病任何时期,或按以上三型辨证治疗无效者。

病机分析:病久缠绵不愈,脾肾两虚,阴阳失调,气机不畅,行血无力,甚或阳气虚衰,血行涩滞,脉失温养,则畏寒肢冷,腰膝冷痛;或阴虚火旺,迫血妄行,则鼻齿衄血;熬血成块,脉络痹阻,血不得上行于头面,则面色晦黯,头晕耳鸣;或邪毒直中,阻遏气机,气滞血瘀，则肌肤甲错，乏力纳少，或身体某部位刺痛不移，或午后低热，妇女月经量少，甚或经闭；瘀血滞于胁下，日久则渐成腹胁积块。舌质黯红，有瘀点瘀斑，脉细涩均为瘀血阻滞之象。

治法：活血化瘀，益气养血。

方药：活血化瘀升白汤。

党参15g，黄芪30g，当归15g，鸡血藤30g，熟地黄10g，菟丝子10g，桃仁10g，红花10g，川芎10g，赤芍10g，郁金10g，山楂10g，炙甘草10g。

方药分析：方中党参、炙甘草健脾益气和中；黄芪、当归补气生血；鸡血藤补血活血；熟地黄养血滋阴，补精益髓；菟丝子补肾固精；桃仁、红花、川芎活血化瘀；赤芍凉血活血；郁金活血行气止痛；山楂活血消食化积散瘀，并防他药滋腻。

加减：若畏寒肢冷、腰膝冷痛明显者，加炮附子、干姜以温阳化瘀；心悸气短，甚或疼痛者，加丹参、延胡索以活血定痛；鼻齿衄血者，加仙鹤草、茜草、墓头回以凉血止血；午后低热明显者，加地骨皮、麦门冬、益母草以养阴清热，活血化瘀；腹胁积块疼痛者，加丹参、三棱、莪术、炙鳖甲以软坚散结；妇女月经量少，甚或经闭者，加川牛膝、益母草以活血通经。

3.体会

白细胞减少症的基本治疗原则是“虚则补之”，故在无感染并发症的情况下，补法是其主要的治疗方法。若有发热感染等并发症出现时，则需按外感热病进行辨证施治，待热退身凉，感染解除之后，再按以上四型辨证论治。临证治疗，还须注意以下几点。

3.1 辨证论治 审证求因

一般而言，由理化因素、药物因素引起的继发性白细胞减少症，如能早期及时诊断，尽快除去病因，辨证论治，多能取效；若因血液肿瘤等原发病所致，或并发严重感染者，辨证论治一般不易短期取效，而应根据原发病的性质和特点，辨病论治与辨证论治相结合进行治疗，某些情况下还需加用西药，其预后也与原发病的治疗有关。故对本病的治疗，首先必须审证求因，辨证论治必须建立在审证求因的基础上进行。

3.2 调补脾肾 以治其本

无论何种原因引起的白细胞减少症，其病因不外乎内伤和外感，病机不外乎先天及后天。脾为气血生化之源，肾主骨生髓而化精，脾肾双亏，气血虚弱，则发本病。故调补脾肾，补气生血为本病的治本之法，临证需灵活掌握应用，切不可一味健脾，更不能单纯补肾。

3.3 气血互生 阴阳互根

本病初起，多以气血亏虚为证候特征，或先伤其气，后病及血；或先损其血，血病累气，以致气血俱虚，五脏不足，病久则出现阴阳两虚之证。偏于阳盛阴亏者，精不化血；偏于阴盛阳衰者，气不化精；或为阴阳俱虚，血失滋化。故治疗时应顾及气血阴阳之间的关系，或补气以生血，或补血以生气；或阴中求阳，或阳中求阴，从多从少之活法，贵在临证处裁。

3.4 活血化瘀 贯穿始终

本病之脾肾亏虚、气血不足及阴阳失调诸型，皆可因久虚不愈而因虚生瘀；因虚致瘀后，瘀血阻滞又可使气血运行不畅，化气生血障碍，而使正虚血瘀加重，致使病程缠绵难愈。故无论疾病任何时期，均可选择应用活血化瘀之品。活血化瘀药首选鸡血藤，其苦甘性温，既能补血，又能活血，无论血瘀、血虚，皆可用之，且对血虚兼有瘀滞之证者，用之最佳。其用量宜大，一般20～40g，最大量可用至60g。

3.5 擅用诸参 活用人参

黄芪、当归、熟地黄、菟丝子诸药，系余治疗白细胞减少症常用之品，参类更是必用之品。然用参类，必须熟识其性，如证属气血两虚及血瘀正虚者，多用性平之党参，以补中益气，养血生津；脾虚不运、食少便溏者，用之对症；即使体虚外感之虚实夹杂之证，亦可选用太子参，取其清补之性，防止气滞碍中。证属阴虚者，多用生晒参，取其性寒不温，补气养阴，清火生津之功；证属阳虚者，则选用红力参，取其性温，大补元气，回阳救逆，益气摄血之功。

3.6顾护胃气　健脾调中

明代李中梓《医宗必读·虚劳》云："大都虚劳怯弱之症，当审其阴阳气血受病之处而温平调剂之，切勿有求速效之心……最要保其胃气，胃气不伤，病终可救。"本病以正虚为主，治疗上多选用补法，而补气生血、益精填髓之品性多滋腻，易碍脾胃，加之其病程进展缓慢，久服滋腻之剂更有伤中之虞，故治疗用药须时时顾护胃气，宜适当选择应用健脾调中之品，如党参、茯苓、炒白术、山药、炒麦芽、山楂、陈皮、甘草等，特别在疾病恢复期，还应积极配合食疗，以"食养尽之"，巩固疗效。

参考文献

[1]马明.益肾健脾法治疗白细胞减少症[J].甘肃中医，1996，9(6)：22.
[2]汤红.白细胞减少症的中医治疗近况[J].厂矿医药卫生，1990，15(3)：164.
[3]姚金华，田占雍，赵淑芳，等.升白胶囊治疗白细胞减少症临床观察[J].西部中医药，2014，27(9)：96.

（刊登于《西部中医药》2016年第29卷第7期，夏小军、段赟 作）

中医药治疗恶性淋巴瘤的思路与方法

摘要

恶性淋巴瘤(Malignant Lymphome,ML)亦称淋巴瘤,是发生于淋巴结和/或结外淋巴组织的肿瘤[1],临床以无痛性、进行性淋巴组织增生,尤以浅表淋巴结肿大为特点,常伴有肝、脾肿大和相应器官的压迫症状,晚期有贫血、发热和恶病质等。根据病理组织学类型,可将ML分为非霍奇金淋巴瘤(non Hodgkin Lymphoma,NHL)和霍奇金淋巴瘤(Hodgkin Lymphoma,HL)两大类。临床中一般认为其发病与感染、先天性或获得性免疫功能失调、环境暴露等因素有关[2]。ML常见于青壮年,且男性多于女性。其预后与疾病的病理类型、细胞或分子遗传学改变、临床分期和治疗等因素有关。

中医学虽无恶性淋巴瘤的记载,但依据临床表现与体征,可将ML归属于中医学"恶核""石疽""失荣""痰核"等范畴。对恶性淋巴瘤的病因病机、病性病位进行深入分析,发现其病机特点重在痰、毒、瘀、虚四个方面,而痰、毒为其要害;病位可涉及五脏、六腑、经络、肌肤等全身各处,发病与肝、脾、肾及气血密切相关。临床辨证分为寒痰凝滞、气郁痰阻、阴虚痰结、痰瘀毒蕴、正虚邪恋五型,并提出相应治则治法,采用自拟消核汤系列进行治疗。

1. 病因病机

ML的发生多因先天禀赋虚弱,卫外不固,寒邪外袭,湿毒内侵;或先天胎毒未净,蓄于体内,蕴而待发;或后天饮食不节;或七情内伤;或劳欲过度;或病后体弱等,致脏腑、阴阳功能失调,痰浊内生。痰湿凝滞,易阻气血,蕴而酿毒,亦可化火;痰瘀毒结,胶着互害,外发无力,积久成核。其病机特点重在痰、毒、瘀、虚四个方面,而痰、毒为其要害。

1.1寒湿凝聚 痰毒内结

先天禀赋不足,脏腑虚弱,卫外不固,寒邪外袭,湿毒内侵,寒湿凝聚为痰。后天调养失宜,或平素脾胃虚弱,水湿运化失职,湿郁于内,酿成湿毒,湿毒不化,日久凝结为痰,痰毒互结,遂成恶核。

1.2肝气郁滞 气血受阻

忧思恼怒,情志不遂,肝气郁滞,津液不疏,停着酿痰,痰气积聚,郁久化热化火,煎灼阴津,炼液为痰。若与邪毒胶结,滞于经络,阻滞气血,则发恶核。

1.3水不涵木 痰火相结

体质虚弱,肝肾不足;或湿阻气郁,化热伤阴;或过劳成损,久病及肾,肾阴不足,水不涵木,虚火内动,灼津为痰,痰火相结,更伤阴津,阴虚血滞,痰瘀互结,聚积不散,久成恶核。

1.4痰瘀毒结 凝聚成块

情志不遂,精神抑郁;或怒伤肝气,气机阻滞,皆使血行不畅,脉络瘀阻,气滞血瘀。脏腑功能失调,津液不化,湿聚成痰,碍气阻络,痰瘀既成,胶着不分,蕴而酿毒,痰瘀毒结,发为恶核。

1.5久病缠绵 正虚邪恋

久患恶核消耗,或用毒药伤正,正气亏损,托毒无力,病邪久留不去,更伤气血阴津,气虚鼓动无力,血虚滋生血瘀,阴虚则血滞,阳虚则失其温煦,日积月累,痰瘀毒不能速去,致使病无愈期。且易于感寒、受湿、情志不遂、劳倦等诱因,使疾病复发或加重。

2.病位病性

因痰随气升降,无所不至,故恶核病位可涉及五脏、六腑、经络、肌肤等全身各处。病发于内者，则见纵隔肿块、胁下癥积、胃肠积聚；病发于外者，则见颈项、缺盆、腋下、鼠蹊等处聚生痰核，硬结成片。由于核之所成，重在痰湿，痰之由来，关乎脾肾；核之所踞，多在筋膜，筋乃肝之所主；核之为害，以毒为主，毒最伤气血。故恶核之为病，与肝、脾、肾及气血密切相关。又因核之为病，黏滞有形，痞坚不移，乃痰作祟，是谓阴也；核之性劣，易于流窜，销铄气血，毒恶使然，又谓阳也。且“痞坚之处必有伏阳”，故恶核体阴而用阳。

3. 辨证论治

ML总属本虚标实之证，其病机演变亦具有正虚邪进、邪退正复之消长特点，正虚与邪实贯穿于疾病始末。由于扶正可鼓邪外出，祛邪能使正气自复，其殊途同归，异曲同工，故立扶正祛邪之治疗总则。又由于病程中邪实与正虚消长的偏颇程度不同，以及患者体质强弱存在差异等，故扶正与祛邪之侧重宜当不同。扶正应以健脾补肾、益气养血为主，具体运用时宜按正虚矛盾的主要方面而定，或健脾、或补肾、或滋阴、或益气、或养血、或多法并补；祛邪应以化痰解毒、软坚散结为主，具体运用时则依病邪表现形式与性质而定，或清、或燥、或散、或和、或多法并举。

中医药治疗或辅助治疗ML，在缓解症状、消除体征、增强放化疗耐受性、减轻放化疗副作用、提高患者生活质量、延长生存期等方面均有肯定疗效；但中医药的运用必须在辨证论治的原则指导下进行。

3.1 寒痰凝滞

症状：颈项、耳旁、缺盆、腋下、鼠蹊等处肿核，不痛不痒，皮色如常，坚硬如石，兼见面白少华，形寒肢冷，神疲乏力，舌质淡，苔白或腻，脉沉或细。

病机分析：正气不足，卫外不固，湿邪内侵；脾肾阳虚，津液失布，气化无力，痰湿内生，积久成核，不得外发，循经阻络，故见多处肿核，坚硬如石；痰属阴邪，阴盛则寒，易伤阳气，温煦不足，故见形寒肢冷；气虚失养，则神疲乏力，面白少华。舌质淡，苔白或腻，脉沉或细均为一派寒湿之征。

治法：散寒解毒，化痰散结。

方药：猫爪草15g，夏枯草15g，生牡蛎15g(先煎)，瓦楞子15g(先煎)，昆布10g，海藻10g，白僵蚕10g，浙贝母10g，白芥子10g，炙半夏10g，陈皮10g，玄参12g，莪术10g，山楂10g。

方药分析：方中猫爪草化痰散结，解毒消肿；夏枯草解毒散结；生牡蛎、瓦楞子、昆布、海藻消痰化瘀，软坚散结；白僵蚕解毒散结，化痰软坚；浙贝母化痰散结；白芥子温肺祛痰，理气散结；炙半夏、陈皮燥湿化痰，理气调中；玄参解毒散结，并防它药辛温助火；莪术破血祛瘀，行气止痛；山楂活血散瘀，助运脾胃。

加减：若神疲乏力明显者，加黄芪、当归以补气养血；形寒肢冷明显者，加制附子、肉桂以温阳散寒；伴关节痠痛重着者，加羌活、独活以祛风胜湿；肿核硬肿疼痛难消者，可加蜈蚣1g，研末冲服，以解毒散结，通络止痛；伴肋下癥块明显者，加炙鳖甲、丹参以软坚消癥。

3.2 气郁痰阻

症状：颈项、耳旁、缺盆、腋下、鼠蹊等处肿核，或胁下痞块，不痛不痒，皮色如常，坚硬如石，兼见烦躁易怒，胸腹满闷，两胁胀满，食欲不振，大便不调，舌质红，苔白腻或黄腻，脉弦或弦数。

病机分析：情志不遂，肝郁气结，津液不疏，停着酿痰；肝郁化火，煎灼阴津，炼液为痰；肝郁脾虚，运化不及，湿浊内生，蕴而化痰；痰阻经络，积久成核，故发多处肿核，坚硬如石；肝气不疏，则烦躁易怒，胸腹满闷；肝络不和，则两胁胀满；肝胃不和，则食欲不振，大便不调。舌苔白腻，脉弦为气郁痰结之候；舌质红，苔黄腻，脉弦数为肝火有余之象。

治法:疏肝解郁,化痰散结。

方药:猫爪草15g,夏枯草15g,生牡蛎15g(先煎),白僵蚕10g,柴胡15g,香附15g,枳壳10g,青皮10g,郁金15g,炙半夏10g,陈皮10g,茯苓10g,白术10g,玄参10g。

方药分析:方中猫爪草、夏枯草、生牡蛎、白僵蚕解毒散结,化痰软坚;柴胡、香附、枳壳疏肝行气解郁;青皮疏肝破气,散结消滞;郁金活血散瘀;炙半夏、陈皮燥湿化痰,理气和中;茯苓、白术健脾益气,扶土抑土;玄参解毒散结,养阴清热,并防祛痰之剂伤阴助火。

加减:若两胁胀痛明显者,加延胡索、川楝子以行气活血止痛;伴口苦呕逆者,加黄芩、龙胆草以清泻肝火;伴食滞腹胀者,加山楂、鸡内金以消食导滞;伴大便秘结者,加大黄、厚朴以通腑泻热;伴心烦不寐者,加酸枣仁、栀子以清热除烦,养心安神。

3.3 阴虚痰结

症状:颈项、耳旁、缺盆、腋下、鼠蹊等处肿核;或胁下痞块,坚硬如石,皮色如常;或伴瘙痒,兼见形体消瘦,消谷善饥,潮热汗出,五心烦热,口干咽燥,腰膝痠软,头晕耳鸣,遗精或崩漏,舌质红少津,或红绛,脉细数。

病机分析:体质虚弱,肝肾不足;或湿阻气郁,化热伤阴;或久病耗阴,药毒劫阴,阴虚阳亢,虚火灼津,炼液为痰;或阴虚血滞,痰瘀互结,聚积不散,久之成核,故见多处肿核,坚硬如石;肝肾不足,失于濡润,则形体消瘦,腰膝痠软,头晕耳鸣;营阴不足,血燥风热,则皮肤瘙痒;阴虚内热,则潮热汗出,五心烦热,口干咽燥;虚热上扰,胃火偏盛,则消谷善饥。舌质红少津,或红绛,脉细数为一派阴虚或阴虚火旺之象。

治法:滋补肝肾,化痰散结。

方药:猫爪草15g,夏枯草15g,生牡蛎15g(先煎),白僵蚕10g,熟地黄12g,山茱萸12g,枸杞12g,炙鳖甲12g(先煎),龟板胶10g(烊化),玄参15g,女贞子10g,旱莲草10g,怀牛膝10g,山楂10g。

方药分析:方中猫爪草、夏枯草、生牡蛎、白僵蚕解毒散结,化痰软坚;熟地黄、山茱萸、枸杞滋补肝肾,养阴补血;炙鳖甲、龟板胶滋阴潜阳,软坚散结;玄参养阴清热,解毒散结;女贞子、旱莲草补益肝肾,兼清虚热;怀牛膝补益肝肾,活血祛瘀;山楂活血散瘀,助运脾胃。

加减:若神疲乏力明显者,加黄芪、当归以补气养血;眩晕、耳鸣明显者,加桑椹、阿胶以滋阴补血;伴大便秘结者,加当归、火麻仁以润肠通便;潮热盗汗明显者,加地骨皮、银柴胡以凉血退蒸;皮肤瘙痒甚者,加赤芍、地肤子以凉血清热,利湿止痒。

3.4痰瘀毒蕴

症状:颈项、耳旁、缺盆、腋下、鼠蹊等处肿核;或胁下痞块,时而疼痛,兼见面色晦暗,形体消瘦,壮热烦渴;或午后潮热,口舌生疮,咽喉肿痛;或腹大如鼓,腹部癥块,皮肤瘀斑,溲赤便结;或有黑便,舌质黯或红绛;或有瘀斑,苔黄腻,脉涩或数。

病机分析:脏腑阴阳功能失调,津液不化,湿聚成痰,碍气阻络,血行不畅,日久成瘀;痰瘀既成,胶着不分,蕴而酿毒,痰瘀毒结,发为肿核;或外感毒邪,入血伤髓,销铄气血,气虚血滞,毒瘀胶结,扰乱气机,水液不行,停聚为痰,痰瘀毒结,故见多处肿核,坚硬如石;瘀阻脉络,不通则痛,故肿核时而疼痛,夜间尤甚;瘀血不去,新血难生,濡养不足,则面色晦暗,形体消瘦;痰瘀毒蕴而化火,火热熏蒸,则壮热烦渴,咽喉肿痛,溲赤便结;热灼血络,或痰瘀阻络,血不循经,溢于脉外,则黑便,皮肤瘀点、瘀斑;脉络壅阻,隧道不通,水气停聚中焦,则腹大如鼓,或腹部癥块。舌质黯或有瘀斑,苔腻,脉涩均为一派痰瘀互结之证;舌质红绛,苔黄,脉数为毒热炽盛之象。

治法:逐瘀解毒,化痰散结。

方药:猫爪草15g,夏枯草15g,生牡蛎15g(先煎),白僵蚕10g,丹参20g，鸡血藤15g，红花10g，莪术10g，赤芍12g，郁金15g，川楝子10g，炙鳖甲10g(先煎)，玄参15g，山楂10g。

方药分析：方中猫爪草、夏枯草、生牡蛎、白僵蚕解毒散结，化痰软坚，丹参、鸡血藤养血活血；红花、莪术破血祛瘀，行气止痛；赤芍凉血散瘀；郁金、川楝子行气活血；炙鳖甲滋阴潜阳，软坚消癥；玄参凉血养阴，解毒散结；山楂活血散瘀，助运脾胃。

加减：若伴神疲乏力者，加黄芪、当归以补气养血；核肿疼痛明显者，加延胡索、蜈蚣以活血通络，行气止痛；皮肤瘀点瘀斑明显者，加紫草、茜草以凉血散瘀消斑；伴高热不退者，加生石膏、知母以滋阴清热；口舌生疮者，加栀子、淡竹叶以清胃泻火；咽喉肿痛甚者，加薄荷、牛蒡子以解毒利咽；溲赤便结者，加大黄、白茅根以解毒凉血，通腑泻热；伴见黑便者，加地榆、蒲黄以祛瘀止血。

3.5 正虚邪恋

症状：多处肿核已消，或消及大半，质硬不甚，皮色如常，不痛或痒，兼见面色无华，消瘦脱形，语音低微，乏力倦怠，心悸气短，头晕目眩，恶风，自汗或盗汗，虚烦不眠，舌质淡或黯，苔少或滑，脉弱或细。

病机分析：久病消耗，药毒伤正，正气亏损，托毒无力，余毒未尽，故见多处肿核已消，或消及大半；阳气不足，温煦推动不力，脾胃运化失司，气血生化乏源，四肢百骸失养，故见面色无华，消瘦脱形，语音低微，乏力倦怠，心悸气短，头晕目眩；正虚无力驱邪，邪毒出路无门，进退不能，营卫失和，则见恶风、自汗，或肿核局部不时作痒；舌质淡或黯，苔少或滑，脉弱或细均为一派虚滞之象。

治法：扶正托毒，调和营卫。

方药：猫爪草12g，夏枯草12g，生牡蛎10g(先煎)，白僵蚕6g，黄芪30g，当归15g，党参15g，茯苓10g，白术10g，熟地黄15g，鸡血藤15g，白芍10g，川芎10g，炙甘草6g。

方药分析：方中猫爪草、夏枯草、生牡蛎、白僵蚕解毒散结，化痰软坚；黄芪、当归补益气血，扶正托毒；党参、茯苓、白术健脾益气，以杜绝生痰之源；熟地黄、白芍养血滋阴，补益精髓；鸡血藤补血活血；川芎活血行气，通达气血；炙甘草补中缓急。

加减：若阳虚寒盛者，加淫羊藿、制附子以温肾壮阳；阴虚有热者，加玄参、知母以养阴清热；伴高热不退者，加生石膏、知母以滋阴清热；肋下癥块明显者，加炙鳖甲、莪术以软坚消癥；伴食欲不振者，加山楂、山药以助运脾胃；皮肤瘙痒者，加地肤子、蛇床子以利湿止痒；虚烦不寐者，加酸枣仁、栀子以清热除烦，养心安神。

4. 讨论

4.1 究病机 不外痰毒瘀虚

ML之发病，多缘于先天禀赋不足与后天调养失宜两个方面，其病机重在痰、毒、瘀、虚四端。痰之起因，一为寒湿凝结成痰，二为火热煎熬津液为痰。毒之来源，一为先天胎毒未净，蓄而待发；二为后天滋生之毒，如外感六淫化毒、药毒、疾病所产之毒及饮食所化之毒等，蕴伏体内；三为外界邪毒，包括毒气、毒药等，直中脏腑经络。而瘀与虚既是产生痰与毒的原因，又是痰与毒的病理转归，故痰与毒是ML病机之要害。

4.2 重辨证 注意证型转化规律

一般而言，ML临证一般符合正气不足→寒痰凝滞→气郁痰阻→阴虚痰结→痰瘀毒蕴→正虚邪恋之证候转化规律。由于疾病的复杂多变性及放化疗的干预，往往出现两种情况：一是证候之间没有过渡证型，可出现跳跃式转化；二是型与型之间没有明确的界限，多证交叉也不少见。故具体运用可遵清代程国彭《医学心悟·积聚》“初”“中”“末”之三法进行。邪气初客，正不甚虚，恶核未坚，宜直消之，而后和之；若恶核日久，邪盛正虚，法从中治，须以补泻相兼为用；若核消及半，便从末治，即使运用攻击之药，亦宜和中养胃，导达经脉，裨荣卫疏通，使核自消；虚人患恶核，或恶核正虚甚者，先补其虚，调其脾胃，增其饮食，而后用药攻之。谨遵“三法”，又辨邪实与正虚之性质，再辨所犯脏腑、经络、气血、阴阳之不同，而后采取相应的具体治法。

4.3论治疗　化痰解毒贯穿始终

由于肿核为ML的主要症状，痰与毒为其主要病理机制，加之其病程冗长，常缠绵难愈，且易复发，故其治疗首当重视痰毒为患，化痰解毒之法可贯穿于疾病治疗的始末。具体运用时当根据机体气血阴阳之变化，如阳虚寒凝者宜温化寒凝，气郁痰阻者疏肝解郁，阴虚痰结者滋阴降火，痰瘀毒蕴者化痰行瘀，正虚邪恋者补益气血。随证变化，灵活运用，方可取得满意疗效。自拟消核系列方中的猫爪草、夏枯草、生牡蛎、白僵蚕四药为余临证所常用，其中猫爪草甘、辛，微温，化痰散结，解毒消肿；夏枯草苦、辛，寒，清肝火，散郁结；生牡蛎咸，微寒，清热化痰，软坚散结；白僵蚕咸、辛，平，解毒化痰，软坚散结。四药合用，可奏解毒散结、化痰软坚之效，且温而不燥，苦寒而不伤中，故对ML的各种辨证类型均可使用。临证用药，还需时时顾护胃气，方中炙半夏、陈皮、茯苓、白术、山楂等品，一为辨证论治所需，用治其病；二为防止它药伤中，以顾脾胃。

参考文献

[1]张之南，郝玉书，赵永强，等. 血液病学[M]. 第2版. 北京：人民卫生出版社，2011：986－988.

[2]中华医学会. 临床诊疗指南血液学分册[M]. 北京：人民卫生出版社，2006：71.

（刊登于《中医研究》2016年第29卷第8期，夏小军、段赟 作）

中医药治疗多发性骨髓瘤的思路与方法

摘要

多发性骨髓瘤(multiple myeloma,MM),是常见的造血系统恶性肿瘤,因浆细胞恶性增生,浸润骨髓和髓外组织,产生大量异常单株免疫球蛋白(Ig)和轻链;临床表现为骨痛、骨质破坏和病理性骨折、贫血、高钙血症、高黏滞综合征及肾功能不全等[1]。中国尚无MM发病率的确切流行病学资料,一般估计与周边的东南亚和日本的发病率相近,约为1/10万[2],中国医学科学院报道的MM发病高峰年龄为55~65岁,男女之比为2.35:1[3]。

多发性骨髓瘤属中医"骨痹"范畴。其发病是由于脏腑经络失调,阴阳气血亏损,气机阻滞,痰瘀互结,热毒内蕴所致。其病位在骨,病本在肾,为本虚标实之证;以五脏亏虚为本,气滞、痰阻、血瘀、毒结为标;早期以邪实为主,后期以本虚为主。辨证为肝肾阴虚、气血两虚、热毒炽盛、痰毒瘀阻、脾肾阳虚五型,分别选用自拟骨痹系列方进行治疗。临证还应注重证候特征辨证,以培本固肾为根本治疗大法,同时勿忘邪毒及瘀血为患。现结合临床诊疗经验,就MM的诊疗小结如下。

1.病因病机

MM的发病是由于脏腑经络失调,阴阳气血亏损,气机阻滞,痰瘀互结,热毒内蕴所致。其病位在骨,病本在肾,为本虚标实之证;以五脏亏虚为本,气滞、痰阻、血瘀、毒结为标;早期以邪实为主,后期以本虚为主。

1.1 禀赋薄弱　精气亏虚

先天禀赋薄弱，肾气亏虚，不能化精生髓，而致精气亏虚，易为外邪所伤，或因七情内伤，更耗精气，邪毒侵入骨髓，气血运行不畅，瘀毒内结，发为本病。

1.2 后天失调　瘀毒内阻

后天失于调理，或烦劳过度，伤及肝肾；或思虑过度，损伤心脾；或饮食不节，湿热内蕴；或情志怫郁，皆可损及五脏，阴阳失调；邪毒内侵，潜伏经络，阻碍气机运行，致使瘀自内生；瘀毒内阻，深达骨髓，发为本病。

1.3 久病体虚　邪毒外袭

素有沉疴痼疾，久病体质虚弱，五脏功能失调，邪毒乘虚而入，内搏于骨，深入骨髓，正邪交争，正虚邪盛，乃发本病。

1.4 痰瘀交阻　热毒蕴结

久病属痰，久病多瘀，久虚致瘀，或脾虚失运，痰浊内生，痰瘀化火；或心气不足，推血无力，血行受阻，皆致痰瘀交阻，热毒蕴结，而发本病。

2. 辨证论治

由于MM证属本虚标实，病位在骨，病本在肾，以邪毒内犯骨髓，出现气滞血瘀、痰瘀交阻、毒瘀互结、痰阻血热等病理变化为标，故治疗当以补虚治本为主，活血化瘀、化痰散结、清热解毒、疏肝泄热等治疗为标的原则。

2.1 肝肾阴虚

症状：骨骼疼痛，腰膝痠痛不止，肢体屈伸不利，头晕耳鸣，低热盗汗，骨蒸潮热，五心烦热，口渴咽干，舌质黯红或有瘀斑，苔少，脉弦细数。

病机分析：素体不足或中老年人，劳欲过度，耗伤阴血，致肝肾阴虚,筋骨失养,则发骨痛,举止无力,腰膝痠痛不已;阴虚生内热,则午后潮热盗汗,骨蒸,五心烦热,口渴咽干;精血亏损,不能上荣,则头晕耳鸣。舌质黯红或有瘀斑,苔少,脉弦细数均为阴虚内热兼有瘀阻之象。

治法:滋补肝肾,活络止痛。

方药:骨痹滋补肝肾汤。

熟地黄15g,山茱萸15g,女贞子15g,旱莲草15g,枸杞15g,山药15g,麦门冬15g,怀牛膝12g,杜仲12g,鸡血藤15g,虎杖20g,大青叶15g,黄柏10g,甘草6g。

方药分析:方中熟地黄、山茱萸、女贞子、旱莲草、枸杞滋补肝肾之阴;杜仲补益肝肾,强壮筋骨;麦门冬养阴生津;怀牛膝活血散瘀止痛,兼能清热解毒;鸡血藤养血活血,舒筋止痛;虎杖清热解毒,散瘀定痛;大青叶清热解毒凉血;黄柏清热泻火解毒;山药补肾生津,补脾益胃,以防它药伤中。

加减:若阴虚症状较甚者,加生晒参以益气养阴;阴虚火旺症状明显者,加龟板胶、知母、生地黄以滋阴清热;伴血虚者,加当归、白芍、龙眼肉以滋补阴血;瘀血征象明显者,加丹参、莪术、红花以活血祛瘀;疼痛症状明显者,加木瓜、川断、桑寄生以强筋壮骨止痛。

2.2气血两虚

症状:筋骨疼痛,绵绵不止,遇劳加剧,面色苍白,头晕目眩,神倦乏力,心悸气短,自汗,或皮下瘀点瘀斑,舌质胖,苔薄白或少苔,脉沉细无力。

病机分析:劳倦内伤,失血过多,或久病体虚,气血暗耗,脾肾亏虚,生化无力,气虚血亏,骨失濡养,则筋骨疼痛,绵绵不止;劳累则更耗气血,故遇劳加剧;血不上荣,则面色苍白;气血不能上奉于脑,清阳不升,故头晕目眩;血少气弱,不能滋养心神血脉,则神倦乏力,心悸气短,汗出;气血虚弱,摄血无力,血溢脉外,则皮下瘀点瘀斑。舌质淡体胖,苔薄白或少苔,脉沉细无力均为气血不足之象。

治法:益气养血,兼清毒瘀。

方药:骨痹益气养血汤。

黄芪30g,人参15g(另煎),当归15g,阿胶10g(烊化),熟地黄15g,山茱萸15g,山药15g,炒白术10g,鸡血藤15g,虎杖15g,怀牛膝12g,大青叶20g,炙甘草10g。

方药分析:方中人参大补元气;黄芪补气生血;当归、阿胶、熟地黄、山茱萸滋补阴血,益肾填精;山药、炒白术健脾益气;鸡血藤养血活血,舒筋止痛;怀牛膝补肝肾,强筋骨,活血止痛;虎杖清热解毒,活血通络;大青叶清热解毒,凉血消斑;炙甘草益气和中。

加减:若兼阴虚者,人参易生晒参,加女贞子、旱莲草以益气养阴,补益肝肾;兼阳虚者,人参易红力参,加炙附子、桂枝、仙灵脾以温肾壮阳;瘀血征象明显者,加丹参、莪术、郁金以活血化瘀,行气止痛;疼痛症状明显者,加木瓜、川续断、桑寄生以强筋壮骨止痛;伴发出血者,加仙鹤草、墓头回、茜草以凉血活血止血。

2.3 热毒炽盛

症状:骨痛剧烈不止,烦躁不安,高热神昏,心悸气促,胸胁疼痛,或咳吐黄痰,口渴引冷,或齿鼻衄血,肌肤发斑,舌质深红或绛,苔黄厚腻或无苔,脉虚大而数。

病机分析:机体正气虚弱,邪毒乘虚而入,郁而化火,热毒炽盛,扰乱神明,轻则烦躁不安,甚则高热神昏;邪毒蕴结,瘀阻经络气血,不通则痛,故骨痛剧烈不止,或胸胁疼痛;热毒聚液为痰,故咳吐黄痰;热盛伤津,则口渴引冷;热盛迫血妄行,故齿鼻衄血,或肌肤发斑。舌质红绛,苔黄厚腻或无苔,脉虚大而数均为热毒炽盛、虚中夹实之象。

治法:清热败毒,凉血散瘀。

方药:骨痹清热败毒汤。

水牛角30g（先煎），生石膏30g（先煎），知母20g，生地黄15g，牡丹皮15g，黄芩10g，连翘15g，大青叶20g，玄参15g，虎杖20g，鸡血藤15g，怀牛膝10g，甘草10g。

方药分析：方中水牛角、生地黄、牡丹皮、大青叶清热解毒，凉血止血；生石膏、知母、玄参清热养阴；黄芩、连翘清热解毒泻火；虎杖清热解毒活血；鸡血藤养血活血，舒筋止痛；怀牛膝补肾健骨，活血止痛；甘草解毒和中。

加减：若神昏谵语者，可选择应用中成药"凉开三宝"，或用中成药清开灵注射液静脉滴注，以开窍醒神；出血症状明显者，加仙鹤草、三七、墓头回、赤芍以凉血活血止血，或加服中成药云南白药以止血化瘀；骨痛剧烈难忍者，加乳香、没药、延胡索以活血化瘀止痛；阴伤口渴明显者，加麦门冬、天花粉以养阴生津止渴；咳吐黄痰明显者，加鱼腥草、竹沥以清肺止咳化痰。

2.4 痰毒瘀阻

症状：腰背四肢剧痛，固定不移，拒按，或兼头痛，胸胁疼痛，痛处有大小不等的肿块，或胁下癥块，面色苍黄而黯，倦怠乏力，脘腹胀满疼痛，纳食不佳，舌质淡紫或有瘀点瘀斑，苔腻，脉弦滑或沉细涩。

病机分析：正虚日久，气血津液运行无力，邪毒与之搏结，滋生痰浊，或成败血，痰毒瘀结，阻遏气机，结于腰背胸胁四肢等处，则局部疼痛拒按，痛处有大小不等之肿块，固定不移；痰瘀交阻，结于脘腹，聚于胁下，则脘腹胀满疼痛，纳食不佳，久则胁下形成癥块；中焦受阻，脾失健运，气血生化乏源，加之痰毒瘀阻骨髓，精血生化无力，则致气血更虚，不能充养荣润，故面色苍黄而黯，倦怠乏力。舌质淡紫或有瘀点瘀斑，苔腻，脉弦滑或沉细涩均为痰毒瘀阻，气血衰微之征。

治法：涤痰散结，化瘀解毒。

方药：骨痹涤痰化瘀汤。

生牡蛎30g(先煎),丹参20g,炙半夏15g,浙贝母15g,玄参15g,莪术15g,枳壳10g,夏枯草15g,鸡血藤15g,虎杖15g,大青叶15g,延胡索12g,山楂10g,桂枝6g。

方药分析:方中生牡蛎、浙贝母、玄参清润化痰,软坚散结;炙半夏燥湿化痰;夏枯草清热解毒,化痰软坚;丹参、鸡血藤活血补血;莪术活血化瘀,软坚散结;枳壳、延胡索行气活血止痛;虎杖清热解毒,通络消癥;大青叶清热解毒,凉血止血;桂枝温阳化血活血;山楂活血消食和中。

加减:若痰瘀互结,伤及气阴者,加黄芪、党参、沙参、麦门冬以益气养阴;血虚症状明显者,加熟地黄、阿胶以滋补阴血;纳差者,加神曲、炒麦芽以健胃消食;瘰疬痰核明显者,加昆布、海藻、胆南星以化痰消肿,软坚散结;胁下癥块肿大明显者,可加服中成药鳖甲煎丸(《金匮要略》)以活血消癥,消补兼施。

2.5 脾肾阳虚

症状:腰膝痠软疼痛,骨痛或有包块,面色苍白无华,形寒肢冷,神疲乏力,小便清长,大便溏薄,四肢浮肿,或心悸气短,气喘不能平卧,舌质淡体胖,苔薄或白滑,脉沉细。

病机分析:患病日久,脾肾阳气更虚,不能温通血脉,寒凝气滞,瘀血闭阻,则骨痛或有包块;阳不化气,水湿不运,则四肢浮肿;阳虚失于温煦,则面色苍白无华,形寒肢冷,神疲乏力,腰膝痠软,小便清长,大便溏薄;阳虚水泛,上凌于心,则心悸气短,或气喘不能平卧。舌质淡体胖,苔薄或白滑,脉沉细均为脾肾阳虚或兼有水湿之象。

治法:温补脾肾,益气养血。

方药:骨痹温补脾肾汤。

炙附子10g,桂枝6g,黄芪20g,党参15g,当归15g,炒白术10g,菟丝子15g,仙灵脾15g,山茱萸15g,枸杞15g,鸡血藤15g,怀牛膝10g,大青叶15g,炙甘草10g。

方药分析:方中炙附子补火助阳,散寒止痛;桂枝温阳化血,活血利水;黄芪、党参、炒白术健脾益气行水;菟丝子、仙灵脾温补肾阳;山茱萸、枸杞滋补肾阴,以阴中求阳;当归补血和血;鸡血藤养血活血;怀牛膝补肾活血,强筋健骨;大青叶清热解毒凉血;炙甘草健脾和中。

加减:若骨痛症状明显者,加乳香、没药、延胡索以行气活血,舒筋止痛;浮肿明显者,加茯苓、猪苓、泽泻以利水消肿;大便溏稀者,加砂仁、肉豆蔻以温脾止泻;畏寒肢冷明显者,去桂枝,加肉桂、干姜以温阳散寒;兼恶心呕吐者,加大黄、陈皮、竹茹以化浊降逆止呕;气喘不能平卧者,加五味子、蛤蚧、补骨脂以补肾纳气,降逆平喘。

3.体会

3.1应注重证候特征辨证

MM的病因各异,病变机理复杂,临床可有多种辨证类型,其证候亦随辨证分型不同而有不同的表现。疾病初期,病程较短者多为肝肾阴虚,或阴虚夹瘀,少数病例可表现为气血两虚,或热毒炽盛;病程日久,气血两虚,脾肾亏损,痰浊与邪毒胶固,则以痰毒瘀阻、气血两虚、肾精亏损为多见;后期可出现阴阳两虚。由于本病证属本虚标实,临证所见,各辨证分型之间可以互相重叠及相互转化,同一患者也不可能自始至终表现为一种类型,而是随着病情的变化,各型之间可互相转化。因此,临证必须灵活掌握MM疾病的证候特征及证型演变规律,抓住主要矛盾,分清邪正消长变化情况,而施以不同的治法。

3.2培本固肾为根本大法

本病病位在骨,病本在肾。肾阴不足,毒蕴骨髓,致气血亏虚,肝失所养,肝肾亏损;肾阳虚弱,脾失温煦,气血精微失其化源,而见脾肾俱损。故临证治疗时首当治肾,以培本固肾为根本治疗大法，根据其阴虚、阳虚之不同，分别采用补益肝肾、填精益髓，温补脾肾、补养气血等法。然本病往往虚无纯虚，实无纯实，临证常多种证候夹杂，虚实兼见。此时若一味补虚，则会助邪为患；一昧攻邪，则正气更伤，气血津液难复。故临证治疗须谨察病机，当出现热毒炽盛或痰瘀互结等标实之证时，则应在清热解毒、活血化瘀、化痰散结的基础上，酌加培本固肾之品，以攻补兼施，标本同治。

3.3 勿忘邪毒及瘀血为患

中老年之体，肾精亏损，气血阴阳生化不足，正气虚弱，卫外不固，外邪易乘虚而入，深传至骨，邪毒痰浊阻闭，血行不畅，毒瘀互结，而致本病发作。病深日久，正气更虚，极易复感外邪，而出现本虚标实的热毒炽盛，或致气血更耗，阴阳俱虚；瘀血作为一种病理产物，反过来又会成为一种病因，阻闭经脉，新血不生，进一步加重气血阴精之耗损，致使病情加重，缠绵难愈。故在治疗时必须时时注意邪毒及瘀血为患，而分别加用清热解毒及活血化瘀之品，确能减轻症状，提高疗效。清热解毒常选用大青叶、半枝莲、白花蛇舌草、败酱草等品；活血化瘀常选用丹参、牛膝、莪术、鸡血藤等品；而具有活血定痛、清热利湿解毒之功的虎杖，为余临证所常用，且用量宜大。

参考文献

[1]蒋楠，甘欣锦．中医辨治多发性骨髓瘤的体会[J]．甘肃中医，2005，18(1):7.

[2]邱录贵．多发性骨髓瘤的发病与国人特点[J]．中国实用内科，2006，26(12):886.

[3]陈文明，黄晓军，李娟．多发性骨髓瘤——现状与进展[M]．北京:人民军医出版社，2010:1.

（刊登于《西部中医药》2015 年第 28 卷第 12 期，夏小军、段赟 作）

中医药治疗过敏性紫癜的思路与方法

摘要

过敏性紫癜是最常见的血管炎之一，以非血小板减少性紫癜、关节炎或关节痛、腹痛、胃肠道出血及肾炎为临床表现[1]。本病儿童和青少年多见，发病年龄常为7～14岁，2岁以前及20岁以后者少见，男女比例为1.4∶1[2]；四季均可发病，以春秋季居多[3]。根据临床症状，可将其分为单纯皮肤型、关节型、腹型、肾型及混合型五种类型。

本病属中医学"血证""发斑""肌衄""葡萄疫"等范畴[4][5]。其病因病机为禀赋薄弱、感受外邪，饮食不节、昆虫叮咬，气虚不摄、血溢脉外，阴虚火旺、灼伤血络，瘀血阻络、血不归经五个方面。辨证为热伤血络、阴虚火旺、瘀血阻络、气不摄血四型，用自拟紫癜系列方加减治疗。同时应注重审证求因，清热解毒祛风；依据不同类型，分别辨证论治；活用活血化瘀，勿忘健运脾胃。

1. 病因病机

中医理论认为，过敏性紫癜以外邪侵袭、饮食所伤及气血亏虚为主要病因；火热熏灼、迫血妄行与气不摄血、血溢脉外为其主要病机；疾病过程中各种因素均可致瘀血内生，瘀血阻络，血不归经，亦为疾病的病因病机之一。疾病初起，以阳、热、实证居多；若迁延不已，反复发作，则表现为虚证或虚实夹杂之证。其病位主要在血分,涉及关节、肠胃及肾脏。

1.1 禀赋薄弱 感受外邪

先天禀赋薄弱,体质不强,外感四时不正之气;或体质特异,吸入花粉等特异之邪,外邪欲循经入里,郁于血分,正气奋起抗邪外出,邪正相争,郁而化热,血热炽盛,热迫血行,损伤血络,血溢脉外,则发紫癜。外邪包括六淫之邪、疫毒邪气,以及吸入的特异之邪,而以风邪或风热之邪最为多见。由于风性善行而数变,故风邪既能郁表,还可流注关节,内入肠胃,深达肾脏,而出现相应的病变。亦如明代陈实功《外科正宗·葡萄疫》所云:"感受四时不正之气,郁于皮肤不散,结成大小青紫斑点,色若葡萄。"

1.2 饮食不节 昆虫叮咬

饮食不节,过食肥甘膏粱厚味,滋生湿热;或进食不适之物,如海鲜腥味、不良药物,聚生内热;或食生不化,虫积内生,湿滞热壅;或昆虫叮咬,热毒内蕴等,皆可致内热聚生,外发肌肤,迫血外溢,而成紫癜。湿阻气滞,郁于肠胃,则腹痛明显。亦如隋代巢元方《诸病源候论·患斑毒病候》所云:"斑毒之病,是热气入胃,而胃主肌肉,其热挟毒蕴积于胃,毒气熏发于肌肉,如蚊蚤所啮,赤斑起,周匝遍体。"

1.3 气虚不摄 血溢脉外

素体虚弱,或大病久病之后,气血耗损;或劳倦内伤,脾胃虚弱;或饮食不当,更伤脾胃,皆致脾气虚弱,统摄无权,血无所依,溢于脉外,外达肌肤,则发紫癜。亦如明代薛己《保婴撮要·便血尿血》所云:"脾胃有伤,荣卫虚弱,故上为衄血、吐血,下为尿血、便血。"

1.4 阴虚火旺 灼伤血络

素体肝肾阴虚,虚火内热;或劳倦内伤,肾精亏损;或饮食不节,湿热久蕴,耗伤胃阴;或误用燥药,灼伤胃阴;或情志抑郁,忧伤过度,暗耗阴血;或热盛迫血,病情迁延,反复出血,热盛伤阴,均可致胃阴、肝肾之阴及阴血亏虚，阴虚火旺，灼伤血络，血溢肌肤，则发紫癜。亦如明代张介宾《景岳全书·血证》所云："衄血虽多由火，而唯于阴虚者为多。"

1.5瘀血阻络 血不归经

各种紫癜，血不循经，则瘀血内生；瘀血日久不去，或瘀而化热，热迫则血溢脉外；或瘀久耗伤气血，血虚则脉络失养，气虚则血失统摄，故致紫癜反复发作，色泽紫黯；瘀血阻滞经络气机，不通则痛，故致关节肿痛，或腹痛、恶心、呕吐、腹泻，甚至便血；或肾脏受累而尿血、尿浊，甚至少尿、浮肿。亦如清代唐容川《血证论·时复》所云："凡物有根者，逢时必发，失血何根，瘀血即成根也。"

2.辨证论治

由于过敏性紫癜早期多由火热熏灼，血溢脉外所致，实多虚少，故应以清热解毒祛风、凉血止血养阴为主要治则；疾病中期，虚实并重，则应祛邪扶正，标本同治；对于反复发作，久病不愈，以气血亏虚，气不摄血为主要表现者，又当以益气摄血为主要治则，适当配伍止血、消斑药物。各期的治疗均可配合活血化瘀消斑之品。

2.1热伤血络

症状：起病急骤，出血较重，皮肤出现紫红色的瘀点、瘀斑，继之分布逐渐稠密，以下肢最为多见，紫斑形状不一，大小不等，有的甚至相互融合成片，多呈对称性，伴发热，口渴，便秘，尿黄，或鼻衄、齿衄，皮肤瘙痒，或腹痛，关节痛，腰痛，甚则尿血、便血，舌质红，苔薄黄，脉弦数或滑数。

病机分析：外邪入侵，或饮食不节及不洁，邪毒内酿，致热毒蕴生，邪热与气血相搏，血热炽盛，或胃热亢盛，迫血妄行，血溢脉外，发为紫斑，且发作较急，出血量多，紫斑密度较大；风热毒邪损伤鼻、齿、肠、胃等处之络脉，则见鼻衄、齿衄、尿血、便血；邪气郁于肌表，正邪抗争则皮肤瘙痒；内热郁蒸则发热；热伤津液则口渴；热壅肠道则便秘;热毒凝滞经络关节,则腰、腹或关节疼痛。舌红苔黄,脉数均为内热郁蒸,热势亢盛之象。

治法:清热解毒祛风,凉血止血养阴。

方药:紫癜清热凉血汤。

水牛角30g(先煎),生地黄15g,麦门冬15g,牡丹皮10g,金银花15g,连翘10g,茜草10g,紫草15g,蝉蜕10g,白僵蚕10g,墓头回15g,黄连6g,甘草6g。

方药分析:方中水牛角、生地黄、麦门冬滋阴清热凉血;金银花、连翘、黄连清热解毒;牡丹皮、茜草、紫草、墓头回清热凉血止血,化瘀消斑;蝉蜕、白僵蚕祛风止痛,解毒止痒;甘草解毒和中。

加减:若热毒炽盛,发热明显者,加生石膏、知母、龙胆草以清热泻火解毒;出血广泛者,加仙鹤草、白茅根、藕节炭以清热凉血止血;皮肤瘙痒明显者,加地肤子、白蘚皮以清热祛风止痒;咽喉疼痛者,加牛蒡子、射干以清热解毒利咽;关节肿痛者,加秦艽、桑枝、忍冬藤以祛风清热,胜湿通络;便秘者,加大黄以清热泻下;腹痛明显者,加白芍、延胡索、川楝子以缓急止痛;便血者,加地榆、炒槐花以止血;尿血者,加大蓟、小蓟、白茅根以凉血止血;蛋白尿者,加黄芪、益母草、山茱萸以益气固摄,祛风活血。

2.2 阴虚火旺

症状:起病缓慢,皮肤瘀点、瘀斑,色红或紫红,时轻时重,反复发作,常伴头晕耳鸣,五心烦热,潮热盗汗,腰膝痠软,小便黄赤,或伴鼻衄、齿衄、尿血,舌质红,苔少,脉细数。

病机分析:罹患紫癜,或热盛迫血伤阴,虽经治疗,余热未清;或误用燥药,灼伤胃阴;或应用激素,助火伤阴,阴虚火旺,迫血妄行,发为紫斑,甚或鼻衄、齿衄,小便赤黄或尿血,且起病缓慢,紫斑色红或紫红;阴精亏虚,失于濡养,则头晕耳鸣,腰膝痠软;阴虚内热,则五心烦热,或见潮热;虚火逼津液外泄,则发盗汗;阴虚则火旺,火旺则伤阴,故致病情缠绵,时轻时重,反复发作。舌红苔少,脉细数均为阴精不足而虚火内盛之象。

治法:滋阴降火,宁络消斑。

方药:紫癜滋阴降火汤。

知母15g,黄柏10g,山茱萸10g,生地黄15g,麦门冬15g,茜草15g,紫草15g,旱莲草15g,牡丹皮10g,墓头回15g,蝉蜕10g,白僵蚕10g,甘草6g。

方药分析:方中知母、黄柏滋阴降火,解毒退热;山茱萸、生地黄、麦门冬、旱莲草滋阴清热,凉血止血;茜草、紫草、墓头回、牡丹皮清热凉血活血,化瘀消斑;蝉蜕、白僵蚕清透达邪,祛风解毒;甘草解毒和中。

加减:若阴虚较甚者,加龟板胶、熟地黄以滋阴止血;虚热明显者,加炙鳖甲、地骨皮以清虚热而止血;紫斑色红而多发者,加赤芍、大黄以宁络消斑;尿中红细胞经久不消者,加三七粉、白茅根以凉血活血止血。

2.3瘀血阻络

症状:病程较长,反复发作,紫斑色黯或紫红,常伴关节阵痛,活动不灵,或伴腹痛,甚或便血,颜面及下眼睑青黯,皮肤粗糙,或口干欲漱水而不欲咽,舌质黯红,苔薄白,脉涩。

病机分析:久病气血亏虚,气虚血虚血瘀;或热毒煎熬血液,耗伤阴液而致血瘀;或久病入络,皆致瘀血阻滞,血溢脉外,致使紫斑反复发作,色黯或紫红,且病程较长;瘀血阻络,血不上荣,则颜面及下眼睑青黯;血不外荣,则皮肤粗糙;瘀血阻滞,不通则痛,故常伴关节阵痛,活动不灵;或伴腹痛,甚或便血;瘀而发热者,则口干欲漱水而不欲咽。舌质黯红,苔薄白,脉涩均为瘀血阻络之象。

治法:活血化瘀,解毒祛风。

方药:紫癜活血化瘀汤。

桃仁10g,红花10g,当归尾10g,川芎10g,赤芍10g,丹参15g,茜草10g,墓头回10g,蝉蜕10g,白僵蚕10g,甘草6g。

方药分析:方中桃仁、红花、当归尾活血化瘀;川芎理气活血止痛;丹参、茜草、紫草活血止血,凉血消斑;墓头回解毒凉血;蝉蜕清透达邪，解毒祛风；白僵蚕祛风止痛，解毒止痒；甘草解毒和中。

加减：若上肢关节肿痛者，加桑枝、羌活以祛风胜湿，通络止痛；下肢关节肿痛者，加川牛膝、独活以祛风胜湿，活血止痛；关节肿痛较甚者，加乳香、没药以活血消肿止痛；腹痛明显者，加延胡索、川楝子、白芍以行气活血，缓急止痛；血尿或蛋白尿者，加黄芪、益母草、山茱萸、白茅根、小蓟以益气固摄，活血止血；兼有热象者，加生石膏、水牛角以清热养阴，凉血止血。

2.4气不摄血

症状：病程较长，反复发作，迁延不愈，紫斑散在色淡，遇劳加重，面色欠华，神疲乏力，头晕目眩，心悸气短，食欲不振，舌质淡，苔白，脉细弱。

病机分析：气虚不能摄血，脾虚不能统血，以致血溢脉外，发于肌肤，而成紫癜；反复出血，正气愈虚，致使紫癜病程较长，迁延不愈，散在色淡，遇劳加重；气血亏虚，脏腑经络及四肢百骸失于濡养，则面色欠华，神疲乏力，头晕目眩；脾气亏虚，不能运化水谷，则食欲不振。舌质淡，苔白，脉细弱均为气血亏虚之象。

治则：健脾益气，养血活血。

方药：紫癜补气摄血汤。

党参15g，黄芪30g，茯苓10g，炒白术10g，当归15g，炒酸枣仁10g，川芎10g，赤芍10g，紫草10g，墓头回15g，蝉蜕10g，白僵蚕10g，大枣5枚，炙甘草6g。

方药分析：方中党参、黄芪、茯苓、炒白术、炙甘草健脾益气摄血；当归、川芎、赤芍、大枣养血和营，活血止血；紫草、墓头回、蝉蜕、白僵蚕凉血活血，解毒祛风。

加减：若出血量多者，加仙鹤草、藕节以止血消斑；伴发血尿者，加白茅根、茜草、小蓟以凉血止血；蛋白尿者，加益母草、小蓟、山茱萸、金樱子以活血化瘀，祛风收摄；兼阳虚者，加肉桂、干姜以温阳摄血；兼肾气虚者，加菟丝子、续断以补益肾气；纳差者，加炒麦芽、山药以健脾益胃。

3.体会

3.1注重审证求因 清热解毒祛风

由于引发过敏性紫癜的原因很多,多数患者很难确定直接致病因素,其临床表现虽以反复发作的皮肤紫癜为主,单纯应用凉血止血法疗效往往不够理想,因此,在治疗时首当审证求因。由于本病发病多以风热毒邪为主,故清热解毒祛风法是其治疗的基本原则,可贯穿于疾病治疗的始终。疾病早期,多加用清热凉血、养阴止血之品;即使疾病中期,虚实夹杂;或反复发作,久病不愈者,皆可配伍应用。蝉蜕、白僵蚕二味,具有清透宣散达邪,解毒祛风止痒之功,为余临证所常用,成人用量一般10~20g,及时应用,确能缩短病程,提高疗效。凉血止血,则多用紫草、墓头回,既能清热解毒,兼能活血化瘀,且用量宜大。

3.2依据不同类型 分别辨证论治

由于本病病变范围广泛,可累及诸多脏腑组织器官,而不同的病变部位又具有不同的症状表现,故在临证时可依据不同类型,分别进行辨证论治,方能提高疗效。一般而言,本病单纯皮肤型者,可按“辨证论治”内容中的四种类型施治。关节型者,多辨为风湿热郁证,治宜疏风清热祛湿,活血通络止痛之法,常加用秦艽、桑枝、忍冬藤、防己、鸡血藤等。腹型者,多为瘀血阻滞气机而引发的胃肠瘀热证,治宜清热解毒祛风,活血化瘀止痛之法,常加用凉血止血、行气活血之品,如赤芍、白芍、牡丹皮、延胡索、川楝子、郁金、大黄、三七等。肾型者,当有急性与慢性、血尿与蛋白尿之别。急性期以血尿为主者,多表现为风、热、瘀相兼之证,治宜清热凉血祛风,兼以活血化瘀止血,常加用大蓟、白茅根、紫草、凌霄花等;慢性期或合用激素而以血尿为主者,多表现为虚证或虚中夹实之证,其中阴虚火旺者,治宜清热滋阴降火,凉血止血活血,常加用生地黄、旱莲草、阿胶、白茅根等;气阴两虚者,治宜益气养阴止血,常加用黄芪、党参、山药、山茱萸、旱莲草、仙鹤草等;急性期见蛋白尿者,常选加黄芪、蝉蜕、白僵蚕、益母草、车前子、白茅根、小蓟等，以凉血解毒祛风，益气摄血固精；慢性期见蛋白尿者，常选用党参、黄芪、山茱萸、藕节、蝉蜕、益母草、金樱子等，以补肾益气固本，兼以消浊化瘀涩精。混合型者，可按以上辨证加减施治。

3.3 活用活血化瘀 勿忘健运脾胃

各种原因所引发的皮肤紫癜，即离经之血；离经之血未能速散，则形成瘀血；瘀血阻络，又形成新的病因，致使本病病情加重或缠绵不愈。因此，活血化瘀法也是治疗本病的一个主要方法，临证需灵活掌握应用。一般而言，疾病初期，应寓活血于止血之中，少佐活血化瘀之品，使血止而瘀祛，切忌单用活血化瘀之品而加重出血；腹痛者，应在活血化瘀的基础上佐以适量的行气之品，以气行血活，通则不痛；病久不愈及肾型紫癜者，尤当辨证应用活血化瘀之品，使瘀血以化，精血归经，病程缩短，预后改观。此外，由于本病的发病常与饮食不当有关，故调理脾胃亦是治疗和预防复发的关键一环。对于病程较长及反复发作者，宜适量配伍应用健脾益气、健运脾胃之品，同时应特别注意饮食宜忌，则可使脾胃得健，紫癜得褪；用药过程中亦不可过用寒凉而损伤脾胃。

参考文献

[1]张之南，郝玉书，赵永强，等．血液病学[M]．第2版．北京：人民卫生出版社，2011：1267.

[2]李娟，罗绍凯．血液病临床诊断及治疗方案[M]．北京：科学技术文献出版社，2010：435.

[3]竺晓凡．血液科医师效率手册[M]．第2版．北京：中国协和医科大学出版社，2011：171.

[4]开金龙，刘慧．消斑汤治疗过敏性紫癜137例报道[J]．甘肃中医，2004，17(2)：21.

[5]孙伟正，王金环，孙岸弢．中医对过敏性紫癜的认识和研究进展[J]．浙江中西医结合，2007，17(11)：723.

（刊登于《西部中医药》2016年第29卷第5期，夏小军、段赟 作）

中医药治疗免疫性血小板减少性紫癜的思路与方法

摘要

免疫性血小板减少性紫癜(immune thrombocytopenic purpura, ITP)是一种自身免疫性出血性疾病,以血小板减少,骨髓巨核细胞数正常或增加,以及缺乏任何原因包括外源的或继发性因素为特征,因此又称之为特发性血小板减少性紫癜[1]。ITP临床分为急性型(AITP)和慢性型(CITP)两型[2],前者多见于儿童,占儿童ITP的70%~90%,发病高峰年龄为1~5岁,发病率与性别无差异,大部分患者发病前1~3周有急性上呼吸道或其他部位病毒感染史,偶有发生在预防接种之后,发病时间有季节波动性,多发生在春天、夏初,起病急骤,出血症状较重,病程多为自限性;后者常见于成人,20~40岁年龄阶段男女比例约为1:2,老年患者发病率有增高趋势,男女发病机会均等,发病时间无明显季节性,起病隐匿,病程较长,自发缓解少见[3]。

本病属中医学“血证”“发斑”“葡萄疫”等范畴[4]。其病因病机为外邪侵袭、血热妄行,情志过极、血失统摄,饮食伤中、湿热内蕴,劳倦久病、损伤气阴四个方面。临床辨证为热迫血行、阴虚火旺、气不摄血、瘀血阻滞四型,用自拟升板系列方加减治疗。同时应注意本病证属虚实夹杂,临证应综合辨证论治,勿忘温补脾肾,活用活血化瘀;黄芪、墓头回、紫草、甘草四味常用中药。

1.病因病机

中医理论认为,引发ITP的主要原因有感受外邪、情志过极、饮食伤中、劳倦过度,以及久病或热病之后等;病机则不外热、虚、瘀三端,热有实热、虚热之分,虚有气虚、血虚、阴虚、阳虚之别;瘀血既是疾病出血的病理产物,同时瘀血阻络又使血不循经而加重出血,故瘀血贯穿于本病的始末。本病病位在血分,涉及气分,与脾、肝、肾三脏关系最为密切。其急性型以实证、热证为主;慢性型多以虚证为主;但在疾病的发展过程中,又有实证向虚证转化及慢性型急性发作等虚实夹杂、本虚标实、寒热互见的证候。

1.1外邪侵袭 血热妄行

外邪侵袭,从阳化热,热邪与气血相搏,灼伤脉络,迫血妄行,血溢脉外,留著肌肤,则发紫癜;热结于内,血随火升,上出清窍,则发吐衄;热移下焦,灼伤阴络,则尿血、便血。

1.2情志过极 血失统摄

情志过极,或恼怒伤肝,肝气郁结,气郁化火,火扰于内,血失所藏;或思虑伤脾,血失统摄;或恣情纵欲,耗损肾阴,虚火妄动,迫血妄行,皆可使血不循常道,渗于脉外,留于肌肤,积于皮下,而成紫癜。

1.3饮食伤中 湿热内蕴

饮食不节,过食辛辣厚味,或饮酒过度,一则损伤中焦脾胃,脾胃虚弱,统摄无权,血溢脉外,则发出血;二则滋生湿热,湿热内蕴,熏灼血络,乃发紫癜。

1.4劳倦久病 损伤气阴

劳倦过度,或神劳伤心,或体劳伤脾,或房劳伤肾,或久病热病之后,皆可损伤气阴。损于气者,则气虚不能摄血;损于阴者,则阴虚火旺,迫血妄行,均能引发紫癜。

2. 辨证论治

ITP的辨证主要在于分清气血阴阳的属实属虚，同时应根据血的颜色、量的多少，出血的部位，病程长短，起病的缓急，发病的年龄以及全身症状等方面综合分析，才能做到辨证准确。治疗方面应以清热凉血止血、健脾益气滋阴、佐以活血化瘀为主。

2.1 热迫血行

症状：起病急骤，肌肤瘀点或瘀斑，颜色鲜红或紫红，量多成片，常伴鼻衄、齿衄、尿血、便血，或妇女月经过多，咽干口燥，渴喜冷饮，大便干结，小便短赤，舌质红绛，苔黄而燥，脉浮数或滑数。多见于疾病急性型。

病机分析：热邪炽盛，灼伤脉络，迫血妄行，故起病急骤，出血量多，色红或紫红；热结于内，损伤鼻、齿、肠、胃等处之脉络，则伴鼻衄齿衄，或便血尿血；内热郁蒸，消灼津液，故口渴、苔燥、便秘，小便短赤。舌质红绛，苔黄，脉数均为一派热邪炽盛之象。

治法：清热解毒，凉血止血。

方药：清热凉血升板汤。

水牛角30g(先煎)，茜草15g，墓头回20g，大青叶15g，黄芩炭10g，白茅根20g，赤芍10g，牡丹皮10g，生地黄15g，仙鹤草20g，紫草15g，黄芪20g，甘草6g。

方药分析：方中水牛角、大青叶、墓头回、黄芩炭、白茅根清热解毒，凉血止血；仙鹤草收敛止血；生地黄清热凉血，养阴生津；茜草、赤芍、牡丹皮、紫草清热凉血，化瘀消斑；黄芪健脾益气摄血；甘草解毒和中，调和诸药。

加减：若伴恶寒、发热、头痛等外感症状者，加金银花、连翘以解毒清热；发热明显者，加生石膏、知母以清热泻火解毒；肌肤瘀点瘀斑严重者，加三七粉，或静滴清开灵注射液以清热解毒，活血凉血止血；伴鼻衄者，加侧柏叶、川牛膝以清肺热并引血下行；齿衄者，加生石膏、黄连以清胃泻火止血；尿血者，加大蓟、小蓟以清热利尿止血；便血者，加槐角、地榆以清热利湿止血；便秘者，加大黄以清热泻下；神昏谵语者，加服安宫牛黄丸，或静滴清开灵注射液以开窍醒神。

2.2 阴虚火旺

症状：起病缓慢，病程较长，皮下瘀点瘀斑时轻时重，散在分布，色红或紫红，或见鼻衄、齿衄，伴头晕耳鸣，身倦乏力，心烦不宁，手足心热，五心烦热，或潮热盗汗，口渴，舌质红，苔少，脉细数。多见于疾病慢性型或长期应用糖皮质激素治疗者。

病机分析：急性发病，热盛迫血伤阴，经治之后，余热未清；或误用辛辣之品，消灼阴津，或色欲劳伤过度，损伤脾肾真阴；或长期应用糖皮质激素，助火伤阴，皆致阴津亏损，阴不敛阳，虚火上浮，迫血妄行，故见肌肤瘀点瘀斑，时轻时重，散在分布，色红或紫红；虚火循经上扰，则发鼻衄、齿衄；阴虚内热，熏蒸于里，则头晕耳鸣，身倦乏力，手足心热，五心烦热，口渴；虚热扰动心神，则心悸不宁；虚热迫津外泄，则盗汗。舌质红，苔少，脉细数均为阴虚火旺之象。

治法：滋阴降火，凉血止血。

方药：滋阴降火升板汤。

黄芪20g，女贞子15g，旱莲草15g，麦门冬15g，生地黄15g，墓头回15g，龟板胶10g(烊化)，茜草15g，地骨皮10g，牡丹皮10g，紫草15g，知母15g，甘草6g。

方药分析：方中黄芪健脾益气摄血；生地黄、龟板胶滋补真阴，潜阳降火；女贞子、旱莲草滋补肝肾之阴，兼能凉血止血；麦门冬、知母养阴生津；地骨皮凉血退蒸；茜草、墓头回、紫草、牡丹皮清热凉血，散瘀止血；甘草解毒和中。

加减：若肺阴不足，虚火上炎而见鼻衄者，加侧柏叶、黄芩炭以清泄肺热，降火止血；胃阴不足，胃火上炎而见齿衄明显者，加生石膏、黄连以滋胃阴、清胃火；皮下瘀点瘀斑明显者，加白茅根、仙鹤草以加强止血;阴虚阳亢明显者,加煅龙骨、煅牡蛎以滋阴潜阳;潮热明显者,加青蒿、白薇以清虚热;大便秘结者,加当归、火麻仁以润肠通便。

2.3气不摄血

症状:起病缓慢,紫斑色黯淡,稀疏不显,时发时现,遇劳加重,反复发作,精神萎靡,面色无华,头晕心悸,乏力倦怠,胃纳欠佳,腹胀便溏,或有便血,舌质淡,苔薄白,脉细弱无力。多见于疾病慢性型。

病机分析:久病气血亏虚,气虚不能摄血,血溢脉外,故见紫斑暗淡,稀疏不显,时发时现,反复发作,或见便血;劳则气耗,故遇劳加重;气血不足,无以滋养濡润五脏六腑、四肢百骸,故精神萎靡,面色无华,头晕心悸,乏力倦怠;气血虚弱,脾胃运化无权,则胃纳不佳,腹胀便溏。舌质淡,苔薄白,脉细弱无力皆为气血亏虚之象。

治法:健脾益气,摄血止血。

方药:益气摄血升板汤。

党参15g,黄芪30g,当归15g,茯苓10g,炒白术10g,阿胶10g(烊化),山药15g,山茱萸10g,白芍15g,墓头回20g,仙鹤草20g,紫草15g,炙甘草6g。

方药分析:方中党参、黄芪、茯苓、炒白术补脾益气以摄血;当归、阿胶、白芍养血补血以止血;山药益气养阴,补肺脾肾;山茱萸补益肝肾,收敛止血;墓头回、紫草凉血活血止血;仙鹤草收敛止血;炙甘草补脾益气和中。

加减:若皮下瘀斑明显者,加茜草、三七粉以止血散瘀消斑;湿滞中焦,腹胀满者,加木香、炙半夏以化湿和中;腹泻便溏者,加补骨脂、肉桂以温经散寒止泻;兼便血者,加槐角、地榆以清热利湿止血;兼阳虚而畏寒肢冷者,加补骨脂、菟丝子以补益肾气;有瘀血见症者,加鸡血藤、三七以活血化瘀止血。

2.4瘀血阻滞

症状:皮下瘀点瘀斑色紫而黯,腹痛或腹部有积块,或衄血吐血,或见便血,妇女月经有血块,面色萎黄,甚则黧黑,毛发枯黄无泽,或伴有胸闷胁痛,舌质紫黯,或有瘀点瘀斑,脉细涩。多见于疾病慢性型。

病机分析:罹患紫癜,或因热邪及虚火煎熬津液而为瘀;或因血溢脉外,未能及时清除,离经之血留而为瘀;或因气虚鼓动无力,血液运行迟缓而为瘀,皆可造成瘀血阻滞脉络,血行不循常道,溢于脉外,而发皮下瘀点瘀斑,舌紫而黯,或衄血吐血,或见便血,妇女月经有血块;瘀血阻滞,气机不通则痛,故发腹痛,或胸闷胁痛;瘀血阻于胁下,则腹部或有积块;血瘀日久,新血不生,营气大虚,则面色萎黄,甚则黧黑,毛发枯黄无泽。舌有瘀点瘀斑,脉细涩均为瘀血阻络之象。

治法:活血化瘀,通络止血

方药:活血通络升板汤。

桃仁10g,红花10g,黄芪20g,当归15g,赤芍10g,川芎10g,丹参20g,益母草20g,茜草15g,鸡血藤15g,牡丹皮10g,阿胶10g(烊化),墓头回20g,紫草15g,甘草6g。

方药分析:方中桃仁、红花、丹参活血化瘀消斑;赤芍、益母草、茜草、牡丹皮活血化瘀止血;黄芪健脾益气摄血;当归、鸡血藤、阿胶养血止血活血;川芎入血理血之气;墓头回、紫草凉血止血散瘀;甘草调和诸药。

加减:若出血症状明显者,加三七粉、生大黄粉以加强化瘀止血;气滞疼痛明显者,加延胡索、郁金以行气解郁止痛;兼气虚者,加党参、白术以健脾益气止血;腹部积块者,加炙鳖甲、莪术以软坚散结;兼肾虚或脾肾两虚者,加熟地黄、肉苁蓉、补骨脂、菟丝子以温补脾肾。

3.体会

3.1证属虚实夹杂

一般而言,ITP疾病早期多属血热实证,具有病程短,出血量大,血色鲜红,病势较急,以上部出血多见,好发于儿童,控制后不易复发等特点,且常无气、血、阴、阳之虚损之见症;疾病迁延过程中或应用激素者,常见阴虚火旺之证候,以虚实夹杂表现为主;经久不愈的慢性患者,多属虚证,具有病程长,出血量少,血色淡红或黯红,病势较缓,以下部出血多见,好发于成人,常反复发作等特点。临床所见,急性型ITP疾病初起虽表现为一派血热实证,但由于其病情进展迅速,出血量大,火热之邪又易耗气伤阴,故气虚、阴虚等虚象接踵而至;加之部分患者随病情发展变化可转为属虚候的慢性型;配合应用激素者,在使用期间呈现一派阴虚火旺之象,随着激素减量直至停用,又可出现明显的脾肾阳虚之候,其本虚标实,以实为主,虚实夹杂之特征由此可见一斑。慢性型ITP可因外感、过劳等诱因而急性发作;急性发作者经有效治疗后又回到慢性期,此时本虚标实之特征表现尤为突出。同时,多数成人病例开始发病即为慢性型,就诊时急性型与慢性型常不易区分,亦呈现一派虚实夹杂的临床表现。鉴于此,笔者认为ITP是一种本虚标实、虚实夹杂之证,疾病早期以标实为主,后期以正虚为主。

3.2综合辨证论治

辨证论治中将ITP明确地分为四型,是根据其疾病发展过程中不同阶段的辨证特点而划分的,型与型之间没有明确的界限,每个患者也不可能自始至终表现为一个类型。因此,遣方用药必须根据临床证候变化及邪正的消长而随时调整治则与方药,分清证候,抓住重点,解决主要矛盾。基于对ITP病性的认识,在治疗方面强调标本兼顾、攻补兼施的总原则,对急性型ITP不能单纯采用清热解毒、凉血止血之法进行治疗,而应顾及气、阴之虚及血瘀;慢性型

ITP不能一味应用健脾益气摄血之法，更应兼顾血热、血瘀。只有这样，才能灵活掌握，有的放矢，提高临床疗效。

3.3 勿忘温补脾肾

慢性型ITP患者，可因饮食、劳倦伤脾引发，以脾虚之见症为主；或由房劳伤肾引起，则以肾虚表现为主。脾虚累及于肾，或致命门火衰，或致肾阴亏耗，相火妄动。命门火衰，脾失温煦，气阳虚衰无以化精，渐见脾肾气血阴阳俱虚；配合应用激素治疗者，随着激素的逐渐撤减直至停用，脾肾阳虚之象又可逐渐显见，疾病在此期也更容易复发。故慢性型ITP疾病迁延难愈、缓解后易于复发，多系脾肾阳虚所致。在治疗过程中，通过益气温阳、温肾暖土，调动机体之阳气以固摄血液，宁络安血，常可达到巩固疗效和防止复发的目的。临证可酌情选用肉苁蓉、巴戟天、菟丝子、山茱萸、黄芪等温补脾肾之品。

3.4 活用活血化瘀

临证所见，ITP很少有单纯的瘀血阻滞证型，但多数患者在疾病过程中往往兼夹瘀血征象。急性型ITP的主要临床表现是大量出血，离经之血即为瘀血；瘀血阻滞，又可加重出血；又由于久病必虚，因虚生瘀，故慢性型ITP亦多有瘀血阻滞的临床表现，瘀血即贯穿于疾病的始末，也是引起本病病程较长，病情反复难愈的一个主要原因。对此，临证可根据病情酌情选用赤芍、牡丹皮、丹参、紫草、茜草、鸡血藤、益母草、三七、大黄等活血止血之品，以使止血不留瘀，祛瘀而不出血，切忌一味活血化瘀。

3.5 擅用芪墓紫甘

余治疗ITP，无论证为何型，均擅用黄芪、墓头回、紫草、甘草四味。其中黄芪甘温，益气摄血，以治其本；墓头回辛苦微寒，清热解毒，凉血祛瘀；紫草甘寒，凉血活血，解毒透疹；甘草甘平，补脾益气，解毒和中。四药同用，健脾益气而不助火，清热凉血而不伤中，且止血不留瘀，无论证型属虚属实，在辨证的基础上加用以上四味,对于控制出血症状,防治疾病复发均可获得满意疗效。

参考文献

[1]肖志坚.血液病合理用药[M].第2版.北京:人民卫生出版社,2009:341.
[2]夏小军.夏小军医学文集[M].兰州:甘肃科学技术出版社,2007:449.
[3]周普,黄河.血液内科学[M].北京:人民卫生出版社,2009:158-159.
[4]杨晓慧,刘晓云.三地益血汤联合西药治疗ITP36例临床观察[J].西部中医药,2012,25(7):74.

(刊登于《西部中医药》2016年第29卷第3期,夏小军、段赟 作)

中医药治疗营养不良性贫血的思路与方法

摘要

营养不良性贫血包括缺铁性贫血(iron deficiency anemia,IDA)和巨幼细胞性贫血(megaloblastic anemia,MA)。缺铁性贫血是指由于体内储存铁消耗殆尽,不能满足正常红细胞生成的需要时发生的贫血。其特点是骨髓及其他组织中缺乏可染铁,血清铁蛋白及转铁蛋白饱和度均降低,呈现小细胞低色素性贫血[1]。巨幼细胞性贫血是指由于血细胞DNA障碍所致的一种贫血,其共同的细胞形态学特征是骨髓中红细胞和髓细胞系出现“巨幼变”,叶酸和(或)维生素B_{12}缺乏是引起MA最常见的原因[2]。两者的发病机理虽不相同,但在临床上均表现为面色萎黄或苍白,倦怠乏力,心慌气短,头晕耳鸣等症状,故同属于中医“血虚”“虚劳”等范畴。

就其发病而言,多由于先天禀赋不足,脏腑失健,形体薄弱;后天失于调理,饮食不节、长期失血、烦劳过度、妊娠失养、病久虚损、或虫寄体内等,引起脾胃虚弱,气少血衰而成。临床辨证为脾胃虚弱、气血两虚、肝肾阴虚、脾肾阳虚四型,用自拟生血系列方加减治疗。同时应重视病因治疗,辨证辨病结合,并加强生活调摄。

1.病因病机

中医学认为,本病的形成多由于先天禀赋不足,脏腑失健,形体薄弱;后天失于调理、饮食不节、长期失血、烦劳过度、妊娠失养、病久虚损、或虫寄体内等,引起脾胃虚弱,气少血衰而成。

1.1 先天禀赋不足

男精女血结合,乃能受孕成胎;受孕成胎之后,全赖母体气血滋养。若父母体质素虚,过早嫁娶,精气未充,气血未盛;或纵情多欲,耗其精血;或素患他疾,羸弱不健,皆致禀赋不足,精血亏虚,致生小儿,发为血虚。胎孕期间,若起居不慎,或饮食失调,或感触外邪,或房室不节,或药毒损伤等,亦可损伤胎儿,致胎儿失养,脏气虚损,出生之后,发生血虚。

1.2 后天失于调养

脾胃为后天之本,气血生化之源,而气血精微主要来源于饮食。素体脾胃虚弱,或脾胃久病,胃失受纳,脾失健运,均致摄入不足,气血生化亦随之不足;饮食偏嗜,营养单调,精气乏源,则气血无以化生,日久皆致血虚。或烦劳过度,损伤五脏,因劳致虚;或虫寄体内,吮吸水谷精微,扰乱肠胃功能,而致血少气衰;或长期失血,新血不生;或妊娠失养,消耗过多;或大病久病,失于调理,皆致阴血耗损,发生血虚。

2. 辨证论治

2.1 脾胃虚弱

症状:面色萎黄或㿠白,口唇色淡,爪甲无泽,四肢无力,头晕耳鸣,食欲不振,大便溏薄,或恶心呕吐,舌质淡,苔薄而腻,脉细弱。

病机分析:禀赋不足,素体虚弱,或饮食不节,劳倦虚损,或吐泻太过,伤及胃气,或大病初愈,调养失宜等,皆可损伤中焦脾胃,致使气血生化乏源,而发血虚。胃气损伤,受纳和腐熟功能减弱,则食欲不振,或恶心呕吐;脾气虚弱,健运失职,气血生化乏源,血虚不能外荣,则面色萎黄或㿠白,口唇色淡,爪甲无泽,四肢乏力,头晕耳鸣,大便溏泻。舌质淡,苔薄而腻,脉细弱均为脾胃虚弱之象。

治法:健脾和胃,益气养血。

方药:健脾生血汤。

党参15g,茯苓10g,炒白术10g,黄芪20g,当归15g,熟地黄10g,山药15g,陈皮10g,炙半夏10g,炒麦芽10g,神曲10g,大枣3枚,炙甘草5g。

方药分析:方中党参、茯苓、炒白术、炙甘草、黄芪、山药健脾益气;当归、熟地黄、大枣滋补阴血;陈皮、炙半夏行气消痞;神曲、炒麦芽健胃消滞。

加减:若腹泻便溏者,加砂仁、薏苡仁以健脾止泻;恶心呕吐者,加竹茹、生姜以降逆和胃止呕;食滞腹胀者,加鸡内金、莱菔子以消食导滞;兼心悸失眠者,加远志、龙眼肉以养血安神。

2.2 气血两虚

症状:面色苍白,疲乏无力,头晕目眩,少气懒言,心悸失眠,爪甲脆裂,或肌肤甲错,毛发稀疏枯槁,妇女月经失调,经量过少,舌质淡,舌体胖,苔薄或无苔,脉细无力。

病机分析:饮食劳倦内伤,或久病不愈,或失血耗气,皆使气血生化之源不足,而致气血两虚。气虚不能充盛,则疲乏无力,少气懒言;血虚无以上荣头面,则面色苍白,头晕目眩,毛发稀疏枯槁;血不养心,则心悸失眠;气不生血,血虚不充,则爪甲脆裂,或肌肤甲错,妇女月经失调,经量过少。舌质淡,舌体胖,苔薄或无苔,脉细无力均为气血两虚之象。

治法:补益气血,健运脾胃。

方药:益气生血汤。

人参10g,黄芪20g,炒白术10g,山药15g,当归15g,阿胶10g(烊化),熟地黄10g,白芍10g,鸡血藤10g,龙眼肉10g,炒麦芽10g,大枣3枚,炙甘草10g。

方药分析:方中人参、黄芪补气生血;炒白术、山药健脾益气补血;当归、熟地黄、阿胶、龙眼肉、白芍养血补血;鸡血藤补血活血;

炒麦芽健胃消滞;大枣、炙甘草和中补血。

加减:若心悸、失眠明显者,加远志、炒酸枣仁以养血安神;脱发明显者,加何首乌、枸杞以补肾养血;肌肤甲错伴瘙痒者,加赤芍、防风以凉血活血祛风。

2.3肝肾阴虚

症状:面色苍白,头晕眼花,耳鸣,心悸气短,乏力倦怠,健忘失眠,腰膝痠软,或肢体麻木不仁,或手足蠕动,或伴低热,或五心烦热,潮热盗汗,口干咽燥,或见齿鼻衄血,舌质红,舌痛,无苔或镜面舌,脉细数。

病机分析:久病血虚,失治误治;或房劳过度,生育过多,耗伤肾精,精不化血,而致阴血不足,乃发斯证。肝肾亏虚,不能上充于脑,脑髓失养,则头晕耳鸣;肝血不足,不能上养于目,则见眼花;肾阴不足,肾水不能上承于心,心肾不交,则发心悸、失眠健忘;阴虚生内风,则肢体麻木;血不养筋,筋骨失养,则腰膝痠软,手足蠕动;阴虚火旺,则五心烦热,潮热盗汗,口干咽燥;虚火迫血妄行,灼伤脉络,则齿鼻衄血。舌红舌痛,舌光无苔,脉细数均为一派阴虚火旺之象。

治法:滋补肝肾,养阴生血。

方药:滋阴生血汤。

熟地黄15g,山茱萸15g,山药10g,枸杞15g,龟板胶10g(烊化),当归15g,白芍10g,女贞子10g,旱莲草10g,龙眼肉10g,鸡血藤10g,炒麦芽10g,炙甘草5g。

方药分析:方中熟地黄、山茱萸、枸杞、龙眼肉补益肝肾,滋补阴血;当归、白芍、炙甘草补血和血;龟板胶滋阴潜阳,补肾健骨;鸡血藤补血活血,阳中求阴;女贞子,旱莲草滋补肝肾,凉血止血;山药、炒麦芽健脾益胃,并防它药滋腻伤胃。

加减:若头晕眼花、心悸气短、失眠健忘明显者,加阿胶、炒酸枣仁以滋阴养血,宁心安神;腰痛及下肢不仁者,加川牛膝、何首乌以补益肝肾，活血通络；阴虚火旺灼伤血络而出血较甚者，加生地黄、紫草、仙鹤草以清热凉血，养阴止血；伴盗汗者，加知母、黄柏以滋阴降火。

2.4 脾肾阳虚

症状：面色萎黄或苍白无华，唇甲淡白，形寒肢冷，腰膝痠软，头晕耳鸣，心悸气短，动则加剧，下肢浮肿或周身浮肿，甚则可有腹水，或便溏消瘦，或男子阳痿，女子经闭，舌质淡胖，或有齿痕，苔薄或少苔，脉沉细。

病机分析：先天禀赋不足，肾脏素虚，或房劳、烦劳过度，损伤肾脏，均致肾虚精不化血，亦不能温煦脾阳以化生气血；后天失于调养，脾胃受损，气血生化乏源，亦不能奉养先天之精，皆致脾肾阳虚，而发斯证。血虚失于荣润，则面色萎黄或苍白无华，唇甲淡白；脾肾阳虚，不能化气行水，水湿内停，泛溢肌肤，则见浮肿，甚则可有腹水；水饮上凌于心，则心悸气短，动则耗气，病情加重；肾阳虚衰，则男子阳痿，女子经闭；不能温养四肢，则形寒肢冷，腰膝痠软无力；不能温煦脾阳，则饮食不化，便溏消瘦。舌质淡体胖为脾肾阳虚、水饮内停之象；阳虚推动血脉无力，故脉沉细。舌质淡胖，或有齿痕，苔薄或少苔均为一派脾肾阴虚之象。

治法：温补脾肾，益气养血。

方药：温阳生血汤。

熟地黄 10g，山茱萸 10g，当归 15g，黄芪 30g，茯苓 10g，炒白术 10g，炙附子 10(先煎)，肉桂 10g，菟丝子 20g，鹿角胶 10g(烊化)，山药 10g，炙甘草 10g，鸡血藤 20g。

方药分析：方中熟地黄、山茱萸填精补髓，阴中求阳；黄芪补气生血；当归、鸡血藤补血活血；鹿角胶温补肝肾，益精养血；炙附子、肉桂温阳补肾，化气行水；茯苓、炒白术、山药、炙甘草健脾补肾，益气行水；菟丝子补肾固精。

加减：若水肿甚者，加猪苓、泽泻以利水消肿；腹泻明显者，加炒扁豆、薏苡仁以健脾止泻;心悸气短,动则加剧者,加补骨脂、蛤蚧以补肾纳气;腰膝痠软明显者,加肉苁蓉、杜仲以补肾助阳,温阳通经。

3.体会

营养不良性贫血属中医“血虚”“虚劳”等范畴[3],其病性属虚,病位早期在脾,进一步发展则累及于肾,涉及脏腑气血阴阳。故其治疗当在辨证论治的基础上,结合病因治疗、辨病治疗、饮食调理三方面的内容,并积极防治并发症。

3.1 重视病因治疗

营养不良性贫血临证多见,病因各异,故在辨证论治的基础上审因论治,尤为重要。凡因长期慢性失血引发者,当截断失血,以防继续丢失,加重血虚。缘脾胃疾患所致者,宜积极治其宿疾,促进脾胃受纳、腐熟、运化、吸收之功能,以资生气血。由虫积肠道而致者,多有嗜食异物之症状,则先予驱虫,后予补虚;驱虫常选用槟榔、使君子、南爪子、雷丸、榧子等品,驱虫之后,再投健脾生血汤以调理脾胃,补益气血;若全身一般情况较差者,则宜先补养气血,待全身情况好转之后再行驱虫。

脾胃为后天之本,气血生化之源。营养不良性贫血无论病因为何,证属何型,治疗时,皆应注意调理脾胃,并在遣方用药时顾护胃气,使补而不滞,以防阻碍脾胃化生气血之功能。

3.2 辨证辨病结合

由于IDA的发病机制为各种原因引起的缺铁,故有效治疗是去除导致缺铁的原因,再就是补铁治疗[4-5]。补充铁剂又分为西药补铁与中药补铁两种。临证除选择应用西药补充铁剂之外,中药补铁生血法亦不可偏废。一般而言,当患者病情不重时,可选用中药补铁结合辨证论治进行治疗,其中含铁量最高的补铁中药为皂矾及醋煅针砂;当病情较重,或单用中药无效,或并发出血者,当在中药辨证论治的基础上加用西药铁剂进行治疗。无论何种方法补铁,在具体应用过程中均须时时顾护脾胃。皂矾又名绿矾,其味酸性凉,归肝、脾经,具有解毒燥湿、杀虫补血之功,入丸散剂,煅用,常用量0.8~1.6g。但肾病及三个月内有呕血史者不宜服,孕妇禁用,服药期间忌饮茶。醋煅针砂又名钢砂、铁砂,其味酸、辛,性平,归脾、大肠经,具有补血、除湿、利水之功,常用量入煎剂15~20g,或入丸散剂。皂矾是天然的硫酸亚铁,醋煅针砂是人工合成的醋酸亚铁。元代朱震亨《丹溪心法》中的大温中丸、小温中丸,以及罗天益《卫生宝鉴》中的皂矾丸,多用皂矾、醋煅针砂、白术、神曲、枣肉之类,补铁生血与健脾养胃相得益彰,则有利于铁的吸收。此外,中成药健脾生血颗粒、生血片、复方皂矾丸等组方成分中均含有铁剂或皂矾;常用补铁生血的中药还有阿胶、熟地黄、黄精、当归、白术、黄芪等,均可选择应用。

MA的主要发病机制为叶酸和(或)维生素B_{12}缺乏,且大多数合并缺铁,故除纠正病因之外,补充叶酸和(或)维生素B_{12}尤为重要,疾病后期缺铁者,给予补铁。中药豆豉、海藻,新鲜蔬菜如香菇、紫菜,以及动物内脏均含有丰富的叶酸及维生素B_{12}。中医学对此亦有较多的记载及论述。如宋代政和中奉敕撰《圣济总录》中载用木香丸、煮肝丸、烧肝散、炙肝散和猪肝丸治疗“冷劳”;元代危亦林《世医得效方》中载用天真园治疗虚损等,皆用猪肝、羊肝、精羊肉等血肉有情之品入药,且沿用至今。临证体会,只有将补充叶酸和(或)维生素B_{12}与中医调理脾胃有机地结合,才能取得满意疗效。

3.3 加强生活调摄

治疗营养不良性贫血,目的在于改善脾胃运化吸收功能,促进水谷精微化生气血。故除药物治疗之外,生活调摄在其治疗及康复过程中亦占有十分重要的地位。具体而言,应做到合理饮食,改善膳食结构,增加营养;食有定时,勿暴饮暴食,饥饱无常;注意饮食卫生,防止虫积为患;改变不良饮食习惯,纠正偏食,治疗厌食;

婴幼儿宜及时添加辅食,防止饮食单一等原则。日常生活中可合理选用海带、发菜、紫菜、木耳、香菇、猪肝,或其他动物内脏、肉类、豆类,以及绿叶蔬菜、水果等;对于婴幼儿患者,可按照由少到多、由淡到浓的原则,及时添加菜泥、蛋花、肉末、鱼泥等辅食,以补充叶酸、维生素 B_{12} 和铁,并尽可能选择铁锅烹调,以药食同用,“食养尽之”,以防复发。

参考文献

[1]张之南,郝玉书,赵永强,等.血液病学[M].第2版.北京:人民卫生出版社,2011:284.

[2]邹萍,刘月新,陈智超,等.血液科疑难问题解析[M].南京:江苏科学技术出版社,2010:41.

[3]马宇振.健脾益肾方与复方阿胶素治疗贫血临床对比研究[J].中医临床研究,2014,11(6):93.

[4]石红梅.人参归脾丸对缺铁性贫血患者HB、RBC、HCT的影响[J].西部中医药,2014,26(3):81.

[5]张文龙,王曼萍,张骥,等.慢性病贫血的铁代谢研究[J].临床血液学,2008,21(6):588-589.

(刊登于《中医临床研究》2015年第7卷第27期,夏小军、段赟 作)

中医药治疗再生障碍性贫血的思路与方法

摘要

再生障碍性贫血(aplastic anemia,AA)简称再障,是由化学、物理、生物因素或不明原因引起的骨髓造血功能衰竭,以骨髓造血细胞增生减低和外周全血细胞减少为特征,骨髓无异常细胞浸润和网状纤维增多,临床以贫血、出血和感染为主要表现[1]。根据病因不同,AA可分为先天性和获得性,后者又可根据是否存在明确诱因,进一步分类为原发性和继发性。获得性AA占绝大多数,常无明确病因可查,为原发性。如无特殊说明,AA通常是指获得性AA[2]。

依据其发病急缓、病情轻重及骨髓受损程度等情况,临床分为急性再障、慢性再障[3],且慢性多于急性。急性再障属中医学"急劳髓枯""发热"等范畴,而慢性再障则属于中医学"虚劳""血证""血虚""虚损""血枯"等范畴[3-4]。其病因病机为先天禀赋不足、肾之精血亏虚,饮食饥饱无常、气血生化乏源,外感六淫邪毒、耗气伤血损髓,烦劳房劳过度、阴精气血亏损,药毒邪毒损伤、血虚髓枯精竭,久病瘀血阻滞、新血生成不足六个方面。临床辨证为热毒蕴结、肾阴亏虚、肾阳亏虚、肾阴阳两虚四型,用自拟再障系列方加减治疗。同时应注意首辨病情缓急、注重阴阳互根、因人因时制宜。

1.病因病机

中医理论认为,或因先天禀赋不足,或在外感六淫邪毒、内伤七情、饮食不节、劳倦过度、药物毒邪等因素的作用下，伤及脏腑阴阳气血，尤其是肾、脾、肝及骨髓，而发再障。其病变部位在骨髓，髓腔空虚，气血难以生化，以至髓枯精竭为其主要病机；肾之气血阴阳虚、劳、损、极的连续病理过程为其主要的外在表现。

1.1 先天禀赋不足 肾之精血亏虚

肾为先天之本，主骨生髓。先天禀赋不足，肾气不盛，精虚髓亏，精血转化无能，致使血虚不足，而成虚劳。

1.2 饮食饥饱无常 气血生化乏源

脾胃为后天之本，气血生化之源。饮食不节，饥饱无常，损及脾胃之气，饮食精微不能化生气血，气血不足，内不能调和五脏六腑，外不能洒陈营卫经脉，渐至表里俱虚，而发虚劳。

1.3 外感六淫邪毒 耗气伤血损髓

调护不周，或因外感六淫之邪，侵入机体，损伤正气；或因外感疫毒之气，耗伤机体气血；或缘居处不慎，邪毒自口鼻皮毛而入，伤及营血，波及骨髓，皆可耗气伤血，引发虚劳。

1.4 烦劳房劳过度 阴精气血亏损

烦劳过度，或房室不节，形神过耗，损及脏腑，五脏机能失调，阴精气血亏损，遂成虚劳。

1.5 药毒邪毒损伤 血虚髓枯精竭

或因用药不慎，药毒耗血伤髓，致使髓枯精竭，引发虚劳；或因防护不周，误触农药、乱用染发剂等，皆可致邪毒直中骨髓，耗气伤血，髓竭源绝，而成虚劳。

1.6 久病瘀血阻滞 新血生成不足

或外感邪毒，或内伤情志，或病久不愈，皆致瘀血停滞体内，阻滞经络，气血运行不畅；败血不去，新血不生，则脏腑受损，气血阴阳亏虚，发为虚劳。

2. 辨证论治

清代沈金鳌《杂病源流犀烛·虚损痨瘵源流》云:"五脏所藏,无非精气,其所以致损者有四:曰气虚、曰血虚、曰阳虚、曰阴虚,阳气阴血,精又为血本,不离气血,不外水火……而阳虚、阴虚则又皆属肾。阳虚者,肾之真阳虚也……阴虚者,肾中真阴虚也。"髓为肾所主,精血所化生,再障虽多表现为气血阴阳不足的证候,而其本质则是骨髓生血功能障碍,肾虚是其病机之关键。

2.1 热毒蕴结

症状:起病急骤,进展迅速,面色无华或萎黄,头晕乏力,心悸气短,心烦口苦,舌出血疱,伴发口臭,便结溺黄,易患外感,甚或高热不退,神昏谵语,汗出不解,口渴引饮,全身泛发皮下瘀点瘀斑,齿鼻衄血,或尿血、便血,妇女月经量多,甚或九窍出血,舌质红绛,苔黄而干,脉洪大数疾或虚大无力。此型多见于急性再障初期及慢性再障转化为急性再障者。

病机分析:先天禀赋不足,或后天失于调理,致使机体气血不足,卫外不固,六淫或疫毒之邪外侵,充斥表里内外,正气奋起抗邪,则见发热,甚或高热不退,神昏谵语,且起病急骤,进展迅速;热毒耗气伤血,深入骨髓,生血无力,致使气血更虚,不能滋养荣润,则面色不华或萎黄,头晕乏力,心悸气短,且易外感;邪热弥漫三焦,则心烦口苦,伴发口臭,便结溺黄;耗气伤津,则汗出热不解,口渴引饮;邪热迫血妄行,则发皮下瘀点瘀斑,齿鼻衄血,舌出血疱,或尿血、便血,妇女月经量多,甚或九窍出血。舌质红绛,苔黄而干,脉洪大数疾或虚大无力皆为一派邪毒内盛,卫气营血同病之象。

治法:清热解毒,凉血止血。

方药:再障清热败毒汤。

水牛角30g(先煎),生石膏30g(先煎),生地黄15g,牡丹皮15g,赤芍

15g,金银花15g,知母15g,蒲公英15g,麦门冬15g,茜草15g,紫草15g,黄芩10g,甘草10g。

方药分析:方中水牛角清热解毒,凉血止血;生石膏、知母清热养阴;生地黄、麦门冬滋阴清热,凉血止血;牡丹皮、赤芍、茜草、紫草凉血活血止血;金银花、蒲公英、黄芩清热解毒泻火;甘草解毒和中。

加减:若病势较急、病情较重者,加羚羊角粉每次1g冲服,或加用中成药清开灵注射液静滴,以增清热解毒凉血之功力;热势较甚者,加栀子、黄连、败酱草以清热泻火解毒;出血严重者,加三七粉、仙鹤草、墓头回、白茅根以凉血活血止血;伴发咽痛者,加连翘、射干以清热解毒利咽;便秘者,加大黄以通腑泻热,引火下行;神昏谵语者,加用中成药安宫牛黄丸(《温病条辨》方)以清热解毒,镇惊开窍。

2.2 肾阴亏虚

症状:面色苍白或萎黄,唇甲色淡,头晕乏力,心悸气短,耳鸣如蝉,少寐多梦,盗汗,五心烦热,或午后低热,腰膝瘦软,鼻燥咽干,口渴而不欲多饮,皮下瘀点融合成片,或齿鼻衄血,或见尿血,舌质红或淡而无华,苔少,脉细数或滑数。此型多见于慢性再障。

病机分析:肾主藏精,主骨而生髓,肾之真阴不足,久虚不复,肾精亏耗,无以主骨生髓以化血,而致血虚;血虚失于滋养,则面色无华或萎黄,唇甲色淡,头晕乏力,心悸气短;肾开窍于耳,肾阴不足,肾虚失养,则耳鸣如蝉,少寐多梦,盗汗,腰膝瘦软;阴虚生内热,则五心烦热,或午后低热;热灼津液,则鼻燥咽干,口渴而不欲多饮;阴虚火旺,热灼血络,迫血妄行,则皮下瘀点融合成片,或齿鼻衄血,或见尿血。舌质红或淡而无华,苔少,脉细数或滑数均为肾阴亏虚之象。

治法:滋补肾阴,养血填髓。

方药:再障滋补汤。

龟板胶15g(烊化),熟地黄15g,生晒参15g(先煎),黄芪30g,当归15g,麦门冬15g,五味子10g,女贞子15g,旱莲草15g,鸡血藤15g,茜草15g,山茱萸20g,紫河车3g(装空心胶囊冲服),炒白术10g,山楂10g。

方药分析:方中龟板胶、熟地黄滋阴养血,益肾填髓;女贞子、旱莲草、山茱萸补益肝肾,养阴益精,以精血互生;黄芪、当归益气生血,和血固表;生晒参、麦门冬、五味子益气生津,敛阴止汗;鸡血藤补血活血,茜草凉血化瘀止血,二者一温一凉,止中寓补,补中寓消;紫河车性温,补气养血,填精补髓,以阳生阴长,阳中求阴;炒白术健脾益气生血;山楂消食散瘀,并防他药补而滋腻。

加减:若阴虚症状明显者,加阿胶、枸杞以滋阴补血,补益肝肾;阴虚火旺症状明显者,加知母、黄柏以滋阴降火;出血明显者,加仙鹤草、紫草、墓头回以凉血止血;瘀血征象明显者,加丹参、赤芍、三七粉以活血化瘀。

2.3肾阳亏虚

症状:面色苍白或㿠白,畏寒肢冷,气短懒言,腰膝痠软,食少纳呆,小便清长或遗尿,大便稀溏,或腰以下浮肿,或男子阳痿滑精,女子带下清冷,舌质淡,体胖,边有齿痕,苔白,脉沉细或细弱。此型亦多见于慢性再障。

病机分析:久病积虚成损,肾之真阳渐衰,不能温养五脏六腑、四肢百骸,则畏寒肢冷;肾阳虚衰,精气不化,气血生化乏源,血虚不能上荣于面,则面色苍白或㿠白;气虚则阳气不展,故气短懒言;肾阳虚衰,无以生髓养骨,则腰膝痠软;不能温养脾土,则食少纳呆,大便稀溏;气化不力,则小便清长或遗尿,或腰以下浮肿;肾关不固,则男子阳痿遗精,女子带下清冷。舌质淡,体胖,边有齿痕,苔白,脉沉细或细弱均为肾阳亏虚之象。

治法:温补肾阳,益髓生血。

方药:再障温补汤。

鹿角胶15g(烊化),肉桂10g,红力参15g(先煎),菟丝子15g,仙灵脾

15g，肉苁蓉15g，补骨脂15g，黄芪30g，当归15g，熟地黄15g，鸡血藤15g，茜草15g，阿胶10g(烊化)，炒白术10g，山楂10g。

方药分析：方中鹿角胶、肉桂温肾助阳，益精生血；菟丝子、仙灵脾、肉苁蓉温补肾阳，益肾填精；补骨脂温补脾肾；黄芪、当归益气生血，和血固表；红力参温阳益气，摄血固脱；鸡血藤、茜草祛瘀生新，兼以止血；阿胶、熟地黄滋阴润燥，补血止血，以阴中求阳；炒白术健脾益气生血；山楂消食散瘀，并防它药补而滋腻。

加减：若阳虚症状明显者，加炙附子、巴戟天补肾助阳；脾虚症状明显者，加茯苓、砂仁以健脾益气和胃；出血症状明显者，加仙鹤草、三七粉、墓头回以凉血活血止血；伴虚胖浮肿者，加茯苓、泽泻、桂枝以温阳利水；阳痿滑精及尿频明显者，加锁阳、沙苑子、山茱萸以补肾固精。

2.4 肾阴阳两虚

慢性再障，劳损过极，久虚不复，肾之阴阳俱亏，正气大衰，是其病理变化的最后转归，甚者可致肾气败绝，阴阳离绝之危候。此型大多病程较长，阴虚内热与阳虚畏寒两大主症可相互掩盖，但其他阴虚及阳虚证候可出现。故其治当滋阴济阳，阴阳双补，根据肾之阴阳偏胜偏衰的程度，灵活加减应用再障滋补汤和再障温补汤，以急挽垂危之阴精及阳气。

3. 体会

3.1 首辨病情缓急

再障的临床表现，主要为渐重性血虚、乏力，体表及内脏出血，易感外邪及邪毒，故临证首当辨别病情轻重缓急。一般而言，急证发病急，进展快，症状多样且严重，短期内治疗不当可引起死亡；缓证发病慢，症状较轻，病程较长，经及时合理地治疗可长期生存。

3.2 注重阴阳互根

由于再障的主要病变部位在骨髓，髓腔空虚，气血难以生化，以致髓枯精竭为其主要病机，肾之气血阴阳虚损为其主要外在表现，故其辨证当以肾为中心，分别采用滋补肾阴或温补肾阳之法；肾之阴阳两虚者，则以补肾培本之法，阴阳双补。然临证所见，肾阴不足，水不涵木，可致肝肾阴虚；亦可因肾阴不足，龙雷之火升腾，又感温热之邪，燔灼营血，出现热毒蕴结。肾阳不足，不能温煦脾阳，也会导致脾肾阳虚。故在治疗上急证当以清热凉血为主，缓证则应以补肾为主。证属肾阴虚者，还应顾及肝阴之虚，不能一味滋补肾阴；证属肾阳虚者，亦应顾及脾阳之虚，不能一味温补肾阳。同时，应注重阴阳互根，或阳中求阴，或阴中求阳，以求阴阳互济，滋生气血。

3.3 因人因时制宜

小儿纯阳之体，阳常有余，阴常不足，故罹患再障之后不宜长期大量应用温补肾阳之剂，若确要应用，则可少佐滋补肾阴之品。老年人多阳气不足，所患再障多属肾阳虚型，故宜长期服用温补肾阳之剂。治疗再障，滋补肾阴之剂宜早上服用，温补肾阳之剂宜晚上服用。夏季天气炎热，温补肾阳之剂不宜长时间大剂量应用，或可少佐滋补肾阴之品；冬季天气寒冷，滋补肾阴之剂亦不宜长期大量应用，而温补肾阳之剂则可多用。只有这样，才能提高临床疗效。

参考文献

[1]张之南，郝玉书，赵永强，等．血液病学[M]．第2版．北京：人民卫生出版社，2011：459.

[2]井丽萍，张凤奎．再生障碍性贫血的诊断[J]．诊断学理论与实践，2010，9(6)：625.

[3]黄菊，史亦谦．中药复方治疗慢性再生障碍性贫血研究进展[J]．甘肃中医，2009，22(1)：76.

[4]展锐，黄邦荣，王兰英，等．兰州方对再生障碍性贫血模型小鼠外周血细胞的影响[J]．西部中医药，2014，27(9)：11.

（刊登于《西部中医药》2016年第29卷第8期，夏小军、段赞 作）

中医药治疗自身免疫性溶血性贫血的思路与方法

摘要

自身免疫性溶血性贫血(autoimmune hemolytic anemia,AIHA)是免疫性溶血性贫血中最多见的一种类型,也称获得性免疫性溶血性贫血。由于血液中出现抗自身红细胞的免疫抗体,导致红细胞破坏、寿命缩短而产生溶血性贫血[1]。根据自身抗体血清学特点分为温抗体、冷抗体型和兼有温冷抗体型;根据有无基础疾病分为原发性和继发性[2]。

AIHA在疾病演变的不同阶段,有不同的归属。急性发病者,以身黄、目黄为主,属中医学"黄疸"范畴;后期以头晕乏力、面色皮肤苍白等气血亏虚症状为主,属"虚劳"范畴;病程中以腹部癥块明显为主者,亦可归属"积聚"范畴。其发病多由于肝木失调、湿热熏蒸,脾肾亏虚、精血不足,正气虚弱、瘀血阻络所致。临床常表现虚中夹实、本虚标实之病理和证候;本虚为脾肾阳虚、气血亏损,标实为湿热内蕴、气机郁阻,或寒凝血脉、瘀血内阻;其主要病位在脾肾,涉及肝胆。临床辨证分为湿热内蕴、气血两虚、脾肾亏虚、瘀血阻络四型。用自拟抗溶系列方加减治疗。同时应注意正虚邪实、分清主次,中西结合、分期治疗,辨证论治,活用桂枝、柴胡、大黄、虎杖四药。

1. 病因病机

AIHA既可由内热和内寒而诱发,也可因湿热、暑热、热毒所致，或因感受寒热之邪而发，病程中常伴见尿色加深，黄疸和寒热。本病常反复发作，经久不愈，临床常表现虚中夹实，本虚标实之病机和证候，本虚为脾肾阳虚、气血亏损；标实为湿热内蕴、气机郁阻，或寒凝血脉、瘀血内阻。其主要病位在脾肾，涉及肝胆。

1.1肝木失调 湿热熏蒸

素体禀赋不足，后天失于调理，或情志不遂，肝气郁滞，升降失调，疏泄失司，胆汁不循常道，浸淫肌肤，则发黄疸；或过劳伤脾，脾胃虚弱，湿浊内生，日久化热；或外感寒邪，入里化热；或直接感触湿热邪毒，阻于肝胆，湿热熏蒸，胆汁外溢，皆可致肝木失调，肝胆湿热，而发黄疸；湿热交蒸伤及营血，引起血败气亏，出现气血不足之象，乃成本病。

1.2脾肾亏虚 精血不足

肾为先天之本，藏精而生髓；脾为后天之本，气血生化之源，精血同源而互生。若先天禀赋不足，或房劳过度，多致肾精损伤，精亏血少，肾阴受损，肾水不足，日久阴损及阳，阳气虚衰，阴阳两虚；后天失于调理，脾胃受损，运化功能失常，气血生化不足，而水湿痰浊内生，日久郁而化热，湿热交蒸；或从寒化，寒湿凝滞，均可阻滞气机，而发本病。

1.3正气虚弱 瘀血阻络

脾肾亏虚，正气不足，肝失所养；或因肝木失调，气血失和，运行不畅，因虚致实，形成血瘀；或因卫气虚弱，感受寒邪入里，血受寒则凝，致气滞血瘀，日久结成癥块；或病久气血不足，运行受阻，复因湿热邪毒相搏，瘀阻于腹，形成腹部癥块，瘀热交结，深入骨髓，暗耗精血，加重虚损，而发本病。

2.辨证论治

AIHA之温抗体型者，应积极寻找病因，治疗原发疾病，早期治疗应清利湿热与补虚相结合；当有血红蛋白尿发作、黄疸加重时，宜中西医结合治疗;后期有癥块形成时,宜加用活血化瘀及软坚散结药物。其属冷抗体型者较为少见,发病时多有四肢寒冷,口唇、肢端发白或青紫等症,乃阳气本虚,复被寒湿侵袭所致,适当温阳活血,固表补肾。

2.1湿热内蕴

症状:白睛、皮肤发黄,尿色如茶或深如酱油,或有发热,口渴而不思饮,腰背痠痛,便干,心悸气短,头晕乏力,舌质淡,苔黄腻,脉濡数。

病机分析:素体亏虚,脾胃虚弱,运化失常,湿浊内生,日久化为湿热;或复感湿热外邪,内伤肝脾营血,胆汁外溢,发为黄疸;湿热败血下注膀胱,则尿色如茶或深如酱油;湿热内蕴,则口渴不思饮,便干,舌苔黄腻,脉濡数;病程日久,反复发作,气血更耗,不能荣养滋润,则腰背痠痛,心悸气短,头晕乏力。

治法:清利湿热,佐以活血。

方药:清利湿热抗溶汤。

茵陈30g,栀子10g,大黄10g(后下),茯苓15g,猪苓10g,泽泻10g,柴胡10g,桂枝6g,黄芪15g,当归10g,虎杖20g,丹参20g,鸡血藤15g,白茅根30g,甘草6g。

方药分析:方中茵陈、栀子清热利湿退黄;茯苓、猪苓、泽泻渗湿利水;柴胡疏泄肝胆湿热;虎杖清热利湿,活血解毒;黄芪、当归益气补血;桂枝助阳化气行水,并防茵陈、栀子、大黄苦寒败胃;大黄清热利湿,兼能化瘀;丹参、鸡血藤养血活血;白茅根清热凉血利尿;甘草解毒和中。

加减:若气血虚弱明显者,加党参、白芍以补气养血;湿重者,加藿香、薏苡仁以祛湿;热重者,加黄芩、黄连以清热燥湿;食少腹胀者,加陈皮、炒白术以理气健脾;瘀血征象明显者,加益母草、泽兰以活血化瘀,利尿退黄。

2.2气血两虚

症状:面色㿠白或萎黄,气短乏力,心悸头晕,自汗,神疲懒言,口唇色淡,兼有湿热者,白睛可有轻度发黄,舌体胖大,舌质淡,苔薄白或微黄腻,脉细。

病机分析:气为血之帅,气虚则运血无力;血为气之母,血虚则气化无源。或湿热交蒸,伤及营血,血败气亏;或脾肾两虚,气血化源不足;或瘀血久踞,新血不生,皆可致气血亏虚。血虚不能荣润濡养,则面色㿠白或萎黄,心悸头晕,口唇色淡,舌质淡;气虚不能温煦充养,则气短乏力,神疲懒言,舌体胖大,脉细;气虚不摄则自汗;湿热交蒸则白睛轻度发黄,舌苔微黄腻。

治法:益气养血,补精益髓。

方药:益气养血抗溶汤。

党参15g,黄芪30g,茯苓15g,炒白术10g,当归15g,熟地黄15g,白芍15g,川芎10g,阿胶10g(烊化),茵陈15g,柴胡10g,虎杖15g,桂枝5g,甘草10g。

方药分析:方中党参、黄芪益气生血;茯苓、白术健脾益气利湿;当归、熟地黄、白芍、阿胶滋补阴血,补精益髓;茵陈清利湿热而退黄;柴胡疏肝理气;虎杖清热利湿,解毒化瘀;桂枝温阳化血活血;川芎通达气血;炙甘草补脾益气和中。

加减:若余邪未净,湿热留恋而身目俱黄者,加大黄、栀子、泽泻,并加大茵陈用量以清利湿热余邪;瘀血征象明显者,加丹参、鸡血藤以养血活血;脾虚者,去阿胶,加山药、薏苡仁以健脾益气,利水渗湿。

2.3脾肾亏虚

症状:面色㿠白,头晕耳鸣,纳少便溏,腰膝痠软;偏于阴虚者,五心烦热,舌质红,少苔,脉细数;偏于阳虚者,怯寒肢冷,舌体胖大,边有齿痕,苔白,脉细弱。

病机分析:肾主骨生髓而藏精,血为精所化,肾精不足,则髓海空虚无以化血；脾失健运，则气血生化乏源，皆致血虚不荣，面色㿠白；脾肾两虚，气血不足，则头晕耳鸣，纳少便溏，腰膝痠软；阴虚生内热，虚火上扰，则五心烦热，舌质红，少苔，脉细数；阳虚生内寒，失其温煦，则怯寒肢冷，舌体胖大，边有齿痕，苔白，脉细弱。

治法：健脾益气，滋肾填精。

方药：补益脾肾抗溶汤。

党参15g，当归15g，熟地黄15g，枸杞15g，山茱萸15g，茯苓15g，炒白术10g，怀牛膝10g，山药15g，茵陈10g，柴胡10g，虎杖10g，桂枝8g，炙甘草10g。

方药分析：方中党参、茯苓、炒白术、炙甘草健脾益气补中；当归滋补阴血；熟地黄、枸杞、山茱萸滋肾填精；怀牛膝补肝肾、强筋骨，兼能活血化瘀；山药补益脾肾；茵陈清利湿热；虎杖清热利湿，活血解毒；柴胡疏肝理气；桂枝温阳化血活血。

加减：若气血虚弱明显者，加黄芪、阿胶以益气养血；兼血瘀者，加鸡血藤、丹参以养血活血；偏阴虚者，去柴胡、桂枝，加何首乌、女贞子、玄参以滋阴补肾；五心烦热明显者，柴胡易银柴胡，加龟板胶、生地黄以滋阴清热凉血；偏阳虚者，加炙附子、仙灵脾、菟丝子以温补肾阳；纳差者，加扁豆、炒麦芽以健脾消食；便溏者，加补骨脂、砂仁以温补脾肾而止泻。

2.4 瘀血阻络

症状：面色晦黯，头晕乏力，腹中癥块，午后低热，或形体消瘦，毛发不荣，肌肤甲错，或肢体疼痛，或腹部刺痛，舌质淡或淡紫，苔薄，脉细涩。

病机分析：脾肾亏虚，气血不足，则头晕乏力；气虚则推动血脉运行无力，瘀血内停，日久成积，故腹中癥块，舌质淡紫；瘀血日久，新血不生，肌肤经脉失于濡养，则面色晦黯，或形体消瘦，毛发不荣，肌肤甲错，脉细涩；血行瘀阻，不通则痛，故肢体疼痛，或腹部刺痛；瘀血内停，气血阻遏不通，郁热在内，则午后低热。

治法:活血养血,祛瘀生新。

方药:活血化瘀抗溶汤。

黄芪30g,当归15g,赤芍15g,川芎10g,怀牛膝10g,鸡血藤20g,丹参20g,柴胡15g,郁金10g,虎杖20g,桂枝5g,大黄10g(后下),炙鳖甲15g(先煎),莪术10g,炙甘草10g。

方药分析:方中黄芪补气行血生血;当归补血和血;赤芍、川芎活血化瘀;怀牛膝活血补肾;鸡血藤、丹参养血活血;柴胡、郁金疏肝理气,行气活血止痛;虎杖清热利湿,活血解毒;桂枝温阳化血活血;大黄祛瘀生新;炙鳖甲、莪术软坚散结,活血消癥;炙甘草益气和中,调和诸药。

加减:若气血虚弱明显者,加阿胶、熟地黄、党参以补益气血;气滞症状明显者,加香附、枳壳以理气行滞;伴阴虚者,去柴胡、桂枝,加龟板胶、女贞子、旱莲草以滋阴清热;伴阳虚者,加炙附子、仙灵脾以温阳补肾;伴纳差者,加陈皮、炒麦芽以健脾开胃消食;兼黄疸者,加茵陈、栀子以清利湿热;腹中癥块肿大明显者,亦可加用大黄䗪虫丸(《金匮要略》)攻补兼施,峻剂丸服[3],以达破血消癥,祛瘀生新之效。

3.体会

3.1 正虚邪实 分清主次

本病起病急暴者,标实常为湿热或寒邪,致使血败或气血速亏;起病缓慢者,日久不愈,以正虚为主,兼见标实,常为本虚标实之证。故临证需四诊合参,仔细审查虚实轻重,分清主次,或以祛邪为先,或以扶正为主,或扶正祛邪共施。即使湿热内蕴,黄疸明显者,在应用大剂量清利湿热药的基础上,亦必须兼顾"血虚"之本,酌情加用益气生血,或补血养血之品,以祛邪不伤正;瘀血阻络,腹中癥块者,应考虑到正虚夹瘀的存在,在应用大剂量活血化瘀药的同时,务必兼顾扶正,以达到祛邪扶正的治疗效果。在本病的起始病因中，由于湿热血瘀在病程的不同阶段，或留恋三焦，或停积胁下，或郁伏体内，故应在扶正的基础上，必须兼顾清利湿热及活血化瘀，即使气血两虚及脾肾亏虚者，仍应佐以清热利湿祛瘀之品，以扶正不忘祛邪。只有这样，才能提高疗效。

3.2 中西结合　分期治疗

AIHA急性发作期，宜用西药糖皮质激素迅速控制溶血为主，辅以中药清利湿热、利胆退黄之法；一俟溶血得到控制后，应减量或停用激素，而以中药辨证施治，巩固疗效。慢性期或溶血不发作期，应注意预防复发，宜用中药调和阴阳，衰其过盛，补其不足，着重调补脾肾，以固正气。在使用激素期间，应以养血滋阴为主；并尽可能减少激素的用量或停用激素，以降低其副作用；在激素减量阶段，治宜温阳益气，以恢复造血功能；在疾病平稳阶段，应调补阴阳气血，巩固疗效。并发血管栓塞或有肝脾肿大者，应加强中药活血化瘀的力度，并可加用中药制剂川芎嗪、血塞通或丹红注射液静脉滴注，以增强疗效。

3.3 辨证论治　活用四药

治疗AIHA，余临证常在辨证论治的基础上，灵活应用桂枝、柴胡、大黄、虎杖四味中药。

桂枝味辛、甘，性温。清代邹澍《本经疏证》云："桂枝能利关节，温经通脉……其用之道有六：曰和营，曰通阳，曰利水，曰下气，曰行瘀，曰补中。"本病选用桂枝，其作用主要表现在"化血""利水""祛瘀""补中"四个方面，常用量3～8g，用量宜小。若湿郁化火兼阳明腑实，以及阴虚阳盛，血热妄行者，则忌用；若确要用之，则加入白芍以制其温散之性。

柴胡味苦、辛，性微寒。清代汪昂《本草备要》云："人第知柴胡能发表，而不知柴胡最能和里，故劳药、血药往往用之。"姚球《本草经解要》云："春气一至，万物俱新，柴胡得天地春升之性，入少阳以生气血，故主推陈出新。"张秉成《本草便读》云："柴胡……专入肝胆二经,能调达木郁,疏畅气血,解散表邪,如同补药。”本病选用柴胡,其作用主要表现在“和里”“疏肝”“退热”“推陈出新”四个方面,常用量10~15g。若真阴亏损,肝阳上升者忌用。

大黄味苦,性寒。成书于东汉末期的《神农本草经》云:“大黄……下瘀血、血闭寒热,破癥瘕积聚、留饮宿食,荡涤肠胃,推陈出新,通利水谷,调中化食,安和五脏。”明代张介宾《景岳全书》云:“大黄……夺土郁壅滞,破积聚坚癥,疗瘟疫阳狂,除斑黄谵语,涤实痰,导瘀血,退湿热,开燥结,消痈肿。”本病选用大黄,其作用主要表现在“清热”“调中”“退黄”“通滞”“消癥”五个方面,常用量5~10g。具体应用及用量当视正虚、邪热的程度,以及病情发展变化等情况,进退取舍,灵活加减,切勿误用、久用,而耗伤正气。

虎杖味苦,性寒。梁代陶弘景《名医别录》云:“虎杖……主通利月水,破留血癥结。”唐代甄权《药性论》云:“虎杖……主治大热烦躁,止渴,利小便,压一切热毒。”本病选用虎杖,其作用主要表现在“活血通络”“消癥”“清热利湿”“退黄”四个方面,常用量10~30g,且用量宜大,孕妇慎服。

参考文献

[1]金皎.自身免疫性溶血性贫血研究进展[J].实用儿科临床,2010,25(15):1127.

[2]黄晓军,胡大一.血液内科[M].北京:北京科学技术出版社,2010:36-37.

[3]吴洁,申弘道.大黄䗪虫丸联合化疗治疗中晚期原发性肝癌的临床观察[J].西部中医药,2011,24(10):55.

(刊登于《西部中医药》2016年第29卷第2期,夏小军、段赟 作)

医案精选

清热败毒、活血化瘀、化痰散结治疗急性单核细胞白血病

摘要

急性单核细胞白血病属急劳·邪毒炽盛、痰瘀互结证,方选自拟中药回生汤系列加减,治以清热败毒、活血化瘀、化痰散结。

1. 典型病案

患者甲,男,17岁,1991年7月10日初诊。主诉:头痛、头晕7个月。

现病史:患者于1990年12月底出现头痛、头晕并伴左眼球突出,右侧耳聋,在某医院经骨髓、脑脊液等检查确诊为急性单核细胞白血病(M_{5b})合并中枢神经系统白血病(CNSL)。治疗曾用DA,HOAP方案分别化疗2个疗程,甲氨蝶呤(MTX)加地塞米松(Dex)各10mg鞘内注射共6次,并输红细胞3200ml,均未缓解,又并发肛周脓肿,于1991年7月9日收住庆阳市中医医院。入院检查:T:37.0℃,P:70次/min,R:18次/min,BP:110/60mmHg。贫血貌,毛发稀疏,左眼球突出,右耳听力丧失,全身皮肤无黄染及出血,浅表淋巴结无肿大,胸骨无压痛,心肺正常,肝脾肋下未触及,神经系统未引出阳性体征,肛门左侧可见3cm×5cm肿块已溃破,并有脓液渗出。化验检查:血象:Hb:75g/L,RBC:2.3×10^{12}/L,WBC:11.8×10^{9}/L,N:0.67,L:0.15,M:0.18,PLT:95×10^{9}/L。骨髓象:增生极度活跃,红

系增生明显受抑，单核细胞比例增高，其中原单核细胞0.26，幼单核细胞0.34，过氧化物酶染色阳性。刻下症见：神情倦怠，面色萎黄，毛发稀疏，左眼球突出，右耳听力丧失，头痛，唇焦，肛周脓肿破溃，舌质淡，苔白，脉细。脑脊液化验正常。西医诊断：急性单核细胞白血病（M_{5b}）合并肛周脓肿；中医诊断：急劳，证属邪毒炽盛、痰瘀互结。方用自拟中药回生汤加减。处方：天蓝苜蓿30g，墓头回30g，龙葵20g，虎杖20g，半枝莲20g，白花蛇舌草20g，夏枯草15g，赤芍10g，山豆根15g，白茅根15g，仙鹤草15g，青黛3g（冲服），紫河车粉3g（装空心胶囊冲服），炙鳖甲10g（先煎）。30剂，水煎服，1剂/d，分2次服。肛周脓肿局部清洁后外敷消肿止痛膏（院内制剂），1次/d，同时根据脓液细菌培养结果选用有效抗生素，鞘内注射MTX加Dex各10mg治疗CNSL，共4次。

1991年8月12日二诊：治疗32d肛周脓肿已愈，复查：Hb：80g/L，RBC：2.75×10^{12}/L，WBC：4.0×10^{9}/L，N：0.55，L：0.41，M：0.04，PLT：125×10^{9}/L。骨髓增生活跃，单核细胞0.02，幼稚单核0.06，达部分缓解（PR）。中医辨证为邪毒渐退、气阴两虚，治宜益气养阴、解毒化瘀。处方：天蓝苜蓿20g，墓头回20g龙葵20g，半枝莲20g，白花蛇舌草20g，太子参20g，黄芪20g，当归20g，女贞子15g，草旱莲15g，生地黄15g，茯苓10g，白术10g，紫河车粉3g（装空心胶囊冲服）。21剂，水煎服，1剂/d，分2次服。

1991年9月4日三诊：服上药后诸症皆愈，经血象、骨髓象复查达完全缓解（CR）。

此后交替服用以上两方，半年后将原方浓缩为蜜丸剂，18g/次，2次/d持续交替服用。5年后减半量服用，6年后间断服用。其间用MTX加Dex各10mg鞘内注射共6次，并定期复查临床症状、血象及骨髓象均达CR。随访至今已无病生存23年。

2. 按语

白血病是起源于造血干、祖细胞的造血系统恶性肿瘤。具有增殖和生存优势的白血病细胞在体内无控性增生和集聚，逐渐取代了正常造血，并浸润其他器官和系统，使患者出现贫血、出血、感染和浸润征象，最终导致死亡[1]。根据白血病细胞的成熟程度和自然病程，将白血病分为急性和慢性两大类[2]。中医学虽无白血病名称，根据其病证分析，急性白血病多属于中医学“虚劳”“温病”“血证”“积聚”“瘰疬”“痰核”等范畴。但由于其病因病机十分复杂，临床表现涉及五脏六腑、四肢百骸，且病情严重，进展迅速，治疗难以速效，死亡率较高，故宜以“虚劳”中的“急劳”命名。化疗是临床治疗的主要手段[3]，目前已被广泛采用。但化疗不可避免会出现胃肠道反应，肝肾毒性，骨髓抑制，继而合并贫血、感染、出血等并发症[4]，轻则妨碍化疗的顺利进行，重则危及生命。因此，对于急性白血病患者如何增强化疗药物的治疗效应，减轻其毒副作用，是提高疗效和预防复发的关键[5]。部分对化疗药物不敏感或者有严重并发症者，可在严密观察病情下采用中药治疗而达CR。

中医理论认为，急性白血病的发病机制是由于机体正气不足，邪毒外袭，内窜营血，伤及骨髓所引起的一派邪实正虚、虚实夹杂之证[6,7]。据此，我们根据疾病过程中白血病细胞贯穿始终这一特点，拟定出以当地特产中草药天蓝苜蓿、墓头回、龙葵及补益中药紫河车为基本方药，应用于疾病治疗的始末，达到清热败毒、宁血补虚、益肾填髓之目的。具体应用时再根据疾病不同阶段病机的演变，邪正的盛衰及实验室所见，辨证分析后加入相应的药物，分步辨治，同中有异，随证变化，灵活应用。

该患者为青年男性，由于机体正气不足，卫外不固，邪毒外袭，由表入里，伤及营血，血虚及气，气血两虚，濡养不足，则见面色萎黄、倦怠乏力、耳窍失聪等诸症。邪毒入里化热，痰瘀互结，循经内窜，阻于窍道，故致眼球突出；热灼津液，口唇失其濡养，则见唇焦；《灵枢·痈疽》云："热胜则腐肉，肉腐则成脓。"邪毒下注大肠，蕴阻肛门，致使经络瘀阻，邪热壅聚化腐成脓，日久即破溃而出。急劳起病急骤，初期以邪实为主，虽经大量细胞毒类药物治疗，病情未获缓解，故此阶段仍属邪未祛而正已虚，邪实仍是病机之关键。此为邪毒炽盛、痰瘀互结所致，治宜清热败毒、活血化瘀、化痰散结，用自拟中药回生汤系列为主加减治疗。

处方中主药天蓝苜蓿（Medicago LupulinaL.），系庆阳市特产中草药，体外药敏试验结果表明[8]，天蓝苜蓿在0.3～0.6mg/ml浓度范围时，即可对ALL细胞有50%以上的杀伤作用，提示天蓝苜蓿具有明显的抑制ALL细胞作用，抑制作用强弱依次为L_1，L_3，L_2，在浓度大于0.25mg/ml时对ANLL细胞具有较强的抑制作用，抑制作用强弱依次为M_2，M_1，M_{5a}；主要药效学实验表明，回生丸Ⅰ号（回生汤丸剂）可在体内有效抑制某些肿瘤细胞的生长，如H_{22}肝癌细胞和L_{615}淋巴细胞白血病细胞，并通过增加T淋巴细胞亚群的活性而使实验动物的免疫功能得到提高。另一项研究表明[9]，回生丸可使实验动物T_3、T_4对值升高，T_8下降，提高了T_4/T_8的比值，实验表明回生丸增强T细胞活性作用而使动物免疫功能得到一定的提高。对天蓝苜蓿及以其为主药的回生汤系列的药理作用机制还有待进一步深入研究。

参考文献

[1] 张之南，郝玉书，赵永强，等．血液病学[M].2版．北京：人民卫生出版社，2011：686.

[2] 黄礼明，马开武．血液病的中医药诊治[M].北京：科学出版社，2010：1.

[3] 马青．中西药物联合治疗急性髓系白血病48例[J].西部中医药，2014.27（8）：86.

[4] 郭宇．复方苦参注射液用于急性白血病辅助化疗的观察[J].中医临床研究，2011，16（3）：98.

[5] 夏小军，张鑫智，胡清洲，等．回生汤系列配合化疗治疗急性白血病76例临床观

察[J].中国中医药信息,2001,8(5):57.

[6] 夏小军.夏小军医学文集[M].兰州:甘肃科学技术出版社,2007:394.

[7] 刘翠云.关于急性白血病的临床研究[J].中医临床研究,2010,2(8):46-47.

[8] 夏小军.中医药治疗小儿急性白血病的思路与方法[J].中医研究,2005,18(1):54.

[9] 张鑫智,夏小军.回生丸对小鼠T淋巴细胞亚群作用研究[[J].中国社区医师,2009(12):3.

(刊登于《中医临床研究》2015年第7卷第15期,夏小军、段赟 作)

益气养阴、解毒祛瘀治疗慢性髓系白血病

摘要

慢性髓系白血病属虚劳·痰瘀互结、气阴两虚证，方选自拟回生汤系列加减，治以益气养阴、解毒祛瘀。

1. 典型病案

患者甲，男，21岁，初诊：1993年2月16日。主诉：困倦乏力半年，左上腹硬块3个月。

现病史：患者于入院半年前不明原因出现困倦乏力，渐见加重。入院3个月前自觉左上腹出现一拳头大的硬块，压之不痛，并逐渐增大。入院9d前在本单位职工医院化验血象，WBC 364.0×10^9/L，住院后经骨髓象等检查，诊断为慢性髓系白血病(CML)，遂服用羟基脲治疗5d后，于1993年2月15日转入庆阳市中医医院。入院检查：T：36.8℃，P：72次/min，R：20次/min，BP：124/80mmHg。形体消瘦，全身皮肤黏膜无黄染及出血点，浅表淋巴结无肿大。肝右肋下未触及，脾左肋缘下4横指，质硬无压痛。化验检查：血象：Hb118g/L，RBC4.4×10^{12}/L，PLT142×10^9/L，WBC298×10^9/L；外周血分类中原始粒0.03，早幼粒0.06，中晚幼粒细胞0.45，杆状细胞0.22，分叶粒细胞0.19，其中嗜酸粒细胞0.17，淋巴细胞0.05。骨髓象：增生极度活跃，以中晚幼粒细胞增生为主，占0.60，嗜酸性粒细胞比例明显增高，红系增生受抑，成熟红细胞大小不等，形态规则，巨核细胞增多，血小板成簇分布。B超提示：脾脏中度肿大。刻下症见：

形体消瘦，神情倦怠，面色欠华，头晕耳鸣，腰膝痠软，手足心热，自汗时出，纳差腹胀，左肋下痞块如拳大，质硬无压痛，舌质淡红，苔白微腻，脉细数。西医诊断：慢性髓系白血病；中医诊断：虚劳，证属痰瘀互结，气阴两虚。治宜清热败毒，化痰行瘀，兼补气阴。拟方回生汤Ⅰ号方加减。处方：天蓝苜蓿20g，墓头回20g，龙葵20g，虎杖20g，半枝莲20g，白花蛇舌草20g，夏枯草15g，莪术15g，赤芍10g，麦冬10g，山茱萸10g，山楂15g，青黛3g（冲服），炙鳖甲15g（先煎），海蛤壳15g（先煎）。15剂，水煎服，1剂/d，分2次服。西药羟基脲4g/d，分2次口服；干扰素3×10^6IU，隔日1次，皮下注射。

1993年3月4日二诊：服上药后纳食改善，左肋下痞块明显缩小，仍感困倦乏力，汗多，舌质淡，舌边尖红，苔薄，脉细。复查血象：Hb96g/L，RBC4.0×10^{12}/L，PLT92×10^9/L，WBC82.0×10^9/L；外周血分类中中晚幼粒细胞0.38，杆状细胞0.25，分叶粒细胞0.27，淋巴细胞0.08，其中嗜酸粒细胞0.06。辨证为正虚邪不盛之邪毒渐退、气阴两虚之证，宜扶正祛邪，标本同治，法当解毒化瘀、益气养阴。处以回生汤Ⅱ号方加减：天蓝苜蓿20g，墓头回20g，龙葵20g，夏枯草15g，党参15g，当归15g，莪术10g，赤芍10g，生地黄15g，麦冬15g，山茱萸10g，山楂10g，青黛3g（冲服），炙鳖甲15g（先煎）。20剂，水煎服，1剂/d，分2次服。西药羟基脲及干扰素用量用法同前。

1993年3月25日三诊：服上药后左肋下痞块消失，困倦乏力减轻，仍汗出，舌质淡，苔薄，脉细。血象：Hb102g/L，RBC4.05×10^{12}/L，WBC3.2×10^9/L，分类中未见原始细胞，其中杆状细胞0.24，分叶细胞0.58，淋巴细胞0.15，单核细胞0.03。辨证为邪去正衰之邪毒已退、气血两虚之证，以正虚为主，治以扶正为主，兼清余邪，用补气养血、益肾填髓、扶正化毒之回生汤Ⅲ号方加减。处方：墓头回20g，龙葵15g，黄芪30g，党参15g，当归15g，熟地黄15g，补骨脂15g，鸡血藤15g，山茱萸10g，菟丝子10g，阿胶10g（烊化兑服），青黛3g（冲服），炙甘草10g。15剂，水煎服，1剂/d，分2次服。西药羟基脲减量为2g/d,分2次口服;干扰素用量用法同前。

1993年4月11日四诊:服上药后困倦乏力、汗出诸症明显减轻,食纳正常,舌质淡红,苔薄白,脉象有力。经血象、骨髓象检查,疾病达完全缓解(CR)。羟基脲减量为1g/d,中药及干扰素用量用法同前。

治疗3个月,疾病一直处于CR状态,其间根据WBC化验结果调整羟基脲用量为0.5~1g/d。3个月后,患者自行停服羟基脲,半年后停用干扰素,期间中药仍以上方为主加减治疗。1年后恢复工作,并将原中药处方浓缩提取为胶囊剂服用至今,多次复查骨髓疾病始终处于完全缓解(CR)状态。2007年结婚,至今已无症状21年。

2. 按语

慢性髓系白血病(ChronicMyelocyticLeukemia,CML)是一种起源于多能干细胞的髓系增殖性肿瘤,T(9:22)(q34:q11)是CML特征性染色体改变并在分子水平上导致BCR-ABL融合基因形成[1]。临床上的主要症状为乏力,消瘦,发热,肝、脾、淋巴结肿大和骨痛。骨髓粒系增生,外周血白细胞增多及脾脏肿大等特点[2]。CML多属中医学"虚劳""积聚""癥瘕""瘰疬"等范畴[3]。现代医学对本病一般采用口服羟基脲、马利兰等化疗药物以及干扰素等治疗,但有较大毒副反应,部分患者不能耐受。近年来伊马替尼或骨髓移植成为本病的首选方案,但沉重的经济负担以及移植的巨大风险,使多数患者无法接受[3]。清·程国彭《医学心悟·积聚》云:"治积聚者,当按初、中、末三法也。"据此,我们依据疾病发生发展过程中邪正消长变化情况,将其分为三个阶段进行辨证论治,体现了辨病与辨证相结合的原则,并取得满意疗效。

患者机体正气不足,脏腑功能紊乱,邪毒乘虚而入,伤及营阴,骨髓受损,气虚血少,则形体消瘦,神情倦怠,面色欠华,头晕耳鸣;

气阴两伤，则腰膝痠软，手足心热，自汗时出；阴精受劫，内热熏蒸，则煎熬津液为痰；病程日久，气血更虚，因虚生瘀，痰瘀互结，瘀阻脉络，则形成肋下痞块，质地坚硬；盘踞上腹，则纳差腹胀，苔白微腻。此为邪毒炽盛、痰瘀互结、气阴两伤所致，证属本虚标实，以邪实为主，治以祛邪为主，用清热败毒、化痰行瘀、兼补气阴之法，用自拟中药回生汤系列为主加减治疗。

方中青黛味咸，性寒，入肝经，可消肿散瘀、凉血解毒。《本草衍义补遗》谓之"能收五脏之火，解热毒，泻肝，消食积"。现已证明青黛提取的生物碱——靛玉红是治疗CML的有效成分，具有明确的抗肿瘤作用[4]。研究发现，靛玉红并没有抑制细胞生存，或是通过其生物转化的次级产物，以竞争性拮抗CDK激酶的ATP结合位点[5]和阻断Stat3信号通路[3]等方式来发挥作用。本例患者，20年间服用青黛量累积已超过40kg，不仅未产生耐药性，而且未发现明显的毒副作用。单一药物的治疗作用虽已得到肯定，但在临证时仍需在辨证论治的原则指导下遣方用药，方可有的放矢。

CML早期或加速期，应采用中西药结合进行治疗，辨证应用中药可调节全身机能，大限度地协助化疗药物杀灭白血病细胞，并促进细胞凋亡，保护正常细胞不受损，减少并发症，从而起到增效减毒的效果；慢性期则宜以中医药治疗为主，在辨证的基础上，参考现代中药药理用药的方法，针对性地选择一些具有特异性治疗功效的药物，随证处裁组方，加之患者若能长期坚持用药，亦可获得良效。另外，有条件者，亦可尽早地配合应用干扰素、酪氨酸激酶抑制剂等药物，也是降低"急变"发生率和获取长期存活的关键。

参考文献

[1]张之南，郝玉书，赵永强，等.血液病学[M].2版.北京：人民卫生出版社，2011：911.

[2]王明松.清毒化瘀汤联合羟基脲治疗慢性粒细胞白血病疗效观察[J].中医临床研究，2011，5(3)：44.

[3]张文曦,李晓惠,陈健一.慢性粒细胞性白血病的辨证施治[J].甘肃中医,2008,21(3):11.
[4]黄晓军,胡大一.血液内科[M].北京:北京科学技术出版社,2010:112.
[5]邹萍,刘月新,陈智超,等.血液科疑难问题解析[M].南京:江苏科学技术出版社,2010:109.

(刊登于《中医临床研究》2015年第7卷第21期,夏小军、段赟 作)

益气养阴、滋阴降火、凉血止血治疗儿童难治性血小板减少性紫癜

摘要

难治性血小板减少性紫癜属血证·气阴两虚、虚火灼络证，方选自拟中药摄血汤加减，治以益气养阴、滋阴降火、凉血止血。

1.典型病案

郭某，男，7岁，2008年5月16日就诊。患儿于2006年11月6日因感冒发热，全身皮肤出现多处青紫斑点，伴发鼻衄，化验血小板计数(PLT)5×10⁹/L，在当地医院诊断为“原发性血小板减少性紫癜(ITP)、上呼吸道感染”，住院治疗5d后身热退，皮肤青紫斑点未见消退，仍鼻衄不止，PLT 3×10⁹/L，遂转往西安某医院，经血象、骨髓象、血小板抗体监测等检查，仍确诊为ITP。先后经住院及门诊予足量强的松，足疗程大剂量丙种球蛋白，标准剂量环磷酰胺等药物，其间多次输注血小板，治疗6个月后皮肤青紫斑点减轻，偶发鼻衄，PLT始终在10×10⁹/L以下。后又辗转多家医院多方治疗，仅在输注血小板后PLT可上升至10～20×10⁹/L之间，约10d后又开始下降，且随着激素等药物的撤减，出血症状又明显加重。入院前3个月以来强的松用量调整为30mg/d，分2次口服，静注丙种球蛋白12.5g/d，每月连续输注5天，可勉强控制出血。入院5d前出血症状加重，PLT6×10⁹/L，故转入庆阳市中医医院治疗。症见：形体虚胖，

动则气怯，面色欠华，大如满月，两颧潮红，神情倦怠，少气懒言，烦躁汗出，食欲不振，咽干口燥，全身肌肤散在黯红色瘀点瘀斑，口腔及舌边尖各有血疱一处，双侧鼻腔时有渗血，色泽淡红，舌质红，苔少而干，脉细数。化验血象：PLT5×10^9/L，血红蛋白(Hb)108g/L，红细胞计数(RBC)4.0×10^{12}/L，白细胞计数(WBC)4.6×10^9/L；骨髓象：增生活跃，粒红巨三系增生，全片共见巨核细胞146个，分类22个，可见幼稚巨核3个，成熟无血小板形成巨核16个，裸核3个，血小板罕见；血小板抗体测定：PAIgG 330ng/10^7；生化全项：谷丙转氨酶57.8U/L，谷草转氨酶62.7U/L，甘油三酯1.92mmol/L，总胆固醇6.7mmol/L；ANA抗体谱十五项测定：阴性；腹部B超提示大致正常。西医诊断：难治性血小板减少性紫癜(RITP)。中医辨证：血证，证属气阴两虚、虚火灼络。方用自拟中药摄血汤加减。处方：黄芪20g，党参10g，当归10g，阿胶10g(烊化)，龟板胶10g(烊化)，麦门冬10g，生地黄10g，墓头回15g，仙鹤草15g，旱莲草10g，紫草10g，焦三仙各10g，甘草6g。5剂，每日1剂，水煎服。强的松仍按原剂量服用。

2008年5月22日二诊：服药后鼻衄有所减轻，皮下青紫斑点新出者较少，精神略见好转。原方更进7剂，并停用丙种球蛋白。

2008年6月1日三诊：仍偶发鼻衄，但可自止，口腔黏膜及舌边尖血疱消失，皮下青紫斑点明显减少，精神逐渐好转，咽干口燥减轻，仍纳差，入夜腹胀，易感冒，舌质淡红，苔白微腻，脉细。辨证为气阴渐复，脾失健运之证。上方去龟板胶，加大腹皮10g，砂仁6g。每日1剂，水煎服。

此后每周复诊1次，均以上方为基础方，偶有1~3味增减，或增减剂量，服用2个月后出血已止，全身症状明显好转，PLT均持续在(5~10)×10^9/L之间。遂开始递减强的松，中药仍以上方为基础适量加减，每日1剂，水煎服。又守方加减服用2月余，未发出血，虚肿消失，未发感冒，2008年9月10日化验，PLT上升至15×10^9/L。遂停用强的松，上方加减续服。

服用中药治疗半年，至2008年12月17日，PLT14×10^9/L，Hb132g/L，RBC4.86×10^{12}/L，WBC5.6×10^9/L。患儿未发出血，体力恢复，纳食增进，舌质淡红，苔薄白，脉细。此时虽无明显症状，但PLT始终不上升，考虑患儿久病伤气，脾气更虚，且久病必瘀，因虚致瘀，故拟凉血活血、益气摄血、宁络消斑之法，继用自拟摄血汤加减，以气血阴阳同调。处方：墓头回15g，黄芩炭10g，白茅根15g，赤芍10g，牡丹皮10g，茜草15g，生地黄10g，仙鹤草15g，黄芪15g，党参10g，当归10g，茯苓10g，白术10g，肉苁蓉10g，鸡血藤10g。每日1剂，水煎服。

上方化裁服用3月余，至2009年3月20日，PLT上升至32×10^9/L，仍以上方为基础适当加减，或调整剂量，持续服用。2009年10月20日，PLT48×10^9/L，开始上学。2010年7月12日，PLT66×10^9/L。多次化验，PLT均逐渐上升，疗效巩固。至2011年12月2日，PLT上升至82×10^9/L，期间偶因他因而致间断1～2d之外，均持续服用中药，均未发出血，亦很少感冒，更无任何不适及副作用发生。考虑疗效已显，改中药汤剂隔日1剂，水煎服。

自2012年8月6日起，停用汤剂，改用院内中药制剂摄血丸（组成同前），每次1丸，每日2次，服用至今，PLT始终在（68～94）×10^9/L之间。

2. 按语

目前，国内尚无公认的慢性难治性血小板减少性紫癜（Refractory Idiopathic Thrombocytopenic Purpura，RITP）的定义。有学者认为，由于脾脏切除术是迄今为止治疗ITP最有效和疗效最持久的治疗措施，因此，如果患者没有接受脾切除术，一般不将其归为RITP[1]。但基于当前中国较少实施脾脏切除术之现状，加之美罗华等一些行之有效的新药在国内推广与应用，所以有部分学者在RITP诊断或范围界定时不将脾脏切除作为必要条件[2,3]；又基于脾脏切除对小儿损伤大，可并发血栓形成且脾脏切除后患儿血清

IgM、外周血TH、TS均显著低下，人体免疫功能明显下降，易发生凶险感染[4]，故1986年全国小儿血液病会议拟定的无脾切除术之规定的RITP诊断标准[5]，在基层医院至今仍在沿用。笔者认为，以上均可为中国制定统一的RITP诊治指南提供有益的信息，但脾切除术不一定作为诊断RITP的条件更符合中国现阶段的临床实际。本病例患者对糖皮质激素治疗无效，或激素依赖，血小板数量始终不在安全范围，虽未进行脾切除术，但实属难治，故诊断为RITP，既符合有关文献诊断标准，又是对疾病诊断要切合临床实际的一种探索。根据RITP以出血为主的临床表现，RITP可归属于中医学的"血证""发斑""葡萄疫""肌衄"等病证门类。对该病的中医或中西医结合治疗尚处于探索阶段，文献报道较少[6]。

本例患者，初次接诊，既有肌衄、鼻衄等标实见症，又有明显的气阴两虚之本虚表现，加之用药杂乱，则更耗气阴，故在维持原用糖皮质激素的基础上，选用大剂益气养阴、滋阴降火之品，合以凉血止血，以标本同治，急止其血。服药12剂，出血减轻，精神好转，知药中病机，效不更方。治疗2月余，虽PLT未见上升，但出血已止，诸症减轻，始递减激素。4月后诸症悉除，PLT略上升，遂停用激素，单纯中药治疗。半年后虽未发出血，但PLT未见上升，考虑久病脾虚血瘀作祟，故拟凉血活血、益气摄血之法，以宁络消斑。宁者，和也；此宁络即气血同治，阴阳同调之谓。服药3月余，PLT逐渐上升，开始上学，仍坚持治疗。3年后PLT接近正常，疗效已显，遂中药隔日服用1剂，8月后改服丸剂，以固疗效。

2.1 注重标本虚实

小儿脏腑娇嫩，形气未充，脾常不足。本例患儿，初诊时虽肌衄、鼻衄俱著，若单纯应用苦寒之品以凉血止血，则更伤脾胃，致使脾气更虚，摄血无力，出血不止；过早加用活血化瘀，又恐加重出血；一味益气养阴，则缓不应急，不能遏止病势。故临证辨证用药时，分清轻重缓急，注意本虚标实和疾病转归等，对于患者出血证的控制和临床疗效的提高具有重要意义[7]，即使PLT十分低下，中药止血之功亦毋庸置疑。

2.2适时活血化瘀

经有效治疗，出血未发，诸症减轻，似乎无证可辨，但PLT始终上升缓慢。然综合ITP之病机，不外热、虚、瘀三端。此时助火伤阴之激素已撤，机体气血阴阳仍处于不平衡之状态，若按常规单纯健脾益气摄血，则甘温之剂既有耗阴之弊，又有闭门留寇之虑，恐难一时取效。故宜气血阴阳同调，并适时加用活血化瘀，以祛瘀而生新，从而使PLT上升。

2.3贵在持之以恒

本例患儿，病程较长，辗转多处，久治未愈，家长焦虑，病儿恐惑，无奈之下，求治于中医。曾建议住院治疗，但遭家长及患儿拒绝。对此，作为医者，首先应严密观察病情变化，权衡标本缓急，并耐心与患儿及其家长沟通，争取配合，并持之以恒，便可取效。该例患儿4年多来先后服用中药汤剂1300余剂便是明证。

参考文献

[1]杨仁池.特发性血小板减少性紫癜治疗中应该注意的几个问题[J].国际输血及血液学，2007，30(6)：485.

[2]杨晓红，唐旭东，许勇钢，等.难治性血小板减少性紫癜患者免疫功能状态分析[J].浙江中西医结合，2008，18(11)：682.

[3]黄晓军，胡大一.血液内科[M].北京：北京科学技术出版社，2010：259.

[4]赵东菊，张铭秋，杨瑞民.部分脾栓塞治疗儿童难治性特发性血小板减少性紫癜的临床探讨[J].医师进修(内科版)，2004，27(9)：40.

[5]杨天楹，张之南，郝玉书，等.临床血液学进展[M].北京：北京医科大学、中国协和医科大学联合出版社，1992：313.

[6]许亚梅，李冬云，陈信义.难治性血小板减少性紫癜中医治疗初探[J].北京教育学院学报(自然科学版)，2006，1(2)：31.

[7]胡令彦，周永明.周永明教授辨治出血性疾病的临床经验[J].西部中医药，2012，26(2)：50.

(刊登于《新中医》2015年第47卷第12期，夏小军、段赟 作)

补气活血、祛瘀通络治疗血小板增多症

摘要

血小板增多症属血浊·气血虚瘀证，方选补阳还五汤加味，治以补气活血、祛瘀通络。

1. 典型病案

赵某某，男，47岁。病历号2004-01-367。初诊：2004年1月22日。主诉：头晕、嗜睡伴口周及舌部发麻1年。

现病史：患者1年前不明原因自觉头晕、困乏嗜睡，渐见颜面浮肿，口周及舌部发麻，于当地县医院经血、尿、粪、心电图等检查，均无异常发现。后上述症状逐渐加重，遂赴咸阳某医院检查，化验血小板增多，达780×10^9/L，又赴西安某医院就诊，行血常规、骨髓等检查诊断“原发性血小板增多症”，给予羟基脲、阿司匹林、复方丹参片(具体不详)治疗1月，血小板计数降至正常。此后，按医嘱逐渐递减羟基脲(由1.5g/日减至1.0g/日，再减至0.5g/日)，当减至0.5g/日时，化验血小板又上升至640×10^9/L，故赴庆阳市中医医院求助中医治疗。查体：面色紫黯，心肺阴性，肝脾及淋巴结不大，神经系统检查未引出阳性体征。辅助检查：血常规示：WBC7.2×10^9/L，HB130g/L，PLT770×10^9/L；凝血四项、生化全项提示大致正常；骨髓涂片示：骨髓增生明显活跃，红系、粒系增生，巨核细胞增多，血小板成片分布，意见：血小板增多症待排，建议行JAK2检查以助诊；腹部B超、头颅CT、胸片提示大致正常。四诊摘要：精神欠佳，面色晦黯，颜面浮肿，少气乏力，头晕嗜睡，口周及舌部发麻，舌质黯淡，舌下有瘀点，脉细涩。西医诊断：原发性血小板增多症；中医诊断：血浊，证属气虚血瘀。治宜补气活血，祛瘀通络。拟方补阳还五汤加味。处方：生黄芪60g，当归20g，茯苓10g，鸡血藤15g，桃仁10g，红花10g，丹参20g，川芎10g，熟地黄10g，川牛膝10g，地龙10g，赤芍10g，炙甘草3g。5剂，水煎服，每日1剂，分2次服。

2004年1月28日二诊：服上药后口周及舌部麻木好转，乏力有所减轻。复查血常规示：PLT540×10^9/L。久病初效，效不更方，上方不变更进10剂，用法同前。

2004年2月11日三诊：服上药后精神明显好转，口周及舌部麻木消失，嗜睡、乏力明显减轻，纳食、二便正常。舌质淡，苔薄，脉细。复查血常规示：PLT420×10^9/L。此乃瘀血渐消，气虚已复之象。治法：养血活血。方药：桃红四物汤加减化裁：桃仁10g，红花10g，当归20g，川芎10g，熟地黄15g，赤芍10g。10剂，水煎服，每日1剂，分2次服。

2004年3月22日四诊：服上药后诸症皆消。复查血常规示：PLT303×10^9/L。疾病向愈，故不更方，上方再进10剂，用法同前。

2004年4月3日五诊：服上药后患者精神佳，纳食及二便正常，无特殊不适。复查血常规示：PLT181×10^9/L。疾病告愈。给予当归丸（8粒/次，3次/日）养血和血以善后。

此后，随访5月，多次复查PLT均在295×10^9/L以下。

2. 按语

原发性血小板增多症系骨髓增生性疾病，病因至今未明。临床以血小板持续增多，伴有自发性出血倾向，血栓形成，脾脏肿大及白细胞增多为特征。现代医学采用马利兰或羟基脲等西药治疗短期疗效较好，但病情易反复。中医学虽无原发性血小板增多症之病名，但根据其临床表现及特征，常将其归属于“血浊”“血瘀”

“血证”“虚劳”“积聚”等范畴。其临床表现错综复杂，病机演变多端，寒热虚实病性常兼。但气血不调、浊瘀内阻贯穿疾病的始末。故临证以此核心病机，确立以调和气血、化浊祛瘀为治疗大法，同时，针对所犯脏腑或部位，以及所兼夹之病邪，施以或补、或泻、或补泻兼施；或寒、或热、或寒热并用等治法可获良效。

本例患者，中年农民，长期劳作，耗伤气血，故见头晕乏力，少气懒言，精神不振，久虚生瘀，加之疾病迁延日久，机体气血更虚，气血瘀滞，不能上行则头晕嗜睡，血不濡养，则口周及舌部时而发麻。舌质黯淡，舌下瘀点及脉细涩均为一派气虚血瘀之见证。气为血之帅，气虚推动无力，则气血不行，瘀血阻络，故本病以气虚为本，血瘀为标，即“因虚致瘀”为其病机特点。治当以补气为主，活血通络为辅。本方重用生黄芪，补益元气以鼓血行，血行则络通，为君药；茯苓健脾化浊而不壅滞，当归尾、鸡血藤养血活血而不伤血，三者共为臣药；赤芍、川芎、桃仁、红花、川牛膝协同当归尾以活血祛瘀；地龙通经活络，力专善走，周行全身，以行药力，亦为佐药。按此益气活血，补中有活，活中寓补，则久病初效。鉴于，正气已复，恐补气太过而壅塞，故改用桃红四物汤加减，养血活血以治标为主。

（收录于中国中医药出版社出版的《甘肃省名中医医案精选·第一辑》，夏小军、段赟 作）

补中益气、滋阴生血治疗营养不良性贫血

摘要

营养不良性贫血属虚劳·气血两虚证，方选八珍汤加减，治以补气养血。

1.典型病案

李某，女，40岁。病历号2006-08-157。初诊：2006年8月28日。主诉：困乏无力2月余。

现病史：患者于2月前，不明原因出现困倦乏力，面色苍白，纳差，动则出汗，心悸，月经量多。自服“阿胶补血露”治疗20余天，病情未见好转，故来诊。查体：面色苍白，呈中度贫血貌，心肺阴性，肝脾不大。患者平素体健，月经周期正常，经量适中，近两次月经量微多于前，无血块。否认其他系统病史。辅助检查：血常规示：WBC 4.5×10^9/L，RBC 2.76×10^{12}/L，MCV 80.21，MCH 25.51，MCHC 314.0，HB 75g/L，PLT 86×10^9/L；生化提示正常；骨髓涂片示：红系比例增高，以中晚幼红细胞为主，部分呈巨幼样改变，成熟红细胞胞体偏小，中央淡染区扩大，提示：双向贫血；妇科B超、心电图提示大致正常。四诊摘要：面色苍白，乏力倦怠，动则汗出，少气懒言，舌质淡，苔薄白，脉细弱。西医诊断：营养不良性贫血；中医诊断：虚劳，证属气血两虚。治宜补气养血。拟方八珍汤加减。处方：党参15g，茯苓10g，白术10g，当归15g，黄芪20g，白芍6g，川芎6g，熟地黄10g，五味子10g，大枣5枚，陈皮6g，炙甘草3g。10剂，水煎服，日1剂，分2次服。

2006年9月9日二诊：服上药后困乏无力及汗出症状明显减轻，面色渐转红润，纳食增进，惟自觉全身肿胀，夜寐欠安。舌质淡，舌尖红，苔薄白，脉细。复查血常规：WBC 5.3×10^9/L HB 88g/L PLT 136×10^9/L。上方去黄芪，加炒枣仁30g，更进10剂，用法同前。

2006年9月19日三诊：服上药后诸症皆消，面色红润，纳食转佳，夜寐安静，体力充沛。复查血常规：WBC 7.1×10^9/L HB 112g/L PLT 118×10^9/L。疾病告愈，给予庆阳市中医医院专科制剂生血丸（2丸/次，2次/日），以固疗效。

此后，多次复查血常规提示HB120g/L以上，随访半年病情未复发。

2. 按语

本例患者，脾胃虚弱，运化失职，生化乏源，而致本病。其中困倦乏力，动则气怯为一派气虚之象；而面色苍白，爪甲色淡为一派血虚不荣之表现；汗为心之液，气虚不摄，故见汗多，月经量多；脾胃虚弱，失其健运，则纳差。舌质淡，苔薄白，脉细弱均为一派气血不足之征象。综观舌脉症，其病性属虚，病位在气血。故治以八珍汤益气养血，阴阳双补，配五味子滋阴补血，大枣和中，且有滋补阴血之功；陈皮理气醒脾，防止滋补药物更伤脾胃；炙甘草和中补虚，兼调诸药。故全合而用之，不温不燥，不寒不凉，更加黄芪补中益气生血，故对气血不足所致的“血虚”以起补中益气、滋阴生血之功。

营养不良性贫血在基层临证多见，病因各异，故在辨证论治的基础上审因论治，尤为重要。《灵枢·决气》云：“中焦受气取汁，变化而赤，是谓血”。脾胃为后天之本，气血生化之源。故无论病因为何，证属何型，治疗时，皆应注意调理脾胃，以资化源；并在遣方用药时顾护胃气，使补而不滞，以防阻碍脾胃化生气血之功能。

（收录于中国中医药出版社出版的《甘肃省名中医医案精选·第一辑》，夏小军、段赟 作）

健脾补肾、益气养血治疗白细胞减少症

摘要

白细胞减少症属虚劳·脾肾气血俱虚证，方选自拟升白汤加减，治以健脾补肾、益气养血。

1.典型病案

李某，女，44岁。病历号2004-02-141。初诊：2004年2月7日。

主诉：头晕目眩，气怯乏力2年。

现病史：患者近2年来不明原因出现头晕目眩，气怯乏力，时有失眠多梦，易于感冒，汗多怕冷，月经量少，曾经多次化验，确诊为“白细胞减少症”，服维生素B_4片、升白胺片、补中益气丸、贞芪扶正颗粒等多方医治无效，病情逐日加重，于2004年2月6日来庆阳市中医医院求治。实验室检查：血常规示；WBC 1.8×10^9/L，NEUT 1.0×10^9/L，Hb 122g/L，RBC 4.8×10^{12}/L，PLT 112×10^9/L；骨髓涂片示：粒系增生减低，红系、巨核系增生骨髓象；甲状腺功能、生化、ANA抗体谱等检查正常；胸片、B超、心电图及肝肾功能检查均无异常发现。刻下症见：形体肥胖，动则气怯，语言低微，面色欠华，头晕目眩，失眠多梦，畏寒肢冷，自汗，易于外感，月经量少，平素喜食肥甘，舌质淡，舌苔白，脉细弱。西医诊断：白细胞减少症；中医诊断：虚劳，证属脾肾气血俱虚。治宜健脾补肾，益气养血。方用自拟升白汤加减。处方：鸡血藤60g，黄芪30g，补骨脂30g，女贞子15g，旱莲草15g,炒麦芽15g,白术10g,大枣10枚。5剂,水煎服,日1剂,分2次服。嘱清淡饮食,忌食膏粱厚味及辛辣刺激之品;动静结合,劳而不倦;怡情放怀,消除忧虑。

2004年2月13日二诊:服上药后复查血象:WBC2.0×10^9/L。患者精神渐见好转,倦怠汗出、畏寒肢冷明显减轻,头晕目眩及气怯乏力微除,睡眠尚安,舌质淡红,苔薄白,脉细弱。知药中病机,效不更方。前方再进10剂,用法同前。

2004年2月24日三诊:服上药后复查血象:WBC3.4×10^9/L。患者精神明显好转,面色渐转红润,头晕目眩、气怯乏力等症基本消失,舌质淡红,苔薄,脉细。守原方更进10剂,用法同前。

2004年3月5日四诊:服上药后复查血象:WBC5.2×10^9/L。患者精力充沛,面色红润,月经来潮后经量正常,舌质淡红,苔薄白,脉细缓。治以金匮肾气丸晨服(8粒),以温肾阳;参苓白术散(5g)晚服,以健脾气。

此后,以前法先后调治2月余,曾6次复查血常规提示WBC均在4.5×10^9/L以上。疾病告愈。

2. 按语

虚劳是以脏腑元气亏损,精血不足为主要病理过程的一类慢性虚衰性病证的总称。其证候复杂,或涉及阴阳,或气血同病,或五脏交亏,且病势缠绵;若调治不当,脾肾日亏,元气衰败,则渐归恶化。故依阴阳气血、脏腑病机、生克制化、病势缓急,而施以不同的补虚方法,实乃治疗虚劳之大法。《灵枢·决气》云:"上焦开发,宣五谷味,熏肤充身泽毛,若雾露之溉,是谓气。""中焦受气取汁,变化而赤,是谓血。"本例患者,饮食不节,恣食肥甘,损伤中焦,脾胃运化失司,气血生化乏源;过逸少劳,更能伤气;气血既虚,内不能调和五脏六腑,外不能洒陈营卫经脉,渐至表里俱虚。肾藏精,主骨生髓,精血同源,脾虚日久,累及于肾,肾精亏虚无以化血,则失于荣养滋润；命门火衰阳不化气，则不能温煦中焦脾胃，致使气血更虚，表现为一派脾肾两虚，阴阳失调，气血不协，营卫失和之见证。亦正如明·李中梓《医宗必读》所云："夫人之虚，不属于气即属于血，五脏六腑莫能外焉。而独举脾肾者，水为万物之源，土为万物之母，二脏安和，一身皆治，百病不生。"

本例患者，中年女性，过逸少劳，形体肥胖，其气先伤；恣食肥甘，酿生湿热，脾胃亦伤；脾胃运化失司，日久生化乏源，而致气血两虚；气虚不用则动则气怯，语言低微；血虚失荣则面色无华，肢体倦怠；气虚不能载血上行于脑则头晕目眩；脾虚不能化生气血以和营卫，则易于外感；脾气不升，阴阳失调，腠理开合不利则自汗；脾虚日久，累及于肾，肾精失充则月经量少；水不济火则失眠多梦；肾元亏损，失于温煦，血行涩滞，脉失所养则畏寒肢冷。舌质淡，舌苔白，脉细弱皆为阴阳气血俱虚之象。此为脾肾气血俱虚所致，法当健脾补肾，益气养血。治宗《素问·阴阳应象大论》"形不足者，温之以气；精不足者，补之以味"之义，以大剂鸡血藤为主药，补血活血；配黄芪益气固表，调和营卫；补骨脂温补肾阳；女贞子、旱莲草滋补肾阴；炒麦芽、白术健脾益气开胃；再加大枣补中益气，养血安神。诸药合用，脾肾双补，气血并治，阴阳兼顾，营卫同调，故对脾肾气血两虚之虚劳，收效甚捷。方中鸡血藤一味，苦甘性温，虽为补血活血之剂，但其性温而不燥，养血不滋腻，活血不散血，况得女贞子、旱莲草而无伤阴之虑，得麦芽、白术而无碍脾之虞，诚为治疗虚劳外周血白细胞计数减少之良药，且用量独重，效专力宏。

（收录于中国中医药出版社出版的《甘肃省名中医医案精选·第一辑》，夏小军、段赟 作）

健脾益气、养血补中治疗过敏性紫癜

摘要

过敏性紫癜属肌衄·心脾气虚证，方选当归散合甘麦大枣汤加味，治以健脾益气、养血补中。

1.典型病案

秦某，女，10岁。病历号2007-07-812。初诊：2000年7月22日。主诉：双下肢皮肤瘀点、瘀斑2年余。

现病史：罹患“过敏性紫癜”2年余，屡服扑尔敏、维生素C片、强的松等治疗收效后，间歇性反复发作，紫癜时隐时显。就诊前5d又伴发鼻衄2次。查体：满月脸，咽部无红肿充血，扁桃体不大，心肺阴性，肝脾及淋巴结不大，双下肢瘀点散在分布，量不多。辅助检查：血、尿常规、凝血四项、肝肾功等检查均大致正常。四诊摘要：紫癜色淡，神疲乏力，面色无华，口唇色淡，汗出纳差，腹痛隐隐。舌质淡胖，苔薄，脉沉细无力。西医诊断：过敏性紫癜；中医诊断：肌衄，证属心脾气虚。治宜健脾益气，养血补中。拟方当归散合甘麦大枣汤加味。处方：当归15g，党参15g，山药15g，阿胶(烊化)10g，白芍10g，浮小麦10g，川芎6g，黄芩6g，白术6g，大枣6枚，甘草3g。5剂，水煎服，日1剂，分2次服。嘱清淡饮食，预防外感，减少活动。

2000年7月29日二诊：服上药后精神好转，腹痛大减，再未新出紫癜，舌质淡，体胖，苔薄白，脉细。效不更方，上方更进10剂，用法同前。

2000年8月10日三诊:服上药后紫癜已消,鼻衄未发,腹痛已止,精神转佳。舌质淡红,体胖,苔薄白,脉细有力。复查尿常规提示正常。继以甘麦大枣汤(浮小麦10g,甘草6g,大枣6枚)10剂,煎汁代茶饮,以固疗效。

此后,随访1年病情未复发,多次复查尿常规提示正常。

2. 按语

过敏性紫癜属中医“血证”“发斑”“肌衄”“葡萄疫”等范畴。其病因病机为禀赋薄弱、感受外邪,饮食不节、昆虫叮咬,气虚不摄、血溢脉外,阴虚火旺、灼伤血络,瘀血阻络、血不归经五个方面。本例患者,素体特异,接触异物,伤及血分,致使血不循经,溢于脉外,而发肌衄。疾病迁延日久,心脾气血更虚,心虚则不能生血,脾虚则不能统血,血失所附,不循经脉,溢于脉外,故见紫癜时隐时显,反复发作。亦如明代薛己《保婴撮要·便血尿血》所云:“脾胃有伤,荣卫虚弱,故上为衄血、吐血,下为尿血、便血。”因虚致瘀,经络气机阻滞,腹气不通,则腹痛隐隐。

《金匮要略》当归散,原为仲景治疗妇人妊娠而设;甘麦大枣汤,本为仲景治疗妇人脏躁方。方中当归养血活血;党参、白术、大枣补气摄血;白芍、甘草养血和中,缓急止痛;山药健脾益气;淮小麦易浮小麦固摄敛汗;少佐川芎活血止痛,补中有通;黄芩凉血坚阴,以防术、芎之辛温动血。诸药合用,共奏健脾益气、养血补中之功,虽与仲景原方所治不同,却有异曲同工之妙。由于本病的发病常与饮食不当有关,故调理脾胃亦是治疗和预防复发的关键一环。对于病程较长及反复发作者,宜注重应用健脾益气、健运脾胃之品,同时应特别注意饮食宜忌,则可使脾胃得健,紫癜得褪;用药过程中亦不可过用寒凉而损伤脾胃。病久不愈及肾型紫癜者,尤当辨证应用活血化瘀之品，使瘀血以化，精血归经，病程缩短，预后改观。

（收录于中国中医药出版社出版的《甘肃省名中医医案精选·第一辑》，夏小军、段赟 作）

温经补血、祛瘀止血治疗功能性子宫出血

摘要

功能性子宫出血属崩漏·冲任虚寒、瘀血阻滞证，方选温经汤加减，治以温经补血、祛瘀止血。

1.典型病案

赵某某，女，35岁。门诊病历号2009-07-159。初诊：2009年7月6日。主诉：阴道不规则流血3月。

现病史：患者素体虚弱，月经时多时少，经期紊乱已8年。就诊3月前为其母奔丧，操劳数日后又遭雨淋，致使经血淋漓不尽，色淡红夹有血块，伴神疲乏力，头晕头痛，失眠多梦。期间经外院妇科确诊为功能性子宫出血，曾服西药激素等治疗(具体不详)罔效，故来诊。刻下症见：形体消瘦，精神欠佳，面色苍白无华，倦怠乏力，少气懒言，畏寒肢冷，头晕头痛，口干心烦，失眠多梦，腰膝痠软，小腹刺痛阵作，喜温拒按，触之无痞块，经血淋漓不尽，色淡质清，兼夹血块，舌质淡，舌苔白，脉弦细。西医诊断：功能性子宫出血；中医诊断：崩漏，证属冲任虚寒，瘀血阻滞。治宜温经补血，祛瘀止血。拟方温经汤(《金匮要略》)加减。处方：人参15g(先煎)，当归15g，炮姜炭10g，艾叶炭10g，白芍10g，阿胶10g(烊化兑服)，炙半夏10g，川芎10g，牡丹皮10g，吴茱萸10g，炙甘草6g。6剂，水煎服，日1剂，分2次服。嘱调饮食，忌食寒凉之品及辛辣厚味；适寒温，注意保暖，慎避外感；远劳倦，作息规律，勿使过劳；畅情志，消除悲观恐惧忧虑。

2009年7月14日二诊：服用前方后崩漏渐止，精神好转，畏寒肢冷及头痛诸症明显减轻，仍时感头晕，小腹隐痛，舌质淡红，苔薄白，脉沉细。此为寒邪渐退，瘀血渐消，冲任气血仍虚之象，法当补血调经、缓急止痛，方拟归芎胶艾汤（《金匮要略》）加人参治之。处方：当归15g，人参10g（先煎），艾叶炭10g，熟地黄10g，白芍10g，川芎10g，阿胶10g（烊化兑服），炙甘草6g。6剂，水煎服，日1剂，分2次服。

2009年7月22日三诊：服用前方后阴道流血已止，精神转佳，面色红润，睡眠安静，腹部柔软无疼痛，舌质淡红，苔薄白，脉细。知药中病机，疾病向愈。上方去艾叶炭，加延胡索、川楝子各10g，更进6剂，以固疗效。

随访半年，该患者月经周期规律，无痛经，量适中，色红，经期4～6日。

2. 按语

金·张洁古《医学启源》云："崩者，倏然暴下也；漏者，淋沥不断也。"其发生的机理主要是因冲任损伤，不能制约经血所致。亦如隋·巢元方《诸病源候论》所云："崩中之状，是伤损冲任之脉。冲任之脉皆起于胞内，为经络之海，劳伤过度，冲任气虚，不能制约经血。"

妇人以血为本，血旺则经调。素体虚弱，加之劳累雨淋，气血更虚，冲任不固，则经血淋漓不尽；气虚血少，血失温煦，则经水色淡质清；冲任受损，肾阳不得温煦，寒自内生，则畏寒肢冷，腰膝痠软，腹痛苔白；阴血亏虚，血不养心，神失所养，则失眠多梦，心烦不安；血去过多，气随血失，阳气不振，则神疲乏力，倦怠少气；阴血流失过多，血不上荣，则面色无华，头晕头痛，口干，舌淡脉细；气血虚弱日久，因虚生瘀，则小腹刺痛拒按，脉弦；离经之血蓄积胞宫，而成血块。况流血越多，气血越虚，瘀血不去，新血不生，终致病无愈期。凡此一派冲任虚寒兼有瘀血之证，治当温经补血，祛瘀止血。

又鉴《金匮要略》所云:“妇人年五十所,病下利数十日不止,暮即发热,少腹里急,腹满,手掌烦热,唇口干燥……瘀血在少腹……温经汤主之。”故处以温经汤加减化裁。

方中吴茱萸温经散寒,兼能止痛;生姜易姜炭守而不走,加艾叶炭温经散寒止血;阿胶、当归、川芎、白芍、丹皮养血和营去瘀;人参、炙甘草补益中气,以防脱绝;半夏和胃降逆,并防它药更伤脾胃。诸药合用,温而不燥,攻而不峻,补而不腻,故对冲任虚寒,兼有瘀血之崩漏,可奏温补冲任、养血祛瘀、扶正祛邪之功效。药后则崩漏渐止,虚寒之象渐除,又恐前方温经祛瘀之力太过,故投调补冲任、固经止血的归芎胶艾汤加益气摄血的人参而收全功。另有宋·陈自明《妇人大全良方》温经汤,其药物组成与《金匮要略》之温经汤有别,具温经行滞之功,主要用治妇人下焦寒气凝滞而致的月经后期或痛经,经来有瘀块等,临证不可混淆。

(收录于中国中医药出版社出版的《甘肃省名中医医案精选·第一辑》,夏小军、段赟 作)

温经散寒、补益气血、助阳托毒治疗慢性骨髓炎

摘要

慢性骨髓炎属跗骨疽·阴寒凝滞证,方选阳和汤合四妙散加味,治以温经散寒、补益气血、助阳托毒。

1.典型病案

豆某某,男,53岁。病历号2005-11-291。初诊:2005年11月9日。主诉:右侧内踝生疮流脓伴肿痛两年。

现病史:患者两年前不明原因右下肢疼痛,未予重视,继续参加农业生产劳动。1月后足内侧踝生疮,红肿疼痛,活动时疼痛加剧并渐渐加重,曾多次赴多家医院就诊,诊断为“慢性骨髓炎”,曾予青霉素肌注或静滴,并服去痛片、阿司匹林、消炎药(具体不详)等多法医治,均无效。近3月来,疮面溃破,有清脓液渗出,局部疼痛加剧,活动受限,痛苦异常,故来诊之。查体:T37.0℃,P68次/min,R19次/min,BP125/75mmHg。神清,精神差,形体消瘦,表情痛苦。扶入诊室,查体合作,双侧腹股沟淋巴结肿大,如蚕豆、黄豆各数枚,推之可移。右侧内踝部红肿,并有杏核大疮口,流渗脓液,质清稀,色淡黄,红肿范围约3cm×3cm大,疼痛不可触及,局部微热。右下肢活动受限,足不能着地,右足关节可轻微活动。舌质淡红,苔薄,脉弦。血常规:WBC 5.9×10^9/L,N:2.68,L:1.32,HB 128g/L;

ESR、C-反应蛋白均增高;骨髓涂片示:感染性骨髓象;X线片:右侧胫骨下段骨质密度模糊。西医诊断:慢性骨髓炎;中医诊断:跗骨疽·阴疽,证属阴寒凝滞。治宜温经散寒,补益气血,助阳托毒。拟方阳和汤合四妙散加味。处方:熟地黄12g,麻黄5g,鹿角胶12g(烊化),肉桂10g,炮姜6g,白芥子12g,党参12g,黄芪20g,金银花15g,穿山甲12g(先煎),陈皮6g,炙甘草3g。3剂,水煎服,日1剂,分2次服。嘱卧床休息,抬高患肢;局部清法换药,每日一次;外敷去腐生肌散(庆阳市中医医院院内制剂)每日一次;脓疡部取分泌物做细菌培养加药敏试验;忌食辛辣刺激及生冷之物;畅情志。

2005年11月13日二诊:家属来院告知:应用上药后疼痛明显减轻,换药时局部仍流清稀脓液少许,肿势减轻。疮口脓液细菌培养回报:无致病菌生长。效不更法,继续同前治疗。

2005年12月28日三诊:上药服用40剂后,精神转佳,面色红润,双侧腹股沟淋巴结无肿大。右侧内踝部疮口已愈合结痂,无脓液渗出,局部无红肿,无压痛。关节活动自如,无疼痛等不适。舌质淡红,苔薄白,脉象有力。疾病告愈。继以原方6剂,粉为细末,每次10g,每日2次,白开水冲服,以固疗效。

2006年2月26日四诊:上药服用近2月,患者诸症皆消,可从事一般劳动。疾病告愈,停药观察。

此后,随访1年余,病情未复发。

2. 按语

患者中年男性,长期务劳,久劳伤肾,肾主骨生髓,为先天之本。肾虚之体,加之劳作,致精不化血,血虚日久,因虚致瘀,瘀血阻络,则发局部红肿疼痛。肾阳不足,寒自内生,寒凝血脉,深入骨髓,化腐成脓,溃破外发,则生疮流脓,脓液清稀。局部瘀滞,气血不通,疼痛尤甚,活动受限,动则加剧。脉弦主痛,寒凝则苔薄,不通则痛,故发斯证。综观舌脉症,表现为一派阳虚而瘀毒未解之象。故治以阳和汤,温阳气,通经络,除痰结。方中肉桂、炮姜温阳气,鹿角胶、熟地黄益精;黄芪、当归大补气血;麻黄辛温发散,以逐寒邪;白芥子去皮里膜外之痰,以治其标,使药力易于疏散;二花解毒,穿山甲去腐生新,陈皮护胃,甘草调和诸药。综观全方,使全身阳气得到温煦,故能驱除阴寒凝结,收到温补托里、解毒去腐之功,达到阴阳平衡。外用药可去腐生肌,内外合治,乃收全功。

(收录于中国中医药出版社出版的《甘肃省名中医医案精选·第一辑》,夏小军、段赟 作)

益气摄血、凉血化瘀治疗特发性血小板减少性紫癜

摘要

特发性血小板减少性紫癜属血证·气虚不摄、瘀血阻络证，方选四君子汤加味，治以益气摄血、凉血化瘀。

1.典型病案

王某某，男，36岁。病历号2004-08-215。初诊：2004年8月18日。主诉：齿龈出血反复发作8年，加重20d。

现病史：患者8年前不明原因齿龈渗血，伴神疲乏力、纳差，偶有黑便，在当地曾服中药汤剂（方药不详）及西药维生素C、安络血片、氨肽素片等多法医治无效。于1998年10月于西安某医院行血常规、骨髓穿刺、血小板抗体检测等，确诊为特发性血小板减少性紫癜，遂用激素、止血剂等治疗（具体不详）1月，病情好转后出院。此后病情时轻时重，多次化验血小板计数持续在$(20\sim40)\times10^9/L$之间。20d前因在炎热下劳作致使齿龈渗血加重，故于2004年8月17日来庆阳市中医医院求助于中医治疗。查阅实验室检测报告：血小板计数$32\times10^9/L$，血红蛋白108g/L，红细胞计数$4.4\times10^{12}/L$；骨髓象提示三系增生伴巨核系产板不良骨髓象；生化、ANA抗体谱提示正常。四诊摘要：精神不振，面色无华，形体消瘦，情绪低落，齿龈渗血量多，以晨起刷牙时为甚，血色鲜红，伴发口臭，纳食欠佳，偶发黑便；察其齿龈无红肿及松动，舌体胖大，舌质红，舌苔薄，脉细

数。西医诊断:特发性血小板减少性紫癜;中医诊断:血证·齿衄,证属气虚不摄,瘀血阻络。治宜益气摄血,凉血化瘀。拟方四君子汤加味。处方:人参10g(先煎),茯苓15g,白术10g,甘草6g,仙鹤草20g,白茅根20g,黄芩10g(炒炭),茜草20g,牡丹皮10g,赤芍10g。5剂,先以凉水煎煮人参20min,后纳诸药,煎至500ml,分早、晚2次服。嘱节饮食,忌食辛辣刺激;远劳倦,勿冒烈日劳作;畅情志,消除恐惧忧虑。

2004年8月24日二诊:服用上药后齿衄明显减轻,口臭亦减,未发黑便,情绪尚稳,精神、饮食同前。舌质淡红,舌苔薄,脉细数。查血小板计数42×10⁹/L。此乃血热渐除,脾气虚弱之象,宗《素问·阴阳应象大论》“治病必求于本”之训,法当以益气摄血为主,兼用凉血化瘀,前方去黄芩、赤芍、牡丹皮,人参易党参,加黄芪30g,当归、山药各15g。10剂,水煎服,日1剂,分2次服。

2004年9月5日三诊:服用上药后齿衄已止,精神好转,情绪乐观,面色渐转红润,惟食纳仍欠佳;舌质淡红,苔薄白,脉象有力。查血小板计数55×10⁹/L。知药中病机,守原方加焦山楂、炒麦芽各15g。10剂,用法同前。

2004年9月16日四诊:服用上药后诸症悉愈,血小板计数86×10⁹/L。予人参归脾丸(2丸,饭前服用,2次/日)2月,以固疗效。

后经1年随访,齿衄、黑便未发,多次化验血小板计数始终持续在(60~90)×10⁹/L之间。

2. 按语

凡血从牙龈齿缝中出者,名曰齿衄,又名牙宣。虽可由多种外感、内伤原因引起,其病机却不外热迫血行、阴虚火旺、气不摄血三种。若起病急骤,出血病势重,并伴有发热口渴,面赤烦躁,舌红,脉数者,属血热实证。多因外邪侵袭,蕴毒于内,从阳化热,邪热与气血相搏,灼伤脉络,血溢脉外而发。若病程较长,反复出血,血色淡红,伴面色无华,神疲乏力,舌淡,脉弱者,则属气血亏虚,血失统摄之虚证。多由脾胃虚弱,生化乏源,气虚不摄而致。

本例患者中年男性,素体虚弱,病程日久,脾胃更虚,生化乏源,血不上荣则面色无华;脾虚气弱则精神不振,少气乏力,舌体胖大,苔薄,脉细;运化失职则纳食欠佳;久病消耗则渐见消瘦;气为血之帅,血为气之守,脾气既虚,血失统摄,不循常道,溢于脉外则发齿衄,且因晨起刷牙刺激而加剧,偶见黑便;适逢炎夏,突受暑热,加之劳累,热灼营血,致使齿衄更甚,血色鲜红,脉数;阳明秽浊之气循热上蒸,乃发口臭。况久病不愈,反复发作,木失条达,气机不畅,气滞则发血瘀,久虚亦可生瘀,离经之血虽清血鲜血,亦是瘀血;瘀热互结,致病无愈期。

综上所述,本病为气虚失摄、兼夹瘀热之证。法当凉血化瘀、益气摄血,方拟四君子汤加味治之。清·唐容川《血证论·吐血》云:"惟第用止血,庶血复还其道,不至奔脱尔,故以止血为第一法。"投大剂清热凉血的仙鹤草、白茅根、黄芩炭,加凉血化瘀的茜草、牡丹皮、赤芍,急则治其标;再合以甘温益气、健脾养胃的四君子汤兼顾气虚之本,并防它药苦寒,更伤脾胃;以期寒温并用,攻补兼施,气血并治,标本兼顾,祛邪不伤正,扶正不碍邪,止血不留瘀,故对气虚失摄、兼夹瘀热所致之齿衄,通过凉血化瘀、益气摄血而达迅速止血之功效。

脾胃虚弱之人,寒凉之剂只可暂用,中病即止,以防伤中。齿衄即止,当以大剂健脾益气之品缓则治其本,恐人参温热,故易党参;纳食不佳时再佐以消食健胃之品,相得益彰。久病为患,反复发作,病后调理,至关重要。明·赵献可《医贯·绛雪丹书》云:"凡治血症,前后调理,须按三经用药。心主血,脾裹血,肝藏血。归脾汤一方,三经之方也"。诚如斯言。

(收录于中国中医药出版社出版的《甘肃省名中医医案精选·第一辑》,夏小军、段赟 作)

益气养阴、清热凉血治疗支气管扩张

摘要

支气管扩张属咳血·气阴两虚、虚火上炎证，方选麦门冬汤合百合地黄汤加味，治以益气养阴、清热凉血。

1.典型病案

李某，女，55岁。病历号1999-03-69。初诊：1999年3月12日。主诉：患支气管扩张反复咳嗽、咳血5年。

现病史：患支气管扩张反复咳嗽、咳血5年，每遇冬春两季发作。1月前受凉后发热、咳嗽，经西药抗炎、止咳等治疗（具体不详），发热已退，咳嗽减轻。7d前突发咳血，就诊前夜加剧，曾咳吐鲜血8次，色红量多，兼夹泡沫，伴咽干口燥，食少便秘，心烦彻夜不眠。X线摄片提示支气管扩张。四诊摘要：形体消瘦，面色欠华，神情倦怠，动则气急，咳嗽频发，痰白稀少。舌质红而干，苔薄，脉细数。西医诊断：支气管扩张；中医诊断：咳血，证属气阴两虚、虚火上炎。治宜益气养阴，清热凉血。拟方麦门冬汤合百合地黄汤加味。处方：麦冬15g，百合15g，生地15g，人参10g，粳米10g，半夏6g，大枣5枚，甘草3g。5剂，水煎服，日1剂，分2次服。

1999年3月18日二诊：服上药后咳血已止，咳嗽、咽干减轻，精神好转，夜寐尚安，纳食微增，舌转红润，惟便秘之症仍存。原方加杏仁8g，更进5剂，用法同前。

1999年3月23日三诊:服上药后咳止症平。上方人参易党参,去半夏、杏仁,继服20剂,以固疗效。

此后每于冬季来临之际服上方10~20剂不等,随访4年未复发。

2.按语

患病日久,耗伤气阴,阴伤则肺失清肃,虚火上炎;气伤则血无所主,血不循经,故发咳嗽咳血。《金匮要略》云:“火逆上气,咽喉不利,止逆下气者,麦门冬汤主之。”方中麦冬润肺养阴,兼清虚火;配人参、粳米、大枣、甘草益胃滋阴,补气生津;少佐半夏下气化痰,开胃行津,并防止它药滋腻碍脾。亦正如费晋卿所云:“半夏之性,用入温燥药中则燥,用入清润药中则下气而化痰,胃气开通,逆火自除”。观其脉证,阴伤较甚,且日久形神俱病,恐麦门冬汤清热养阴、凉血安神之力不足,故合用仲景治疗百合病之百合地黄汤,一则增强养阴生津,清热凉血之功;二则清心安神。诸药合用,津回病退,咳血自净。二诊时便秘未平,故加用杏仁止咳化痰、润肠通便而收功。此亦合明人盛启东“见血休治血”之旨。

(收录于中国中医药出版社出版的《甘肃省名中医医案精选·第一辑》,夏小军、段赟 作)

诊余夜话

中医学对骨髓增生异常综合征的认识及辨治策略

摘要

根据中医学理论,结合文献资料和临床体会,对骨髓增生异常综合征(MDS)的中医学病名、病因病机进行了阐发,从治法治则、处方遣药等方面提出辨治策略。认为髓毒劳之病名反映了基本病机特点,体现了规范化中医学病名之准确性、特异性、先进性、实用性、创新性等命名原则。病机为正虚邪实,虚实夹杂。治疗宜扶正祛邪,基本治疗原则为益气养血、健脾补肾、解毒化瘀。并介绍了回生汤系列方的临床运用。

骨髓增生异常综合征(MDS)是一组异质性后天性克隆型疾病,其基本病变是克隆性造血干、祖细胞发育异常,导致无效造血以及恶性转化危险性增高[1]。其主要临床表现为贫血、感染和出血,可伴有肝脾肿大[2]。目前常用的药物尚不能治愈本病,大量临床实践证明,以中医药为主治疗本病,对改善临床症状、提高生活质量及延缓其转化为白血病,有着确切的疗效。笔者临证二十余载,以中医药为主治疗MDS积累了一定的经验,分述如下。

1.探病名 力求规范 宜"髓毒劳"

MDS没有中医学传统的病名沿用,如何冠名,长期以来颇有争议。陈信义等[3]认为,本病可归属于中医学"虚劳、血证、瘀证、内伤发热”等范畴。成诗君等[4]认为，本病可归属于“虚劳、眩晕”等范畴。杨振江等[5]认为，本病可归属于“干血劳”范畴。如此等等，均不能从病名上反映MDS的本质特点。2008年，中国中西医结合学会血液病专业委员会与中华中医药学会内科分会血液病专业组讨论认为，MDS可创新命名为“髓毒劳”，含义为：“髓”代表病位，“毒”代表病性，“劳”代表病状[6]。笔者认为，髓毒劳反映了MDS基本病机特点，体现了规范化中医学病名之准确性、特异性、先进性、实用性、创新性等命名原则，更有利于临床、教学、科研及信息检索等多方面工作的开展与交流。因此，值得进一步统一认识，推广应用。

2. 审病因 内外合因 病由都尽

中医学将疾病的病因可归纳为三类，即内因、外因和不内外因。《素问·调经论》曰：“夫邪之生也，或生于阴，或生于阳。其生于阳者，得之风雨寒暑。其生于阴者，得之饮食居处，阴阳喜怒。”《金匮要略·脏腑经络先后病脉证)曰：“千般疢难，不越三条：一者，经络受邪，入脏腑为内所因也；二者，四肢九窍，血脉相传，壅塞不通，为外皮肤所中也；三者，房室金刃，虫兽所伤。以凡详之，病由都尽。”笔者认为，MDS发病是内外合因的结果。邪毒能否致病，在相当程度上还取决正气强弱。《素问·刺法论》曰：“正气存内，邪不可干。”《素问·评热病论》曰：“邪之所凑，其气必虚。”由于先天禀赋不足，后天失养，或劳倦内伤，或久病不复，致使机体正气不足，卫外不固，六淫转化之毒，或环境之毒，或内生之毒，或药毒，趁虚而入，由表及里，蓄积转盛，耗血伤髓，乃发此病。

3. 察病机 正虚为本 邪实为标

目前，对于MDS的基本病机已取得较为一致的看法，即正虚邪实，虚实夹杂。但对虚与实的标本问题尚有争论。高飞等[7]认为，为正虚邪实之证，以邪实为本，以气血阴阳虚损为外在表现，具有虚实夹杂，以实为主的特点。许毅等[8]认为，MDS的病机特点主要为本虚标实，以脾肾亏虚为本，瘀血内停为标。笔者认为，后者更符合中医学理论关于疾病标本之认识。《难经·八难》曰："气者，人之根本也，根绝则茎叶枯矣。""标"与"本"是一组相对的概念，若从发病的因果关系来讲，则因为本，果为标[9]。据此，因正虚感邪而发病，故正虚为本、邪实为标之病机特点确然。正虚与邪实贯穿于疾病的始末，又存在相互消长的关系，病程中不同的阶段其主次偏重有所不同。故察病机，切不可以主次论标本。笔者认为，素体正气不足，卫外不固，复感邪毒，由表及里，蓄积转盛，耗血伤髓，致气血阴阳虚损。气血虚弱，失于濡养，则见乏力倦怠，头晕目眩，面色萎黄；气虚不摄，血溢脉外，或阴虚火旺，迫血妄行，则见血不止；因毒致瘀，或久虚致瘀，毒瘀互结，滋生瘰疬、痰核：气血不通，不通则痛，则见周身疼痛；毒瘀不去，新血不生，致疾病缠绵难愈。

4.论治疗 扶正祛邪 侧重有别

4.1扶正当益气养血 祛邪宜解毒化瘀

依据MDS正虚邪实这一病机特点，确立扶正祛邪治疗之大法。《张氏医通》曰："人之虚，非气即血，五脏六腑莫能外焉，而血之源头在乎肾，气之源头在乎脾。"说明扶正固本应当注重健脾补肾、益气养血。《医贯·血症论》曰："有形之血不能速生，无形之气所当急固。"强调补气生血的重要性。许毅等[8]研究证明，补肾中药可以刺激骨髓造血，诱导造血细胞分化，并可提高机体免疫功能和应激能力，益气健脾药也有调整免疫功能的作用。

《古书医言》曰："邪气者，毒也。"《伤寒论·伤寒例》曰："毒，病之最重者也。"又曰："寒毒藏于肌肤，至春变为温病，至夏变为暑病。"说明毒易从热化，治疗应注重清热解毒。周永明[10]研究表明，清解邪毒药具有抑制骨髓异常增生，调整机体免疫功能，诱导分化造血干细胞的生长，促进白血病细胞的凋亡，加速骨髓微循环的新陈代谢等作用,从而有利于骨髓的正常造血。

《临证指南医案》提出:“经主气,络主血。”又曰:“久病入络。”《读医随笔》曰:“血属有形,瘀积膜络曲折之外,非潜搜默剔不济也。”又曰:“凡大寒大热后,脉络之中必有扫荡不尽之瘀血,若不驱除,新生之血不能流通,元气终不能复,甚有传为劳损者。”提示化瘀生血在MDS治疗中的重要地位。陈信义[11]研究表明,活血化瘀药特别是养血活血药具有改善骨髓微循环效应,同时还具有一定的控制溶血效果;破血行血具有防止或对抗骨髓网硬蛋白增殖效应。

综上所述,益气养血、健脾补肾、解毒化瘀为MDS的基本治疗原则。

4.2把握邪正主次侧重 临证施治体现三“和”

鉴于MDS本虚标实之病机特点,在治疗时若单用补虚扶正,则毒瘀不去,邪热不除,衄血不止;若仅用解毒泻实,则易伤正气,加重出血。故治疗时宜权衡标本,注意缓急,根据病变的不同阶段,辨别正虚与邪实主次偏重,灵活施治。邪实为主者,治以解毒化瘀,软坚散结,益气养血;邪正交争者,治以解毒化瘀,益气养血并重;正虚为主者,治以益气养血、健脾补肾、解毒化瘀。

临床应用时应注重体现三和。“和”者,《说文解字》曰:“相应也。”《广雅》曰:“谐也。”MDS系虚损久病,阴阳渐有相偕之机,治疗既不可过于扶正以助邪,亦不可过于攻邪以伤正,故用药平和谓之和。临证补泻有时、补泻有度、泻中寓补、补中寓泻亦谓“和”。若医者临证在着眼虚实的同时,时时顾及寒热、表里、阴阳、气血的调和,此乃大“和”也。诚如《广瘟疫论·卷四》所言:“寒热并用谓之和,补泻合剂谓之和,表里双解谓之和,平其亢逆谓之和。”

4.3回生汤系列灵活应用 中西互参注重个体化

回生汤系列方是笔者20世纪90年代初以当地特产中草药天蓝苜蓿、墓头回、龙葵等为主药,创立的辨治急性白血病的系列方剂。用治急慢性白血病,取效良好。鉴于MDS与急性白血病均具有正虚邪实之相同中医学病机特点,以及原始或幼稚细胞贯穿于疾病始末之类似细胞学特征,故笔者采用回生汤系列方加减,三步辨治MDS亦取得了满意的疗效。

MDS以邪实为主者,治当泻实为主,兼顾补虚。选用回生Ⅰ号方[12]合黄芪当归汤加减化裁(天蓝苜蓿、墓头回、龙葵、紫河车粉、虎杖、半枝莲、夏枯草、山豆根、仙鹤草、赤芍、白茅根、炙鳖甲、青黛、白花蛇舌草、黄芪、当归),以解毒化瘀、软坚散结、益气养血。高热不退者酌加生石膏、知母、黄芩;出血甚者酌加紫草、茜草、大小蓟;胁下痞块者酌加丹参、三棱、莪术、红花;颈项、腋下及胯腹瘰疬痰核者酌加制半夏、胆南星、浙贝母;骨痛明显者酌加栝蒌、薤白、牛膝。MDS以邪正交争为主者,治当攻补兼施。选用回生汤Ⅱ号方[12]合八珍汤加减化裁(天蓝苜蓿、墓头回、龙葵、紫河车粉、半枝莲、白花蛇舌草、党参、黄芪、当归、川芎、白术、赤芍、熟地黄、茯苓),以解毒化瘀,益气养血。虚热明显者酌加地骨皮、知母、银柴胡;恶心呕吐明显者酌加制半夏、竹茹、生姜、代赭石、旋覆花;肝功损害者合茵陈五苓散;并发鹅口疮者酌加黄连、栀子、肉桂。MDS以正虚为主者,治当补虚为主,兼清余邪。选用回生汤Ⅲ号方[12]加减化裁(天蓝苜蓿、墓头回、龙葵、紫河车粉、党参、黄芪、当归、补骨脂、鸡血藤、熟地黄、山茱萸、菟丝子、土茯苓、阿胶),以益气养血、健脾补肾、解毒化瘀。血虚较重者酌加龟板胶、何首乌;阳虚较重者酌加鹿角胶、肉桂;并发鹅口疮者酌加黄连、栀子、肉桂。

临证时,应权衡病情标本缓急,灵活使用回生汤系列方剂,处方遣药,应仔细把握正虚与邪实关键之所在,结合邪毒、正虚性质的不同,涉及脏腑、气血阴阳或部位的不同以及药性归经的不同,用药宜灵活多变,不可拘泥。《医级》曰:"治损之道,惟其症难速愈,所以全赖扶助胃气为主也。"《临证指南医案》曰:"有胃气者生,无胃气者死……诸病若能食,势虽重尚可挽救。"故应时刻注意顾护胃气。另外,对于MDS患者病情进行综合分析,判定预后评分指数,主张个体化治疗。对于中高危组患者还提倡利用现代医学治疗手段尽快控制病情,以防恶性转变。

5.结语

MDS的临床治疗颇为棘手,中医学认识与治疗此病,系统的临床报道不多。临证只要抓住本虚标实这一基本病机,灵活掌握辨治策略,方可执简驭繁,从而取得良好的疗效。

参考文献

[1]张之南,郝玉书,赵永强,等.血液病学[M].第2版.北京:人民卫生出版社,2011:882.

[2]邓成珊,周霭祥.当代中西医结合血液病学[M].北京:中国医药科技出版社,1997:220-234.

[3]陈信义,孙颖丽,乐兆升,等.益气养阴活血治疗骨髓增生异常综合征[J].中医,1991(4):29.

[4]成诗君,王明海,陈忠仁,等.中西结合治疗白血病前期(骨髓增生异常综合征)10例报告[J].贵阳中医学院学报,1990(2):23.

[5]杨振江,张惠臣.从“干血劳”辨治骨髓增生异常综合征[J].河南中医药学刊,2000,15(6):2-3.

[6]陈信义,麻柔.规范常见血液病中医病名建议[J],中国中西医结合,2009,29(11):1040-1041.

[7]高飞,徐述,孙淑贞,等.麻柔教授病证结合治疗骨髓增生异常综合征浅谈[J].中国中西医结合,2013,33(3):402.

[8]许毅,周永明,黄振翅,等.健脾补肾活血法为主治疗骨髓增生异常综合征的临床观察[J].上海中医药,2001(7):10-11.

[9]段赟,李雪松,夏小军.从中医学“血浊”理论探讨原发性血小板增多症[J].中医研究,2011,24(4):10.

[10]周永明.骨髓增生异常综合征的中医病机特点和治疗对策[J].中医,2005,(46):34-385.

[11]陈信义.骨髓增生异常综合征中西医结合治疗思路[J].中国中西医结合,2003,

23(4):252-253.

[12]夏小军.夏小军医学文集[M].兰州:甘肃科学技术出版社,2007:376.

(刊登于《中医研究》2014年第27卷第3期,夏小军、段赟 作)

中医对白血病化疗后口腔溃疡的认识及治疗

摘要

目前,中医对白血病化疗后口腔溃疡的认识与治疗尚处探索阶段。本文在古代及现代中医对口腔溃疡认识与治疗探讨的基础上,对白血病化疗后口腔溃疡中医临床及研究现状作以简述,对白血病化疗后口腔溃疡的中医病名、病因病机、治法治则及方药进行了深入探讨;并建议应加强白血病化疗后口腔溃疡中医病因病机的深化研究,以形成统一的辨证分型标准。

口腔溃疡是血液科临床常见病,尤其是各类白血病运用化疗后最为常见的并发症之一。据报道,接受标准化疗剂量的患者,口腔溃疡发生率约为40%,接受大剂量化疗的患者,口腔溃疡发生率约为100%[1]。化疗后,口腔溃疡不仅影响营养供给和治疗的连续性,还影响患者生活质量,更重者则会发展至菌血症、败血症,直接影响治疗的成败。因此,在白血病治疗中,口腔溃疡的防治尤为重要。目前,可用于治疗化疗后口腔溃疡的方法很多,主要有抗菌、消炎、抗病毒、黏膜保护、补充维生素B等,其疗效并不尽如人意[2]。因此,发挥中医药优势,加强对白血病化疗后口腔溃疡的防治是目前广大中医药工作者的一项重要任务。

1. 中医对口腔溃疡的认识

1.1 口腔溃疡中医病名

中医学尚无口腔溃疡之病名,其特指的证候体征群散见于古代医学文献“口疮”“口糜”“口疡”“口破”“鹅口”等相关论述之中。由于化疗为现代医学的一种治疗手段，故古代医学文献无白血病化疗后口腔溃疡方面的记载，但基于相似的临床证候，放化疗后口腔溃疡可归属于中医学“口疮”范畴[3]。

1.2古代医家对口腔溃疡的认识

“口疮”之名，始见于《黄帝内经》。如《素问·气交变大论》中曰：“岁金不及，炎火上行……民病口疮，甚则心痛。”并首次指出口腔溃疡以火热为基本的发病因素。后世医家在此基础上，对其病因病机的认识逐渐深入。如隋代巢元方在《诸病源候论·口舌疮候》中云：“心气通于舌，脾气通于口，热乘心脾，气冲于口与舌，故令口舌生疮也。”明确指出本病与心脾热盛有关。宋代《圣济总录·口齿门》曰：“口疮者，由心脾有热，气冲上焦，熏发口舌，故作疮也。又有胃气弱、谷气少、虚阳上浮而为口疮者，不可执一而论，当求所受之本也。”指出了口腔溃疡不但与心脾热盛有关，而且还与脾胃虚弱、虚阳上浮有关。明代赵献可《医贯·口疮》曰：“口疮，上焦实热，中焦虚寒，下焦阴火，各经传变所致。”指出上焦实火或虚热熏灼、中焦虚寒、下焦阴火上炎，皆为本病之病机。清代吴谦《医宗金鉴》曰：“口糜由阳旺阴虚，膀胱湿水泛溢脾经，湿与热瘀，郁久则化为热，热气熏灼胃口，以致满口糜烂，甚于口疮。”充分肯定了阴虚阳亢的发病机制，同时又指出肾阳不足，制水无权，水犯中焦，郁而化热，熏灼胃口，则亦发口疮的致病机理。

综上所述，古代医家在口腔溃疡认识方面，可概括为火热为患、邪有源头、病分虚实三个方面。

1.3现代医家对口腔溃疡的认识

现代医家在口腔溃疡的认识方面各抒己见；但普遍的观点认为口腔溃疡病虽生于口，实与脏腑经络密切相关。缘脾开窍于口，心开窍于舌，肾脉连咽系舌本，两颊及齿龈属胃与大肠经。由于饮食、劳倦、情志、药毒等因素所伤，造成脏腑功能失调，心脾蕴热，胃火炽盛;或气阴亏虚,阴虚火旺;或脾肾阳虚,无根之火上浮,熏蒸口舌,均可导致本病的发生。进一步完善了病因病机内容。另外,在认识方面也突破了实火虚火的辨证分型,充实了从症状特点、脏腑偏胜、临床症状结合现代医学某些理化指标等微观辨证内容。

2. 中医对口腔溃疡的治疗

2.1 古代医家对口腔溃疡的治疗

关于口腔溃疡的治疗,针对其不同的病因病机,古代医家提出了相应的治疗方案,其中不乏诸多行之有效的外治之法。《神农本草经·卷一》最早记载了治疗口疮的中药:“香蒲,味甘平,主五脏,心下邪气,口中烂臭。”元代朱震亨《丹溪心法·口齿》曰:“口舌生疮,皆上焦热壅所致,宜如圣汤或甘桔汤,加黄芩一钱,仍用柳花散掺之。”明代陈实功在《外科正宗·大人口破》中指出:“治疗口破实火者,色红而满口烂斑,甚者腮舌俱肿,脉实干……宜凉隔散,外搽赴筵散,吐涎则愈。”明代龚廷贤《寿世保元·口舌》中指出:“作渴痰唾,小便频数,口疮者,下焦阴火也,六味地黄丸主之。如食少便滑,面黄肢冷,火衰土虚也,八味丸主之。若热来复去,昼见夜伏,夜见昼伏,不时而动,或无定处,若从脚起,乃无根之火也。亦用八味丸及十全大补汤,加麦冬、五味,更以附子末,唾津调,搽涌泉穴。若概用凉药,损伤生气,为害为轻。”

综上所述,古代医家治疗口腔溃疡主要采取辨证论治的手段,但同时亦重视局部治疗或外治法的运用,如文献所载“柳花散掺之”“外搽赴筵散”“更以附子末唾津调”及“搽涌泉穴”等,为后世外治法提供了宝贵经验。

2.2 现代中医对口腔溃疡的治疗

现代中医在口腔溃疡的治则用药上较为灵活,既注重传统的清热解毒、滋阴降火,又强调活血化瘀、益气养阴、补肾健脾等治法。同时,治疗手段呈多元化,不仅有中医的辨证分型施治、内服验方,更配合了针灸、中成药、外用方等的治法,均取得了一定的成效。

3. 白血病化疗后口腔溃疡的中医临床及研究现状

虽然国家中医药管理局1995年实施的《中医病证诊断疗效标准》与高等医学院校教材确定了“口疮”中医辨证分型,但由于白血病化疗后口腔溃疡病因病机的复杂性、变证多端性等诸多因素的影响,致使该“标准”与白血病化疗后口腔溃疡临床似有一定差距,以至临床辨治往往无法可遵。另外,在临床研究方面,由于缺乏统一的辨证分型标准,目前主要以描述性研究为主(如病例报告,病例分析以及经验总结),前瞻性的临床试验存在明显的方法问题,组方用药的药理机制实验研究尚不多不透[3]。所以,中医药防治白血病化疗后口腔溃疡的临床研究尚处探索阶段。

4. 白血病化疗后口腔溃疡的认识及治疗

4.1 白血病化疗后口腔溃疡的认识

笔者认为:基于相似的临床证候,化疗后口腔溃疡亦属中医学“口疮”范畴。但因其继发于白血病之后,与传统“口疮”仍有一定差距。故认识及治疗该病应在全面了解白血病病机演变特点的基础上进行把握。我们研究[4]认为,白血病发病与正气不足,感受邪毒有关,正虚与邪实贯穿于白血病的始末,但正虚与邪实偏颇程度在病机转归的不同阶段有所不同。根据白血病化疗的不同时期,将白血病病机演变归纳为邪毒炽盛、痰瘀互结期,邪毒渐退、气阴两虚期和邪毒已退、阴阳两虚期三个阶段。经过多年的反复临床观察研究,认为白血病化疗后口腔溃疡多发生于邪毒渐退、气阴两虚阶段。在此前提下,进一步探讨化疗后口腔溃疡的病因病机,认为化疗药物为“药毒”之品,性烈刚燥,易生“毒火”,侵袭机体,耗气伤津,气阴两虚,虚火上炎,灼伤血络,发为口疮;或“毒火”循经上攻，直犯口腔，灼伤血络，又发为口疮；或虚火夹“毒火”共同为患，上犯口腔，亦发口疮。

综上所述，药毒侵袭，气阴两伤，虚火上炎，“毒火”上攻，灼伤血络为白血病化疗后口腔溃疡的主要病机。其病性为本虚标实、虚实夹杂之证，病位涉及胃、脾、心、肾等。其主要表现为唇、舌、口腔黏膜局部红肿、疼痛、糜烂，以及舌红少苔、脉细数等症状。以上之病因病机特点及舌、脉、症表现为我们科学组方提供了依据。

4.2 白血病化疗后口腔溃疡的治疗

基于以上之病机认识，临床辨治抓住虚火和“毒火”两大关键病理因素，确立以清热解毒、滋阴降火、祛腐生肌为治疗原则。筛选以金银花、野菊花、天花粉、甘草为方药组成，并冠名复方银菊合剂。方中金银花，甘寒，归肺、心、胃经，清热解毒，为君药；野菊花，苦、辛、微寒，清热解毒，消肿以增强主药之功效，为臣药；天花粉，苦、微甘、寒，清热生津，消肿排脓、生肌疗疮，为佐药。甘草，味甘，性平，归心、肺、脾、胃经，补气健脾，清热解毒，调和诸药，为使药。上述诸药相合，苦寒泻火以解毒，甘寒化阴以补虚，标本兼顾，共奏清热解毒、滋阴降火、祛腐生肌之效。

笔者采用复方银菊合剂外用含漱的局部给药方法，药物有效成分可直达病所，作用直接，多次重复给药而不影响脾胃功能，从而起到很好的防治白血病化疗后口腔溃疡的作用。另外，局部给药还克服了传统汤剂口服治疗普遍存在的起效缓慢、胃肠道反应重、患者依从性差等缺点。经反复临床实践证实对白血病化疗后口腔溃疡有很好的防治作用。

5. 小结

白血病化疗后口腔溃疡属中医学“口疮”范畴[3]。由于其病机的复杂性，现行“口疮”辨证分型标准(《中医病证诊断疗效标准》)与白血病化疗后口腔溃疡临床似有一定差距。故加强白血病化疗后口腔溃疡中医病因病机的深化研究，形成统一的辨证分型标准，对临床辨治及科学研究该疾病均有重要的意义。

参考文献

[1]贾秀玲，张芙蓉．肿瘤患者放疗或化疗并发口腔黏膜炎的防治进展[J].国外医学护理学分册，2003，22(2)：59-62.

[2]陈雯，钱红花，张建刚．日达仙稀释液治疗肿瘤化疗后口腔溃疡的疗效观察[J].全科医学临床与教育，2011，9（2）：175.

[3] 张洁．中医药治疗放化疗后口腔溃疡研究进展[J].亚太传承医药，2008，8(4)：81.

[4] 夏小军．夏小军医学文集[M].兰州：甘肃科学技术出版社，2007:292.

（刊登于《中医研究》2014年第27卷第1期，段赟、李雪松、夏小军 等作）

从肝论治再生障碍性贫血的理论探讨

摘要

再生障碍性贫血(简称再障),是由于物理、化学、生物或免疫等因素使骨髓造血干细胞及造血微环境严重受损,造成骨髓造血功能减低或衰竭的疾病,其特征是全血细胞减少,临床表现为严重贫血、反复出血和抵抗力低下所致反复感染[1]。

再障是一种难治性血液病,临床有急、慢性之分,属于中医学"血虚""血证""虚劳"等病证[2]。历代医家及今人治疗该病多从脾、肾入手,或健脾养血,或补肾填髓,或脾肾双补等治疗多能取效。笔者通过复习文献认为,脾肾在血化生中起主导作用;肝藏血调血、肝助脾胃生血、肝可化血三方面功能奠定了从肝论治再障的理论基础;进一步提出辨治再障健脾补肾同时,参以疏肝调气和血、肝脾同调、补肾泻肝、补肝养虚等法,有助于提高临床疗效。

1.脾肾主导血的生成

人体以气血为本,以脏腑百骸为用,气血来源于脏腑,而运行于经脉,气帅血贯脉,周行于全身而发挥濡养功能。血的生成主要靠脾肾两脏。《灵枢·决气》云:"何谓血?岐伯曰:中焦受气取汁,变化而赤,是谓血。"高度概括了血的化生过程,即饮食入胃,经过胃的腐熟和初步消化,然后由脾吸收,形成精微物质,然后转输精微,奉心化赤而为血。《景岳全书·藏象别论》云:"血者水谷之精也,源源而来,而实生化于脾。"进一步说明脾为气血生化之源。另外,肾主骨生髓而藏精，为促进血液化生的原动力。《素问·五运行大论》云："肾生骨髓。"《素阳·生气通天论》曰："骨髓坚固，气血皆从。"强调骨髓参与生血，而其生血功能与肾之盛衰密切相关。《景岳全书·藏象别论》云："肾之精液入心化赤而为血。"《肾山堂类辨》又云："肾为水脏，主藏精而化血。"《医方类聚·血病门》亦云："精为血之本。"说明精血同源，精可化血，肾为气血生化之本。基于以上之认识，再障之形成多与脾肾亏虚有关，治疗多从脾肾着手，或温补肾阳，或填精益髓，或脾肾双补等。

2.从肝论治再障的基础理论

五脏中，除脾肾外，其他三脏也参与了血的化生或运行。《景岳全书》云："盖其源源而来，生化于脾，总统于心，藏受于肝，宣布于肺，施泄于肾，灌溉一身，无所不及。"笔者认为肝在促进血的生成中主要有以下三方面关键作用。

2.1肝可化血

脾胃化生的水谷精微，运送至全身，一部分也转送至肝(胆)。《素问·经脉别论》云："食气入胃，散精于肝，淫气于筋。"脾胃化生的精微物质盈余之时，部分转输于肾化为肾精，肾精又注入于肝，二者皆在肝气的作用下化为血。《张氏医通·诸血门》曰："气不耗，归精于肾而为精，精不泄，归精于肝而化清血。"故肝本身也可化生血。

2.2肝助脾胃生血

《灵枢·营卫生会》云："中焦如沤。"即中焦对饮食物有腐熟消化的生理功能，这不但要靠脾之运化、胃之受纳的生理作用，还有赖于肝(胆)之疏泄作用。亦如《血证论·脏腑病机论》云："木之性主于疏泄，食气入胃，全赖肝木之气以疏泄之，而水谷乃化。"此外，肝不断疏泄胆汁直接参与了饮食物的消化吸收，可见肝(胆)与中焦化生血液有不可分割的关系。

2.3 肝藏血调血

《灵枢·本神》云:“肝藏血。”唐代王冰在注释《素问·五脏生成》云:“肝藏血,心行之,人动则血停于诸经,人静则血归于肝,肝主血海故也。”李梴《医学入门》云:“肝为血海,盖肝藏血,疏血脉,宣气机。”冲脉为十二经之海,隶属于肝,为十二经气血汇聚之处,有调节十二经气血的作用。由此概括了“肝”具有“藏血”和“调血”的功能。肝储藏血液和调节血量的功能,可以根据人体各个部位的生理需要,在肝气疏泄功能的协调下,调节脉道中循环的血量,维持血液循环及流量的平衡。

3. 从肝论治再障要点

依据肝在血生化中的作用,通过复习文献资料及结合笔者辨治再障临床实践,总结从肝论治再障要点如下。

3.1 疏肝调气和血

《儒门事亲》曰:“气血流通为贵。”《不居集》曰:“血不自行,随气而行,气滞于中,血因停积,凝而不散。”故治疗再障时,在补气养血的同时,当兼行气以调血,方可使营血运行不息、运化无穷;此外,对于再障患者常兼出血,如齿衄、鼻衄、月经过多、尿血等气滞血瘀之出血,治以疏肝调气、活血行血,则气顺血通、出血自止。可予逍遥丸合四物汤健脾调气、养血和血治疗。

3.2 肝脾同调

《血证论》云:“脾气不布,则胃燥而不能食,食少而不能化,譬如釜中无水,不能熟物也,故病隔食,大便难,口燥唇焦,不能生血……土虚而不运,不能升达津液,以奉心化血,渗灌诸经。”脾气健旺,统血有权,使肝有所藏;肝血充足,藏泄有度,血量得以正常调节,气血才能运行无阻。故治疗再障患者,补脾土的同时,也要兼顾养肝。可予香砂六君子汤合四物汤加减治疗。

3.3补肾泻肝

精血同源，血为真阴所化，肝肾乃藏精血之脏，肾精与肝血之间可以互生互化。诚如清初医家张志聪所言："精不泄，归精于肝而化清血。"气为血帅，血为气母，气血的运行又与肝关系密切。肝体阴而用阳，主藏血，又主疏泄，调畅气血，同时与肾同居于下焦，肾阴不足势必导致肝阴受损，肝阳独亢，则易化风、化火，或致肝气郁滞，从而影响气血运行，进而出现各部位出血。再障患者除存在脾肾亏虚、阴阳失调的病机外，还存着肝火伏热、耗精动血的病机[3]。人身唯肝火最横，挟诸经之火相持为害，对于虚火内扰所致出血，当滋补肝肾，以扶阴抑阳，使虚火得熄，血热自宁。泻肝之火，当如唐容川《血证论》之当归芦荟丸。

3.4补肝养虚

唐容川将肝虚分为肝血虚和肝气虚。再障多合并血虚，其中肝血虚者居多，临床表现为面色不华，爪甲干枯脆薄，视物模糊，舌色淡，苔白、脉细等症状。兼有虚烦多梦，易惊善恐，月经不调等症。可予四物汤加山药、吴茱萸、女贞子、旱莲草、枸杞等治之，以补有形止血，有"调血者，当求之于肝也"[4]之意。

4.体会

笔者认为，治疗再障在健脾补肾同时，参以疏肝调气和血、肝脾同调、补肾泻肝、补肝养虚等法，有助于提高临床疗效。特别强调，急性再障出血，多因肝失其职而不能藏血、不能疏泄、不能降气有关。故应治肝，治肝之法即治气、治血、治火之法。培土泄木、降气疏肝为治气，凉肝泻火为治其火，滋阴柔肝为治其血，诸法可相互为用，肝火盛则气实，故当治火之时可加行气之药；又火盛则血虚，故当治火之时可加补血之药。反之，血虚也可生火、致气郁，肝为藏血之脏，司相火，血足则火温而不烈，以此诸法相互为用，使肝得条达，气机通畅，血行循经，血有所藏。临证体会，一见再障，不认真辨证即用滋补,一味补虚往往导致病人出现高热,出血现象更甚,血象虽然也能一度有所上升,但机体常常因为出血感染反复发作而病情恶化,这时应认真分析失误的原因,仔细观察病情,认真分析,究竟病变出在哪一个环节,病在哪一个脏腑。同时应注意再障病情错综复杂,不能以简单的一方一理推而治之,而应时刻注意辨证论治,只有辨证明确,疾病方可复已。

参考文献

[1]王一佼,刘锋.急性再生障碍性贫血的中医认识与治疗[J].中医,2013,54(17):1516-1518.

[2]杨薇,杨华升,常丽.浅谈清热解毒法在慢性再障治疗中的应用[J].中医药学刊,2006,24(8):1530-1531.

[3]黄振翘,黄韬,周永明,等.补肾泄肝方治疗再生障碍性贫血的临床研究[J].上海中医药大学学报,2000,14(1):20-23.

[4]唐宗海.血证论[M].人民卫生出版社,北京:2005:174.

(刊登于《中医临床研究》2017年第9卷第1期,张建梅 作,夏小军 指导)

从任脉、督脉治疗慢性再生障碍性贫血

摘要

再生障碍性贫血(简称再障),是由于物理、化学、免疫等因素引起骨髓造血干细胞及造血微环境破坏,以全血细胞减少、骨髓造血功能衰竭为特征的临床综合征,属于中医"髓劳""虚劳""血虚"等范畴。中医理论认为,其发病主要是由于肝、脾、肾脏器功能障碍,气血生化无源,精气衰竭;或因有毒药物及理化因素侵袭,邪毒郁阻,新血不生而成,临床分为急性与慢性两型,其中以慢性再障最为多见。历代医家治疗慢性再障主要从补益脾肾入手,多获良效。笔者试从任、督二脉论治慢性再障,以期为中医临床治疗开辟一条新途径。

1.血的生理病理

《灵枢·决气》云:"中焦受气取汁,变化而赤,是谓血。"《素问·五藏生成》云:"人卧血归于肝"。《素问·经脉别论》云:"食气入胃,浊气归心,淫精于脉,脉气流行,经气归于肺,肺朝百脉,输精于皮毛。"血是在心气的推动下,由水谷精微中精粹部分转化而成。脏腑如肝能藏血,故称为"血海",可按人体生理需要量调节血量,人体安静血归于肝,以备不时之需;肝气疏泄可以调畅血行而不壅塞。脾主运化,将水谷精微上输于心肺,"奉心化赤"而为血,且可以统摄血液使之循脉而行;肺气宣降使之布达于百脉。清代张璐《张氏医通》云:"精不泄,归精于肝而化清血。"肾者主蛰,为"封藏之本”，藏精，主骨生髓，肾精在肝肾气推动下化血以补血之消耗，后天血之化生与肝肾亦关系密切。总之，血之生成与五脏诚有莫大关系。亦如《景岳全书·血证》所云：“血者，水谷之精也，源源而来，而实生化于脾，总统于心，藏受于肝，宣布于肺，施泄于肾，而灌溉于一身。”

由此可见，血乃在心气推动下循行于脉道中之赤色液体，由营气和津液组成，其内注于五脏六腑，外滋于四肢百骸、五官九窍、皮肉筋骨，具有营养和滋润之功，为构成人体和维持人体生命活动的基本物质之一。

2. 任督二脉生理、病理

经络是联系脏腑、体表及全身各部的通道，是人体功能的调控系统。经络将人体五脏六腑、四肢百骸连缀为一整体，主要由十二正经和奇经八脉，以及其附属于十二经脉的经别、经筋、皮部等构成。《素问·骨空论》云：“任脉者，起于中极之下，以上毛际，循腹里，上关元，至咽喉，上颐，循面入目。”《难经·二十八难》云：“督脉者，起于下极之输，并于脊里，上至风府，入属于脑。”任脉与督脉皆属于奇经八脉，二者与冲脉皆起于胞中，同出“会阴”，称为“一源三岐”。任脉和督脉可以统帅、引导全身经脉气血循行、协调脏腑及经脉阴阳平衡。

任脉循行于胸腹正中，上抵颏部，通过经络与全身阴脉交会于膻中穴，妊养六经，调节全身阴气和精血，为阴脉之海。督脉循行于腰背头面正中，贯脊属肾，总督六阳经，调节全身阳气和真元之气，为“阳脉之海”。任脉行于身前，主一身之阴；督脉行于人身之后，主一身之阳。任督二脉交会于龈交穴，循环往复，周流不息，维持脏腑和经脉阴阳相对平衡。

任脉主治病症，实证表现为疝气、带下、腹中结块；督脉主治病症，实证表现为脊柱强痛，角弓反张。任督二脉所治实证，多为奇经经脉不通，气血痹阻所致。元代罗天益《卫生宝鉴》云："老年腰膝久痛，牵引少腹两足，不堪步履。奇经之脉，隶于肝肾为多。"清代叶天士《临证指南医案》亦云："医当分经别络，肝肾下病，必留恋及奇经八脉，不知此旨，宜乎无功。"指出奇经与肝肾关系较为密切。任脉、督脉亏虚，人体十二经脉、五脏六腑皆失去气血阴阳的温煦濡养，肝肾亏耗，八脉空虚，精血耗竭，导致奇经虚损证，表现为遗精、不孕不育、腰背痠软、足踝浮肿、胎漏、内伤发热等阴虚内热证；日久阴损及阳，导致阳虚、阴阳两虚。对此，叶天士提出当采用"通"和"补"二法治疗[1]。

3.任督二脉与慢性再障的相关性

慢性再障主要表现为贫血、出血、全血细胞减少，且容易感受邪毒，以慢性病程为临床特征。其发病主要由于饮食失调，烦劳过度，或情志失调、感染邪毒等，影响五脏气血、阴阳，尤其是波及肾和骨髓，出现精血亏竭，而成虚劳气血亏虚之证。其病机重点是肝肾亏虚[2]。清代沈金鳌《杂病源流犀烛·虚损痨瘵源流》云："气虚者，肺脾二经虚也……血虚者，心肝二经虚……而阳虚，阴虚，则又皆属肾。"十二经脉把五脏六腑产生的气血精微通过奇经八脉运送到奇恒之腑，化生为"元精""元气"，奇经八脉把"元精""元气"通过十二经脉输送到各脏腑[3]，以维持脏腑和经脉阴阳气血的相对平衡。慢性再障患者临床常见面色萎黄或苍白，眼睑、口唇、指甲淡白，疲乏无力，头晕心悸，腰痠膝软，或伴形寒肢冷，阳痿滑精，妇女闭经，大便溏薄，舌淡体胖，舌苔薄白，脉沉细或弱；或伴口干咽燥，手足心热，遗精便秘，皮肤瘀点瘀斑、牙龈出血、月经过多，舌淡少苔，脉细数或弦数，以及程度不等的发热等症状，均为肝肾亏损，精血枯竭，不能濡养脏腑百脉所致。

基于以上理论认识，吾师夏小军主任医师集二十余年临床经验，遵照"虚者补之"(《素问·三部九候论》)，"劳者温之……损者益之”(《素问·至真要大论》)和“形不足者,温之以气;精不足者,补之以味”(《素问·阴阳应象大论》)的治疗原则,从肝肾同源、精血互化理论入手治疗慢性再障,提出以调补任督,补益肝肾为主的治疗思路,通过补益肝肾,使精血互化;研制出治疗慢性再障的再障滋补胶囊和再障温补胶囊[4],临证再根据脏腑气血阴阳的偏盛偏衰,灵活选择,应用于治疗慢性再障,取效明显。

肝肾精血阴阳俱不足,治宜补益,在补益肝肾精血的基础上,选用血肉有情之品填补精髓,兼以补肝肾,用药如紫河车、鹿角胶、龟板胶、阿胶、猪骨髓、牛骨髓、杜仲、川断、枸杞等“通补奇经”。任督虚损,阴阳气血不足,补任脉之阴气不足,首选滋阴潜阳补肾之龟板或龟板胶,缘“龟体阴,走任脉”(《临证指南医案》)。亦如《本草衍义补遗》所云:“下甲补阴,主阴血不足……治劳倦四肢无力。”调补督脉之阳气不足,首选鹿角、鹿角霜、鹿角胶等温壮元阳之品,盖“鹿性阳,入督脉”;“鹿茸壮督脉之阳,鹿霜通督脉之气。”(《临证指南医案》)亦如元代朱丹溪《本草衍义补遗》所云:“治虚劳,当以骨蒸药佐之,气虚加补气药,血虚加补血药。”

再障滋补胶囊主要用于治疗任督虚损,肝肾阴虚型再障,由二至丸(《医方集解》)、当归补血汤(《内外伤辨惑论》)、生脉散(《医学启源》)加味而成。方中熟地黄、山茱萸、女贞子、旱莲草滋补肝肾;岷当归、红芪,养血益气,均为当地特产,其中红芪又名多序岩黄芪,性味甘温,功同黄芪,现代药理学研究其主要成分是黄芪多糖,能升高正常大鼠红细胞的比容,增加红细胞数[5];人参、麦冬、五味子益气敛阴;鸡血藤、茜草补血活血,止血不留瘀;白术健脾益气,生山楂消食散瘀,使全方补而不滞;配入血肉有情之品龟板胶味甘性平,滋阴养血、益肾补心,紫河车味甘咸性温,养血益气,补肾填精。诸药合用,阳中求阴,则“阴得阳升而泉源不竭”,滋补肝肾、填精益髓、养血益气,精、气、神“三宝”并治。

再障温补胶囊主要用于治疗任督亏损,肾阳虚型再障,亦由当归补血汤加减而成。方中红芪、岷当归益气养血；人参、白术健脾益气，以气旺血生；菟丝子、仙灵脾、肉苁蓉、肉桂、熟地黄温补脾肾、填精养血；肉桂“通阴跷、督脉。”（《得配本草》）；鸡血藤、茜草补血活血；山楂活血散瘀；鹿角胶味甘咸性温，益肝肾、填精血，《得配本草》云：“补阴中之阳道，通督脉之血舍”；阿胶味甘性平，补血止血，滋补肝肾之阴。诸药合用，阴中求阳，则“阳得阴助而泉源不竭”，共奏温补肾阳、生精益髓之效。以上二方分别选用鹿角胶、龟板胶作为主药，以峻补阴阳而化生精血，调补任督，使肝肾精血旺阳平和，疾病乃愈。

4. 结语

任督二脉虽属奇经八脉，其与人体五脏六腑及气血阴阳息息相关，尤其是肝肾关系密切。慢性再障可归于叶天士所谓“奇经病”范畴，故可从从任督二脉进行论治，采用调补任督、补益肝肾法，此为临床治疗慢性再障另一种新途径。

参考文献

[1]严世芸．中医各家学说[M].北京：中国中医药出版社，2005：336.
[2]吴以岭．络病学[M].北京：中国中医药出版社，2006：299.
[3]刘保和．西溪书屋夜话录讲用与发挥[M].北京：中国中医药出版社，2013：95.
[4]夏小军．夏小军医学文集[M].兰州：甘肃科学技术出版社，2007：414-417.
[5]候家玉，方泰惠．中药药理学[M].北京：中国中医药出版社，2007：218.

（刊登于《中国中医药现代远程教育》2014年
第12卷第6期，刘志强、夏小军、刘长斌 作）

从人参养荣汤特点谈辨治血虚处方遣药方法

摘要

人参养荣汤是治疗血虚常用方，笔者参考《血证论》对该方的论述，将其组方特点总结概括为“取汁”“导赤”“补中”“化谷”“别水”及“荣脉”六个方面，并以此创立“补气健脾”“养血益髓”“调理气血”“消导利湿”“导心化赤”“养荣和脉”辨治血虚处方遣药六法，现汇报如下，以飨同道。

1.人参养荣汤特点

人参养荣汤源于《太平惠民和剂局方》，方由白芍、当归、陈皮、黄芪、桂心、人参、白术、甘草、熟地、五味子、茯苓、远志、生姜、大枣以上13味组成，功以益气补血、养血安神而见长。如《医宗金鉴·删补名医方论》所言：“若气血虚而变见诸证，弗论其病其脉，但用此汤，诸证悉退。”《医学心悟》亦云：“若元气大虚，变证百出，难以名状，不问其脉，但用人参养荣汤，诸症自退。”关于该方组方方义及配伍特点，笔者认为，观宋代以后历代中医典籍，唯清代医家唐宗海的论述最能切中血液化生之机理，唐氏在《血证论》中曰“中焦取汁，奉心化赤以为血”之义。参、芪、术、草、大枣大补中焦。中焦谷化则汁益生，故加陈皮以化谷。中焦水停则谷不化，故加姜、苓以别水。水谷既化，中焦之汁自生矣，再用归、地多汁以引其汁，凡系妇人催乳，用此足矣。若必令其奉心化血，则宜芍、味以敛之，使荣行脉中，而不外散；加桂心、远志启导心火，以助其化赤之令。补中者，开血之源也，导心者，化血之功也；敛脉者，成血之用也。笔者将其总结概括为“取汁”“导赤”“补中”“化谷”“别水”及“荣脉”等六个特点，结合以上特点，辨治血虚处方遣药时常从补气健脾、养血益髓、调理气血、消导利湿、导心化赤、养荣和脉六个方面入手，临证治疗各类贫血疗效显著，现总结汇报如下。

2. 辨治血虚处方遣药六法

2.1 补气健脾

2.1.1 理论基础

《灵枢·决气》曰：“中焦受气取汁，变化而赤是谓血。”《四圣心源·天人解》曰：“水谷入胃，脾阳磨化，渣滓下传，而为粪溺，精华上丰，而变气血。”以上高度概括了血液化生的机理，同时也强调了中焦脾胃在血液生成中的主导作用。《不居集》曰：“人之一身，气血不能相离，气中有血，血中有气，气血相依，循环不息。”道明了“气为血之帅”“血为气之母”的气血关系。《素问·调经论》曰：“是故气之所并为血虚，血之所并为气虚。”阐述了气病及血、血病及气、气血同病的发病机理。《素问·阴阳应象大论》曰：“形不足者，温之以气，精不足者，补之以味。”《名医方论》曰：“以有形之血不能自生，生于无形之气故也。”以上均说明“补气生血”的治疗原则。因脾为“后天之本”“气血生化之源”，故“补气健脾”乃治疗血虚之根本大法。如《内外伤辨惑论》之“当归补血汤”，以大宗黄芪大补脾气，而佐以少量当归养血和血立方，并以其显著的疗效名垂千古。

2.1.2 临床应用

临证遣药时，不论何种血虚，均宜黄芪、党参、白术、甘草、大枣补气健脾，黄芪用量宜大，一般20～30g；兼痰湿或风湿者，白术易苍术；兼有气阴两虚者，酌减白术用量，党参易太子参。

2.2 养血益髓

2.2.1 理论基础

《难经本义》曰:“气与血不可须臾相离,乃阴阳互根,自然之理也。”说明气血阴阳互根关系。血虽“生于无形之气”,但《素问·阴阳应象大论》云:“孤阴不生,独阳不长。”故从气血阴阳互根关系的角度讲,治疗血虚补气同时,佐以养血和血之当归、川芎、鸡血藤等,更显其效。经云:“精血同源,”又云:“精不足者,补之以味。”可见填精益髓具有补血作用。若在治疗血虚补气健脾同时,佐以熟地等补肾药物,其效更宏,亦如《珍珠囊》所言:熟地“主补气血,滋肾水,益真阴”。《太平惠民和剂局方》之四物汤,即用熟地益髓补血。然须注意补血药性多黏腻,补而不和,则妨碍消化,影响气血生成。

2.2.2 临床应用

临证使用补血药时,尽量选用既可补血又可活血的药物,如当归、鸡血藤之辈。熟地为滋阴益髓药,其性黏腻,有阻滞脾胃运化之弊,故用量不宜过大,8~12g便可。凡兼有气滞痰多、脘腑胀痛、食少便溏者,须配合消导药物“和之”;若兼消化道出血者,则弃之不用。

2.3 调理气血

2.3.1 理论基础

“气为血之帅,血为气之母”,血虚者,气亦易衰。气虚则推动无力,血行不利。《吕氏春秋·尽数》曰:“流水不腐,户枢不蠹,动也。形气亦然。形不动则精不流,精不流则气郁。”说明血行不利又可致气郁。《儒门事亲》曰:“《内经》一书,惟以气血流通为贵。”《不居集》曰:“血不自行,随气而行,气滞于中,血因停积,凝而不散。”故治疗血虚,在补气养血的同时,当兼行气以调血,方可使营血运行不息、运化无穷,同时又防止“补药”黏滞之弊端。由于“血得温而行,得寒而凝”,加之气血生化源于中焦,故用药当以温中行气之辈为宜。

2.3.2 临床应用

临证遣药，多用陈皮理气调中，若气滞明显者，可酌加枳实、砂仁等。《本草纲目》说："川芎，血中气药也。""燥湿，止泻痢，行气开郁。"故临证若无明显阴虚火旺，或血热妄行等症状者，即可用此气血并调，但鉴于其性温燥，故剂量不宜偏大，以3～8g为宜。

2.4 消导利湿

2.4.1 理论基础

《灵枢·痈疽》曰："中焦出气如露……津液和调，变化而赤为血。"说明中焦为气血津液生成的主要场所。《灵枢·营卫生会》则对中焦的功能概括为"中焦如沤"，《四圣心源·卷五》作解为"而气水变化之源，出于中焦，中焦者，气水之交，气方升而水方降，水欲成气，气欲成水，气水未分，故其形如沤"。进一步阐明了中焦脾胃升降功能正常，水气得分，并各行其道，气血津液方可顺利化生。血虚之人，脾气亦虚，脾虚不升，津液不布，湿浊内停，中焦气机受阻，继而胃失和降。吴鞠通以中焦"升降之枢"为依据，在《温病条辨》中提出了"治中焦如衡，非平不安"的治疗原则。故治疗血虚，在补气健脾助升、助运的同时，当兼以消导利湿以助和降，如此"平之"，则中焦升降平衡，气机调畅，气血生化源源不断。

2.4.2 临床应用

临床具体应用时，用生姜配茯苓等，一利一散，使中焦水气得分，气机得畅。亦如《血证论》所言"中焦水停则谷不化，故加姜、苓以别水，水谷既化，中焦之汁自生矣。"夏师经验，方中加入消食导滞之焦三仙之类，则更能提高胃的"和降"功能。若湿邪较重伴有浮肿者，可加泽泻、车前子以加强利水消肿之功；湿郁化热伴有黄疸者，可加茵陈蒿汤增强利湿退黄之效。

2.5 导心化赤

2.5.1 理论基础

《医碥·血》曰:“血色独红者,血为心火之化。”《血证论·阴阳水火气血论》亦曰:“血色,火赤之色也。火者,心之所主,化生血液,以濡周身,火为阳而生血之阴。”以上所谓“化赤”实乃心“主血脉”功能,即中焦脾和胃的消化吸收而形成的水谷精微,通过气化作用,变成营气和津液,一部分营气和津液(其中的另一部分在肾气的作用下化为精,而存于肾)在心火(气)的推动及进一步气化下,与在肺之自然界清气相结合,生化成血液,并在肺“朝百脉”的协助下而入脉,以营养全身。今气血虚衰,心失所养,必致心气(火)不足,影响其“主血脉”功能。故在补气血同时,稍佐温通心阳、交通心肾之剂,以固心“主血脉”功能。

2.5.2 临床应用

《血证论》云:“加桂心、远志,启导心火,以助其化赤之令,补中者,开血之源也,导心者,化血之功也。”临证遣药时,可守此法,然桂枝其性辛温,有伤阴助火之弊,应用时剂量宜小,3~8g足矣。若阴虚火旺及血热妄行者弃之不用,仅用远志即可。

2.6 养荣和脉

2.6.1 理论基础

荣即营血。《医宗金鉴·订正仲景全书》说:“荣即血中之精粹者也。”脾和胃通过消化吸收而形成的水谷精微,经气化变成营气和津液,脾又在桂枝、远志“化赤”作用的协助下,将其上奉于心。然桂枝、远志其性火热,又有升散之功,为防其过而伤及血脉,故须佐以性凉收敛之剂以“和”之,使其升中有降,散中有收,百脉方能调和。亦如《血证论》所言:“若必令其奉心化血,则宜芍、味以敛之,使荣脉中,而不外散。”《绛雪园古方选注》又说:“以远志通肾,使阴精上奉于心,佐以五味收摄神明,一通一敛,则营有所主而长养矣。”

2.6.2 临床应用

具体应用时,白芍10g左右即可。如兼腹痛者,白芍用量可加至30g,以增强缓急止痛之效;五味子5~10g为宜,如湿热症状明显者,应当慎用,以防敛邪。

3.结语

以上“六法”为临床治疗血虚处方遣药提供了思路,但不必拘泥。《景岳全书·传忠录·藏象别论》曰:“气血为人之橐龠,是皆人之所同也。若其同中之不同者,则脏气各有强弱,禀赋各有阴阳。”“夫不变者,常也;不常者,变也。人之气质有常变,医之病治有常变。”故临证时,应结合邪正盛衰矛盾主要方面的侧重不同及患者体质的差异,或采取强化,或减弱其中的某一“法”。譬如,溶血性贫血一般湿热偏重,故宜加强“消导利湿”作用,而应减弱具有收敛之功的“养荣和脉”作用。总之,要“观其脉证,知犯何逆,随证治之”,方能活学活用。

(2010年在兰州召开的甘肃省中医药学会学术年会上大会交流,段赟、李雪松 作,夏小军 指导)

中医药治疗急性白血病简况

摘要

急性白血病是造血干细胞恶性克隆性疾病,发病时骨髓中异常原始细胞及幼稚细胞大量增殖并抑制正常造血,广泛浸润肝、脾、淋巴结等脏器,表现为贫血、出血、感染和浸润等征象,根据其临床症状和特征,属于“急劳”“虚劳”“热劳”等范畴[1]。以出血症状为主者可辨为“血证”;以肝、脾或淋巴结肿大为主者,可辨为“癥瘕”“积聚”“痰核”“瘰疬”等。范围广泛,具体病因不明,多数认为先有邪毒内伏,导致正气虚损,邪毒亢盛,累及脏腑骨髓而发病。邪气盛则实为本质,精气夺而虚为发展结果。根据不同患者、不同阶段主要辨为热毒炽盛、气血两虚、气阴亏虚、脾肾阳虚等,随证加减处方,或专方专药,保元抗白方、参芪十一味颗粒、黄连解毒汤加味、青黄散等。由于目前研究大多只停留在临床观察、回顾性总结等初级阶段,前瞻性研究不多,部分临床资料缺乏对照,未来研究应进行药物筛选、有效成分分析及剂型改革等更深层次研究。

1. 病因病机

急性白血病病因至今未明,且存有争议,华昭[2]认为因虚致病,先有体虚内伤,外邪乘虚而入;或先有邪毒内伏,导致正气虚损,邪毒亢盛,累及脏腑骨髓。近几年,很多学者统一认可第二种说法。秦丹梅等[3]认为与病毒感染、电离辐射、毒性化学物、遗传因素、基因或蛋白质变异有关。张莉亚等[4]认为热毒为本,体虚为标;正气不足，先天已有之“胎毒”内伏，或复感瘟毒，邪毒侵袭，由表入里，致脏腑受邪，骨髓受损。《素问·阴阳应象大论》曰：“冬伤于寒，春必病温。”[5]《素问·金匮真言论》曰：“藏于精者，春不病温。”[5]《温热逢源》曰：“冬伤于寒，正春月病温之由，而冬不藏精，又冬时受寒之由也。”[6]并提出“时邪引动而发”[6]。正虚邪实，耗气伤阴，日久未见平复，营阴内耗，故形体日渐羸弱；血液化生不足，而致阴虚，呈现一派虚损之象。清代名医唐容川[7]认为，“大毒”为“大衄”之因，“大衄”之表现与急性白血病出血证候相似。若病情恶化，气血阴阳虚甚，终可导致阴阳两竭而死亡。由此可见，气阴两虚是急性白血病内在发病基础；气血阴阳虚损、阴竭阳微是最终病理结果。“邪气盛则实”为其本质，“精气夺而虚”为其发展的结果。

2. 辨证论治

辨证论治是中医学精髓。急性白血病病机复杂，变化多端，不同患者、不同发病阶段等诸多因素导致了其临床表现不尽相同，多位医家在传统中医基础上结合自身的临床经验，进行辨证分型治疗，并取得了较好的临床疗效。司富春等[8]统计发现热毒炽盛、气血两虚、气阴亏虚、脾肾阳虚合计占58%。赵为农等[9]辨为四型：热毒炽盛、毒盛伤血、气阴两虚和脾肾阳虚，均以祖传方灵芝、冬虫夏草、女贞子、何首乌、五加皮、沙苑子、当归、黄精、麦冬、牛黄、羚羊角、红花、赤芍、板蓝根、大青叶、野苦草为基础方，辨证加减。王永瑞等[10]认为热毒内蕴为发病之根本，气阴亏虚为终始病机，清热解毒、益气养阴为其基本治法。张文曦[11]辨为三型，热毒炽盛，清热解毒、凉血止血，常用石膏、知母、黄芩、栀子、玄参、连翘、大青叶、土茯苓、板蓝根、白花蛇舌草、蒲公英、半枝莲等；痰瘀互结化痰散结、活血化瘀，常用丹皮、赤芍、桃仁、丹参、红花、当归、川芎、山慈菇、野百合、浙贝母、生牡蛎、海蛤壳、三棱、水蛭等；肾精亏虚益肾填精，根据气、血、阴、阳偏胜，酌加药物，常用当归、黄芪、党参、白术、白芍、生地黄、熟地黄、麦冬、黄精、阿胶、鸡血藤、山茱萸、女贞子、旱莲草、菟丝子等。肖海燕[12]分四型,气血不足益气养血,解毒抗癌,八珍汤加减;气阴两虚益气养阴为主,兼解毒抗癌,封髓丹合四君子汤加减;邪伏正虚清热解毒抗癌,益气养阴扶正,青蒿鳖甲汤加减。

3. 专方专药

李凤珍等[13]保元抗白方内服联合化疗治疗急性白血病33例,总缓解率84.60%。研究表明[14-17]参麦注射液可减轻急性白血病化疗毒副作用,能显著降低化疗产生的骨髓抑制及心肝损害等不良反应,取得较好的生存质量或较长的生存期。宋春鸽等[18]认为参芪十一味颗粒具有补气养血、填精生髓之功效,并可提高免疫功能。杨敏等[19]随机对照治疗,治疗组46例,化疗开始给予复方皂矾丸,对照组30例,化疗后予肌苷、维生素,连续治疗3周为1疗程,6个月后,总有效率治疗组93.00%,对照组90.00%,治疗组优于对照组($P<0.05$)。陈毅宁[20]复方君子汤联合化疗治疗气阴两虚型急性白血病20例,总有效率75.00%。段连凤等[21]黄连解毒汤加味煎汤熏洗联合湿润烧伤膏局部外用治疗急性白血病患者化疗所致肛周感染30例,总有效率96.67%。贺晓茹[21]西黄丸治疗22例,总有效率95.45%。胡晓梅[23]证实青黄散可长时间缓解病情,副作用小,延长生存期。

4. 讨论

急性白血病邪实正虚、虚实夹杂,及时有效治疗,邪毒由盛转衰,正气渐复,病情可以缓解。邪毒未尽,当正气内虚时,常可复发。联合化疗作为治疗主要手段,已被广泛采用,但化疗祛邪亦伤正,轻则妨碍化疗顺利进行,重则危及生命。如何增强化疗药物的治疗效应,减轻其毒副作用,是中医药治疗研究的主要思路,也是提高临床疗效和生存质量，防止复发的关键。

近年来，中医药治疗急性白血病取得了较大进展，但大多数研究只停留在临床观察、回顾性总结等阶段，前瞻性研究不多；部分临床资料缺乏对照，未达到对比条件齐同的客观评价要求；临床未作进一步药物筛选、有效成分分析及剂型改革等，仍还有待继续努力。

参考文献

[1]周仲瑛.中医内科学[M].北京：中国中医药出版社，2007：381-428.

[2]华昭.扶正法与急性白血病[J].光明中医，2009，24（1）：31-32.

[3]秦丹梅，杨新中.急性白血病中西医结合治疗进展[J].中西医结合研究，2010，2（2）：98-100.

[4]张莉亚，赵朋敏，田丰林.滋阴法在急性白血病治疗中的运用[J].河北中医，2008，30（8）：824-825.

[5]王洪图.内经[M].北京：人民卫生出版社，2011.

[6]李顺保.温病学全书[M].北京：学苑出版社，2002.

[7]王咪咪，李林.唐容川医学全书[M].北 京：中国中医药出版社，2002：98.

[8]司富春，王振旭.白血病中医证型与方药分析[J].中华中医药，2013，28（7）：1971-1976.

[9]赵为农，张振中.中医治疗急性白血病体会[J].河南中医.2007，27（4）：75-76.

[10]王永瑞，仇毅，袁栋，张利锋.急性白血病辨治经验[J].山东中医，2009，28（7）：471-472.

[11]张文曦.白血病的辨证论治思路[J].中国中医急症，2009，18（3）：394-398.

[12]肖海燕.邓成珊治疗急性白血病经验[J].当代名医，2013，54（18）：1544-1546.

[13]李凤珍，陈永红，王小平，等.保元抗白方加化疗治疗急性白血病33例临床观察[J].四川中医，2005，43（1）：40-41.

[14]孙少勤，吴娜，崔慧卿，等.参麦注射液对急性白血病化疗疗效及不良反应的影响[J].河北中医，2011，33（1）：37-39.

[15]张益群，张季林.穴位注射参麦注射液对急性白血病化疗耐受性的临床研究[J].实用中西医结合临床，2012，12（3）：4-5.

[16]开金龙，刘慧，谢君国.参麦注射液配合小剂量化疗治疗老年急性白血病临床观

察[J].中国中医药信息,2010,17(2):68-69.

[17]姚金华,夏小军.参麦注射液配合化疗治疗急性白血病38例疗效观察[J].新中医,2007,(2):77-78.

[18]宋春鸽,陈精予.参芪十一味颗粒对急性白血病患者骨髓抑制及生活质量的影响[J].中医学报,2010(4):618-620.

[19]杨敏,陈琦.复方皂矾丸防治急性白血病患者化疗所致骨髓抑制的疗效观察[J].四川中医,2006,24(3):65-66.

[20]陈毅宁,复方君子汤治疗气阴两虚型急性白血病20例[J].福建中医药,2012,43(4):11-12.

[21]段连凤,王茂生,陶永玲,等.黄连解毒汤联合湿润烧伤膏治疗急性白血病化疗后肛周感染疗效观察[J].中国中医急症,2008,17(9):1223.

[22]贺晓茹,贺立明.西黄丸外用治疗急性白血病化疗后肛周感染临床观察[J].山东中医药大学学报,2012,36(4):320.

[23]胡晓梅,刘锋.周霭祥运用青黄散治疗白血病的经验[J].中医,2011,52(14):1187-1189.

(刊登于《实用中医内科杂志》2015年第29卷第11期,张建梅、夏小军 作)

浅议咸味药在治疗血病中的作用

摘要

关于咸味药,早在春秋时期的《管子·幼官》中提到:“六行时节,君服黑色,味咸味,听徵声。”战国至秦汉时期的《素问·至真要大论》载:“酸先入肝,苦先入心…… 咸先入肾。”明确定义了咸味药的归经为肾,色属黑。《素问·五运行大论》曰:“北方生寒,寒生水,水生咸,咸生肾……肾主耳。”《素问·宣明五气》曰:“肾属水,咸入肾。”肾属水脏,水为阴,间接说明咸味属性为阴。本文将咸味药在血液病中的应用浅析如下。

1.咸味入血 由来已久

咸味药入血,由来已久,其首见于《黄帝内经》。《灵枢·五味》云:“血脉者,中焦之道也,故咸入而走血矣。”《素问·阴阳应象大论》云:“寒伤血,燥胜寒;咸伤血,甘胜咸。”《灵枢·五味》亦云:“咸入于胃,其气上走中焦,注于脉,则血气走之,血与咸相得则凝。”论述了咸味与血的关系。《黄帝内经》认为咸走脉,而血行脉内,因此咸与血关系密切。《素问·异法方宜论》云:“东方之域……其民食鱼而嗜咸……盐者胜血,故其民皆黑色疏理,其病皆为痈疡……亦从东方来。”说明过食咸味可使脉道凝滞,发为痈疡之病。李时珍《本草纲目》云:“味咸而走血,治诸血病也。”论述了咸味与血的关系。

2.咸味走血 其效有三

2.1咸味凉血

火热之邪是出血证的主要原因之一,咸味药多性寒,可胜火凉血。如《素问·宣明五气》云:“五味所禁:辛走气,气病无多食辛;咸走血,血病无多食咸;肾属水,咸入肾,心属火而主血,咸走血即以水胜火之意。”亦如《素问·至真要大论》所云:“热淫所胜,平以咸寒,佐以苦甘,以酸收之。”咸味药大多属于寒凉之品,属于中医“热者寒之”“寒能胜热”的治病思想。比如人小便,其结晶为人中白,吴昆《医方考》曰:“人中白……其味咸寒,咸则能入血,寒则能胜热。其味厚于人便,故其奏功尤捷。”玄参甘苦咸,清热凉血、泻火解毒、滋阴,治阴虚火旺、气血两燔之发斑发疹,如吴鞠通《温病条辨》之化斑汤,玄参与知母、石膏配伍。紫草甘咸寒,凉血活血、解毒透疹,常配蝉蜕、茜草等药物,治疗温毒发斑、血热毒盛者,如张璐《张氏医通》之紫草快斑汤。青黛咸寒,清热解毒、凉血消斑,若治血热妄行之吐血、衄血,常与丹皮、生地、白茅根等同用。犀角味酸咸,性寒,善入血分,有凉血化斑之效,诚如《本草纲目》所言“治吐血、衄血、下血……”如犀角地黄汤。

2.2咸味止血

咸味止血,是中医药治疗血液病的特色之一。止血一法,体现了《黄帝内经》之“急则治标”的治病原则。唐容川《血证论》云:“血之原委,不暇究治,惟以止血为第一要法。”[1]关于咸味止血的记载源于《黄帝内经》。《灵枢·五味》云:“咸入于胃,其气上走中焦,注于脉,则血气走之,血与咸相得则凝。”亦如《素问·五脏生成》云:“是故多食咸,则脉凝泣而变色。”即论述了咸胜血,咸令血凝。《素问·异法方宜论》曰:“鱼者使人热中,盐者胜血,故其民皆黑色疏理,其病皆为痈疡。”高士宗注:“盐性味咸,物着坚凝。”意为过量食盐可造成血脉的凝滞。后世医家遵从其义,在理论与临床上有所发挥。

明代李时珍《本草纲目》云:“盐之气味咸腥,人之血亦咸腥。咸走血,血病无多食咸,多食则脉凝泣而变色,从其类也。”即通过咸盐之味造成血脉凝滞而起到止血作用。清代唐容川《血证论》载有“咸味止血”的论述,其云:“以咸止血者,取童便、马通、扬尘水之类,此《内经》咸走血之义。”清代何惠川《文堂集验方》中用益母草汁合童便煎汁和服治疗妇女吐血不止。血证中的吐血、咳血等症为“病机十九条”中的“诸逆冲上,皆属于火”。当遵唐容川“治火即是治血”之旨,咸味药大多属苦寒之剂,直折其火势。单味中药如海螵蛸,性咸涩,能收敛止血,可治吐血、便血及崩漏,如张锡纯《医学衷中参西录》中的固冲汤。血竭甘咸平,具有活血止血双重功效,《本草经疏》称其“甘咸能凉血除热,故悉主之”。用于外伤出血,效果显著。

2.3 咸味活血

有些咸味药物具有活血化瘀之功[2],如穿山甲咸凉,能活血消瘀、通经下乳、消肿排脓。李杲《医学发明》所载复元活血汤,即由本品配伍红花、大黄、当归、柴胡等组成。苏木甘咸平,能活血疗伤,祛瘀通经,常治妇科血瘀经闭、通经及产后瘀滞疼痛,如林佩琴《类证治裁》之通经丸;血竭甘咸平,《本草经疏》云:“麒麟竭,甘主补。咸主消,散瘀血,生新血之要药。”《本草纲目》谓其能“散滞血诸痛”。五灵脂甘咸苦,善于活血化瘀止痛,为治疗瘀滞疼痛之要药,常与蒲黄相须而用。水蛭咸苦入血,破血逐瘀力强,常与三棱、莪术、桃仁、红花等配伍,如《伤寒论》记载的抵当汤。紫草不仅能凉血,还能活血,唐代甄权《药性本草》谓其能“治斑疹痘毒,活血凉血,利大肠”。我们运用紫草浓煎液外擦防治化疗引起的静脉炎,效果颇佳[3]。童便味咸,性寒,服制火邪,以滋肾水,吴球《诸证辨疑》称其有“滋阴降火,消瘀血”之效。

3. 结语

中药有五味，各有其功效。咸味是中医五味中的一种，主要来源于动物、植物或矿物等物质，现行教科书中对咸味药之功效归纳为[4]：平肝、补虚、化痰止咳平喘、软坚散结、清热、活血化瘀、泻下等。用之得当则能驱邪除病，救死扶伤。随着医药科学的进步，人们的认识不断深入，咸味药的数量、功效及其归经远远超出了教科书所列举的，比如据文献资料记载我们平时不常接触的有干苔、动物血（山羊血、牛血、鸡血、兔血、鳝鱼血等）、鹿角、对节草根等，根据现代咸味药的归经总结，其归经最多的为肝经，其次是肾经[5-6]，此与"咸属肾"并不完全一致。说明某些咸味药已经超出了传统的认识范畴，有待医者们继续探讨研究，具体问题具体分析，以更好地指导临床实践。

参考文献

[1]慕建华，石建民，楚坤.唐容川《血证论》中气血水火辨证关系探析[J].四川中医，1997，15(6)：5-6.

[2]张廷模.中药学（第1版）[M].高等教育出版社，2011：342，336，338，340.

[3]夏小军.夏小军医学文集[M].甘肃科学技术出版社，2007：312-313.

[4]骆和生.咸味药物功效探讨[J].广州中医学院学报，1986，3(2)：53-56.

[5]吴建新，严永清.药物的酸味、咸味与归经作用及化学成分的关系[J].现代应用药学，1988，5(1)：3-6.

[6]张波.《中华本草》纯咸味中药性效规律研究[J].2009，21.

（刊登于《亚太传统医药》2016年第12卷第12期，张建梅、夏小军、段赟 等作）

庆阳香包的医用价值

摘要

庆阳香包流传已久,其中纳以芳香辟秽解表中药,既可佩带,又能悬挂,还可健身,对感冒、鼻炎、皮肤湿疹及时行传染病等可以起治疗作用。

地处陇东黄土高原的庆阳,是华夏始祖轩辕黄帝活动的摇篮和周人的发祥地,也是祖国中医药学文化创始人岐伯的故乡。其历史悠久,民间文化艺术沉淀十分丰厚,与岐黄医学一脉相承的香包便是这民间艺术之花中的一朵奇葩,不仅具有极高的审美价值,更有防病治病的特殊功效,千百年来曾为人类的繁衍生息做出过一定的贡献。兹就其医用价值探讨如下。

香包,古称香囊,亦称荷包、佩玮,陇东民间又称绌绌、耍活等。其含义有二:从狭义上讲,是将具有芳香气味的药末(又称香草)置于透气好的棉、绸小袋内,佩带于身,以防病治病。因其气味芳香,故名香包,亦称香囊。从广义而言,是指将装有香草的药末置于刺绣精美的荷包、枕头、兜肚、坎夹、针扎等内,以防病保健、辟邪祛恶、装饰衣着、表达情感、传递友谊,属于陇东刺绣的一种形式。

庆阳香包,历史悠久,源远流长。成书于春秋战国时期的医学巨著《黄帝内经》,奠定了祖国中医药文化的基础,亦为香包防病治病提供了理论依据。1973年湖南马王堆一号汉墓的出土文物中,发现装有香药的香囊,说明香包早在秦汉时期民间就已普遍使用。随着历史的沿革,庆阳香包与陇东民间刺绣工艺进行了有机地结合，针工技艺越来越考究，表现形式更多种多样，使用方式也灵活多变。外形设计中既有传说人物和原始图腾，又有各种动物及花鸟鱼虫；既有佩带于身的香囊，又融入枕头、兜肚、坎夹、针扎等日常用品之中；既可佩带，又能悬挂，正如汉代乐府民歌名篇《孔雀东南飞》中所说的“红罗复斗帐，四角垂香囊”。2001年在庆阳市华池县双塔寺二号石造像塔塔体内发现，被誉为千古佳绣的“千岁香包”，据考证是金大定十年（公元1170年）或此之前的作品，足以显示庆阳香包的历史地位。另据清乾隆《庆阳府志》载，带香草荷包是庆阳人端午节最重要的一项活动。这种风俗一直延续至今，并越来越受到世人关注。2002年端午节期间在西峰成功举办的首届中国庆阳香包民俗文化节，就是一个很好的例证。此后每年举办一届，引起了国内外瞩目。

庆阳香包，种类齐全，名目繁多。其中香囊、药枕、兜肚健身防病，功不可没。源于《黄帝内经》的祖国中医药学，便十分重视防治结合。《素问·四气调神大论》中就有“不治已病治未病，不治已乱治未乱”的记载；《素问·刺法论》中亦有“正气存内、邪不可干”之说。唐代孙思邈《备急千金要方·卷九》中载有“赤散辟瘟疫之伤寒热病方：藜芦、踯躅花、附子、桂心、珍珠、细辛、干姜、牡丹皮、皂荚九味末之，分一方寸匕，置绛囊中带之”。充分说明佩带香囊可辟瘟防疫。另据隋朝巢元方《诸病源候论·卷四十五》载：“儿皆须著帽，项衣取燥，菊花为枕枕之。”至今沿用。陇东民间亦有用荞壳、绿豆衣、蚕砂等为枕，使儿枕之，皆取其清利头目之义。否则，正如宋代陈文中《小儿病源方论》所说的“头为诸阳之会，诸阳所腠也。头脑为髓之海，若热则髓溢汗泄，或颈颅肿起，或头缝开解，或头疮目疾”。此外，《备急千金要方·卷六》中还有两个用药枕治病的方子。“治目痛不得睡方，蒸大豆袋盛枕之”；“治蚰蜒入耳方，炒胡麻捣之，以袋盛，倾耳枕之，即出”。兜肚亦可治病，清代吴师机《理瀹骈文》中就有“治痞积……用大附子、小茴香、公丁香、母丁香、木香、升麻、五味子、甘遂、沉香、麝香，揉艾缝兜肚，缚丹田穴”的记载。以上将药物研末袋装，采用佩带、枕头、兜肚的治疗方法，统称为中医的药袋疗法，属中医服饰疗法的一个重要组成部分，在中医儿科尤为适用。枕头法、兜肚法更适用于老年人。作为华夏文化发祥地之一的庆阳，每年端午节早晨，家家的大人们都要给孩子佩带上精心绣制的香囊，有肩上扎的、胸前吊的、背上背的、腋下挂的，袖子上缝的，浑身上下都缀满了香包。还有给老年人送长寿枕、耳枕、兜肚等习俗。中医理论认为，小儿肌肤娇嫩，脏气清灵，药物容易透达，只要使用得当，就能取得随拨随应，药轻效捷的效果。且小儿神识未开，服药困难，惧怕打针，使用香包防病保健，方法简便。老年人则由于机体气血脾胃相对虚弱，头痛、失眠、眩晕、腹胀、腹痛、腹泻等症常易发生，使用药枕、耳枕能清利头目，穿带兜肚更能温中散寒、健脾益胃。这充分说明庆阳民间头要凉，背、腹、足要暖的传统摄生方法是有科学道理的，同时也体现了尊老爱幼这一中华民族的传统美德。

香囊、药枕、兜肚健身防病，形式各异，用药及适应证亦有所区别。香囊多选用苍术、雄黄、藿香、佩兰、薄荷、白芷、桂枝、高良姜、冰片、防风等芳香辟秽解表药，以防治上感、流感、鼻炎、汗臭、皮肤湿疹及时行传染病。药枕注重清热解毒、清肝明目，多用菊花、钩藤、蚕砂、薄荷、石菖蒲、艾叶、灯芯、辛夷、防风、金银花等，用来防治失眠、头昏痛、高血压、颈椎病、头面五官诸疾及小儿夜啼等。至于耳枕，是指在枕头中间挖去一块，空间大小恰巧可保护耳朵不受压而得名。若在其中再装入菊花、灯芯等药物，既清脑健体，又赏心悦目。兜肚则以吴茱萸、丁香、艾叶、茴香、砂仁、山柰、甘松、肉桂、苍术、良姜等温阳散寒药为主，既可防治腹胀、腹痛、腹泻，又能增进食欲，增强免疫。医学研究表明，芳香走窜药成分多为挥发油，含有酮、酚、醛、醇等物质，能促进血液循环和腺体分泌。佩带香囊和使用药枕均可使药物浓郁的香气经口、鼻闻吸，通过对大脑的嗅神经产生良好的香味刺激及对局部俞穴产生缓慢刺激，促进机体免疫球蛋白的含量增高，增强人体防御能力，借以达到防病保健的目的。研究表明，其中一些中药成分不仅能作用于皮肤感觉神经末梢，还能反射性地引起深部血管扩张，认为这可能是其“宣痹通络、活血止痛”的机理之一。另据报道，苏州医学院附属儿童医院用山柰、雄黄、良姜、冰片、桂枝、佩兰等制成香囊，给小儿佩带能提高机体免疫球蛋白 sIgA 的含量，并有杀菌和抗病毒作用。安徽蚌埠市中医门诊部用高良姜、川花椒、苍术、荜澄茄等药物作香囊，治疗小儿厌食症也取得了较好的效果。兜肚法作用部位主要在脐部。脐，位于大腹中央，且居一身之中，穴名神阙，属任脉，任督二脉互为表里共理人体诸经百脉。脐部与经络的特殊关系为兜肚防病治病提供了科学依据。

（刊登于《甘肃中医》2009 年第 22 卷
第 9 期，夏小军、谢君国、张士卿 作）

“气机逆乱”是抑郁症发病的直接病机

摘要

抑郁症属中医学“郁证”范畴，认为“郁证”是由于情志不舒，气机郁滞所引起的一类病证，主要表现为心情抑郁，情绪不宁，胁肋胀痛，或易怒善哭，以及咽中如有异物梗阻、失眠等各种复杂症状。正如元代王安道在《丹溪心法·六郁》中提出：“气血冲和万病不生，一有怫郁，诸病生焉，故人身诸病多生于郁。”可见情志波动，失其常度则气机郁滞，气郁日久不愈，可由气及血，便生多端，可以引起多种症状，故有“六郁”之说。而六郁又以气郁为先，而后有湿、痰、热、血、食等诸郁的形成。在《景岳全书·郁证》中提出“五气之郁，因病而郁；情志之郁，因郁而病”之区别。

1. 气机逆乱、脏腑功能失调是本病的根本原因

气机郁滞是指气的流通不畅，甚至阻滞，或气郁不散，从而导致某些脏腑、经络功能障碍的病理状态。《金匮钩玄·六郁》曰：“郁者结聚而不得发越也。当升不升，当降不降，当变化者不得变化也。”《医学正传·郁证》一书中引用朱丹溪曰：“气血冲和，百病不生，一有怫郁，诸病生焉。”《临证指南医案·郁》曰：“郁则气滞，其滞或在形躯，或在脏腑，必有不舒之现症。”

2. 七情内伤是气机失调的首要病因

抑郁症的发生虽有六郁之说，但是总归病因，首要原因是由于情志所伤，肝气郁结，逐渐引起五脏气机不和所致。《内经》把情志因素看作是导致人体发病的重要原因，情志不遂，肝郁抑脾，耗伤心气可以导致心神不安，神不安则气机逆乱。如《灵枢·口问》中说“悲哀愁忧则心动，心动则五脏六腑皆摇。”《素问·本病论》：“人忧愁思虑即伤心。”《医经溯洄集·五郁论》云：“凡病之起也多由于郁，郁者，滞而不通之意。”说明了七情内伤导致的人的气血失常，郁滞于内，影响脏腑功能失调而出现的躯体症状和精神症状。《素问·举痛论》云：“怒则气上，喜则气缓，悲则气消，恐则气下，寒则气收……思则气结。”说明百病皆生于气的观点，人体脏腑经络器官，都是气的活动场所，脏腑经络活动无一不是气活动的表现，气的活动正常则是机体的正气，生理之气，气的活动失常则是病理状态，正如张介宾所说：“气之在人，和则为正气，不和则为邪气。”所以七情均可致病，其致病的途径就是情志影响人体的气机正常运行。并在此基础上又描述了“思则心有所存，神有所归，正气留而不行，故气结矣。”七情之“思”，是导致气机郁滞的重要因素，而七情互相为因互相关联，致病往往不是一种因素独伤及人体，并且指出情志伤人，首先必伤脏气。综观文献资料来看，说明了气机逆乱是导致“郁”的首要原因。《灵枢·本神》指出：“因悲哀动中者竭绝而失生……心，怵惕思虑则伤神；脾，愁忧而不解则伤意；肝，悲哀动中则伤魂；肾盛怒而不止则伤志。”进一步说明了情志过度损伤五脏神志，即伤脏腑之气。并且指出：“神伤则恐惧自失，破脱肉，毛悴色夭……”指出了遭受外界不良刺激可以导致情志躯体疾病。

3. 正气亏虚是气机逆乱的内因

中医学认为，人体的“正气”是决定发病与否这一矛盾的主要方面，而正气亏虚可以表现为脏腑精气虚衰、气血阴阳亏损。正气的强弱与发病与否有密切的关系，也与脏腑功能活动、气机的调节密不可分。《素问·评热病论》曰：“邪之所凑，其气必虚。”《素问·刺法论》曰:“正气存内,邪不可干。”都说明了正气在疾病发生中的重要性。并且强调了年龄对人体正气的影响,《素问·阴阳应象大论》曰:“年四十,而阴阳自半也,起居衰矣;年五十,体重,耳目不聪明矣;年六十,阴痿,气大衰……”《灵枢·天年》曰:“四十岁……五十岁,肝气始衰,肝叶始薄……六十岁,心气始衰……七十岁,脾气虚……”而且某脏腑的气虚会产生不同程度的情志障碍,如《灵枢·本神》曰:“肝气虚则恐,心气虚则悲,脾气虚则四肢不用,五脏不安……”这些都说明了正气在发病中的重要地位。对于抑郁症患者来说,情志内伤是导致“郁”的主要病因,但当受到外界情志刺激是否造成郁症,除了精神刺激的强度和持续刺激的时间长短之外,与机体本身正气的强弱有直接关系。如《赤水玄珠·郁门·郁》所论:“有素虚之人,一旦事不如意,头目眩晕,精神短少,筋痿气急。”《杂病源流犀烛·诸郁源流》云:“诸郁,脏气病也,其原本于思虑过深更兼脏气弱,故六郁之病生焉。”强调“脏气”虚弱是发病的内在因素,而“脏气”又是人体正气的一部分,正气是由每个脏腑组织器官共同作用来表现的,所以抑郁症的发生不仅与情志刺激的程度和时间长短有关,与机体的正气强弱也是分不开的。

4.正不胜邪是气机逆乱的发病原理

中医发病原理认为,“正邪相争,邪胜正负”则发病。情志过激超过了机体的接受能力和最大的承受能力则引起内脏机能反应,不同的情志刺激导致的疾病性质类型不同。如《灵枢·本神》“肝气虚则恐,实则怒”“心气虚则悲,实则笑不休”等。即情志过激超出机体意识(即心神调节)活动调节的范围而发病。机体的调节能力与个体的气质、性别、年龄、思想修养、知识水平等相关,所以情志发病的敏感性、耐受性、易发性常有明显的个体差异。而情志活动在脏腑功能活动的基础上产生和变化,情志活动又会影响脏腑功能活动,因此情志活动的变异可致发病,疾病过程中亦可出现异常的情志变化。情志内伤最易导致神志疾患:癫狂、心悸、脏躁等,其次可以引起躯体疾患:头痛、失语、泄泻、瘫痪等。对于抑郁症患者来说,情志内伤是导致郁的主要原因,除了精神刺激的强度和持续刺激的时间长短之外,与机体本身正气的强弱有直接关系。如《赤水玄珠·郁门·郁》所论:"有素虚之人,一旦事不如意,头目眩晕,精神短少,筋痿气急。"《杂病源流犀烛·诸郁源流》云:"诸郁,脏气病也,其原本于思虑过深,更兼脏气弱,故六郁之病生焉。"《景岳全书》云:"凡狂病多因于火,或以思虑郁结,屈无所伸,怒无所泄,以致肝胆气逆。"

六郁以气郁为先,而后有湿、痰、热、血、食等诸郁的形成。临床诊疗总是在调节气机的同时兼顾其他病因。因此,掌握气机郁滞是抑郁症发病机理,充分认识抑郁症的中医发病原理,在临床上也具有重要地位。

(2013年在庆阳市召开的甘肃省中医药学会学术年会上交流,孙林 作,夏小军 指导)

痰是导致抑郁症发病的重要因素

摘要

抑郁症属中医学“郁证”范畴,认为“郁证”是由于情志不舒,气机郁滞所引起的一类病证,主要表现为心情抑郁、情绪不宁、胁肋胀痛、或易怒善哭以及咽中如有异物梗阻、失眠等各种复杂症状。正如元代王安道在《丹溪心法·六郁》中提出:“气血冲和,万病不生,一有怫郁,诸病生焉。故人身诸病,多生于郁。”可见情志波动,失其常度,则气机郁滞,气郁日久不愈,由气及血,便生多端,则引起多种症状,故有“六郁”之说。而六郁又以气郁为先,而后有湿、痰、热、血、食等诸郁的形成。亦如《景岳全书·郁证》中提出“五气之郁,因病而郁;情志之郁,因郁而病”之区别。随着社会的发展,生活节奏的加快,抑郁症发病呈逐年上升趋势。笔者通过临床观察,总结临证验案发现,从痰湿论治抑郁症,显效者居多。现就有关痰在抑郁症发病中的作用论述如下。

1. 痰湿阻滞,气机不畅,是抑郁症发病的直接原因

中医学早就有疑难杂病多有痰作祟之说,如“百病皆由痰作祟”“顽痰怪症”“怪病多痰”等说法,是历代医家从事长期的临床积累的经验。有不少著作中明确指出痰是致抑郁症发病的理论基础,如《医学入门》说:“人知气血为病,而不知痰病尤多。”“痰乃津血所成,随气升降,无处不到。”说明痰既是机体疾病过程中的一种病理产物,又可以作为继发性致病因素,导致机体发病。抑郁症的

发病多表现为气机失调，尤其以气机郁滞为多见，表现为气的功能低下，推动无力，出现全身功能低下的病理状态，然而气机郁滞于内，不能外达而发挥气的正常生理功能，致水液代谢失常，痰湿形成，随气飘逸，无处不到，阻滞经络，更进一步影响气的运行和布散，阻滞气机不能发挥正常的功能。故痰是抑郁症发病的主要介质物品，即痰在抑郁症发病中，受气的推动，既充当了直接的病理因素，又是直接的致病因素。

2.痰气互因的恶性循环，是形成气机郁滞的关键因素

《内经》云："夫饮入于胃，游溢精气，上输于脾，脾气散精，上归于肺，通调水道，下输膀胱，水精四布，五经并行。"提示痰是由于脏腑功能失调，津液代谢过程障碍，以致津液气化失常，水湿停聚凝结于机体某些部位而成病理产物，又可以影响机体气血运行，成为致病因素。其作为致病因素可分为有形之痰和无形之痰，但无论是有形和无形，可以随气机升降出入，无处不到，涉及不同的脏腑经络致病，成为多种疾病的病理因素。如痰阻于肺，影响肺气的宣发和肃降功能，导致咳喘咳痰；痰迷心窍，影响心的气血运行畅通，出现胸闷心悸，神昏癫狂；痰浊上蒙清窍，影响了气血上注清窍的滋养作用导致清窍不利，可见眩晕昏冒，或神志时清时寐，似清似寐等，都是由于痰的作用，阻滞气机运行出现的病理反应。

3.痰郁与气郁辨证关系

气机郁滞是抑郁症发病的根本原因，而表现一系列功能低下的抑郁状态，表面看来就是气的功能不足的直接表现。而痰则是在这个根本原因之后的一个中介和媒介作用，起到了物质基础的作用，痰本是一种病理产物，作为一种继发性病因作用于机体导致抑郁症的加重或发作。在抑郁症的患者中多表现为无形之痰，形成多由于情志不遂，气化失司，津液凝聚，清化为浊，酿浊为痰；或是脾运失司,津液停滞酿浊生痰。当机体受到情志刺激,气机紊乱,痰浊随气机升降,上蒙清窍,扰乱神明。由此可见,在抑郁症的发作过程中,痰成为本疾病的主要原因。如导师郭选贤在《中医内科决要》一书中关于癫狂证的描述中说道:"癫狂多发青壮年,精神失常症易辨,肝胆心脾关系紧,气郁痰火阴阳偏。"指出癫狂证的病机为气郁痰火,"情志不舒郁症生……半夏厚朴主梅核……"指出痰亦可以致郁。《证治要决》云:"癫狂由七情所郁,逐生痰涎,迷塞心窍。"《临证指南医案》云:"狂由大惊、大恐,病在肝胆胃经,三阳并而上升,故火炽则痰涌,心窍为之闭塞。"另外古人也有"无痰不做痫、无痰不做喘"的论说,皆表明痰之致病广泛。《医门法律》亦有"痰饮为患,十人居其七八"之记载。

(2013年在庆阳市召开的甘肃省中医药学会学术年会上交流,孙林 作,夏小军 指导)

培育人才 重视创新 科技带动
——甘肃庆阳中医药事业蓬勃发展

摘要

庆阳市位于甘肃东部,中医药文化源远流长。近年来,国家、甘肃省出台的一系列加强和扶持中医药事业发展的政策,给庆阳市中医药事业的发展带来良好机遇,使庆阳市中医医院,在促进全市中医事业发展中发挥了重要的示范带头作用。

1. 以人为本 加强人才培养 壮大中医队伍

1.1人才引进 顺应就业形势

任何事业的发展都离不开人的因素。庆阳市委、市政府重视中医药人才引进,按不同学历分层次为市、县、乡等机构补充中医专业人员,建立起以市级中医院为龙头,以县级、乡镇社区为网络的中医药人才队伍。近几年,庆阳市中医医院先后引进硕士研究生十多名,分别在不同的岗位发挥重要的作用,目前已显示出明显的优势。同时,重视中医传承,西医学中医、中医学经典等方法,对原有人员进行高层次培训,在医院内部采用中医的逐级带教,高年资带低年资医师,做到中医药人才继承和知识传承,在全市实行人才资源共享。

1.2龙头单位 勇于率先垂范

作为庆阳市中医药事业的龙头,医院十分重视原有人才队伍建设,积极发挥每个员工专业技能优势,因材而用。发挥年轻、高学历、新技能人员的创新意识和工作激情,营造一个良好的医疗、科研、教学为一体的现代中医院发展气象。目前医院以科室为单位,学科带头人为带教老师,充分发挥各科室的职能,带动低年资医师,开展医疗、科研、创新活动。并增加年轻医师外出进修学习的机会,每年选派数十名业务骨干外出深造,仅 2011 年就有 40 多人外出进修学习,占职工总数的 10% 以上。由此构建了一支有活力、有创新意识、有责任心的中医药人才队伍。充分发挥中医药的优势带头作用,深化中医药理论,带动各县、乡及其社区,集体为庆阳中医药事业发展创造良好的人文环境。

1.3 凝聚人心 重视文化建设

庆阳市中医医院在努力构建中医药人才队伍的同时,也十分重视中医药文化建设。文化建设是中医药发展精、气、神、形的凝聚,更是中医药发展外延和内涵相统一的载体。在新院搬迁之前,医院在全国范围内征集了院训、院徽、院旗、院歌,其宗旨在于宣传中医药文化,传达了庆阳中医人的心声,并以此增强凝聚力,立志为中医事业而献身。此外,中医药文化建设离不开医德医风的铺垫。在过去的几年中,庆阳市中医医院分别开展了"医院管理年""人才建设年""创建和谐医院年""医德医风建设年"等活动,使全院上下团结一致,努力投身到中医药事业的发展和医院建设之中,全院呈现出一片凝聚、上进、创新的新气象,誓为庆阳中医药事业发展发挥龙头带动作用。

2. 重视创新 抓重点学科建设和特色病治疗

2.1 抓重点学科建设

中西医结合的发展,其目的是扬长避短,发挥各门学科的优势,着眼疾病的诊断和治疗。中医药事业发展应该重视其优势学科和优势治疗手段,发挥传统医学的优势,创建新学科新理念。庆阳市在重视中医药发展的基础上,以医院为单位,针对不同医院所具备的人才力量和个体优势，分别发展不同的特色科室业务。形成了以血液病科、脾胃病科、肝病科、骨伤科、风湿免疫科、康复理疗等重点科室为龙头的中医特色科室。

在临床中重视中医药的主导作用，采用纯中药制剂，配合中医非药物治疗的手段，重视科学研究。其中，国家级重点中医专科血液病科自从创立至今，针对白血病等血液系统疾病研制出多种专科制剂，如：摄血丸、生血丸、再障滋补胶囊、再障温补胶囊、升白胶囊、回生胶囊等，临床应用取得可喜的疗效，且已获得相应科研的科技进步奖。

2.2 扩展特色业务范围

中医药可挖掘的潜力大，除中药内服外，也不应忽视针灸、按摩、中药外敷、熏蒸、牵引、情绪引导、气功等非药物疗法和手段。庆阳市中医医院开展康复理疗、中药熏蒸、中医体质学体检、治未病等各项工作，扩大了中医业务范围，提高了业务素质，其中康复理疗涉及各个学科各个领域的疾病。

在新院搬迁之后，设有康复理疗综合大楼，针对风湿免疫、椎间盘突出、各种疼痛、癌症后期的疼痛症状、大病后康复均有一定治疗手段和疗效，以提高生活质量，减轻患者痛苦。

3 科技带动 推动中医药产业化发展

3.1 营造中医文化产业

在庆阳市政府关心帮助下，庆阳市中医医院中医药事业发展步上新的台阶，不仅仅局限在业务开展，还表现在大力发展中医药文化产业，增加群众的保健意识，为中医药发展创造良好的文化氛围。如申请复刊《庆阳中医》杂志，刊登庆阳市中医药研究动向和中医药保健知识，宣传中医药文化；充分收集乡村中医药文化和民间中医传统经验，激发和带动全市热爱中医的热情，同时增强民众应用中医药的保健意识，扩大中医药的影响力和实际应用范围，提升中医药发展水平。

3.2研发科技新产品

庆阳有着浓厚的民族文化和传统文化遗产，医院在发展中医药事业的同时，促进中医药保健产品的研发，借助香包等民间艺术文化形式转变为医疗保健性产品，使其成为凝聚“欣赏价值、医疗保健价值”为一体的综合性农耕文化遗产，对平时保健及疾病防治均起到可靠的保健作用。目前，庆阳市中医医院已经研制出具有退热、醒脑、镇惊作用的“保婴枕”“小儿健脾肚兜”等产品，针对小儿发热而引发的惊厥、夜啼不安、脾虚泄泻有效，并在此基础上将进一步开发研制系列保健品。随着香包等传统文化产品走出国门，在促进中医药事业发展的同时带动庆阳经济发展。

3.3开发“地产药材”种植

由庆阳市中医医院主持，庆阳市卫生局协调，目前正在申报万亩地道药材种植基地。经过详细考查气候、土壤、地理环境之后，针对气候环境和当地土壤条件，选择适宜的药材品种进行种植。目前，已租赁土地30余亩进行栽培实验及育苗，依照中草药的天然生长条件培植，保证药物生长的正常光照和水源、保证正常的培植年限，以满足庆阳市用药，促进中医药事业发展。

（刊登于《中国中医药报》2011年09月
30日第三版，孙林、夏小军、陆晓峰 作）

中医医院管理核心是转变理念重点是抓好工作落实

甘肃庆阳是一个有着光荣历史的革命老区，是陕甘宁边区的重要组成部分，属新兴的能源工业城市。全市辖7县1区，常住人口253万人。庆阳也是中医鼻祖岐伯的故里，岐伯与黄帝曾在此论医，形成了中国传统医学四大经典之一的《黄帝内经》。庆阳中医药文化源远流长，底蕴浓厚，庆阳人民热爱中医、崇尚中医。依托此得天独厚的地理和人文优势，在各级政府和卫生主管部门的重视支持下，庆阳市中医医院近年来得到了飞速发展，各方面工作取得了骄人的成绩，在全省基层中医院独树一帜。作为医院管理者，笔者亲身经历并见证了医院取得的巨大变化。根据平日工作积累，现将在医院管理方面的一些心得和体会加以整理交流，共同探讨，以促进基层中医医院管理和中医药事业的提高和发展。

庆阳市中医医院于1979年在中国人民解放军原林建二师职工医院和庆阳地区第三人民医院的基础上正式建院，1996年创建为全国地(市)级示范中医医院和二级甲等中医医院。2007年笔者接任该院院长，当时医院设置床位300张，有职工360余人。医疗业务十分不景气，且存在很多困难和问题，最为突出的主要有：一是医院基础条件极其简陋，大部分是建院时留下的老底子，业务用房面积严重不足，病房设施落后，而且医院地处城市中心商业繁华地段，门诊和住院部之间距离远，交通拥堵，医院无发展余地和空间，已经不能满足广大患者日益增长的医疗服务需求。二是医疗设备短缺,检查手段落后。三是专业技术人才紧缺,医院特色不突出。四是医院业务收入低,后续发展乏力,陷入生存困境。这些问题也是甘肃省基层中医医院在发展中面临的共性问题,已经严重制约了医院的发展,必须认真研究加以解决。经过一段时间的调查研究,在院领导班子及职能科室的密切配合下,医院治院理念和方法思路基本形成,并逐步组织实施。

1.抓班子 强化医院管理核心

医院领导班子是医院管理工作的核心和灵魂,是推进医院发展的组织保证。首先,作为一名管理者,自身要做好从专业技术人员向管理者的转变,把工作重心从业务工作转移到医院管理上来,一切工作以医院发展和患者利益为出发点,不断拔高考虑问题的高度,拓宽工作思路,培养坚强的意志品质,增强决策执行力。其次,召开班子会议,充分分析医院当前所处形势和面临的困难与问题,统一思想,明确认识,并将医院工作思路在全院干部职工会议上进行详细传达,达到上下统一,步调一致。第三,严格执行省市卫生工作大政方针,与卫生主管部门保持高度一致,争取政府最大支持。第四,健全完善医院各项规章制度和操作规范,对工作人员根据岗位不同制定激励机制和奖罚措施,提高工作主动性和积极性。

2.定规划 确定医院发展目标

经过细致周密的调查研究,制定医院中长期发展规划,勾勒出医院发展蓝图。主要目标是力争在5年内将医院建设成为省内基础设施条件较好的中医医院之一,要通过三级甲等中医医院评审,要创建更多的国家级和省级重点中医专科,要成为多家中医院校的教学和附属医院,要取得较好的社会效益和经济效益。重点工作任务一经确定,就要责任到人,分步实施。

2.1基础建设是根本

医院当时面临急需解决的是基础设施问题，在原址改扩建都不现实，难度很大。按照省市“抓项目，促发展”的工作思路，坚决摒弃以往等、靠、要的落后观念，主动出击，争取项目。2009年，医院争取到了全国重点中医院建设项目资金1200万元，医院整体搬迁提到议事日程。同年，医院又争取到沙特基金贷款项目资金500万美元（约合人民币3200万元），庆阳市委、市政府同意医院整体搬迁。经过3年多的紧张施工，2012年7月总投资2亿元的新医院全部建成并正式投入使用，从根本上解决了医院发展瓶颈，彻底改善了基础条件，成为甘肃省基层中医医院基础条件最好的一所医院，实现了既定目标。

2.2晋等达标是核心

医院要有大的发展，首先必须提升医院定位。2007年医院通过甘肃省卫生厅三级乙等中医医院评审验收；2012年通过国家中医药管理局三级甲等中医医院评审验收。通过等级医院建设，使医院各项工作制度化、规范化、标准化，极大地推进了医疗业务质量和服务水平的全面提升。

2.3专科建设是重点

医院血液病科2011年创建为甘肃省重点学科和国家中医药管理局“十一五”重点中医专科，于2013年4月通过国家临床重点专科评审；肛肠科2013年被确定为国家中医药管理局“十二五”重点中医专科创建单位；骨伤科、心脑内科、脾胃病科创建为省级重点中医专科。重点专科的创建，极大地带动了医院业务工作的快速发展，有效地提升了医院知名度和影响力。

2.4教学研究是延伸

经多年创建，医院现为陇东学院直属附属医院，甘肃中医学院和陕西中医学院非直属附属医院，近期将与宁夏医科大学签订教学医院协议。同时，医院又与中日友好医院、西京医院、中国医学科学院西苑医院等单位建立了协作关系。院校合作，院院合作，互为补充，共同发展，不仅有利于业务工作的开展和提升，而且能进一步促进科研成果的转化利用。

3. 学经验 借鉴外院好的做法

在新医院开始建设之前，医院组织专人先后到广东省中医院、江苏省中医院、北京各大中医院以及西安和省内各医院参观，从医院整体设计、科室设置、业务布局、病房设施、医院管理、后勤服务等全方位进行学习，借鉴他们的先进经验和好的做法，力争在新医院建设中少走弯路，为新医院建成后的业务拓展打下了坚实的基础。

4. 用人才 培养业务骨干力量

人才是制约医院发展最根本的因素。医院始终把人才培养作为工作的重中之重。近年来，通过在人才市场招聘医学院校毕业生、派出进修学习、到县级医院选调骨干等办法，使医院人才队伍不断壮大，技术力量明显加强，仅2013年就选派外出进修人员53名，占医院在职职工的8%。从而使临床专业进一步细化，新业务、新技术的开展和业务范围得到极大拓展。

5. 抓特色 确保中医传统优势

通过核心医疗制度的建立和诊疗常规的制定，把中医治疗特色融入治疗活动的各个环节。医院加大药品结构调整，从制度上保证中医特色的凸现，在分配上对中草药和院内制剂的使用给予优惠激励政策，门诊中药处方数比往年也有明显增加，住院部中药治疗率保持在90%以上。同时，始终坚持中医办院方向，全面加大中医非药物疗法的推广应用力度，在加强针灸理疗科室和业务建设的基础上，坚持开展了针灸、推拿按摩、拔火罐、中药足浴等七十余种非药物疗法进临床科室，送服务到患者床头，既丰富了临床诊疗和康复手段，确保中医传统的继承和发扬，又提高了患者的治疗效果，降低了医疗费用。

6.搞开发 弘扬中医传统文化

医院在郊区租赁土地100余亩，开辟中药材种植基地，种植中药材300多种。既可给患者提供疗效确切的中药饮片，还可以为我院的实习同学提供实习见习场所，并引导当地农民种植中药材，将地道的庆阳品牌中药材做大、做强。利用庆阳是中国刺绣、香包之乡的优势，开发民俗工艺保健相关产品，已开发出融民俗工艺与中药保健为一体的岐伯降压枕、岐伯助眠枕、岐伯明目枕、岐伯益智枕、岐伯醒脑枕5种保健枕，岐伯清肺、岐伯安神、岐伯解醒、岐伯涤心、岐伯清肠、岐伯驻颜6种中药袋泡茶，以及岐伯甘麦大枣、清脑明目、清咽利喉、养生延年、和胃解醒、养颜润肠6种中药袋泡茶，配发给不同适应症的住院患者，并投放市场，受到群众欢迎。

在5年多的时间里，全院干部职工团结一致，按照医院既定方向和目标，不断适应社会和医学的发展要求，积极引进人文管理理念，调整医院定位和发展思路，突出中医特色，以病人为中心，依法治医和以德治医相结合，以人为本与精细管理相结合，社会效益和经济效益相结合，廉洁勤政与文化建设相结合，开辟发展新途径，使医院有了翻天覆地的巨大变化，取得了骄人的成绩，在全省基层中医医院独树一帜。目前，投资1.5亿元的新医院于2012年7月底建成并投入使用。医院现占地面积4万余平方米，新建业务用房面积4.5万余平方米；批复床位600张，实际开放床位800多张；现有在职工作人员628人，其中正式在编职工430人，聘用人员198人；拥有专业技术人员567人，其中高级职称专家44人；有国务院特殊津贴专家2人，全国优秀中医临床人才2人，甘肃中医学院（现甘肃中医药大学）硕士研究生导师2人，国家级名中医1人，省级名中医

2人,市级名中医6人。医院设有临床、医技和行政职能科室66个,门诊诊室34个,能开展内、外、妇、儿、骨伤、血液病、肛肠、肿瘤、针灸推拿、康复理疗、五官、皮肤病、重症监护、血液透析、急危重症抢救等中医医疗及中医非药物传统保健业务。拥有2个国家级重点中医专科,3个省级重点中医专科。医院年门诊人数30万余人次;年住院人数15000余人次。医院社会知名度和影响力显著提高,病人对医疗服务满意度不断提升,职工福利待遇得到有效保障。

这些目标任务的完成和成绩的取得,是各级党政部门及卫生行政主管部门大力支持的结果,也与医院管理理念的转变密不可分,最重要的是能够按照医院既定目标,克服困难,坚定不移地将各项工作认真执行和落实。随着新医院的建成并投入使用和人员设施的逐步到位,住院病人快速上升,目前全院上下对今后医院的发展信心十足。作为一名医院管理者,将着手制定下一个五年工作计划,规划新的目标,带领医院全体职工充分利用公立医院改革的有利机遇,坚持勇于创新的改革精神,增强信心,求真务实,开拓奋进,更好地把各项医改工作措施落实,努力把医院建设成陇东地区乃至全省中医特色突出、康复理疗保健功能健全、具有独特技术优势的现代化市级中医医院。

(2013年11月在北京召开的全国中医医院管理学术年会上大会交流,夏小军 作)

突出特色 继承创新
探索中西医结合肿瘤防治新途径

1.基本情况

甘肃省肿瘤医院、省医学科学研究院始建于1972年，是甘肃省规模最大的三级甲等肿瘤医院。医院开放床位1200张，在职职工1278人，其中，中医药人员65人，占执业医师的27%。近年来，医院按照省委、省政府的安排部署，在省卫生计生委的正确领导下，坚定不移地“走有中医药特色的甘肃医改之路”，以科学化、信息化、精细化、规范化的现代管理手段，坚持预防与治疗并重、临床与科研并重、中医与西医并重的办院理念，积极探索中西医相互补充、相互支持的肿瘤防治新途径，有效促进中西医防治肿瘤事业的振兴和繁荣。

1.1发挥特长 提高临床疗效

用中医药优势开展维持治疗，有效减少患者手术和放、化疗后的复发和转移，从而提高临床疗效，减少患者对放、化疗的依从性。

1.2辨证施治 减轻毒副反应

开展体质辨识，利用中医药提升个体对放、化疗的耐受性，缓解术后并发症，减轻放、化疗毒副反应，积极促进患者康复。

1.3对症治疗 改善生活质量

对于不能耐受放、化疗或者放、化疗效果差的患者，利用中医药对症治疗，减轻患者痛苦，提高生活质量。

1.4精准医疗 降低医疗费用

对晚期或贫困患者,单独使用中医药治疗恶性肿瘤,可缩短住院时间,降低治疗费用,延长生存周期,最大程度体现精准扶贫。

1.5贴心服务 增加医患互信

大力开展中医适宜技术,增加医护和病患面对面的交流机会和时间,改善就医感受,增进医患感情,提高患者满意度。

1.6以人为本 减轻心理压力

将心理干预、运动治疗、五音治疗、药膳食疗等方法融入"单病种、多学科"的现代肿瘤治疗模式中,注重人文关怀,帮助患者心理与身体共同康复。

2.主要做法

概括地讲,甘肃省肿瘤医院在推进中西医结合肿瘤防治方面主要做了六方面的工作。

2.1扩建中医科室 完善考评机制

制定中医药发展规划,将中西医结合科扩建到8个,中医床位扩大到450张。成立了中医治未病中心、中医综合康复中心、营养膳食中心和针灸理疗室。提高中医挂号费和会诊费,完善中医师查房会诊制度和中医药考核制度,对科室和人员的中医药临床指标进行量化考核并适度奖惩,有力保障了中医药工作的顺利开展。目前,中医适宜技术各科室使用率达70%以上,住院患者中药汤剂服用率外科系统达到25%以上,内科系统达到30%以上。

2.2注重人才建设 形成科学梯队

外引与内培并重,先后引进高层次中医药人才4人,硕士以上中医药院校毕业生13人。与天津中医药大学、广安门医院、东直门医院、西苑医院及庆阳市中医医院先后建立合作关系,每年选派2名中医药人员进修。对在职医护人员进行中医药轮训,掌握中医药基础理论和技能。医院先后有4人被评为甘肃省名中医,11人被评聘为硕士、博士研究生导师。

2.3优化治疗方案 研究西药证型

根据国家肿瘤规范化精准治疗的要求，医院按照省卫计委安排，开发了西药中医证型研究平台，开展常见恶性肿瘤西药联合化疗方案的中医证型研究。在此研究结论的基础上，对化疗效果好的证型采用化疗配合中医扶正治疗，对化疗效果不好的证型则以中医治疗为主，从而发挥中西医两种医学优势，实现了恶性肿瘤的中西医结合精准诊疗。目前，已对常见的6种恶性肿瘤对照观察近千人次。该项目在敦煌召开的中医药文化和健康产业国际论坛上进行交流，引起了国内关注。

2.4开展辨证施膳 推广药膳食疗

医护人员基于辨证施膳、三因施膳、以脏补脏、以形补形等原则，给予肿瘤患者食疗药膳指导，贯穿于肿瘤预防、治疗、康复的全过程。目前开发制作了107种膳食供患者选择，来自加拿大、美国、瑞典等国的专家以及国内同行在观摩和品尝后，给予了充分的肯定和关注。

2.5夯实基础护理 提供满意服务

从临床实际出发，大力推广和开展优质护理服务示范工程。每年举办中医护理培训班，开展中医护理培训和应用，提供具有中医药特色的康复和健康指导，定期开展中医特色护理质量评价工作，全面提高中医护理水平。同时，通过健身文化节、癌友之家、医患联谊会、才艺展示和甘肃省防癌抗癌俱乐部等多种形式，开展与患者和家属手拉手的健康讲座和健康促进活动，增强患者战胜疾病的信心。医院还与甘肃省妇联、兰州市妇联携手编写了相关教材，培养肿瘤养老护理员，为居家治疗的肿瘤患者提供家庭中医药保健康复服务。

2.6不断总结经验 进行产业开发

近年来，医院大力推动中医学术传承和经验总结，共总结论著

10余部,发表论文100余篇,为医院的发展及中西医结合工作奠定了坚实的基础。同时,结合实际开发中医药产业化,研发出中药艾盐包6种,药枕6种,药酒15种,药茶18种,足浴配方24种,以及中药磁疗、理疗、膏方、熏蚊香囊等产品。有35种院内制剂获准在省内医疗机构间调剂使用。

3. 下一步工作思路

按照医院的中医药发展规划和此次会议要求,下一步,我们将着力做好以下几方面的工作。

3.1 强化制度保障 明确发展方向

结合实际,把中医药发展纳入医院"十三五"发展规划,强化总体设计和制度保障,确定医院和各科室的中医药业务重点发展方向。

3.2 培养中医人才 壮大专业队伍

继续不遗余力大力引进高层次的中医药专业人才,加强在职人员中医药继续教育,稳定院内中医药人才队伍。免费培训全省肿瘤专科医生,在全省建立一支中西医结合肿瘤防治骨干队伍。

3.3 积极总结经验 加快研发步伐

继承总结名老中医学术经验并推广应用,系统总结中医药对肿瘤防治的增效减毒学术经验并形成特色,与全国有关机构建立协作关系,定期交流学习。联合科研机构和制药企业,研发成熟稳定的院内中药方剂,形成特色优势。对现有产业成果进行深度研发,形成系列产品,投放市场,满足不同群众的中医药健身保健需求。

3.4 加强交流合作 推广防治模式

继续强化中西医临床协作科研攻关,挖掘验证民族医药恶性肿瘤防治经验,提高恶性肿瘤防治效果。举办常见肿瘤中西医结合诊疗经验推广及学术交流研讨会,将中西医结合治疗肿瘤的方法和模式向全省推广。

3.5 加强宣传力度 传承中医文化

利用现代新媒体开展各类讲堂讲座，推广肿瘤防治健康教育。推广运用太极拳、中医五行音乐疗法、经络拍打、穴位按压、有氧运动、心理放松等系列康复保健活动，传承中医文化，促进肿瘤患者身心健康。

展望未来，任重道远。甘肃省肿瘤医院将以全国卫生与健康大会精神为引领，以此次会议为契机，继续充分发挥中医药在肿瘤防治康复中的作用，为增进全省人民健康福祉而不懈努力。

（于2016年10月15日在甘肃省高台县召开的“甘肃省综合医院中医工作暨健康融合发展现场推进会议”上大会交流，并于2017年1月9日在北京召开的“2017年全国中医药工作会议”上书面交流）

新形势下中西医结合防治肿瘤的展望

党的十八大以来，习近平总书记多次发表重要讲话，强调“没有全民健康，就没有全面小康。”“要把人民健康放在优先发展的战略地位。”“要坚持正确的卫生与健康工作方针，预防为主，中西医并重，将健康融入所有政策，人民共建共享。”“要着力推动中医药振兴发展，坚持中西医并重，推动中医药和西医药相互补充、协调发展。”2016年2月，李克强总理主持召开国务院常务会议并指出：“要促进中西医结合，探索运用现代技术和产业模式加快中医药发展，加强重大疑难病、慢性病等中医药防治和新药研发。”这一系列重要论述，为中国肿瘤防治工作指明了前进的方向和奋斗目标。因此，如何增强肿瘤防控意识，加强肿瘤治疗的研究，提高现有各种治疗手段的治疗效果，降低恶性肿瘤死亡率，减少复发率，改善生活质量，降低医疗费用等，是临床肿瘤防治工作者的当务之急。

1. 肿瘤的理想治疗模式

肿瘤是机体在各种致癌因子作用下，组织的某一个细胞在基因水平上失去对其生长的正常调控，导致其克隆性异常增生而形成新生物（因为这种新生物多呈占位性块状突起，也称赘生物）。根据新生物的细胞特性及对机体的危害程度，又将肿瘤分为良性肿瘤和恶性肿瘤两大类，而癌症即为恶性肿瘤的总称，是威胁人类生命健康的最严重的疾病之一。

2017年11月，由国家癌症中心发布的中国最新癌症数据显示，中国每天约1万人确诊为癌症，每分钟约7人确诊为患癌；2013年与2012年相比，癌症新发人数继续上升，从358万增加到368万，增幅3%。无论城市还是农村，肿瘤都是中国居民的主要死亡原因。由于中国癌症构成比的特点，以及就诊偏晚，导致中国癌症死亡率高于全球平均水平。另据最近一篇发表在Cancer杂志上的文章指出，目前每10位癌症幸存者里面就有3位面临经济困难问题，这会导致其持续的心理和生理上的障碍，而且经济越困难，对生活质量的影响越大。从这份报告中还可以看出，中国无论在抗癌药物的绝对价格和按照人均GDP进行加权后的相对价格做比较，均较高，绝对的高药价和相对的低收入水平给中国癌症患者造成了严重的经济和心理负担。由此可见，中国目前的肿瘤防控任务仍十分艰巨。

医学是研究人类生命过程以及同疾病作斗争的一门科学，属于自然科学的范畴。医生的任务是如何掌握和安排各种有效的治疗手段，以提高疗效，治愈更多的病人。随着科学技术的发展，对恶性肿瘤，尽管有了手术、放疗、化疗、介入治疗、生物免疫治疗等手段，但传统的中医药在恶性肿瘤的防治方面仍具有定的优点，但这些手段和方法又有各自的局限性，单独应用均难取得理想的治疗效果。结合现状，中国在肿瘤防控方面目前仍存在着预防难、发现晚、治疗难度大、诊疗均质化程度低等难点。因此，如何降低发病率、提高早诊率、提高生存率和促进均质化是中国现阶段肿瘤防控的突破点。20世纪60年代，中国医学科学院肿瘤医院首先在国内制定了以综合治疗与个体化治疗为模式的肿瘤治疗模式，应用于临床取得了比较明显的成效；20世纪90年代，美国率先提出多学科诊疗模式（MDT）；2016年3月，国家卫计委与国家中医药管理局印发《关于加强肿瘤规范化诊疗管理工作的通知》中要求，三级医院和肿瘤专科医院要积极推行“单病种、多学科”诊疗，并对肿瘤晚期患者开展姑息治疗和临终关怀。综合治疗模式、个体化治疗模式,以及MDT诊疗模式的提出及推行,为恶性肿瘤的防控开辟了新的方法和途径。

2. 中西医结合是防治肿瘤的最佳方法

医学研究表明,早在公元前2500年,古埃及纸草文中已有肿瘤的记载。到目前为止,逐步产生了手术、放疗、化疗、生物免疫治疗等针对肿瘤的治疗手段。

作为恶性肿瘤主要治疗之一的外科手术治疗,以乳腺癌为例,随着外科医学技术及循证医学的发展,经历了从单纯局部肿块切除,到根治术、扩大根治术、超根治术,再到保乳术等漫长的发展历程。近年来,由于放疗、化疗、内分泌、靶向、生物治疗等手段的发展,使得在保证原手术疗效的基础上进一步缩小手术范围成为可能,也极大地体现了人文关怀。技术日趋成熟的外科手术治疗乳腺癌,具有快捷、解除痛苦效果迅速、心里安慰性强等优点,但仍存在严格地手术适应症、部分病人无法避免的复发、个别病人可能因手术而癌症转移、以及医疗费用较高等不足。放射疗法治疗恶性肿瘤虽有几十年的历史,近年来发展也较快,在CT影像技术和计算机技术发展帮助下,目前的治疗技术由二维放疗发展到三维放疗、四维放疗,放疗剂量分配已由点剂量发展到体积剂量,及体积剂量分配中的剂量调强。放疗适用于早期癌症,通过放疗基本可达到手术治疗的疗效;许多早期肿瘤患者如鼻咽癌、淋巴瘤等在经过放疗后,肿瘤可得到根治,或获得长期的生存期。另外还可为手术做准备,术前放疗可缩小肿瘤的原发病灶,提高手术的切除率,利于康复;术后放疗可防止肿瘤复发,亦可作为拒绝手术或失去手术机会的晚期肿瘤患者的姑息治疗手段,以提高生存质量,缓解痛苦。不足之处是治疗周期较长,可造成一系列功能紊乱失调的全身表现,如精神不振、胃肠道反应、白细胞减少等副作用,以及放射性皮肤黏膜局部反应、放射性肺炎、放射性食道炎、放射性胃肠炎及放射性膀胱炎等并发症。化疗是化学药物治疗的简称,通过使用化学治疗药物杀灭癌细胞以达到治疗目的。作为一种全身治疗的手段,化疗分根治性化疗、姑息性化疗、术后辅助化疗、术前化疗(新辅助化疗)以及腔内化疗等。近年来,随着各类新型抗癌药物的不断涌现,药理研究的不断深入,合理联合用药及用药方法、用药途径的不断改进,使临床疗效不断提高。事实证明,对一些有全身播散倾向的肿瘤及已经转移的中晚期肿瘤,化疗都是主要的治疗手段。化疗药物为细胞毒药物,临床应用常见消化系统反应,以及骨髓抑制、脱发、肝肾功能损害、周围神经病变等副作用。20世纪70年代末,随着生物科学的长足发展,重新打开了免疫学治疗领域,使之成为继手术、放疗、化疗三大常规治疗恶性肿瘤手段之后的又一种新手段,但仍处于探索时期。

习近平总书记指出:“中医药学是凝聚着深邃的哲学智慧和中华民族几千年的健康养生观念及其实践经验,是中国古代科学的瑰宝,也是打开中华文明宝库的钥匙。”在这个伟大宝库中,有许多关于癌瘤的记载和论述。如在殷墟的甲骨文中就有“瘤”的记载,西汉医书载有“岳肿”;宋代东轩居士《卫济宝书》中第一次提及“癌”字等。在中医历代文献典籍中,都有对肿瘤病因、症状、诊断、治疗及预防的描述,说明我们的祖先在长期医疗实践中积累了丰富的临床治疗经验,形成了独特的理论体系。近半个世纪以来,随着国家对中医药治疗肿瘤事业的大力扶植,中医药在肿瘤防治领域取得了举世瞩目的成就,大量的临床研究已证实中医药可以渗透到肿瘤治疗的各个环节,并且已逐渐成为恶性肿瘤综合治疗以及MDT诊疗模式中不可或缺的一部分。中医药及中西医结合治疗恶性肿瘤,具有明显缓解临床症状和体征,改善生存质量,提高生存率的作用;中医药配合放疗及化疗可起到增效减毒的效应;配合外科手术具有提高治疗效果,减少手术并发症,同时可预防和延迟肿瘤复发转移,阻断癌前病变等作用。作为个体化治疗肿瘤的重要方法之一，单纯应用中医药治疗，也取得了丰硕的成果。如从中药青黛中分离出来的抗白血病的有效成分靛玉红，主要用于治疗慢性粒细胞白血病；从剧毒中药砒霜中提取的三氧化二砷，主要用于治疗急性早幼粒细胞白血病及原发性肝癌晚期患者等。在实体瘤治疗方面，如长春新碱、长春花碱、三尖杉酯碱、足叶乙甙、紫杉醇、榄香稀、吗特灵、康莱特等抗肿瘤药物，均为从中药长春花、榧子、鬼臼、红豆杉、温郁金、苦参、薏苡仁中提取的有效成分，临床疗效已得到确认。此外，由国内著名肿瘤内科专家孙燕院士等人研制的贞芪扶正系列制剂，已作为恶性肿瘤手术、放疗及化疗临床常用的提高机体免疫的辅助用药等。尽管如此，中医药在肿瘤临床及研究领域仍然存在诸多不足，如行之有效的新制剂开发仍较少，作用靶点选择性不强；临床试验缺乏创新性、系统性和科学性，加之临床疗效评价标准缺乏统一性，导致研究成果不具强有力的说服力，难以在临床广泛推广，也不利于科技成果转化等。这均是摆在广大中医药及中西医结合工作者面前的一道新课题。

众所周知，西医确切地说应该称为现代医学，是明末清初传入中国的，近百年来有了长足的发展，因其医学理念先进、诊断方法精准，治疗经验成熟和治疗效果良好，在肿瘤防治方面已显示出巨大优势，但也存在着一味追求消灭瘤体、缩小瘤体而不顾及全身状况等不足。祖国中医药学具有数千年的历史，为中华民族的繁衍昌盛做出了卓绝的贡献，在肿瘤防治方面倡导以患者生命活动外在表现为靶标，强调形神同治、"留人治病，与癌共存"的治疗理念，与西医治疗肿瘤优势可相互补充。因此，只有将两者有机地结合起来，相互取长补短，融会贯通，才是肿瘤防治工作最有效的手段。事实上，当前中国肿瘤防治的一大特色就是中西医结合治疗，中医防护、加载、巩固、维持治疗四种模式与形神同治，是当前中医配合西医防治肿瘤的最佳方法和途径。

3. 中西医结合肿瘤综合防治四原则

3.1 以人为本的整体观

无论何种医学体系，服务的对象都是人。面对发病率及死亡率居高不下的恶性肿瘤，当以治病救人为第一要务，首先让病人要活下来，而且要活得有质量、有尊严。有人统计过因肿瘤死亡的病人，大概1/3是因治疗失败而死亡的，1/3是因过度治疗而死亡的，其余1/3则是被吓死的。此语虽缺乏严谨的科学依据，却也反映出一些客观事实。这就提示我们广大肿瘤防治工作者，在强调规范诊治的同时，要及时对患者进行正面引导，使其释放压力，走出抑郁，以稳定心理，优化个性。临床上可将中医传统心理疗法中的"顺情从欲""移情易性""情志相胜"等方法，因人而异应用于患者，以期最大限度地对患者进行心理疏导，使其积极配合治疗。在疾病诊治过程中，应时刻重视人体本身的统一性、完整性及其与自然界的相互关系。人体是一个有机的整体，构成人体的各个组成部分之间在结构上不可分割，在功能上相互协调、互为补充，在病理上则相互影响。自然界的变化随时影响着人体，人类在能动地适应自然和改造自然的过程中维持着正常的生命活力。在具体做法上，应以中医理论中的整体观念为指导，既重视局部(肿瘤病变)，又重视整体(全身状况)，不能单纯依据理化检查指标，盲目地不顾患者全身状况，一味进行放疗和化疗。如对于某些体质虚弱不能耐受放疗或化疗的患者，可先使用中药扶助正气，调节全身状况，待机体正气恢复后，再进行放疗或化疗。恶性肿瘤是一种慢性疾病，故在制定治疗方案及实施过程中，还应充分考虑到患者家庭的经济状况，要综合分析评判后制定出患者能够承受的治疗计划，否则会出现半途而废，前功尽弃。中医理论中的因人、因时、因地"三因制宜"，同样适用于肿瘤的防治；现代医学倡导的个体化诊疗模式，与其不谋而合，也是以人为本的整体观的具体体现。

3.2 健康促进的预防观

健康促进是1986年11月21日世界卫生组织(WHO)在加拿大渥太华召开的第一届国际健康促进大会上首先提出的,是在三级预防观念上,又增加了超前预防和干预预防的理念。根据世界癌症研究基金会(WCRF)和美国癌症研究所(ALCR)联合发表的一项最新报告显示:在美国常见的成人癌症中,大约有1/3是可以预防的,这还不包括可以通过戒烟来预防的癌症。事实证明,近年来通过国家癌症中心的正确领导和各项目单位的共同努力,中国恶性肿瘤大数据中心环境和平台体系已经搭建,已构建了符合中国国情的肿瘤防控模式及体系,并取得一定的成果,但肿瘤防控仍是一项艰辛而漫长的工作。祖国医学早在2000多年前的《黄帝内经》中,就提出"治未病"的思想,它包含未病先防和既(已)病防变等内容。未病先防,主要包括"法"于自然之道、调理精神情志、保持阴平阳秘三个方面。对于健康人群、亚健康人群及肿瘤患者,在疾病尚未发生之前,针对亚健康状态及可能导致肿瘤的各种原因,加以防范,从而减低肿瘤的发生率。主要体现在调情志、适起居、节饮食、慎劳作、养正气、防病邪等方面。对于在体检或就诊过程中发现有癌前病变者,应见微知著,及早着手干预,将其癌前病变消灭在萌芽状态,防止其由轻变重、由小变大、由局部向其他器官蔓延。有条件者,还可在健康体检中加入整体性的中医体质辨识与干预项目,对于有脏腑气血阴阳失衡者,依据辨识结果进行合理的中医药干预,并进行针对性的定期筛查。肿瘤患者的既(已)病防变,就是防止肿瘤的复发和转移。恶性肿瘤一经诊断,无论是手术、放疗、化疗或其他疗法,都是针对肿瘤的,而"瘤毒"这一病理产物是很难被彻底清除的。中医在治疗肿瘤过程中,非常重视"瘤毒"这一十分重要的致病因子,无论"祛邪"还是"扶正",都是要清除或抑制"瘤毒",这也体现了中医"治病必求于本"的思想。复发率高是恶性肿瘤又一特点,疾病经及时合理的治疗达到完全缓解之后,仍有一定的复发率，中医药在肿瘤术后防止复发方面具有较大的优势。此时，合理地应用中药，通过培补正气，调理脏腑功能，使其紊乱的状态得以恢复，是防其复发的主要措施，同时运用中医正确的“摄生”观指导康复后的调理与治疗，方能巩固疗效，提高生存质量。

3.3兼收并蓄的治疗观

及时、合理、有计划地综合治疗已在肿瘤的治疗中取得了较好的效果。近半个世纪以来，综合治疗已经取代了传统的单一治疗，并在相当多的肿瘤中提高了治愈率。在该方面，如术前的放化疗、通过化疗或(和)放疗使不能手术的患者可以手术，同时进行放化疗等模式，已被临床广泛应用。在中西医结合综合治疗方面，一要灵活运用中医理法方药充实现代医学理论和方法，辨证论治与辨病论治相结合，或同病异治，或异病同治，相互兼容，博采众长。二要就中医药对放疗、化疗的增敏、增效机制，减少肿瘤化疗多耐药性的产生，减少手术并发症，减轻放疗、化疗的毒副作用，改善营养状态，提高免疫功能，消除心理恐惧，降低医疗费用等方面进行深入地研究，以期在肿瘤治疗上取得新的突破。三要在肿瘤的不同发展及治疗阶段，根据患者的不同表现，灵活采用扶正与祛邪的治疗原则，祛邪与扶正相结合，包括中西医各种手段方法恰当地运用，以有效打击、抑制肿瘤，保护机体正气，并制定出相应的规范或标准。这也是当前中西医综合治疗肿瘤一个重要的结合点。四要加大对中药抗癌单药、中药复方以及民间单方验方药理研究的投入，利用现代药理、毒理学先进的研究方法，扩大临床应用范围。五要通过肿瘤专科联盟、医联体，以及协作医院等模式，对临床确有苗头的治疗某种恶性肿瘤的中药或中药复方制剂，制定科学性较强的研究方案，协同攻关，总结大数据，研制新制剂。

3.4科学有效的康复观

2006年，WHO正式把肿瘤作为慢性可控制的疾病，肿瘤患者的生存期正在逐年延长，人们越来越注重躯体、精神和社会适应能力的综合健康。患者生存质量是衡量肿瘤治疗效果的新指标，以提高生活质量为主要目标的肿瘤康复治疗已成为临床上的迫切需求。肿瘤康复就是调动医、患、家庭和社会各方面的积极性，综合运用西医、中医、心理、营养、身心锻炼、社会支持等措施和技术，促进患者在躯体上、生理功能上、心理上、社会及职业等方面得到最大限度的恢复，以改善病人的生活质量，尽可能地控制病情，延长生存期，并帮助其早日回归社会。肿瘤康复治疗的内容十分丰富，主要涉及病后身体机能的恢复和代偿，晚期患者的姑息治疗，肿瘤复发转移的预防，以及减轻治疗的不良反应，缓解各种不适症状，控制并发症，调整患者心态等一系列方法和措施。在中西医结合综合康复方面，一要心理康复。心理康复措施包括认知治疗、心理疏导、音乐、放松、暗示、催眠、心理支持等。适当的心理康复对于提高癌症患者的治愈率和生活质量可达到关键的指导作用。二要减轻痛苦。针对病人的各种症状和治疗副作用，而采取相应措施给予治疗。具体措施包括中药内服、外敷、针灸、按摩等传统手段，以及为解决消化道阻塞进行的改道手术、肿瘤压迫呼吸道而进行的放射治疗等现代化医学手段。最有代表性的癌痛控制就是减轻病人痛苦，提高生活质量。三要增强体质。可采用生物免疫、中医药治疗、营养支持、体育锻炼等措施，提高患者的免疫力，以抑制肿瘤生长、减少复发和转移。四要合理营养。合理营养膳食可达到预防和减轻恶液质、帮助患者尽快恢复体质、增强抗病能力的作用。五要恢复功能。器官功能的有效恢复，既可提高患者的生存质量，又可帮助患者重塑自我。六要锻炼体能。具体措施包括肢体功能康复，做体操、有氧运动、打太极拳、八段锦等。运动可增强体质，提高机体抗病能力，疏导精神压力所引起的各种生理和病理生理反应，而且也是有效的心理治疗方法之一。七要生活指导。包括怎样处理治病养病与生活、学习、工作之间的关系，怎样调整病后的生活目标,如何建立一个健康的生活方式等。八要获得支持。家庭及社会可以从精神上、经济上、工作上及社会适应性上给患者以支持,有利于病人的全面康复。九要定期复查。应进行健康教育,使肿瘤患者应学会自我观察病情的方法,并应定期复查,预防肿瘤的复发与转移。十要临终关怀。对临终病人给予生理、心理、精神、社会等多方面的照顾,同时对其家属提供心理方面的支持。作为医者,必须对每一位肿瘤患者制定出科学有效的康复方案。肿瘤病人可通过以上综合性康复医疗措施,来改善或消除恶性肿瘤本身的不适应状况与治疗时出现的并发症、机体功能变化及心理障碍,从而延缓病情的发展,预防肿瘤的复发与转移,延长生存期,提高生活质量。

(刊登于《甘肃医药》2018年第37卷第2期,夏小军、段赟 作)

顺应新形势 展现新作为
开创肿瘤全方位、全周期综合防治新局面

甘肃省肿瘤医院、甘肃省医学科学研究院始建于1972年，2016年经省编办批准加挂“甘肃省中西医结合肿瘤医院”牌子，是实行三块牌子一套班子管理的集医疗、科研、教学、预防、保健、康复为一体的三级甲等肿瘤专科医院和专业医学科研机构，承担着全省肿瘤普查、预防、诊治和医学基础及临床研究、医学院校教学实习、研究生培养等任务。多年来，医院按照国家及省委、省政府的安排部署，始终坚持中西医结合这一优势特色，在省卫计委的正确领导下，坚定不移地“用最简单的方法解决最基础的问题，用尽可能少的费用维护群众健康，走中医特色的甘肃医改之路”。以科学化、信息化、精细化、规范化的现代管理手段，本着“预防与治疗并重、临床与科研并重、中医与西医并重”的办院理念，遵循“将健康融入所有政策”和“将中医药更好地融入医改大局”的卫生精神，衷中参西，积极探索，勇于创新，在肿瘤的综合防治及康复工作中，进行全方位、全周期的健康管理，形成了独有的特色和优势，有效地促进了中西医结合肿瘤防治事业的振兴和发展。

1. 优势互补 形成新思路

近年来，随着物质生活的提高，生活方式的改变，人口老龄化速度的加快，亦使高血压、糖尿病、心脑血管疾病等慢性病呈现爆发式增长。《中国居民营养与慢性病状况报告（2015年）》显示，2012

年,全国18岁及以上成人高血压患病率为25.2%,糖尿病患病率为9.7%,40岁及以上人群慢性阻塞性肺病患病率为9.9%,均呈逐年上升趋势。同时,随着工业化进程的不断提速,人们对健康知识的知晓率不断提高,加之癌症早期筛查工作的有序推进及各种实验检测手段的日益更新,肿瘤性疾病的发病率及检出率也逐年增多。2017年2月,国家癌症中心汇总了全国347家癌症登记点的数据,分析显示全国2014年新发癌症病例380.4万例,占全球癌症新发病例的1/4;死亡229.6万例,占全球癌症死亡率的27%。全国每天约1万人确诊癌症,肺癌为发病率、死亡率双率第一,甲状腺癌发病率快速上升,肺癌和消化系统癌症死亡率排前,大城市男性以前列腺癌和肠癌风险最高,大城市女性以乳腺癌和甲状腺癌风险最高。由此可见,中国癌症防控形势严峻,情况不容乐观,并导致中国居民预期寿命受损,因病致贫、因病返贫,成为小康路上的拌脚石,让国民幸福指数打了折扣。因此,在以"疾病治疗"为中心的健康模式下,医疗资源不堪重负,医改也陷入了发达国家面临的同样困境。

健康是人类共同的事业,是国际社会共同的责任。党的十八大以来,以习近平总书记为核心的党中央,从"五位一体"总体布局、"四个全面"战略布局出发,作出了推进"健康中国"建设的决策部署。2014年12月,习近平总书记在江苏考察时指出:"没有全民健康,就没有全民小康。"2015年9月,国家卫计委联合16部委下发了《中国癌症防治三年行动计划(2015-2017年)》,明确提出"坚持预防为主、防治结合、中西医并重,加强癌症防治体系建设,提高癌症防治能力,实施癌症综合防治策略和措施"这一战略蓝图。2016年8月,习近平总书记在全国卫生与健康大会上强调,"要坚定不移贯彻预防为主方针,坚持防治结合、联防联控、群防群控,努力为人民群众提供全生命周期的卫生与健康服务。"并提出"要着力推动中医药振兴发展,坚持中西医并重,推动中医药和西医药相互补充、协调发展,努力实现中医药健康养生文化的创造性转化、创新性发展。”2017年10月,习近平总书记在十九大报告中再次提出“实施健康中国战略”。指出“坚持中西医并重,传承发展中医药事业,支持社会办医,发展健康产业”。2016年2月,李克强总理主持召开国务院常务会议并指出:“要促进中西医结合,探索运用现代技术和产业模式,加快中医药发展,加强重大疑难疾病、慢性病等中医药防治和新药研发。”2016年11月,李克强总理在第九届全球健康促进大会上指出,“健康是人全面发展、生活幸福的基石,也是国家繁荣昌盛、社会文明进步的重要标志。”并强调“倡导互学互鉴,促进传统医学和现代医学融合发展”。刘延东副总理在2017年《求是》杂志第16期发表题为《深化卫生与健康事业改革发展 奋力开创健康中国建设新局面》的文章,指出“健康是人民幸福和社会发展的基础,是全国人民对美好生活的共同追求,要注重中西医并重,加快推动中医药健康发展。要建设好中医医疗服务体系,加大投入,实施好基层中医药服务能力提升工程和中医‘治未病’健康工程”。2016年11月,国家发改委(2016)2439号文件出台了《全民健康保障工程建设规划》,指出“区域内肿瘤、心脑血管病等疑难病诊治能力亟待提升”。2018年初,国家发改委、国家卫计委又联合启动了“疑难病症诊治能力提升工程”和“中医药传承创新工程”等新项目。这一系列高瞻远瞩的论述及相关措施的出台,为肿瘤的中西医结合综合防治提供了良好的政策保障及明确的奋斗目标。

健康不仅是身体无病,而且是心理、精神、社会的全面健康,涉及医药卫生、社会服务、环境建设、宣传倡导等各个方面,大大超越了传统的疾病防治范畴。肿瘤作为慢性病中最为严重和难愈的一种,也是医疗成本最高、患者身心痛苦最为严重的一大类疾病。康复不仅针对疾病本身,而且着眼于整个人,从生理上、心理上、社会上等进行全面康复。康复在肿瘤治疗过程中是必不可少的一个步骤,贯穿于肿瘤治疗的始终。身体康复即患者与医务人员密切配合，共同努力，达到预期的治疗目的；心理康复，即社会、家庭共同关心、理解，与患者共同建立一种和谐的个人、家庭、社会关系。所以，在肿瘤患者的康复过程中，还应注意心理的调护，饮食和生活起居等健康生活方式的指导，这对肿瘤的康复也会起到不可忽视的作用。鉴于此，充分发挥中、西医两种医学各自的优势和特长，走中西医结合之路，是肿瘤综合防治及康复的一条新思路。

2. 结合实际 构建新模式

据2016年甘肃省肿瘤登记中心数据显示，全省恶性肿瘤发病率为256.00/10万，其中男性为290.59/10万，女性为219.92/10万，且城市癌症发病率远高于农村，有26.03%的人存在患癌的风险。据此推算，全省每年癌症发病人数已高达6.65万人，发病人数增长较快。就发病顺序来看，排在第1位的是胃癌，其后依次为肺癌、肝癌、大肠癌、食管癌、乳腺癌、宫颈癌、脑瘤、胰腺癌和肾癌，前10位癌症占到所有癌症的78.41%，其中消化系统癌症占到六成以上，表明甘肃省仍然是以消化系统癌症为主。统计资料标明，全省癌症总体发病率呈上升趋势，以每年2.17%的速度递增，其中食管癌和胃癌呈下降趋势，分别以3.26%和1.99%的速度在递减，而结直肠癌、肝癌、肺癌、乳腺癌和宫颈癌则呈上升趋势。癌症已经成为威胁甘肃省居民健康的头号杀手，并呈现年轻化、老年化和常态化趋势。

癌症是一种慢性病，其具有病因复杂、危险因素较多、潜伏期长、病程缠绵、易致功能障碍等特点；也是一种“1/3病”，即世界卫生组织（WHO）2006年所言：“1/3的癌症可以预防；1/3的癌症可以早期发现并治愈；1/3的癌症可以通过有效的综合治疗以减轻痛苦、延长生命、提高生活质量、部分有望治愈。”其发生可概括为物理因素（紫外线、噪声、电磁辐射、热辐射、核辐射等）、化学因素（粉尘、油烟、雾霾、尾气、变质及转基因食物等）、生物因素（某些病毒、细菌或寄生虫引起的感染)、自身因素(致病基因、免疫缺陷、情绪抑制、代谢失衡、老龄化)这四大危险因素。

随着科学技术的进步和医学科学的不断发展,目前,肿瘤治疗主要有外科手术、化疗、放疗、中医药、微创、生物治疗等6种手段。近年来,也相继出现了介入治疗、热疗、电化学治疗、冷冻、激光等新兴治疗方式,为肿瘤患者的治疗带来了新的曙光。此外,在互联网上有学者对癌症(CANCER)予以新的解读,即C—control(控制)、A—accept(接受)、N—never give up(永不放弃)、C—confidence(自信)、E—evolve(解决)、R—renew(重生)。这就要求患者应积极配合,及时治疗,正视自我,树立信心,从而获得新生。因此,如何选择最优效、最有利的治疗方式,是众多肿瘤患者及其家属心中的企盼,也是摆在广大医务工作者面前亟待解决的难题。

鉴于肿瘤自身的特点及全省肿瘤相对高发、经济发展相对滞后、自然条件比较恶劣、中医药资源十分丰富等因素,为了更好地落实国家肿瘤防治政策,提高肿瘤综合防治能力,遏制肿瘤高发态势,降低肿瘤疾病负担,保护和增进群众健康,进而促进经济社会可持续发展,甘肃省肿瘤医院在既往研究成果基础之上,针对肿瘤癌前、癌中、癌后的不同阶段,分别制定切实可行、验之有效的中西医结合肿瘤综合防治及康复体系,以对肿瘤患者进行全方位、全周期的健康管理。

2.1 癌前——健康宣教 防重于治

WHO发布的健康公式显示,100%健康等于60%生活方式、17%环境、15%遗传和8%医疗。然而,较多民众缺乏保护健康所需要的基本医疗卫生知识,不少人有吸烟酗酒、久坐不动、长期缺乏锻炼等不良生活习惯和危险因素。正如《2014年世界癌症报告》作者斯图尔特教授指出:"尽管医学界在很早以前就已明确认定了很多导致癌症的风险因素,例如吸烟、酗酒、不健康饮食、肥胖及缺乏运动等,但这些问题在中低收入国家却依然持续蔓延。与之相反,发达国家近年来由于积极倡导健康生活方式,癌症发病和死亡率均大幅下降”。美籍著名公共卫生学家兰安生(J.B.Grant)博士有句名言:“一盎司的预防,胜过一磅的治疗。”即花最少的健康教育成本,节约较多的医药费用支出。因此,要大力普及健康知识与技能,树立大健康、大卫生观念,加快转变卫生与健康发展方式,从“以治病为中心”转到“以健康为中心”,突出预防为主,将维护健康的“金钥匙”交到群众手中,让群众成为自己健康的主人。

中医药学历史悠久,蕴含着古人博大精深的健康养生理念,累积着先贤丰富严谨的实践经验,凝聚着中华民族深邃的哲学智慧。有学者称:“中医药不仅仅是疾病医学,更是健康医学。”中医历来重视“上工治未病,不治已病”,治未病是中医预防医学思想的高度概括,贯穿于中医肿瘤学始终,提倡对肿瘤发生、发展的各个环节提前干预。同时,认为“人与天地相参也,与日月相应也,一体之盈虚消息,皆通于天地,应于物类”。强调了人与自然是相互联系、不可分割的统一体;指出通过调理身心、摄足五味、劳逸适度方可延年益寿,认为“能以中和养其身者,其寿极命”,强调生活方式和健康有着密切的关系。自2007年国家中医药管理局在全国范围内推行中医治未病健康工程以来,已在普及中医治未病理念、建设中医预防保健平台、制定治未病效果评价指标、开展区域中医预防保健服务体系建设等方面取得显著成果。2016年10月,中共中央、国务院印发的《“健康中国2030”规划纲要》明确指出,到2030年,中医药在治未病中的主导作用、在重大疾病治疗中的协同作用、在疾病康复中的核心作用得到充分发挥。

多年以来,甘肃省肿瘤医院以成立于2003年的甘肃省防癌抗癌俱乐部和覆盖全省14个地州市的肿瘤专科联盟为依托,每年在院内外组织肿瘤综合防治及康复方面的健康宣教近百场次,受益群众近20万人次,提高广大群众对癌症的知晓率及防控意识。以成立于2012年10月并设在医院的甘肃省癌症中心为抓手,以辐射

86个县市的全省肿瘤防治多中心协作体系、肿瘤信息登记、肿瘤筛查及早诊早治研究技术等为平台，以医院的治未病中心、肿瘤健康体检中心及综合康复中心为工作重点，将中医药养生、预防为主的“治未病”理念纳入肿瘤的筛查及预防工作之中，积极推广与肿瘤相关的健康体检，开展“体检-预防-保健-诊断-治疗-体检-康复”为一体的“治未病”保健链；利用中医四诊仪进行中医9种体质辨识，对辨识结果进行生活方式、行为方式等综合干预，为筛查人群建立健康档案和定期随访制度，指导患者合理就诊；将中医药养生与现代医学技术有机结合，既做到未病先防，又在疾病发生时利用现代医学技术及时有效地进行诊治，以最大限度地体现防先于治、防重于治、防治并重。

2.2 癌中——规范诊疗 防治结合

近一个世纪以来，随着科学技术的飞速发展并大量应用于医学领域，人类对肿瘤的防治与研究取得了颇有成效的工作和显著的进展，肿瘤标志、内镜、影像学、遗传免疫学等新技术新业务日趋成熟与完善，更使得不少癌症已进入到亚临床癌症的诊断阶段。正如《新英格兰医学杂志》刊登的《癌症研究200年》一文指出：“2世纪以来，在癌症治疗、化学预防、病毒和癌症疫苗的研发以及烟草控制等四大领域，取得了里程碑式的进步。”手术、化疗、放疗作为癌症的三大传统治疗手段，在肿瘤治疗学中有着无法替代的地位，形成肿瘤治疗学中缺一不可的格局，多年来一直给癌症患者带来福音，但同时也存在轻重不一的术后并发症、不可避免的化疗药毒副作用、局部放射线损伤等诸多不良反应；微创手术、分子靶向基因治疗、免疫治疗、转化医学等不断应用于临床，都给癌症患者带来更大的获益，但由于价格昂贵、开展率低、技术欠成熟等仍未广泛应用于临床。目前，对于癌症的治疗已由既往的经验性治疗向综合性、协作性、合理性、循证性治疗转变。

中医药对于癌症的认识由来已久。早在3500年前的殷商时代甲骨文中就有“瘤”的病名记载,先秦时期的《周礼》记载了与治疗肿瘤一类疾病有关的专科医生“疡医”,其曰:“掌肿疡,溃疡,金疡,折疡之祝药,杀之齐。”“祝”意为用药外敷,“杀”是用药腐蚀恶肉,“祝”“杀”都为现代治疗肿瘤的常用方法。成书于春秋战国时期的《黄帝内经》一书奠定了中医肿瘤学形成与发展的基础,书中有关“昔瘤”“肠覃”“石瘕”“癥瘕”“癖结”“膈中”“下膈”等病症的描述与现代医学中某些肿瘤的症状极为相似,如“噎膈不通,食饮不下”与食管、贲门癌所致梗阻症状相似。对于肿瘤病因病机也作了论述,认为肿瘤形成与正气虚弱、外邪侵袭、七情内伤、饮食失节等均有密切关系,如“虚邪中人,留而不去……息而成积”;“四时八风之客于经络之中,为瘤者也”;“美其食……其病皆痈疡”等。同时,还提出“坚者削之”“结者散之”等治则,对当今防治肿瘤疾病仍然有指导意义。其后,医学理论日臻完善,中医对肿瘤的认识也更加全面,促进了肿瘤学术的进步和发展。如宋代东轩居士《卫济宝书》中第一次提及“癌”字并论述其证治,列为痈疽“五发”之一;宋代杨士瀛《仁斋直指附遗方论》对癌的症状、病性描述更为详细,认为癌症是“毒根深藏”造成的,提出了癌有“穿孔透甲”和易于浸润、转移的性质;明代陈实功《外科正宗》对乳腺癌进行了较为细致的描述,书中提及“坚硬、木痛、近乳头垒垒遍生疙瘩”等特征。清末以后,随着西方医学大量涌入国门,对肿瘤的认识亦开始了中西医汇通。特别是近半个世纪以来,中医药领域利用现代技术从实验和临床角度对肿瘤进行了广泛而深入的研究,不断探讨中医治疗肿瘤的新方法,中医肿瘤学已成为一门独立的学科,在治疗肿瘤疾病方面发挥着积极的作用。大量实践已然证实,中医治疗肿瘤的主要优势是增效减毒,增效是在西医治疗肿瘤的基础上增加总体的疗效,减毒就是降低放、化疗等毒副作用和减少术后并发症。因此,中医不仅要治“未病”,更要治像肿瘤这样的“已病”“难病”和“大病”等。同时,中西医之间应有更多包容和交流,结合中医的思维和西医的现代医学手段，携手抗击癌症。

因此，在中西医学既往认识研究的基础上，甘肃省肿瘤医院基于传统的个体化医学、精准治疗，成立多学科联合诊疗门诊，突出个体化、单病种、多学科的综合诊疗模式(MDT)，通过会诊讨论形式，将外科、内科、放疗、放射、病理、检验、中医、心理、康复、护理、营养食疗等科室专家组成工作组，量体裁衣地制定适合患者的最佳治疗方案，继而由相关学科单独或多学科联合执行该治疗方案，避免过度诊疗和误诊误治，使病人受益程度最大化。这一模式还可以涵盖整个肿瘤的评估、各阶段治疗及各种治疗之间的衔接，避免专科医师对其他专科知识更新不足带来的局限。

与此同时，充分利用中医药优势开展维持及康复治疗，有效减少患者手术和放、化疗后的复发和转移，从而提高临床疗效，减少患者对放、化疗的依从性；开展中医体质辨识，利用中医药提升个体对放、化疗的耐受性，缓解术后并发症，减轻放、化疗毒副反应，积极促进患者康复；对于不能耐受放、化疗或者放、化疗效果差的患者，利用中医药对症治疗，以减轻患者痛苦，提高生活质量；对晚期或贫困患者，单独使用中医药治疗，可缩短住院时间，明显降低治疗费用，延长生存周期，最大程度降低因病致贫和因病返贫；大力开展中医适宜技术，增加医护和病患及其家属面对面的交流机会和时间，改善就医感受，增进医患感情，提高患者满意度；将心理干预、运动治疗、五音治疗、药膳食疗等方法融入到“单病种、多学科”的现代肿瘤治疗模式中，注重人文关怀，防治有效结合，帮助患者心理与身体共同康复。

2.3 癌后——综合康复 回归社会

对于肿瘤患者而言，临床治疗虽然十分重要，但癌后的康复治疗更为重要，可以说康复治疗决定了患者的生活质量和生存期，这也是癌症与其他疾病的不同之处。由于选择了手术、放疗、化疗等不同或协同的治疗方式，往往使患者机体失衡，导致脏腑机能或多或少的损害。同时,癌症患者在临床治疗后不等于完全治愈,因为一大部分的患者也会出现复发及转移的情况,所以说患者在治疗后预防复发及转移就显得尤为重要。

《尔雅·释诂》曰:“康,安也。”《尔雅·释言》曰:“复,返也。”康复治疗的目的,就是通过各种有效的康复治疗手段和方法,使病人各种后遗症得到适当的治疗和恢复,各种损伤得到较为满意的矫正,进而在身体条件许可的范围内能最大限度地恢复生活和劳动能力。尽管目前中、西医对于癌症康复具有不同的理论体系,但是所面对的康复对象是共同的,目的是使患者恢复其功能,回归社会。中医药对于癌症康复即是通过辨证论治,从整体出发,多靶点梳理机体脏腑、气血功能,重新建立人与自然、人体内部的一种全新的平衡状态,达到“阴平阳秘”,从而改善预后、提高生活质量、延长生存时间。因此,在吸收西方现代康复医学新理论和新技术的同时,大力挖掘和提高中医康复治疗方法显得尤其重要。

鉴于此,甘肃省肿瘤医院在甘肃省防癌抗癌俱乐部既往工作基础之上,成立甘肃省肿瘤医院肿瘤综合康复中心,设立心理咨询室、运动康复室、音乐康复室、食疗药膳科,配备心理咨询师、健康管理师、运动康复师、康复治疗师、药膳食疗师、中医师、护师、肿瘤专业养老护理员等专业技术人才,并联合治未病中心、肿瘤体检中心、甘肃省癌症中心等科室,遵循“因时、因地、因人、因病”的四因治宜原则,进行康复专业知识培训和技术指导,制定个体化康复计划,开展膳食营养指导、体质辨治施护、心理疏导、运动锻炼、音乐治疗等综合康复项目,并定期举办养生讲座、经验交流、专业培训等活动,开展与患者和家属手拉手的健康讲座和健康促进活动,树立患者战胜疾病的信心;同时,通过电话、微信、邮件等方式跟踪访查和健康监测,给予患者及其家属精神慰藉和人文关怀。这既能巩固治疗效果、提高生活质量、延长生存时间、减轻患者痛苦、降低医疗费用,使他们早日康复,回归社会,又可通过建立随访档案,形成康复大数据,以期更有效地指导临床,更好地服务于病患。

3. 产业研发 取得新成果

近年来,随着医学科技的不断进步,中医药事业发展进入快车道,为人类健康做出了巨大贡献,并进一步走向世界。2015年4月,国务院出台《中医药健康服务发展规划(2015-2020)》,明确了中医药在大健康产业中的核心定位,证明在新的发展时期,中医药大健康产业潜力巨大。2017年9月,经国务院同意,国家卫计委等部门联合批复,同意甘肃省成为全国唯一的中医药产业发展综合试验区。甘肃省中药材资源丰富,素有“天然药库”的美誉,当归、党参、黄芪等18个道地中药材品种获得国家原产地标志认证。2018年6月,甘肃省人民政府出台了《甘肃省中医中药产业发展专项行动计划》。这一切都为全省中西医结合肿瘤综合防治及康复工作带来了良好的发展机遇。

甘肃省肿瘤医院自推行“癌前、癌中、癌后”的中西医结合肿瘤综合防治及康复工作以来,在肿瘤诊断、治疗、康复等方面已取得较为满意的成绩,尤其是在健康产品研发、西药中医证型研究、食疗药膳研究开发等方面初见成效。医院针对全省中医药源丰富、肿瘤疾病高发、人民生活水平相对低下等现状,从实际出发,进行与肿瘤疾病相关的中医药大健康产业开发工作。截至目前,已研发出中药艾盐包6种、药枕6种、药酒15种、药茶18种、足浴配方24种,以及中药磁疗、理疗、膏方、中药香囊等产品50余种,还有35种院内中药制剂获准在省内医疗机构间调剂使用。同时,基于辨证施膳、三因施膳、以脏补脏、以形补形等原则,研发出100余种膳食供肿瘤患者选择,贯穿于疾病预防、治疗、康复的全过程。研发的“肿瘤康复韵律操”等科技成果,已形成音像制品和图册等系列产品推广应用。以上成果在2016年9月甘肃省庆阳市“第六届中国中医药发展大会”及2016年10月甘肃省高台县“全省综合医院中医药工作暨健康融合发展现场推进会”上,进行了展示并现场体验感受,深受与会者关注和好评。

同时,根据国家肿瘤规范化精准治疗的要求,按照省卫计委安排,研发了西药中医证型研究平台,开展常见恶性肿瘤西药联合化疗方案的中医证型研究。在此研究结论基础上,对恶性肿瘤化疗效果好的中医证型采用化疗配合中医扶正治疗,对化疗效果不好的证型则以中医治疗为主,从而发挥中西医两种医学优势,实现了恶性肿瘤的中西医结合精准诊疗。目前,已对常见的8种恶性肿瘤对照观察2000余人次,取得了明显的成效。同时,与中国电信万维公司联合开发了软件,显示了良好的推广应用前景。该项目分别在2016年8月甘肃省敦煌市“中医药文化和健康产业国际论坛”及2017年11月澳大利亚阿德莱德“第三届海上丝绸之路中医药国际论坛暨中澳新植物药与中药临床与研究学术研讨会”上进行大会交流,引起了国内外广泛关注。2018年5月,医院又承担了甘肃省卫健委、省中医药管理局资助百万元的中医药防治重大疾病——肺癌的中医药综合防治课题,将集全院之力研发新制剂、新产品,总结新方案、大数据,探索出一条中医药防治肺癌的新途径。

展望未来,任重道远。甘肃省肿瘤医院将在国家及省卫计委的统一领导及部署下,以国家“一带一路”中医药发展战略及“健康中国”战略为指引,结合国情、省情和院情,一如既往,衷中参西,努力探索,继续制定并完善实施一系列切合实际、适合省情院情、独具优势、结构鲜明、科学规范、具有中西医结合特色的肿瘤综合防治及康复体系,对肿瘤患者进行全方位、全周期的综合防治,以期为众多肿瘤患者带来福音。

(刊登于《甘肃医药》2018年第37卷第8期,夏小军、郭炳涛 作)

科研撷英

庆阳市中医医院中医药产业化开发与研究

（庆阳市科技计划项目；编号：KZ2012-34）

参研人员：夏小军 张 靖 张晓莉 王锐锋 殷建峰 郭治塬等。

2013年通过庆阳市科技局组织的科技鉴定，2014年获庆阳市科技进步一等奖。

项目简介

1.建立中药材示范种植推广基地

该课题在既往工作的基础上，进行了大量调研，立足庆阳市情，紧扣政策发展机遇，率先开展“以中药材种植基地建设为先导，以充实科研教学基地为抓手，以科学育种、示范种植、广泛引导、经济带动为最终目标”的产业化发展方向。于2011年6月在西峰区彭原乡当庄村租赁土地100余亩，修建业务用房5间，建成了集中药材种植、试验推广、科研教学、技术服务为一体的庆阳市中医医院岐伯中药材种植基地。现已成功育种363种，其中木本60种、草本246种、观赏类花卉中药材57种。对远志、秦艽、甘草、小防风、款冬花等5个濒危及珍贵中药材进行了重点培育，适时总结了种植经验；探索了间作套种、育苗移栽、混种轮作等多样化种植模式；总结了秸秆覆盖法、深沟浅播法、作物遮荫法、洒水补墒法等旱地耕作节水保苗新技术；对保墒技术、除草技术、消灭病虫害技术、无公害种植技术等方面进行了系统总结。课题的实施为全市大规模科学人工种植中药材提供了第一手资料及科学化、规范化的管理经验和技术;打造了富有地方特色的中药材品牌;开启了做大、做强庆阳地道中药材,实现产、供、销一条龙发展的新模式。基地建成后有近2万人次前来参观学习和技术交流,接受了近万人次的技术服务及咨询,为当地600余户中药材种植户无偿提供育种栽培、田间管理、采摘贮存等专业技术。通过正确引导、科学指导、示范带动、效益驱动等方式改变了当地农民种植观念,部分农户通过种植中药材已经走上了脱贫致富之路,极大地推动了地方经济的发展以及种植结构的调整,推广应用后取得了明显的社会效益及经济效益。

2.提升医院中药炮制加工能力

将种植基地当年采收的中药材经加工炮制后及时补充到医院中药房,既节省了高昂的运输成本和加工费用,又能给患者提供疗效确切、无污染、无公害的放心中药饮片,降低了医疗费用,同时提升了医院中药制剂和炮制加工能力建设,推动院内制剂及科研成果转化,减少了成本,降低了医疗费用。

3.开发系列民间工艺中药保健品

充分利用庆阳是中国刺绣、香包之乡的地域优势,加强中医药特色产业化开发及特色业务建设步伐,在民俗工艺产品中添加保健药品,由专业技术人员提供产品配方,并进行相关验证,民俗工艺加工厂负责生产加工,延伸了产业链,增强了产品核心竞争力,拓宽了消费渠道,带动了当地民俗工艺品向民俗工艺保健品发展,给庆阳香包、刺绣产业带来了新的技术革命。相继研发了10种岐伯系列保健枕、6种岐伯系列保健茶、6种岐伯中药袋泡茶、1种婴儿保健枕以及中药肚兜、中药颈围、风湿病中药浸膏、中药护膝、中草药鞋垫、中药药帽等产品,获得良好的经济效益。

4. 搜集整理编撰中医药特色书刊

依托庆阳为医祖岐伯故里的地域优势,搜集、整理民间单方、验方,复刊《庆阳中医》、出刊《庆阳市中医医院单方验方集》《庆阳市中医医院足浴方》《庆阳市中医医院营养膳食与食疗》《庆阳市中医医院药膳与饮品》《庆阳市中医医院中医适宜技术汇编》等专业书刊,并进行科学论证,使其成为弘扬中医药产业化发展的平台和载体。成立了营养膳食科,以医院餐厅为基础,针对各类病人分别拟定出100余种营养保健食谱,对住院患者进行保健、饮食康复和营养指导,充分发挥中医食疗特色。以上工作推广应用后受到社会的普遍赞誉,为保障广大人民群众的健康做出了积极的贡献。

5. 修建岐伯医史馆及中药材标本馆

建立岐伯医史馆,展示医祖岐伯的生平、籍贯、贡献等研究成果;采集制作300余种图文并茂的中药材标本,长期展示供临床、教学、科研使用,以弘扬中医药文化。

6. 加大院内制剂研发力度

院内制剂由原来的10种增加到35种,并获准在省内医疗机构间调剂使用。新建的中药制剂室设施设备先进,可加工制作丸、散、汤、膏、丹等多种中药剂型,形成优势,发挥特色,保障健康。

回生胶囊治疗急性髓系白血病深化研究

（庆阳市科技计划项目；编号：1003NKCM060）

参研人员：夏小军　段　赟　开金龙　姚金华
张鑫智　崔　杰　郭炳涛　等

2016年通过庆阳市科技局组织的科技鉴定，2017年获庆阳市科技进步二等奖。

项目简介

1.理论研究

在反复临床实践的基础上，对急性髓系白血病（AML）病因病机进行深入探讨研究，认为AML是由于机体正气不足，邪毒外袭，内窜营血，伤及骨髓所引起的一派邪实正虚、虚实夹杂之证。邪毒既是致病因素，又为病理产物，且贯穿于疾病始末，是病情进展、迁延难愈之关键所在。基于此，结合白血病临床及血液学特点，确立清热败毒，活血化瘀，化痰散结之基本治则，采用当地特产中草药天蓝苜蓿、墓头回、龙葵等为主，配合以虎杖、半枝莲、白花蛇舌草、夏枯草、山豆根、赤芍、仙鹤草、白茅根、炙鳖甲、青黛、紫河车共14味中药，按照君臣佐使原则进行组方，精确剂量，研制成具有清热败毒、活血化瘀、化痰散结之功效的纯中药制剂，主要用于急性髓系白血病的治疗。

2. 制剂制备

剂型改进方面，鉴于传统应用的中药回生汤具有服用量大、煎煮费时、味道较苦等不足，自1998年起，在原应用中药汤剂的基础上，进一步优化组方，精确用量，进行临床应用观察，总结出胶囊剂具有服用方便、禁忌症少等优点，且与汤剂治疗效果相同，故确定最终剂型为纯中药胶囊剂。制备工艺方面，以上14味，将紫河车反复漂洗，烘干，粉成细粉，过60目筛，与青黛充分混合均匀；鳖甲沙烫醋淬后，与其余11味药加水煎煮两次（3h、2h），合并煎煮液，静置12h，过滤，滤液浓缩成稠膏状（T=80℃，D=1.2～1.25g/cm^3），加入紫河车与青黛混合的粉末，继续加热，浓缩并搅拌，使成干膏（水分小于或等于7.0%），将干膏粉成细粉，过60目筛，用0#胶囊分装，即得。

3. 实验研究

急性毒性试验结果表明，小鼠灌胃给药回生胶囊，未发现明显毒性反应，一日最大给药量为42g/kg·d，是临床人日口服剂量0.09g/kg·d的467倍，提示该药1日内剂量过大口服是安全的。药效学试验结果表明：回生胶囊8.1g、2.7g生药每千克体重给荷瘤小鼠灌胃，对环磷酰胺（CTX）化疗或X射线放疗抗小鼠S_{180}肉瘤有增效作用。回生胶囊8.1g生药每千克体重给荷瘤小鼠灌胃，对CTX或放疗减少S_{180}荷瘤小鼠白细胞和红细胞数有抑制作用。回生胶囊8.1g、2.7g生药每千克体重给荷瘤小鼠灌胃，能提高小鼠吞噬细胞的吞噬功能，增强机体非特异性免疫功能；促进小鼠特异性抗体的产生和分泌，增强小鼠的特异性体液免疫功能；促进小鼠脾脏淋巴细胞增殖反应，增强小鼠的特异性细胞免疫功能。提示：回生胶囊与化疗或放疗药物联合应用有增效和减毒作用，同时能增强机体的免疫功能。

4.临床观察

自2003年1月1日至2013年12月31日，通过对以回生胶囊(或)加联合化疗治疗的257例AML进行系统地临床疗效观察，结果表明：回生胶囊(或)加联合化疗治疗AML，可取得完全缓解(CR)率77.43%，总有效率87.94%的满意疗效，且对不同类型的AML均可取得明显的治疗效果，对急性早幼粒细胞白血病(M_3)的CR率明显高于M_1、M_2、M_4及M_6。以回生胶囊(或)加联合化疗方案作为AML的诱导治疗，对初治者及复治者均可取得明显的治疗效果，但对初治者CR率明显高于复治者；作为巩固治疗，可起到明显的维持缓解及巩固疗效的作用。回生胶囊可应用于AML治疗的全过程，对于就诊时已达到CR者及疾病复发者，在征得患者同意，并在严密观察病情变化的前提下，也可单独应用回生胶囊而起到诱导缓解作用，并在起到明显的维持和巩固疗效作用下，为由于各种原因不能应用联合化疗者，提供一种新的治疗手段。回生胶囊(或)加联合化疗治疗AML，对成人的CR率明显高于儿童，且对成人的总有效率远高于儿童及老人。单纯应用回生胶囊治疗AML，未发现明显的副作用；配合联合化疗，可明显减低化疗药物的副作用。由此可见，回生胶囊既可单独作为AML的治疗药物，又可与联合化疗配合应用，配合联合化疗不仅能够起到增敏减毒的治疗效果，保证联合化疗的顺利进行，而且能够明显延长患者生存期，明显改善预后，且其药源广泛，价格低廉，携带及服用方便，可望成为AML临床治疗的一种安全可靠的中药新制剂。

贫血性疾病舌脉象特征及与血象、骨髓象相关性研究

（甘肃省中医药科研项目；编号：GZK-2011-56）

参研人员：夏小军 段 赟 开金龙 姚金华
李雪松 崔 杰 郭炳涛等

2016年通过甘肃省中医药管理局验收，2018年获甘肃省皇甫谧中医药科技二等奖。

项目简介

1.理论基础

贫血是指全身循环血液中红细胞总容量减少至正常值以下。贫血本身极少独立地作为疾病诊断，绝大多数情况下，贫血只是特定的遗传性或获得性疾病的临床表现之一，而几乎人类各组织系统和器官疾病均可能表现为贫血。贫血作为一种症状，可见于多种疾病，因此，我们通常把具有贫血症状或表现的一类疾病统称为贫血性疾病。血液系统常见的贫血性疾病主要有缺铁性贫血、巨幼细胞贫血、溶血性贫血、再生障碍性贫血、骨髓增生异常综合征等。尽管当前人们生活水平得到了很大的提高，营养状况也普遍得到了改善，但贫血性疾病的发病率仍然较高。贫血无论对患者的体能状态还是精神状态都有很大影响，使患者的生活质量下降。贫血作为一个“症”，由于其具有明确的判定标准，因此界定是否存

在贫血往往简单易行。而对于贫血的具体疾病诊断有时比较困难。对于部分贫血性疾病有时病因难以查明,或难以祛除,致使临床治疗效果不佳,诸多患者需依赖输血,增加了经济负担,而且输血相关风险事件也明显增加。

中医辨治贫血性疾病历史悠久、疗效确切。中医“四诊”特别是舌、脉象,蕴含了大量现代医学实验室微观指标无法提示的信息资料,其对于指导临床实践具有现代医学无法取代的作用。基于此,探索贫血性疾病舌、脉象与血象、骨髓象等微观指标的相关性,利用学科交叉的方法,从一个新的视点寻找一些特异性的客观指标,以为贫血性疾病的辨病与辨证相结合提供可靠依据,将是一项重要而有意义的工作。该课题从中医对血的认识、血与骨髓的关系、血与舌的关系、血与脉的关系、舌脉象反映气血盛衰的机理、中医对贫血的认识和辨治概要,以及舌脉象与实验室微观指标存在一定的相关性等几个方面,进行了全面系统的理论探讨,为临床研究奠定了理论基础。

2.临床观察

选择庆阳市中医医院血液科与甘肃省肿瘤医院中西医结合血液科2012年7月1日至2015年12月31日住院及门诊病例,并已明确诊断为缺铁性贫血、巨幼细胞性贫血、溶血性贫血、再生障碍性贫血、骨髓增生异常综合征-难治性贫血5种疾病的患者976例进行研究,采取分病种、分类别,以及横向、纵向或纵横交叉的方法进行对照观察。内容包括贫血性疾病舌象特征、贫血性疾病舌象与血象的相关性、贫血性疾病舌象与骨髓象的相关性,以及贫血性疾病脉象特征、贫血性疾病脉象与血象的相关性、贫血性疾病脉象与骨髓象的相关性等方面,以为贫血性疾病的辨病和辨证相结合提供新的理论依据。

3.研究结果

3.1 贫血性疾病舌脉象特征

贫血性疾病舌象以齿痕舌、胖大舌较其他舌体更常见，相兼舌体以胖大兼齿痕舌为主；淡白舌、暗舌较其他舌质更常见；滑苔、白苔、薄苔较其他舌苔更常见，相兼舌苔以薄白滑、白腻、黄腻苔为主。脉象主要以细脉、滑脉、弱脉、沉脉、弦脉多见。复合脉象中，与细脉相关的占大多数，主要表现为滑细脉、弦细脉、细涩脉、沉细脉等。

3.2 舌脉象与血象、骨髓象相关性

贫血性疾病舌象中，白细胞计数、中性粒细胞比例与厚、腻苔发生率呈显著负相关；中性粒细胞比例与黄苔发生率呈显著正相关；淋巴细胞比例与胖大舌发生率呈显著正相关；平均红细胞体积与滑苔、瘀斑舌发生率呈极显著正相关；血红蛋白含量与淡红舌发生率呈极显著正相关；骨髓增生活跃与齿痕舌体、滑苔发生率呈显著正相关；骨髓增生减低与暗舌发生率呈显著正相关；骨髓红系比与黄苔发生率呈显著正相关；骨髓淋巴细胞比例与白苔舌发生率呈显著正相关。脉象中，血红蛋白含量与细脉发生率呈显著负相关；平均红细胞体积与滑脉发生率显著正相关；白细胞计数与沉脉发生率呈显著负相关；骨髓增生减低与沉脉、弱脉发生率显著正相关。

此外，在观察中尚未发现舌脉象与网织红细胞、单核细胞、血小板、巨核细胞等微观指标的相关性，还有待于进一步研究。该研究成果具有较强的实用价值。一方面，能为中西医结合诊治贫血性疾病提供一些可靠的客观依据；另一方面，为辨病与辨证、宏观辨证与微观辨证等血液病诊疗体系的构建，提供一些有用的线索，因此具有广阔的推广应用前景。

回生丸对小鼠T淋巴细胞亚群作用研究

摘要

【目的】评价回生丸对免疫抑制的BALB/C小鼠T淋巴细胞亚群的影响。【方法】取BALB/C小鼠26只，随机分为三组，一组10只为回生丸组，二组8只为生理盐水(NS)组，三组8只为正常对照组。给第一、二组每只小鼠腹腔注射环磷酰胺(CTX) 0.2 mg/g体重，对照组不用药。第2天起，给第一组小鼠每日0.2ml回生丸制剂灌胃，每日2次：第二组小鼠每次0.2mL NS灌胃，每日2次，共灌胃10d。第11天取血抗凝，用流式细胞仪测定外周血T_3、T_4、T_8淋巴细胞比例及绝对值。【结果】回生丸组，T_3 41.18±3.49、T_4 31.7±6.23、T_8 9.37±1.74；NS组，T_3 33.55±6.47、T_4 23.91±14.3、T_8 7.15±12.59。回生丸组T_3、T_4比例高于对照组$P<0.01$。【结论】回生丸除具有清热败毒、宁血祛痰、益肾填髓之功外，具有较强的调节细胞免疫功能。

1.资料与方法

回生丸制剂：由甘肃省西峰制药厂实验室制备。制备方法：生药煎煮浓缩，制成每克(g)相当3.49g生药丸。

BALB/C近交小鼠：体重20～22g，由中国医学科学院肿瘤医院动物室提供。

细胞单克隆抗体：GBICO公司产品。

流式细胞仪：库尔特公司产品，中国中医研究院西苑医院提供。

方法：取BALB/C小鼠，共26只，分为三组，第1组10只为回生丸组，第2组8只为生理盐水(NS)组，第3组8只为正常对照组。给第1组、第2组每只小鼠腹腔注射环磷酰胺(CTX)0.2mg/g体重，第3组不用任何药物。从腹腔注射后第2天起，给第1组小鼠每次0.2ml回生丸制剂灌胃，每日2次：第2组小鼠每次0.2mL NS灌胃，每日2次，共灌胃10天。于第11天将三组小鼠拔眼球放血抗凝后，分别加入单克隆抗体(CD_3、CD_4、CD_8)，孵育30min后加入1%草酸铵溶液溶解红细胞，磷酸盐缓冲液(PBS)洗涤1次，离心弃去上清液，用PBS调整细胞浓度为10×10^9g/L，用流式细胞仪检测各组小鼠T淋巴细胞亚群，并做血常规检查和外周血白细胞分类，计算淋巴细胞相对值及各类T淋巴细胞绝对值。

2.结果

用药后3种T淋巴细胞亚群百分率测定结果：回生丸组外周血中T_3、T_4细胞百分率比生理盐水组升高，统计学处理均$P<0.01$，T_8下降至正常水平以下。回生丸组T_4/T_8为3.83，NS组T_4/T_8为3.34，表明应用回生丸后提高T_4/T_8的比值。

用药后3种T淋巴细胞亚群绝对值测定结果：回生丸可使实验动物T_3、T_4绝对值升高，T_8下降，提高了T_4/T_8的比值。见表1。

表1 用药后3种T淋巴细胞亚群绝对值测定结果

组别	T_3	T_4	T_8
回生丸	0.69±0.24	0.53±0.22	0.16±0.06
NS组	0.55±0.17	0.39±0.08	0.12±0.05
空白对照	0.92±0.16	0.7 7±0.12	0.27±0.27

3.讨论

现代医学研究表明，急性白血病患者细胞免疫及体液免疫功能皆低下，包括T总及T_4下降，T_8升高，T_4/T_8降低，NK细胞数量减少、活性减低，LAKC（淋巴因子激活的杀伤细胞）活性低下。且急性淋巴细胞白血病（ALL）较急性非淋巴细胞（ANLL）下降更显著[1]；慢性淋巴细胞白血病（CLL）患者免疫功能也有多种异常变化[2]，常见体液免疫功能低下[3]。白血病患者化疗后免疫系统有进一步的广泛损伤。回生丸具有清热败毒、活血化瘀、化痰散结之功效，兼有免疫调节之功。通过实验表明回生丸增强T细胞活性作用而使动物免疫功能得到一定的提高。

参考文献

[1] 邓成珊，等．当代中西医结合血液学．第1版．北京：人民卫生出版社，1997：653.

[2] 陆道培，等．白血病治疗学．第1版．北京：科学技术出版社，1992：241.

[3] 邓成珊，等．当代中西医结合血液学．第1版．北京：人民卫生出版社，1997：469.

（刊登于《中国社区医师·医学专业半月刊》2009年第11卷第12期，张鑫智、夏小军 作）

回生胶囊毒理学、药效学实验研究

摘要

【目的】对回生胶囊进行小鼠急性毒性实验，并观察回生胶囊与化疗或放疗合用时对S_{180}荷瘤小鼠的抗肿瘤增效、减毒作用，以及对S_{180}荷瘤小鼠免疫功能的影响。【方法】急性毒性实验因未测出小鼠致死剂量，无法测定LD_{50}，故改测最大给药量；药效学实验采用回生胶囊8.1g、2.7g生药每千克（体质量）给荷瘤小鼠灌胃。【结果】小鼠灌胃给药回生胶囊未发现明显毒性反应，1日最大给药量为42g/(kg·d)，是临床人日口服剂量0.09g/(kg·d)的467倍；对环磷酰胺（CTX）化疗或X射线放疗抗小鼠S_{180}肉瘤有增效作用；对CTX或放疗减少S_{180}荷瘤小鼠白细胞和红细胞数有抑制作用；能提高小鼠吞噬细胞的吞噬功能，增强机体非特异性免疫功能；促进小鼠特异性抗体的产生和分泌，增强小鼠的特异性体液免疫功能；促进小鼠脾脏淋巴细胞增殖反应，增强小鼠的特异性细胞免疫功能。【结论】回生胶囊1日内过大剂量口服是安全的，与化疗或放疗药物联合应用有增效和减毒作用，同时能增强机体的免疫功能。

回生胶囊系庆阳市中医医院血液科专科制剂（庆阳市中医医院院内制剂，批准文号：甘药制字204101013）。其主要功效为清热解毒，活血化瘀，化痰散结。用于治疗急、慢性白血病，骨髓增生异常综合征、恶性淋巴瘤、多发性骨髓瘤及恶性组织细胞肿瘤；肝癌、胃癌、食道癌、肺癌等非造血系统恶性肿瘤；因放、化疗引起的白细胞减少、血小板减少、造血功能障碍、免疫功能低下等。本研究对回生胶囊毒理学、药效学进行实验研究，现报道如下。

1.材料与方法

1.1 实验药物

回生胶囊（庆阳市中医医院提供，批号：120613），临用时以蒸馏水配成所需浓度的溶液；贞芪扶正胶囊（甘肃扶正药业科技股份有限公司生产，批号：120421）；注射用环磷酰胺（CTX，山西普德药业股份有限公司生产，批号：04120103）；RPMI1640（Gibco产品）；ConA（Sigma产品）；MTT（Sigma产品）；胎牛血清（兰州生物制品研究所产品）S_{180}；肉瘤瘤株（甘肃省医学科学研究院提供）。

1.2 实验动物

昆明种小鼠，清洁级，雌雄各半，体质量18～22 g，由兰州大学实验动物中心提供，动物生产许可证号：SCXK（甘）2009-0004，医用动物合格证号：0002493。

1.3 实验仪器

BD-6M医用直线加速器（北京医疗器械研究所）；低温高速离心机[Biofuge fresco（美国）]；BS110S型sartorius电子天平（北京赛多利斯天平有限公司）；VP-5035Q高压蒸汽消毒锅（长春百奥生物仪器公司）；CD1200血球计数仪（美国雅培）；BPN型CO_2培养箱（上海一恒科学仪器公司）；UV-9100型紫外可见分光光度计（北京瑞利分析仪器公司）；连续波长酶标仪[BenchmarkPlus（美国）]。

1.4 方法

1.4.1 急性毒性实验

1.4.1.1 LD_{50}测定[1-3]

取小鼠15只，雌雄各半，随机分为A、B、C 3组，每组5只。各组小鼠禁食不禁水12h后分别灌胃给药，A组灌胃35.00%回生胶囊0.04 mL/g（体质量）；B组灌胃17.50%回生胶囊0.04 mL/g（体质量）；C组灌胃8.75%回生胶囊0.04 mL/g（体质量）；各组均给药1

次，观察给药后7d内小鼠死亡情况，见表1。

表1 小鼠LD_{50}测定结果

组别	只数	给药剂量 g/kg	死亡数/(只)						
			第1天	第2天	第3天	第4天	第5天	第6天	第7天
A	5	14	0	0	0	0	0	0	0
B	5	7	0	0	0	0	0	0	0
C	5	3.5	0	0	0	0	0	0	0

由表1可见，各组小鼠给药后7d内均未出现死亡，按有关文献要求改测最大给药量。

1.4.1.2 最大给药量测定

取小鼠60只，雌雄各半，随机分为3组，每组20只。各组小鼠禁食不禁水12h后，按最大给药量0. 04 mL/g(体质量)灌胃35%(最大可给药浓度)回生胶囊，实验各组分别于1日内给药3次、2次、1次，给药间隔6h。观察记录各组小鼠给药后7d内的反应情况，以不产生死亡的最大剂量为最大给药量，并按下式计算相当于临床1日给药量倍数：

小鼠最大给药量倍数=[(小鼠1日最大给药量)/小鼠平均体质量(20 g)]×[成人平均体质量(600 00 g)/成人每日用量]

1.4.2 抗肿瘤增效实验[4-5]

1.4.2.1 对化疗抗S_{180}肉瘤的增效作用

在无菌条件下抽取接种S_{180}肉瘤细胞8d的小鼠腹水，按1∶3无菌生理盐水稀释至约含S_{180}肉瘤细胞1×10^7个/mL。取小鼠50只，雌雄各半，无菌条件下每只小鼠右前肢腋窝皮下注射S_{180}。腹水瘤细胞悬液0.2 mL，24h后按性别体质量随机分为5组，每组10只。荷瘤对照组和化疗药CTX组灌胃生理盐水；阳性药+CTX组灌胃贞芪扶正胶囊12.5 g生药每千克(相当于临床用量30倍)；回生胶囊大、小剂量+CTX组分别灌胃回生胶囊8.1g生药每千克(相当于临床用量30倍),2.7 g生药每千克(相当于临床用量10倍)。均为0.02 mL/g,各组每天灌胃1次,连续10d。接种肿瘤后第2天和第6天,除荷瘤对照组外,其余各组腹腔注射CTX30mg/kg。末次给药24h,处死小鼠,剥离瘤块并称重,计算抑瘤率:

抑瘤率(%)=(荷瘤对照组平均瘤重－给药组平均瘤重)/荷瘤对照组平均瘤重×100%

1.4.2.2对放疗抗S_{180}肉瘤的增效作用

分组同"1.4.2.1"项下方法。荷瘤对照组和放疗组灌胃生理盐水;阳性药+放疗组灌胃贞芪扶正胶囊12.5 g生药每千克(相当于临床用量30倍);回生胶囊大、小剂量+放疗组分别灌胃回生胶囊8.1 g生药每千克(相当于临床用量30倍)、2.7g生药每千克(相当于临床用量10倍)。均为0.02 mL/g,各组每天灌胃1次,连续10d。接种肿瘤后第5天,除荷瘤对照组外,其余各组小鼠均采用医用直线加速器低能X射线一次性全身照射(皮源距100 cm,辐射剂量为200 mGy/min,辐射时间为5min)。末次给药24h,处死小鼠,剥离瘤块并称重,按下式计算抑瘤率:

抑瘤率(%)=(荷瘤对照组平均瘤重－给药组平均瘤重)×100%

1.4.3抗肿瘤减毒实验[4-5]

1.4.3.1对CTX抗S_{180}肉瘤毒性的减毒作用

分组同"1.4.2.1"项下方法。同时另取小鼠10只,雌雄各半,为正常对照组。正常对照组、荷瘤对照组和化疗药CTX组灌胃生理盐水;阳性药+CTX组灌胃贞芪扶正胶囊12.5g生药每千克(相当于临床用量30倍);回生胶囊大、小剂量+CTX组分别灌胃回生胶囊8.1g生药每千克(相当于临床用量30倍),2.7g生药每千克(相当于临床用量10倍)。均为0.02 mL/g, 1次/d,连续10d。接种肿瘤后第2天开始,除正常对照组和荷瘤对照组外,其余各组腹腔注射CTX 20 mg/每千克,1次/d,连续10d。末次给药后24h,采血,测定红细胞(RBC)、白细胞(WBC)、血小板(PLT)。

1.4.3.2 对放疗抗S_{180}肉瘤毒性的减毒作用

分组同"1.4.2.1"项下方法。同时另取小鼠10只,雌雄各半,为正常对照组。正常对照组、荷瘤对照组和放疗组灌胃生理盐水;阳性药+放疗组灌胃贞芪扶正胶囊12.5 g生药每千克(相当于临床用量30倍);回生胶囊大、小剂量+放疗组分别灌胃回生胶囊8.1g生药每千克(相当于临床用量30倍)、2.7 g生药每千克(相当于临床用量10倍)。均为0.02 mL/g, 1次/d,连续10d。接种肿瘤后第5天,除正常对照组和荷瘤对照组外,其余各组小鼠均采用医用直线加速器X射线一次性全身照射(皮源距100cm,辐射剂量为4.0 Gy/min,辐射时间为4min)。末次给药24h,采血,测定RBC,WBC,PLT。

1.4.4 对荷瘤小鼠免疫功能的影响[6-8]

1.4.4.1 对小鼠腹腔巨噬细胞吞噬功能的影响

于无菌条件下抽取接种S_{180}肉瘤细胞8d的小鼠腹水,按1∶3无菌生理盐水稀释至约含S_{180}肉瘤细胞1×10^7个/mL。取小鼠40只,雌雄各半,无菌条件下每只小鼠右前肢腋窝皮下注射S_{180}腹水瘤细胞悬液0.2mL, 24h后按性别体质量随即分为4组,每组10只。另取小鼠10只,雌雄各半,为正常对照组。正常对照组和荷瘤对照组灌胃生理盐水;阳性药组灌胃贞芪扶正胶囊12.5 g生药每千克(相当于临床用量30倍);回生胶囊大、小剂量组分别灌胃回生胶囊8.1g生药每千克(相当于临床用量30倍),2.7g生药每千克(相当于临床用量10倍)。均为0.02mL/g, 1次/d,连续10d。各组小鼠分别于给药后第2天和第7天,腹腔注射5%可溶性淀粉溶液0.5mL/只。给药第10天,各组小鼠腹腔注射普通肉汤2mL/只,轻揉腹部,10min后处死小鼠,剖开腹腔,吸取腹腔液0.1mL于洁净载物片上,加1%鸡红细胞悬液0.1mL,充分混匀,置于湿盒内37℃水浴30min,用生理盐水漂洗3次,室温自然干燥。将标本进行瑞氏染色,光镜下计数巨噬细胞200个,按下式计算吞噬百分率和吞噬指数:

吞噬百分率(%)=发生吞噬的巨噬细胞数/200个巨噬细胞×

100%

吞噬指数=发生吞噬的巨噬细胞数/200个巨噬细胞

1.4.4.2 对小鼠血清溶血素含量的影响(HC_{50}法)

小鼠S_{180}肉瘤接种、分组和给药同“1.4.4.1”项下方法。各组小鼠给药第4天腹腔注射50%绵羊红细胞悬液0 2 mL/只。给药10d后，小鼠股动脉放血，分离血清，560℃，30min灭活补体。将各组小鼠血清用生理盐水稀释600倍，取稀释血清0.5 mL与5%绵羊红细胞0.5 mL、1mL按1∶10稀释新鲜豚鼠血清（补体）于试管中混合，37℃水浴反应30min，冰浴终止反应。然后1500rpm离心10min。取上清液1mL于另一试管，加入3mL都氏试剂，反应10min。以不加血清而用生理盐水代替，但同样加入绵羊红细胞及补体作为样品空白对照管。同时取5%绵羊红细胞0.25mL，加都氏试剂至4 mL，摇匀放置10min，作为50%标准溶血管。540 nm比色，按下式计算血清溶血素滴度：

溶血素滴度（HC50单位/mL）=[样本OD值/50%标准溶血管OD值]×血清稀释倍数

1.4.4.3 对小鼠脾脏淋巴细胞转化的影响（MTT染色法）

小鼠S_{180}肉瘤接种、分组和给药同“1.4.4.1”项下方法。给药10d后处死各组小鼠，无菌下摘取脾脏，将小鼠脾脏用含抗生素的无Ca^{+}、Mg^{+}的Hank′s液冲洗3次，剥去包膜，置无菌玻璃平皿中，加入2mL完全细胞培养液，用无菌T.B.注射器芯在100目钢网上研磨，用2～3 mL RPMI1640液冲洗过滤成单个脾细胞悬液。计活脾细胞数（台盼兰染色法），活细胞应不少于95%。用完全细胞培养液稀释成10^6个/mL脾细胞悬液。将脾细胞悬液加入96孔细胞培养板，0.1mL/孔，每个样本平行4孔，前两孔每孔加入10μg/mL ConA溶液0.1mL，后两孔每孔加入细胞培养液0.1mL作为平行对照。置5%CO_2培养箱37℃培养60h时，每孔加1mg/mL MTT溶液0.1 mL，

37℃反应6h。弃去上清液，用pH7.4，0.01MPBS洗涤2次，弃去上清液，加酸化异丙醇0.2mL/孔，室温反应10min，在酶标仪640nm处读取OD值，按下式计算淋巴细胞增殖指数：

淋巴细胞增殖指数=加入ConA孔OD值/加入培养液孔OD值

1.5 统计学方法

数据采用SPSS13.0统计软件分析，计量资料以($\bar{X}$±S表示，组间比较采用单因素方差分析，检验水准为α=0.05。

2. 结果

2.1 急性毒性实验

给药后观察7d，3个给药组均未出现死亡，也未发现明显毒性反应。小鼠最大给药量为42 g/(kg·d)，相当于人临床日用量0.09g/(kg·d)的467倍，见表2。

表2 小鼠最多给药量实验结果

组别	只数	给药剂量 g/ kg	死亡数/只						
			第1天	第2天	第3天	第4天	第5天	第6天	第7天
A	20	42	0	0	0	0	0	0	0
B	20	19	0	0	0	0	0	0	0
C	20	14	0	0	0	0	0	0	0

2.2 对CTX抗S_{180}肉瘤的增效作用

CTX能减轻S_{180}肉瘤小鼠的瘤重，荷瘤对照组与CTX组比较差异有统计学意义($P<0.01$)。回生胶囊和CTX联合应用，亦能减轻S_{180}肉瘤小鼠的瘤重，与CTX组比较，大、小剂量组均有统计学差异($P<0.05$)，说明回生胶囊对CTX抗小鼠S_{180}肉瘤有增效作用，见表3。

表3 回生胶囊对CTX抗小鼠S_{180}肉瘤作用的影响($\bar{X}$±S)

组别	只数	剂量(g/kg)	瘤重(g)	抑瘤率(%)
荷瘤对照组	10	—	1.60±0.31**	
CTX组	10	—	1.12±0.28	30.0
贞芪扶正胶囊+CTX组	10	8.34	0. 84±0.24*	47.5
回生胶囊大剂量+CTX组	10	8.10	0.81±0.22*	49.4
回生胶囊小剂量+CTX组	10	2.70	0.82±0.26*	48.8

注:与CTX组比较,*表示$P<0.05$,**表示$P<0.01$。

2.3 对放疗抗S_{180}肉瘤的增效作用

放疗能减轻S_{180}肉瘤小鼠的瘤重,荷瘤对照组与CTX组比较,差异有统计学意义($P<0.01$)。回生胶囊和放疗联合应用,亦能减轻S_{180}肉瘤小鼠的瘤重,与放疗组比较,大、小剂量组差异有统计学意义($P<0.05$),说明回生胶囊对放疗抗小鼠S_{180}肉瘤有增效作用,见表4。

表4 回生胶囊对放疗抗S_{180}肉瘤作用的影响($\bar{X}$±S)

组别	只数	剂量(g/kg)	瘤重(g)	抑瘤率(%)
荷瘤对照组	10	—	1.85±0.25**	
放疗组	10	—	1.42±0.27	23.2
贞芪扶正胶囊+放疗组	10	8.34	1. 14±0.21*	38.4
回生胶囊大剂量+放疗组	10	8.10	0.97±0.20**	47.6
回生胶囊小剂量+放疗组	10	2.70	1.11±0.24*	40.0

注:与放疗组比较,*表示$P<0.05$,**表示$P<0.01$。

2.4 对CTX抗S_{180}肉瘤毒性的减毒作用

与正常对照组比较,荷瘤对照组小鼠RBC,WBC和PLT无明显变化,差异无统计学意义($P>0.05$)。CTX可降低荷瘤小鼠的WBC和RBC,荷瘤对照组与CTX组比较,差异有统计学意义($P<0.05$),但对荷瘤小鼠的PLT无明显影响。回生胶囊和CTX联合应用,可

对抗CTX降低荷瘤小鼠WBC和RBC的作用，与CTX组比较，大剂量组差异有统计学意义（$P<0.05$），见表5。

表5 回生胶囊对CTX抗S_{180}肉瘤毒性的影响（$\bar{X}\pm S$）

组别	只数	剂量(g/kg)	RBC($\times10^{12}$)/L	WBC($\times10^{9}$)/L	PLT($\times10^{9}$)/L
正常对照组	10	—	8.46±1.25**	4.57±1.24*	829.3±195.3
荷瘤对照组	10	—	7.80±1.17*	5.73±1.31**	932.1±218.5
CTX组	10	—	5.69±1.21	3.27±1.14	909.4±245.8
贞芪扶正胶囊+CTX组	10	8.34	7.46±1.69*	4.61±1.29*	952.0±234.3
回生胶囊大剂量+CTX组	10	8.10	7.31±1.48*	4.79±1.34*	869.9±263.6
回生胶囊小剂量+CTX组	10	2.70	6.75±1.34	3.97±1.75	942.8±213.2

注：与CTX组比较，*表示$P<0.05$，**表示$P<0.01$。

2.5 对放疗抗S_{180}肉瘤毒性的减毒作用

荷瘤对照组小鼠RBC，WBC和PLT无明显变化，与正常对照组比较，差异无统计学意义（$P>0.05$）。放疗可降低荷瘤小鼠的WBC和RBC，荷瘤对照组与放疗组比较，差异有统计学意义（$P<0.05$），但对荷瘤小鼠的PLT无明显影响。回生胶囊和放疗联合应用，可对抗放疗降低荷瘤小鼠WBC和RBC的作用，与放疗组比较，大剂量组差异有统计学意义（$P<0.05$），见表6。

表6 回生胶囊对放疗抗S_{180}肉瘤毒性的影响($\bar{X}$±S)

组别	只数	剂量(g/kg)	RBC($\times10^{12}$)/L	WBC($\times10^{9}$)/L	PLT($\times10^{9}$)/L
正常对照组	10	—	8.46±1.43**	4.61±1.37*	957.8±243.7
荷瘤对照组	10	—	7.91±1.28*	5.19±1.54*	981.4±225.9
放疗组	10	—	6.42±1.15	3.56±1.21	815.2±198.6
贞芪扶正胶囊+放疗组	10	8.34	7.39±1.46	4.89±1.35*	920.5±283.4
回生胶囊大剂量+放疗组	10	8.10	7.85±1.29*	4.91±1.20*	946.8±290.2
回生胶囊小剂量+放疗组	10	2.70	6.83±1.41	4.20±1.23	873.1±248.8

注:与放疗组比较,*表示$P<0.05$,**表示$P<0.01$。

2.6 对小鼠腹腔巨噬细胞吞噬功能的影响

荷瘤对照组小鼠腹腔巨噬细胞吞噬百分率和吞噬指数降低,正常对照组与荷瘤对照组比较,差异有统计学意义($P<0.05$)。回生胶囊能增加小鼠腹腔巨噬细胞吞噬百分率和吞噬指数,与荷瘤对照组比较,大、小剂量组差异有统计学意义($P<0.05$),说明回生胶囊可提高小鼠吞噬细胞的吞噬功能,增强机体非特异性免疫功能,见表7。

表7 回生胶囊对小鼠巨噬细胞吞噬功能的影响($\bar{X}$±S)

组别	只数	剂量(g/kg)	吞噬百分率(%)	吞噬指数
正常对照组	10	—	52.4±6.67**	1.69±0.52*
荷瘤对照组	10	—	43.15±4.23	1.15±0.38
贞芪扶正胶囊组	10	8.34	48.62±5.31*	1.40±0.37
回生胶囊大剂量组	10	8.10	51.70±5.74**	1.76±0.41**
回生胶囊小剂量组	10	2.70	48.53±5.19*	1.43±0.35*

注:与荷瘤对照组比较,*表示$P<0.05$,**表示$P<0.01$。

2.7对小鼠血清溶血素含量的影响(HC50法)

荷瘤对照组小鼠血清溶血素水平降低,正常对照组与荷瘤对照组比较,差异有统计学意义($P<0.01$)。回生胶囊能提高小鼠血清溶血素水平,与荷瘤对照组比较,大、小剂量组差异均有统计学意义($P<0.05$)。说明回生胶囊能促进小鼠特异性抗体的产生和分泌,增强小鼠的特异性体液免疫功能,见表8。

表8 回生胶囊对小鼠血清溶血素含量的影响($\bar{X}$±S)

组别	只数	剂量(g/kg)	溶血素滴度(HC50单位/mL)
正常对照组	10	—	307.8±65.4**
荷瘤对照组	10	—	173.2±46.8
贞芪扶正胶囊组	10	8.34	241.6±52.5**
回生胶囊大剂量组	10	8.10	264.4±60.7**
回生胶囊小剂量组	10	2.70	239.1±58.1*

注:与荷瘤对照组比较,*表示$P<0.05$,**表示$P<0.01$。

2.8对小鼠脾脏淋巴细胞转化的影响(MT染色法)

荷瘤对照组小鼠淋巴细胞增殖指数降低,正常对照组与荷瘤对照组比较差异有统计学意义($P<0.01$)。回生胶囊能增加小鼠淋巴细胞增殖指数,与荷瘤对照组比较,大、小剂量组差异有统计学意义($P<0.01$),说明回生胶囊能促进小鼠脾脏淋巴细胞增殖反应,增强小鼠的特异性细胞免疫功能,见表9。

表9 回生胶囊对小鼠脾脏淋巴细胞增殖的影响($\bar{X}$±S)

组别	只数	剂量(g/kg)	淋巴细胞增殖指数
正常对照组	10	—	2.31±0.32**
荷瘤对照组	10	—	1.74±0.28
贞芪扶正胶囊组	10	8.34	2.15±0.30**
回生胶囊大剂量组	10	8.10	2.30±0.36**
回生胶囊小剂量组	10	2.70	2.24±0.33**

注:与荷瘤对照组比较,*表示$P<0.05$,**表示$P<0.01$。

3.结论

对回生胶囊进行小鼠急性毒性实验,因未测出小鼠死亡剂量,无法测定LD_{50},故改测最大给药量。结果表明小鼠灌胃给药回生胶囊,未发现明显毒性反应,1日最大给药量为42 g/(kg·d),是人临床日口服剂量0.09g/(kg·d)的467倍;回生胶囊8.1g、2.7g生药每千克(体质量)给荷瘤小鼠灌胃,对环磷酰胺(CTX)化疗或X射线放疗抗小鼠S_{180}肉瘤有增效作用;8.1g生药每千克(体质量)给荷瘤小鼠灌胃,对CTX或放疗减少S_{180}荷瘤小鼠白细胞和红细胞数有抑制作用;8.1g、2.7g生药每千克(体质量)给荷瘤小鼠灌胃,能提高小鼠吞噬细胞的吞噬功能,增强机体非特异性免疫功能;能促进小鼠特异性抗体的产生和分泌,增强小鼠的特异性体液免疫功能;促进小鼠脾脏淋巴细胞增殖反应,增强小鼠的特异性细胞免疫功能。

实验表明,回生胶囊1日内过大剂量口服是安全的,与化疗或放疗药物联合应用有增效和减毒作用,同时能增强机体的免疫功能。

参考文献

[1]中华人民共和国卫生部药政管理局.中药新药研究指南[S].北京:卫生部药政管理局,1991:203-204.

[2]国家药品监督管理局.中药新药研究的技术要求[S].北京:国家药品监督管理局,2000:24-25.

[3]陈奇.中药药理研究方法学[M].北京:人民卫生出版社,1993:113-118.

[4徐叔云.药理实验方法学[M].3版.北京:人民卫生出版社,1994:1430-1440.

[5]陈子珺,李云森,韦群辉,等.臭参对S_{180}荷瘤小鼠化疗增效减毒及免疫功能的影响[J].中成药,2012,34(10):1848-1851.

[6]李仪奎.中药药理实验方法学[M].2版.上海:上海科技出版社,2006:723-725.

[7李仪奎.中药药理实验方法学[M].上海:上海科学技术出版社,1991:159.

[8]黄彬红,傅颖媛,徐静,等.金边瑞香对荷S_{180}瘤小鼠免疫功能的影响[J].时珍国医国药,2008,19(10):2376-2377.

(刊登于《西部中医药》2016年第29卷第5期,殷建峰 作,夏小军 主持完成课题)

再障生血胶囊对环磷酰胺致再障小鼠造血功能的影响

摘要

评价再障生血胶囊对环磷酰胺致再障小鼠造血功能的影响。方法:将清洁级ICR小鼠50只随机分为高剂量组[1.6g/(kg·d)],中剂量组[0.8g/(kg·d)],低剂量组[0.4g/(kg·d)],另设阴性对照组及空白对照组,每组10只。结果:外周血高、中、低剂量组白细胞分别是(7.4±7.8)×10^9/L、(6.0±5.2)×10^9/L、3.0×10^9/L,与阴性组相比,高、中剂量组有显著性差异。股骨骨髓有核细胞数分别为(52.3±11.24)×10^5/根、(56.8±15.15)×10^5/根、(47.9±11.29)×10^5/根,高、中、低剂量组均较阴性对照有极显著性差异。结论:再障生血胶囊能有效保护由环磷酰胺所致的骨髓损伤,对小鼠骨髓造血功能有明显的促进作用,对小鼠外周血白细胞损伤有一定的保护和修复作用。

1.材料与方法

1.1 动物及分组

清洁级ICR雄性小鼠50只,体重20±2g。随机分为高剂量组、中剂量组、低剂量组、阴性对照组、空白对照组,每组10只。

1.2 药物与设备

含10%胎牛血清的1640培养基为Sigma公司产品,自动血球计数仪(F820)。

1.3 实验方法及检测指标

实验开始各组每日灌胃1次,高剂量组1.6g每千克体重每日,中剂量组0.8g每千克体重每日，低剂量组0.4g每千克体重每日、阴性对照灌注射用水0.8g每千克体重每日、空白对照灌注射用水0.8g每千克体重每日。进行至第7天时，除空白对照组外，各组按0.1mg/g体重腹腔注射环磷酰胺，连续2d。各组再连续灌胃6d。实验第14天各组眼眶取血，用自动血球计数仪测定外周血红细胞数、白细胞数、血红蛋白含量、血小板数等，取血后断髓处死小鼠，每只小鼠取股骨1根，用含10%胎牛血清的1640培养液3mL冲出全部骨髓细胞，作有核细胞计数。

2.结果

2.1实验过程一般情况

空白对照小鼠活动如常，毛发有光泽，饮食及体重正常；阴性对照组活动减少，皮毛松弛蓬乱，进食减少，实验过程中1只小鼠死亡。

2.2各组血液细胞数比较

外周血高、中、低剂量组白细胞分别是$(7.4\pm7.8)\times10^9$/L、$(6.0\pm5.2)\times10^9$/L、3.0×10^9/L，与阴性组相比，高、中剂量组差异有显著性，$P<0.05$。

2.3各组小鼠股骨骨髓有核细胞数的影响

在本实验条件下，再障生血胶囊对小鼠的骨髓造血有明显的促进作用，对环磷酰胺造成的小鼠骨髓损伤具有明显的保护和修复作用，对小鼠外周血白细胞损伤有一定的保护和修复作用。见表1。

表1　再障生血胶囊对环磷酰胺致再生障碍性贫血小鼠股骨骨髓有核细胞数的影响

组别	动物只数	有核细胞数（骨髓有核细胞计数×10^5每根股骨）
高剂量组	9	52.3±11.24***
中剂量组	10	56.8±15.15***

低剂量组	10	47.9±11.29**
阴性对照	9	35.2±9.73
阳性对照	10	78.2±14.79***
空白对照	10	84.7±16.79

注：**$P<0.05$，与阴性对照组相比有显著差异；***$P<0.01$，与阴性对照组相比有极显著差异。

3.讨论

环磷酰胺是目前广泛应用的抗肿瘤药物，环磷酰胺再生障碍性贫血（简称“再障”）[1]模型是通过抑制细胞DNA合成，干扰RNA功能而造成的。使骨髓造血细胞增生广泛受到抑制，造血功能损伤。本研究应用高、中、低剂量再障生血胶囊对环磷酰胺小鼠再障的实验表明，各剂量组对骨髓造血功能有不同程度的保护作用；使损伤的造血功能得到修复和重建，有明显促进骨髓造血功能的作用。

对外周血中白细胞的损伤有保护作用，红细胞由于寿命长（约120d），环磷酰胺对成熟红细胞几乎无损伤作用，对实验结果影响不大。血小板同样为成熟细胞不合成DNA，且产血小板巨核细胞寿命较长，故在实验14d内外周血血小板受影响不明显，符合实验结论。

实验结论为生血胶囊对治疗再生障碍性贫血提供了科学依据，同时也充分证明了滋补肾阴、温补肾阳的治则对再生障碍性贫血确有治疗作用。

参考文献

[1]张之南.血液病诊断及疗效标准.第2版.北京：科学技术出版社,1998：34-36.

（原刊登于《中华实用中西医》2006年第19卷第10期，后刊登于《中国社区医师·医学专业半月刊》2009年第11卷第13期，张鑫智、夏小军 作）

黄鼬干粉胶囊对再生障碍性贫血模型小鼠造血功能的影响

摘要

【目的】观察黄鼬干粉胶囊对再生障碍性贫血(AA)模型小鼠造血功能的影响及作用机制。【方法】采用X射线+环磷酰胺+氯霉素复合方法复制小鼠AA模型,观察黄鼬干粉胶囊对小鼠外周血象、骨髓有核细胞数(BMNC)、骨髓粒细胞-巨噬细胞集落生成单位(CFU-GM)、血清中可溶性细胞间黏附因子1(sICAM-1)和骨髓组织病理学的影响。【结果】黄鼬干粉胶囊能明显增加模型小鼠外周血中HGB、RBC、WBC和PLT数量,能增加骨髓BMNC数量,还能升高骨髓CFU-GM和降低血清sICAM-1。与模型对照组比较,差异有统计学意义($P<0.05$)。骨髓组织病理学结果表明,黄鼬干粉能明显改善模型小鼠骨髓增生低下和造血灶减少,促进骨髓造血。【结论】黄鼬干粉胶囊能改善AA模型小鼠造血功能,其作用机制可能与调节骨髓CFU-GM和血清sICAM-1的平衡有关。

黄鼬(学名Mustelasibirica),俗名黄鼠狼,为鼬科小型杂食动物[1]。黄鼬肉骨在中国民间历来被视为一种药材,认为具有抗癌、增强免疫力等功效,对急性白血病(AL)、再生障碍性贫血(AA)、免疫性血小板减少症等疾病也有一定疗效。甘肃陇东地区民间常以黄鼬干粉用于AA及AL化疗后骨髓抑制患者,也用以治疗骨髓增生低下性疾病,效果满意。本实验拟观察黄鼬干粉胶囊对AA模型小鼠骨髓造血功能的影响。

1.材料与方法

1.1 实验动物

昆明小鼠,SPF级,雌雄各半,体质量18~22g,由中国农业科学院兰州兽医研究所实验动物场提供,实验生产许可证号:SCXK(甘)2010-0001,动物实验合格证号:0000981。

1.2 药物和试剂

黄鼬干粉胶囊(甘肃省庆阳市中医医院提供,批号:130706),临用前将药粉用8倍量蒸馏水浸泡2h,水浴锅煎煮30min,800rpm离心5min,取上清液,80℃浓缩至30%和90%的浓度,4℃冰箱保存备用;司坦唑醇片(广西南宁百会药业集团有限公司生产,批号:130416);注射用环磷酰胺(CTX)(山西普德药业股份有限公司生产,批号:04120103);氯霉素注射液(山东鲁抗辰欣药业有限公司生产,批号:130523);注射用青霉素钠(华北制药股份有限公司生产,国药准字H13020657);注射用硫酸链霉素(华北制药股份有限公司生产,批号:20130615);M199培养基(上海源叶生物科技有限公司生产,批号:130811);马血清(郑州益康生物有限公司生产,批号:130608);琼脂粉(青岛高科园海博生物技术有限公司生产,批号:20130406);ELISA(sICAM-1)试剂盒(产品型号E12789,规格96T,上海华壹生物有限公司生产,批号:20130522)。

1.3 实验仪器

医用直线加速器(型号BD-6M,北京医疗器械研究所提供);低温高速离心机[Biofugefresco(美国)];血细胞分析仪[CD1200(美国)提供];奥林帕斯生物显微镜[Olympus公司(日本)生产];BS110S型sartorius电子天平(北京赛多利斯天平有限公司提供)。

1.4 实验方法

1.4.1 对AA模型小鼠外周血象、骨髓有核细胞数(BMNC)和骨髓组织病理学的影响[2-4]

1.4.1.1分组、造模、给药

取小鼠50只，随机分为5组，每组10只。除正常对照组外，其余各组采用医用直线加速器X射线一次性全身照射（皮源距100cm，辐射剂量为8.0Gy/min，辐射时间为4min），分别于第4天、5天、6天腹腔注射环磷酰胺50.0mg/kg及氯霉素62.5mg/kg，连续3d。造模的同时，正常对照组和模型对照组灌胃生理盐水，阳性对照组灌胃司坦唑醇片1mg/kg（相当于人体临床日用量的10倍），黄鼬干粉胶囊高、低剂量组分别灌胃黄鼬干粉胶囊煎液18g/kg和6g/kg（相当于临床人1日用量的30倍和10倍）。均为0.02mL/g，各组每天1次，连续15d。

1.4.1.2外周血象及BMNC计数

末次给药后次日，摘眼球取血，用血细胞分析仪测定外周血象变化。随后各组小鼠脱颈椎处死，分离出两侧股骨。取右侧股骨中段7mm，用3%冰醋酸溶液10mL冲出全部骨髓，并经6号针头抽吸一次，分散骨髓细胞。然后通过血细胞计数板在显微镜下计数骨髓有核细胞数（BMNC）。

1.4.1.3骨髓切片制备与观察

将左侧股骨浸入4%中性甲醛内固定2h，再用2%的硝酸脱钙2h，水洗2次，室温下乙醇梯度脱水各2次，然后用甲液、乙液顺序浸透各12h，用包埋液封闭，放入-20℃冰箱内过夜，第2天进行切片，苏木素-姬姆萨-伊红染色，最后置于光学显微镜下观察骨髓增生程度及造血细胞变化。

1.4.2对AA模型小鼠粒-巨噬细胞集落生成单位（CFU-GM）、可溶性黏附因子1（sICAM-1）的影响[5-8]

1.4.2.1小鼠骨髓CFU-GM的检测

小鼠分组、模型制备及给药同上。培养体系为含20%马血清的M199培养液3.5mL，5块0.3mm^{3}小鼠肺组织生成的细胞刺激因子，适量青、链霉素（浓度100U/mL、100μg/mL），分别加入以上各组,各时间点小鼠的骨髓单个核细胞(终浓度为$2×10^5$),置于37℃水浴15min,加入琼脂0.3mL(终浓度为0.3%),再放入2.7%的甲基纤维素(终浓度为0.9%),振荡混匀后浇入培养皿,移入含5%CO_2培养箱,37℃培养7d,用倒置显微镜计数各组生成的细胞集落,≥50个细胞组成的细胞团为1个细胞集落。

1.4.2.2 小鼠血清sICAM-1的检测

末次给药后,小鼠眼眶静脉窦取血0.5mL,室温放置20min,以3000r/min离心20min,取血清5μL,按试剂盒说明书操作,检测血清中sICAM-1浓度值。

1.5 统计学方法

所有数据均经SPSS15.0统计学软件进行处理,计量资料用($\bar{X}$±S)表示,采用t检验,$P<0.05$表示差异有统计学意义。

2. 结果

2.1 各组小鼠外周血象和BMNC比较

模型对照组小鼠外周血中HGB、RBC、WBC和PLT数量明显减少,BMNC数明显降低,与正常对照组比较,差异均有统计学意义($P<0.05$)。司坦唑醇片组和黄鼬干粉胶囊高、低剂量组小鼠外周血中HGB、RBC、WBC和PLT数量以及BMNC数量明显增加,与模型对照组比较,差异有统计学意义($P<0.05$)。见表1。

正常对照组骨髓增生活跃,全片有核细胞密布,巨核细胞多见。模型对照组骨髓增生极度低下,造血细胞明显减少,大量脂肪细胞代替造血细胞,间质水肿,巨核细胞未见。黄鼬干粉胶囊高、低剂量组及司坦唑醇片组仍显示骨髓增生低下,但可见散在造血灶,偶见巨核细胞。见图1。

表1 各组小鼠外周血象和BMNC比较

组别	只数	HGB(g/L)	RBC(×10^{12})/L	WBC(×10^{9})(L)	PLT(×10^{9})(L)	BMNC(×10^{6})(个/L)
正常对照组	10	161.39±8.53	8.73±1.12	7.03±1.16	964.80±121.6	8.64±1.46
模型对照组	10	84.46±5.18$^{\#\#}$	5.46±0.84$^{\#\#}$	4.35±0.91$^{\#\#}$	675.20±108.3$^{\#\#}$	3.22±1.04$^{\#\#}$
司坦唑醇片组	10	136.27±7.32**	7.14±1.06**	5.82±1.04**	864.90±125.1**	5.07±1.36**
黄鼬干粉胶囊高剂量组	10	125.56±6.87**	6.85±0.89**	5.67±1.07**	801.70±116.7*	4.95±1.33**
黄鼬干粉胶囊低剂量组	10	107.91±6.45**	6.51±0.93*	5.49±0.98*	782.40±112.5*	4.63±1.41*

注:与正常对照组比较,$^{\#\#}P<0.01$;与模型对照组比较,$^{*}P<0.05$,$^{**}P<0.01$。

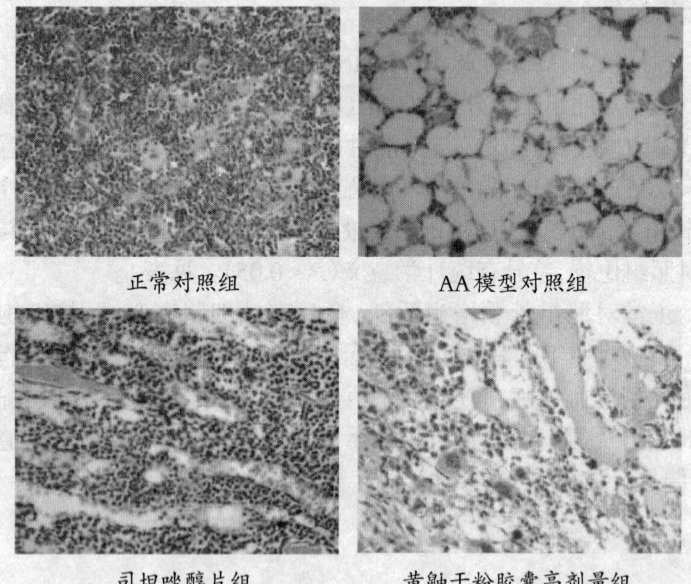

正常对照组　　AA模型对照组

司坦唑醇片组　　黄鼬干粉胶囊高剂量组

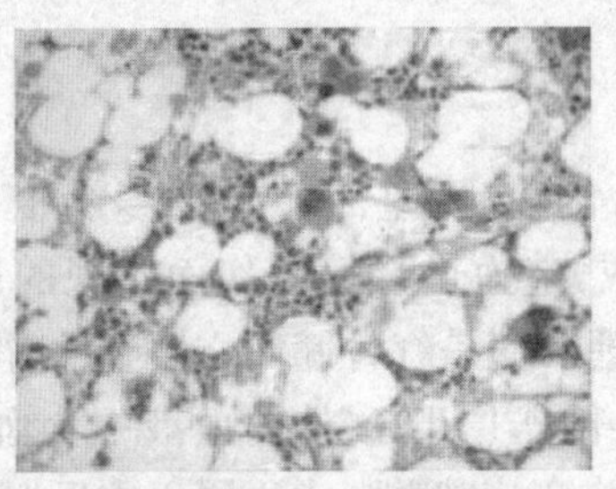

黄鼬干粉胶囊低剂量组

图1 各组小鼠骨髓组织病理学表现(40×)

2.2各组小鼠骨髓CFU-GM、血清SICAM-1比较

采用X射线+环磷酰胺+氯霉素复合方法复制小鼠AA模型,模型对照组小鼠骨髓CFU-GM生成量明显降低,血清中SICAM-1明显升高,与正常对照组比较,差异均有统计学意义($P<0.05$)。司坦唑醇片组和黄鼬干粉胶囊高、低剂量组均能提高模型小鼠骨髓CFU-GM生成量,降低小鼠血清中SICAM-1含量,与模型对照组相比,差异有统计学意义($P<0.05$)。见表2。

表2 各组CFU-GM、SICAM-1比较(骨髓细胞数$4×10^5$)

组别	只数	剂量(g/kg)	CFU-GM	SICAM-1(μg/mL)
正常对照组	10	–	20.82±2.34	11.65±1.82
模型对照组	10	–	7.14±0.96$^{##}$	18.83±2.69$^{##}$
司坦唑醇片组	10	1	9.78±1.13**	15.04±1.86**
黄鼬干粉胶囊高剂量组	10	18	9.91±1.42**	15.59±2.21**
黄鼬干粉胶囊低剂量组	10	6	9.56±1.09**	16.12±2.34*

注:与正常对照组比较,$^{##}P<0.01$;与模型对照组比较,$^{*}P<0.05$,$^{**}P<0.01$。

3.讨论

AA是一组由化学、物理、生物及自身免疫等因素所致的骨髓造血干细胞和(或)造血微环境损伤而出现的造血功能衰竭性疾病。其主要的病理改变是红骨髓向心性萎缩,被脂肪髓代替,无恶性细胞及网状纤维增生,以致外周血液中全血细胞减少,出现贫血、出血、感染等临床症状[9-10]。AA属于中医"髓劳病"范畴[11]。《本草纲目》记载,黄鼬的肉甘、温,有小毒,入肺、肾二经,具有杀虫疗疮、温肾缩尿的功效,治疥疮、疮溃不愈合、尿频等症。甘肃陇东地区民间AA及AL化疗后骨髓抑制的患者大多服用黄鼬干粉[12-13],但相关实验研究尚未见报道。本实验研究表明,采用X射线+环磷酰胺+氯霉素复合方法复制小鼠AA模型,黄鼬干粉胶囊能明显增加模型小鼠外周血中HGB、RBC、WBC和PLT数量,能增加骨髓BMNC和CFU-GM数量,降低血清SICAM-1水平。骨髓组织病理学结果表明,黄鼬干粉胶囊能明显改善模型小鼠骨髓增生低下和造血灶减少,促进骨髓造血。其治疗AA的作用机制可能与调节骨髓CFU-GM和血清sICAM-1的平衡有关。本研究为中医临床使用黄鼬干粉胶囊治疗AA和进一步新药研发提供了药理学实验依据。

参考文献

[1]林崇德,徐仁声.中国小学教学百科全书·自然卷[M].沈阳:沈阳出版社,1993:6.

[2]孙纪元,王四旺.再生障碍性贫血的动物模型实验研究[J].中国实验动物学,2000,10(14):210-212.

[3]陈文杰,陈辉树.造血系统疾病临床病理学[M].北京:北京医科大学中国协和医科大学联合出版社,1997:145-149.

[4]任美华,翟声平.参附注射液治疗再生障碍性贫血模型小鼠的实验研究[J].中国现代药物应用,2013,7(14):35-36.

[5]唐佩弦.造血细胞培养技术[M].西安:陕西科学技术出版社,1985:103-106.

[6]章梅,张仲海,夏天,等.四君子汤对脾虚患者血清SICAM-1水平和单核细胞功

能的影响[J].中国中西医结合,1999,19(5):271.

[7]林海燕,于佳宁.升白汤对化疗小鼠白细胞减少症的影响[J].中国中医基础医学,2010,16(11):1003-1005.

[8]张舜玲,刘瑞玉,许先吟,等.再生障碍性贫血患者血清SICAM-1和TGF-B1水平及其意义[J].现代临床医学生物工程学,2003,9(1):15-17.

[9]邓家栋,杨崇礼,杨天楹,等.临床血液病学[M].上海:上海科学技术出版社,2001:462-489.

[10]印会河,张伯讷.中医基础理论[M].上海:上海科学技术出版社,1985:39-58.

[11]李时珍.本草纲目[M].上海:上海科学技术出版社,2008:128.

[12]廖挺,刘则鹏,张丽娜.廖志峰应用健脾补肾活血汤治疗慢性再生障碍性贫血临床观察[J].西部中医药,2014,27(11):53-55.

[13]展锐,黄邦荣,王兰英.兰州方对再生障碍性贫血模型小鼠外周血细胞的影响[J].西部中医药,2014,27(9):10-12.

(刊登于《西部中医药》2016年第29卷
第2期,姚金华、夏小军、马骏、杜志荣 等作)

复方银菊合剂对大鼠实验性口腔溃疡愈合及体外抑菌实验研究

摘要

【目的】复方银菊合剂药效学、毒理学实验研究。【方法】观察复方银菊合剂对大鼠实验性口腔溃疡的影响；对金黄色葡萄球菌、大肠埃希菌和白色念珠菌的体外抑菌作用；多次给药对大鼠口腔黏膜刺激性实验。【结果】复方银菊合剂12.5μL/g，4.2μL/g体质2个剂量能明显促进大鼠实验性口腔溃疡愈合；复方银菊合剂对金黄色葡萄球菌、大肠埃希菌和白色念珠菌均有体外抑菌作用；复方银菊合剂12.5μL/g体质量连续给药7d，对大鼠口腔黏膜无刺激性反应。【结论】复方银菊合剂对大鼠实验性口腔溃疡有明显治疗作用，对金黄色葡萄球菌、大肠埃希菌和白色念珠菌均有体外抑菌作用，多次给药对大鼠口腔黏膜无刺激性反应。

复方银菊合剂是甘肃省庆阳市中医医院研制防治白血病化疗后口腔溃疡的纯中药制剂（甘药制字号:Z04101016），由金银花、野菊花、天花粉、生甘草4味中药材组成，具有清热解毒、滋阴降火、祛腐生肌之功效，经十余年的临床运用，疗效显著。现将复方银菊合剂药效学、毒理学实验研究报告如下。

1.材料

1.1 动物

Wistar大鼠,SPF级,雌雄各半,体质量180~220g,由兰州大学实验动物中心提供,生产许可证号为SCXK(甘)20090004,合格证号为0000262。

1.2 菌株

金黄色葡萄球菌(ATCC25923)、大肠埃希菌(ATCC25922)和白色念珠菌(ATCC10231),均由兰州大学医学生物化学与分子生物学研究所提供。

1.3 药品

复方银菊合剂,每瓶100mL,由庆阳市中医医院提供,批号081203;冰硼含片,白云山汤阴东泰药业有限责任公司产品,批号080601;盐酸环丙沙星片,山西津华晖星制药有限公司产品,批号080513;酮康唑片,西安杨森制药有限公司产品,批号081006。以上各药临用前以生理盐水配成所需质量分数溶液,调pH值为7.4,高压灭菌。

2.方法与结果

2.1 统计学方法

采用SPSS 13.0统计分析软件处理。计量资料数据以均数±标准差($\bar{X} \pm S$)表示,组间比较采用t检验;计数资料组间比较采用χ^2检验。以$P < 0.05$为差别有统计学意义。

2.2 实验性口腔溃疡愈合实验

观察复方银菊合剂对口腔溃疡的治疗作用。实验按照参考文献[1,2]方法进行。

将40只大鼠随机分为模型对照组、冰硼含片组、复方银菊合剂大剂量组、复方银菊合剂小剂量4组,每组10只。各组大鼠分别用乙醚麻醉，仰卧固定于鼠板。取一根直径为4 mm的玻璃管；将一个小棉球置于其一端，使之与管口平齐；将玻璃管的棉球端浸在质量分数为900g/L 的苯酚溶液中，使药液浸透棉球；将其置于大鼠一侧颊黏膜上灼烧60s。移去玻璃管即可见该区域有直径4~6mm的白色损害；次日肉眼可见大鼠口唇边潮湿，流口水，颊黏膜处红肿，即造模成功。复方银菊合剂大剂量组：给复方银菊合剂12.5μL/g体质量（相当于临床人日用量的15倍），平均分5次滴入大鼠颊黏膜溃疡处，间隔2h。复方银菊合剂小剂量组：给复方银菊合剂4.2μL/g体质量（相当于临床人日用量的5倍），平均分2次滴入大鼠颊黏膜溃疡处，间隔4 h。冰硼含片组给冰硼含片粉末1.5 mg/g（相当于临床人日用量的15倍），平均分5次置于大鼠颊黏膜溃疡处，间隔2h。模型对照组不给药。每次用药后禁食、禁水30min，连续给药6d。

每日给药前观察大鼠口腔溃疡愈合情况，记录给药6d后口腔溃疡面直径的大小（以毫米表示）及大鼠口腔溃疡愈合的时间和数量。愈合标准：溃疡直径<1mm为愈合，溃疡直径≥1mm为未愈合。

结果见表1、表2。与模型对照组对比，连续给药6d，复方银菊合剂大、小剂量组大鼠口腔溃疡面直径减小，口腔溃疡愈合大鼠数量增加，差别均有统计学意义（$P<0.01$或$P<0.05$）。结果表明：复方银菊合剂能明显促进大鼠实验性口腔溃疡的愈合。

表1 各组大鼠口腔溃疡面直径对比

组别	动物数（只）	溃疡面直径（mm）
模型对照组	10	101.88±0.69
冰硼含片组	10	100.85±0.35**
复方银菊合剂大剂量组	10	100.72±0.22**
复方银菊合剂小剂量组	10	101.16±0.63*

注：与模型对照组对比，*$P<0.05$，**$P<0.01$。

表2 给药期间各组大鼠口腔溃疡愈合数量对比

组别	动物数(只)	给药第1~6d溃疡愈合动物数量(只)						溃疡愈合动物总数(只)	愈合率(%)
		1d	2d	3d	4d	5d	6d		
模型对照组	10	0	0	0	0	0	1	1	10.0
冰硼含片组	10	0	0	1	2	3	2	8**	80.0
复方银菊合剂大剂量组	10	0	0	2	4	4	0	10**	100.0
复方银菊合剂小剂量组	10	0	0	1	1	4	1	7*	70.0

注：与模型对照组对比，$^*P<0.05$，$^{**}P<0.01$。

2.3 体外抑菌试验

观察复方银菊合剂对金黄色葡萄球菌、大肠埃希菌和白色念珠菌的体外抑菌作用。采用平皿打孔灌药法，按照参考文献[3,4]方法进行。取灭菌试管7支，编号后排列于试管架上，按照无菌操作法，第1管加入1000g/L复方银菊合剂3mL，第2~4管各加无菌生理盐水3mL，然后吸1000g/L复方银菊合剂3mL加到第2管混匀后，吸出3mL加到第3管混匀，第3管吸出3mL加到第4管，混匀。第5管加2mg/mL的诺氟沙星片水溶液，第6管加1mg/mL的酮康唑片水溶液，第7管加无菌生理盐水。取标号灭菌平皿加熔化后冷却到40℃的牛肉膏汤琼脂培养基（白色念珠菌用沙氏培养基）20mL摇匀，待凝固后，用直径6mm的无菌打孔器在培养基上均匀打孔（3~4孔/皿），各孔分别加入以上配好的不同质量分数的药液和生理盐水（0.2mL/孔），再将培养好的金黄色葡萄球菌、大肠埃希菌、白色念珠菌分别均匀接种各洞口四周，37℃孵育24h，观察并测出抑菌圈直径。

结果见表3。复方银菊合剂对金黄色葡萄球菌、大肠埃希菌和白色念珠菌均有体外抑菌作用,且作用随剂量增加而增强。结果表明:复方银菊合剂对金黄色葡萄球菌、大肠埃希菌和白色念珠菌均有体外抑菌作用。

表3 复方银菊合剂对体外抑菌圈直径的影响 mm

菌株	复方银菊合剂(g/L)				环丙沙星(g/L)	酮康唑(g/L)	生理盐水对照
	1000	500	250	125	1	2	
金黄色葡萄球菌	21	20	17	15	28	—	0
大肠埃希氏菌	23	21	19	17	30	—	0
白色念珠菌	19	17	14	11	—	21	0

2.4 大鼠口腔黏膜刺激性实验

观察复方银菊合剂多次给药对大鼠口腔黏膜的刺激性反应。实验按照参考文献[2,5,6]方法进行。将20只大鼠随机分为复方银菊合剂组和正常对照组2组,每组10只。复方银菊合剂组给复方银菊合剂12.5μL/g体质量(相当于临床人日用量的15倍),在4h内平均分5次滴入大鼠两侧颊黏膜处。正常对照组不做任何处理。给药24 h后,观察记录给药部位充血和水肿情况,并进行评分;观察动物有无全身不良反应。每日给药并观察,共7d;停药后继续观察7d。黏膜充血、水肿评分标准见表4、表5。

结果见表6。给药后24h、给药7d期间及停药后7d,复方银菊合剂组鼠口腔黏膜均未出现充血和水肿症状,刺激反应平均分值为0,未见全身不良反应,与正常对照组对比,无异常。结果表明:复方银菊合剂12.5μL/g体质量连续给药7d,对大鼠口腔黏膜无刺激性反应。

表4 黏膜刺激性反应及评分标准

刺激反应		分值
充血	无充血(血管正常)	0
	轻度充血(血管充血呈鲜红色)	1
	中度充血(血管充血呈深红色,血管不易分辨)	2
	重度充血(弥漫性血管充血呈紫红色)	3
出血、溃烂、坏死		4
水肿	无水肿	0
	轻度水肿(勉强可见)	1
	中度水肿(明显隆起)	2
	重度水肿(黏膜隆起1mm,轮廓清楚)	3
	严重水肿(黏膜隆起1mm以上并有扩大)	4
最高总分值		8

表5 黏膜刺激强度评价标准

分值	评价
0~0.49	无刺激
0.5~2.99	轻度刺激
3.0~5.99	中度刺激
6.0~8.00	重度刺激

表6 各组多次给药后口腔黏膜刺激反应平均分值 n=10

组别	d1	d2	d3	d4	d5	d6	d7	d8	d9	d10	d11	d12	d13	d14
正常对照组	0	0	0	0	0	0	0	0	0	0	0	0	0	0
复方银菊合剂组	0	0	0	0	0	0	0	0	0	0	0	0	0	0

3.讨论

复方银菊合剂是在课题组反复临床实践的基础上,对白血病化疗后口腔溃疡病因病机进行深入探讨与研究,针对病程中虚火与毒火两大关键病理因素,以清热解毒、滋阴降火、祛腐生肌为治疗原则研制而成。先期的临床研究[7]表明:复方银菊合剂含漱对白血病化疗后口腔溃疡有很好的防治作用。本研究结果显示:复方银菊合剂对大鼠实验性口腔溃疡有明显治疗作用,对金黄色葡萄球菌、大肠埃希菌和白色念珠菌均有体外抑菌作用,多次给药对大鼠口腔黏膜无刺激性反应。此证实了复方银菊合剂含漱对白血病化疗后口腔溃疡的有效性与安全性,也为进一步扩大临床应用范围提供了药理学依据。

参考文献

[1] 朱萱萱,徐轩,施荣山.愈溃宁治疗大鼠口腔溃疡的实验研究[J].中药药理与临床,2001,17(5):35-36.

[2] 郑利光,翟所迪.甘草锌膜对实验性口腔溃疡的治疗作用及黏膜刺激性研究[J].中国新药,2006,15(8):601-603.

[3] 徐叔云,卞如濂,陈修. 药理实验方法学[M].北京:人民卫生出版社,1994:1340,1387.

[4] 陈奇.中药药理实验方法学[M].上海:上海科学技术出版社,2006:755-756.

[5] 国家食品药品监督管理局.中药、天然药物刺激性和溶血性研究的技术指导原则[M]. 北京:中国医药科技出版社.

[6] 中华人民共和国卫生部药政管理局.中药新药研究指南[S]:209-215.

[7] 段赟,李雪松,夏小军,等.复方银菊合剂含漱防治白血病化疗后口腔溃疡58例[J].中医研究,2013,26(3):23.

(刊登于《中医研究》2017年第30卷
第1期,段赟、夏小军、马骏 等作)

临证经验

益气温阳法治疗慢性血小板减少性紫癜经验举隅

摘要

慢性特发性血小板减少性紫癜以脾气虚弱、脾肾阳虚为本，血溢脉外，瘀阻络脉为标，治宜益气温阳，兼以温通血脉，以太子益血温阳汤治疗，疗效显著。

特发性血小板减少性紫癜（idiopathic thrombocytopenic purpura，ITP），又称自身免疫性血小板减少性紫癜（immune thrombocytopenic purpura，ITP），是临床常见的一种血小板减少性疾病，可分为急性（AITP）和慢性（CTIP）两型，属祖国医学“血证”“发斑”“肌衄”“葡萄疫”“虚劳”“紫癜病”[1]。笔者现结合多年临床经验，就CITP的诊治体会小结如下：

1.病因病机

早在《灵枢·百病始生》篇云：“卒然多食饮则肠满，起居不节，用力过度则络脉伤。阳络伤则血外溢，血外溢则衄血；阴络伤则血内溢，血内溢则后血。”明代张介宾《景岳全书·血证》将其病因概括为：“故有以七情而动火者，有以七情而伤气者，有以劳倦色欲而动火者，有以劳倦色欲而伤阴者，或外邪不解而热郁于经，或纵饮不节而火动于胃，或中气虚寒则不能收摄而注陷于下，或阴盛格阳则火不归原而泛滥于上；是皆动血之因也。”认为出血之症多由外感风热毒邪、内伤七情、饮伤脾胃、劳倦色欲伤肾等病因所致[2]。丘和明在《医林荟萃》中指出,本病急性多属血热火盛;慢性可表现为血热、阴虚火旺、脾肾亏虚、气阴两虚等,并认为以气阴两虚者居多[3]。综合上述各家观点,CITP的病机主要是以脾气虚弱、脾肾阳虚为本,以血溢脉外、瘀阻络脉为标。

2. 遣方用药

根据CITP的病机,治宜益气温阳,兼以温通血脉,药用太子益血温阳汤。药物组成:太子参30g,炒白术10g,茯苓10g,炙甘草10g,桂枝10g,白芍10g,锁阳20g,淫羊藿10g,萆薢10g,补骨脂10g,菟丝子10g,生姜10g,大枣10枚。现代药理研究表明,补肾药物作用于垂体—肾上腺系统,可增强肾上腺皮质功能,或具有肾上腺皮质激素样作用,而没有激素的副作用,且一些健脾与活血化瘀药具有调整或抑制免疫的作用[4-5]。

3. 典型病例

徐某,男,59岁。2009年4月6日初诊。乏力、皮肤紫癜1年。患者1年前无任何诱因出现皮肤紫癜,多次化验血小板减少,骨髓穿刺提示巨核细胞成熟障碍。曾服用中药调治,病情无明显改善。刻诊:皮肤紫癜,乏力头晕,牙龈渗血,腰膝疲软,舌淡胖、脉沉细。查体:全身皮肤多处散在瘀斑,肝脾淋巴结无肿大。外周血小板计数21×10^9/L,血红蛋白及白细胞正常。中医诊断为脾肾阳虚型血证;西医诊断为CITP。治以益气温阳,兼以温通血脉,散瘀行血。药用太子益血温阳汤:太子参30g,炒白术10g,茯苓10g,炙甘草10g,桂枝10g,白芍10g,锁阳20g,淫羊藿10g,萆薢10g,补骨脂10g,菟丝子10g,生姜10g,大枣10枚。1剂/d,水煎分服。5月6日二诊:服药1个月,皮肤瘀斑散在,无新出血点,血小板计数53×10^9/L,乏力、腰膝疲软减轻,舌淡苔白,脉沉。原方加黄精10g。继服1月来诊,皮肤瘀斑减退,无新的出血倾向,有时乏力、倦怠,舌苔未变,血小板计数69×10^9/L,谨守原方,加锁阳量至20g。再服1个月来诊:皮肤仅左前臂一块瘀斑,无出血及其他不适,舌淡红,苔薄黄,脉弦,血小板计数97×10^9/L,原方不变。又服1个月后复查,血小板升至115×10^9/L,皮肤紫斑消退。仍于原方巩固疗效,3个月后复查,血小板正常,疾病痊愈。

4.体会

太子益血温阳汤是中国中医科学院西苑医院麻柔教授以桂枝汤为基础加减而成。清代尤怡在《金匮要略心典》中云:"桂枝汤,外证得之,为解肌和营卫;内证得之,为化气和阴阳。"阐述了桂枝汤不仅仅是治疗太阳表证之药,仲景本人还用桂枝汤治疗奔豚气、寒病腹痛、黄汗症、下利腹痛伴身痛、产后风、妇人腹中痛等证。桂枝汤的法则在于调和营卫,同样道理可以推断,当营卫不调,阴阳不和而出现斑、疹、瘙痒、多汗、紫癜等病症时,运用桂枝汤当可有桴鼓之效。一则可以促进瘀血吸收,二则可以防止新的出血灶形成,起到防病于未然的作用。

根据桂枝汤的组成不难发现,君臣之药的独立药性也有助于紫癜病的治疗。桂枝辛甘温,能上行而散表,透达营卫,故能解肌,入心、肝、肺经而温通血脉,是温通经脉之圣药。芍药"气味苦酸平微寒,除血痹"。清代叶天士云:"血痹者,血涩不行而麻木也,芍药入心,苦以散结故主之也。"芍药是平肝行血散结之品,且敛津液而护营卫。生姜辛温,为手足太阴之温品,脾络虚寒,则血外溢,生姜性温,能温脾土,得温则血自归经,故能止血。《神农本草经》云:"干姜气味辛温无毒,主治胸满咳逆上气,温中止血出汗,肠澼下痢。生者优良。"

综上所述,桂枝与芍药配伍,既能温通血脉,行血散瘀,又以芍药的微寒酸收,制诸药之辛温太过。炙甘草益气和中,甘草与桂枝相伍,辛甘化阳,加强桂枝温通经脉之效;与芍药、大枣相配酸甘化阴,调护营血,和营泄热。

《素问·经脉别论篇》云:"食气入胃,散精于肝……食气入胃,浊气归心,淫精于脉,脉气流经,精气归于肺,肺朝百脉,输精于皮毛,毛脉合精,行气于府,府精神明,留于四脏,气归于权衡。"这段文字不仅强调了脾胃和心脏在血液运行中的重要地位,还强调了肺朝百脉与血液正常循经之间的密切关系。鉴于此,可推断CITP发病过程中出现的皮肤黏膜出血,也与肺朝百脉的功能异常有关[6-7]。又CITP疾病过程中经常发现患者因伴有上呼吸道感染,导致血小板计数骤然下降而病情加重的病例,这种现象也充分证明肺卫功能异常与CITP疾病本身的关系[8-9]。

故桂枝汤在CITP治疗中的应用不仅可促进瘀血这一病理产物的消退,还能预防疾病的恶化与进展,充分体现了防病于未然的"治未病"思想。中医辨证治疗以益气温阳,兼以温通血脉,散瘀行血。麻柔教授所拟定的太子益血温阳汤可明显改善出血症状,即在血小板较低的情况下亦能较大幅度降低患者出血的概率,从而减少血小板及丙种球蛋白的输注,客观上为患者减轻了经济负担。经过中医辨证治疗后大多数患者血小板计数均有不同程度的升高,临床症状改善疗效更为持续、稳定,值得推广应用。

参考文献

[1] 梁冰.血液科专病中医临床诊治[M].北京:人民卫生出版社,2000:83.

[2] 陈伯,丘和明.中西医结合血液病治疗学[M].北京:人民军医出版社,2001:68.

[3] 杨晓慧,刘晓云.三地益血汤联合西药治疗ITP36例临床观察[J].西部中医药,2012,25(7):73-74.

[4] 罗耀光,刘燕群,胡俊,等.重组炙甘草汤配合小剂量糖皮质激素治疗特发性血小板减少性紫癜的临床观察[J].中国中西医结合,2001,21(7):501.

[5] 刘建东,康国强,刘建军,等.中西医结合治疗过敏性紫癜100例临床观察[J].河北中医,2011,33(6):862-864.

[6] 庄海峰,付娟,杨文华.特发性血小板减少性紫癜中医辨证分型与实验室指标相关性研究[D].天津:天津中医药大学硕士研究生毕业论文,2005.

[7] 丁晓庆,苏伟.免疫性血小板减少性紫癜症候分析[D].北京:北京中医药大学硕士研究生论文,2005.

[8] 郭艳华,金栋.中西医结合治疗儿童紫癜性肾炎30例[J].西部中医药,2011,24(10):71-73.

[9] 张丽娜.益气养血法治疗老年特发性血小板减少性紫癜30例临床观察[J].河北中医,2012,34(1):31-32.

(刊登于《西部中医药》2013年第26卷第6期,俄静、夏小军、杨楠 作)

急性白血病误服过量维A酸致左心衰竭

1.病例资料

女,61岁。因头晕、困乏、面色苍白,心慌时发2月余,加重20d入院。入院前一周在某医院查白细胞11.0×10^9/L,血红蛋白32 g/L,红细胞0.8×10^{12}/L,血小板89×10^9/L,间断输血800ml。查体:体温38.3℃,脉搏96次/min、呼吸21次/min、血压130/65mmHg。精神萎靡,面色苍白,全身浅表淋巴结无肿大,皮肤无瘀斑,眼睑及双下肢无浮肿,胸骨无压痛,心肺未查及异常体征,腹水征(-),肝脾未触及肿大,神经系统生理反射存在,病理反射未引出。血常规白细胞6.9×10^9/L,血红蛋白100g/L,红细胞4.07×10^{12}/L,血小板231×10^9/L,网织红细胞0.02,血细胞分类:原始粒细胞0.04,早幼粒细胞0.82;肝、肾功能及血糖、电解质测定均正常。骨髓象提示:增生Ⅲ级,粒系增生极度活跃,其中原始粒细胞0.044,早幼粒细胞0.69。心电图示:窦性心律,心肌供血不足。诊断为急性髓性白血病[M_{3a}]型(APL)。予维A酸胶囊(西安医科大学附属二院制20mg/粒)20mg口服,tid,同时积极防治感染、出血以及弥漫性血管内凝血(DIC)等合并症,每日液体入量约1500ml,入院第3天在静脉滴注氨甲环酸注射液过程中突然出现喘促、张口抬肩、面色口唇发绀、肿胀,听诊双肺布满水泡音,血压160/90mmHg,心率92次/分,心律齐,各瓣膜听诊区未闻及病理性杂音,心界不大,体温38.5℃,双下肢无浮肿,符合左心衰竭、肺水肿临床表现。即予吸氧、西地兰0.4mg、呋塞米20mg、地塞米松5mg。依次静脉注射,氯丙嗪、异丙嗪各25 mg肌注，并取半卧位，排小便约400ml，查心电图示：窦性心律，心肌缺血表现，约10min后喘息减轻入睡。半小时后病人仍处于睡眠状态，呼吸均匀，肿胀明显减轻，心率82次/min、律齐，左肺仍可闻及湿罗音。4h后患者清醒，喘憋、水肿消失。分析与静点氨甲环酸发生过敏反应有关，但出现的左心衰竭临床表现与过敏反应症状不符合。于当晚11时静点500 mL右旋糖酐40过程中又出现喘憋、颜面发绀、肿胀，查体温37.5℃，心率94次/min，血压150/90mmHg，心脏各瓣膜听诊区仍未闻及病理性杂音，双肺布满湿罗音，疑为右旋糖酐40出现过敏反应，又予大流量吸氧，呋塞米20mg静脉滴注，3min后排小便500ml，续以氨茶碱0.25g、10%葡萄糖100mL静脉滴注，约15min喘息缓解，仅左肺可闻及湿罗音，心率82次/min，律齐，查心电图仍呈心肌缺血表现，遂缓慢静点液体，严密观察病情变化。但此后患者睡眠如常，呼吸均匀，次日晨起尚可平卧，喘憋消失，查心率80次/min，左下肺仍可闻及湿罗音。此时反思，病人是对2种药物2次发生过敏反应？随后询问其服药情况时，患者诉维A酸40mg口服，每天三次，始明确患者2次出现左心衰表现与过量服用维A酸胶囊有关（主管医生入院时按医嘱已详细叮嘱过维甲酸服用量，系患者误听误服所致）。患者既往无心肺疾病史，仅入院时查心电图有心肌缺血表现，系重度贫血引起，入院后液体治疗用量约1500ml，所静点的药物氨甲环酸注射液、右旋糖酐40、菌必治等均很少发生过敏反应，即使出现过敏反应，也不可能一天内出现2种药物2次过敏反应，所以我们分析过量误服维A酸胶囊是引起急性左心功能衰竭临床表现的主要原因，即刻调整维A酸用量，再未出现上述症状。住院治疗2月病情获完全缓解，出院。

2.讨论

2.1 维A酸治疗APL的作用机制

维A酸亦称视黄酸，为维生素A的衍生物。依其结构分13-顺式维甲酸(isotretinoin,13-CRA)、全反式维甲酸(tretinoin,ATRA)、9-顺式维甲酸(9-CRA)[1]。早在1980年美国学者Breitmon应用白血病细胞株HL-60进行体外研究证实了维甲酸可诱导白血病细胞分化成熟。其后,国外学者曾尝试应用13-顺式维甲酸治疗急性早幼粒细胞白血病(APL),但疗效不尽理想。1986年上海第二医科大学瑞金医院王振义教授等[1]在国际上首次使用ATRA治疗APL获得了极大成功,为肿瘤患者的诱导分化治疗开辟了一条新路。此后ATRA广泛应用于APL的临床治疗,并已开始尝试使用于其他类型的AML及一些实体肿瘤的治疗[2]。ATRA治疗APL一般剂量为45mg/(m^2·d),分2~3次服用,对初治APL患者,单用ATRA完全缓解率达95.8%,明显高于联合化疗的CR率(60%~80%),而不抑制骨髓,并可明显减少DIC的发生[1],但仅限于具有t(15;17)特征的APL,其直接作用的靶因子是PML-RARa融合蛋白[1]。

2.2服用维A酸的相关不良反应

服用ATRA常出现严重的副作用,如发热、皮肤黏膜干燥及溃疡、高甘油三酯血症、高胆固醇血症、高转氨酶血症、骨关节肌肉酸痛等;还可引起维A酸综合征、高白细胞血症、高组胺血症、高颅压综合征、维甲酸胚胎症、可逆性骨髓纤维化,精神障碍综合征、高钙血症、皮肤损害、血小板增多症等。本例出现过量服用ATRA出现的左心衰竭、肺水肿表现与维A酸综合征相似,其临床特征为发热、呼吸困难、肺间质细胞浸润,体重增加、下肢水肿、胸腔与心包积液、低血压等,并可伴肾功能衰竭,文章报道提出肺中异常粒细胞在ATRA作用下分化成熟,释放出肿瘤坏死因子(TNFA)等细胞因子是引起维A酸综合征的主要原因[1],但上述非一过性症状,也似乎非左心衰竭出现的临床表现。有河北医科大学附属第二医院曾报道1例APL用ATRA 40mg/d治疗,出现临床表现与本例极为相似,停用ATRA,予强心剂、利尿剂、地塞米松治疗2d好转[1]。

2.3 预防措施

为进一步减少ATRA的副作用，上海瑞金医院率先在国内(20~25mg/d)治疗APL，与正规剂量随机对照研究表明，疗效相同，但小剂量应用副作用明显减少[1]。因此，小剂量服用维A酸是减少ATRA不良反应的有效措施。而一旦出现相关不良反应，应依据临床表现对症治疗，如应用地塞米松治疗伴环形铁粒幼细胞增多的难治性贫血，或同时加用小剂量肝素防治血栓栓塞综合征、骨髓坏死及股骨头坏死，加用脱水剂、止痛药物治疗高白细胞综合征；应用H1受体拮抗剂防治高组胺综合征等。本例出现的急性左心衰竭临床表现是误服过量维A酸引起，仅服药第二天就出现了症状，实属罕见，此与误服剂量过大有关，对此应引起临床医护人员的警惕。

参考文献

[1]姚尔固，徐世荣，董作仁.新编白血病化疗学[M].天津：天津科学技术出版社，2000：131-148.

[2]林志彬，章国良.镇咳药[M]//陈新谦，金有豫，汤光.新编药物学[M].北京：人民卫生出版社，2003：398.

[3]王鸿利，顾荣泉，宁嗣宗.血液学和血液学检验[M].北京：人民卫生出版社.1997：175-179.

（刊登于《临床误诊误治》2007年第20卷第2期，姚金华、夏小军、刘丽琴 作）

回生胶囊配合小剂量化疗治疗老年急性髓细胞性白血病22例临床观察

摘要

【目的】探讨回生胶囊配合小剂量化疗治疗老年急性髓细胞性白血病(AML)的临床疗效。【方法】对22例老年AML患者行小剂量柔红霉素(DNR)加阿糖胞苷(Ara-C)组成的DA_{3-7}方案或高三尖杉酯碱(HHT)加Ara-C组成的HA方案化疗,同时口服回生胶囊进行治疗。【结果】经1~4疗程治疗,CR率63.64%,有效率72.73%,且毒副作用较轻。【结论】回生胶囊配合小剂量化疗治疗老年AML疗效可靠,毒副作用较轻,值得临床推广应用。

回生胶囊是在近30年临床经验基础上研制的治疗白血病的纯中药制剂。老年急性髓细胞性白血病(acute myeloidleukemia, AML)在治疗期间容易发生并发症,治疗效果不理想,早期死亡率高。为了提高对老年AML的治疗,观察回生胶囊治疗老年AML的临床疗效,本研究对确诊为AML的22例老年患者,采用小剂量DA_{3-7}或HA方案化疗,同时口服回生胶囊进行治疗,获得较好的临床疗效。

1.资料与方法

1.1一般资料

22例研究对象均来源于2003年1月3日至2013年12月31日庆阳市中医医院血液病科收治的老年AML患者。其中,男14例,女8例,年龄60~81岁,按《血液病诊断及疗效标准》[1],均符合FAB

分型诊断，其中AML-M_1 4例，AML-M_2 12例，AML-M_4 2例，AML-M_5 4例。

1.2症状与体征

①所有病例均有不同程度贫血。其中11例中度贫血，4例重度贫血，7例轻度贫血。有明显出血倾向者10例，轻度出血症状者4例。13例有不同程度的发热，其中体温37.5℃～38.5℃者8例，>39℃者5例。全身骨骼疼痛者12例，轻度疼痛伴胸骨压痛（+）者5例，较明显上下肢骨痛伴胸骨压痛（++）～（+++）者7例。②浅表淋巴结轻度肿大6例，以颈部、颌下、腋窝、腹股沟为主，无触压痛；以上淋巴结肿大伴肝大肋下1～2cm、脾大肋下2～3cm者7例，无明显淋巴结肿大、肝大肋下1.5cm、脾大肋下2cm者3例，单纯脾大肋下2cm者2例。③本组22例中伴发原发性高血压者5例，老年慢性支气管炎者4例，冠心病3例，2型糖尿病2例，合并消化性溃疡1例，慢性前列腺肥大3例，肺结核1例。

1.3实验室及有关辅助检查

血红蛋白（Hb）平均78g/L，其中52～100g/L者16例。白细胞计数（WBC）3.2×10^9～34×10^9/L，平均16.8×10^9/L；原早幼粒单细胞比例32%～69%，平均47.8%；血小板计数（PLT）8×10^9～84×10^9/L，平均41×10^9/L。骨髓象：有核细胞增生活跃10例，明显活跃6例，增生减低6例，骨髓象原幼细胞比例43%～81%。胸部前后位片：双肺纹理增粗，右下肺有云絮状阴影者3例，左下肺有云絮状阴影者1例，肺纹理增粗伴双上肺陈旧性肺结核灶钙化者1例；心脏向左下扩大者2例。心电图常规检查：心电图呈S-T段、T波改变，平坦、倒置、频发房性期前收缩3例。血生化指标尿素氮、肌酐、尿酸轻度增高者3例，血清谷丙转氨基酶、碱性磷酸酶增高者3例；血糖增高者2例。

1.4治疗

1.4.1治疗方案

以柔红霉素(DNR)20mg/(m^2·d)连续静脉滴注3d,阿糖胞苷(Ara-C)50mg/(m^2·d)连续静滴7d。或以高三尖杉酯碱(HHT)1~2mg/(m^2·d)连续静滴7d,Ara-C50mg/(m^2·d)连续静滴7d。化疗同时口服回生胶囊(甘肃省庆阳市中医医院院内制剂,批号:Z04101013),3粒/次,饭后服用,3次/d,服药期间忌食辛辣刺激及炙煿之品。如果用上述一种化疗方案1~2疗程未取得完全缓解(CR),则在持续服用回生胶囊的同时更换另一种方案进行化疗。

1.4.2 支持治疗

治疗过程中,体温>39℃者,应及时依据细菌培养加药敏试验结果,或经验性选择应用足量抗生素抗感染治疗,必要时可予布洛芬混悬液、吲哚美辛栓等对症退热处理。合并粒细胞缺乏症<0.5×10^9/L者,暂缓化疗,给予粒细胞刺激因子升白细胞治疗,并积极预防感染,回生胶囊视病情减量继服或停用。重度贫血(Hb)<60g/L,或中度贫血伴有明显心悸、乏力、活动后气促者,给予红细胞混悬液输注。重度血小板减低(PLT)<20×10^9/L,或中度血小板减低伴有明显出血症状者,给予单采血小板输注,或加用肾上腺皮质激素、止血剂等预防颅内及内脏出血。

1.4.3 观察指标

治疗期间每周检查血象不少于3次,每次化疗结束后第15天复查骨髓象,治疗前后检查肝肾功能、电解质、血糖、凝血六项及心电图、胸片及生化等指标,进行疗效评估。

1.4.4 疗效评定

按《血液病诊断及疗效标准》[1]进行疗效评价。(1)完全缓解(CR):①骨髓象:原粒细胞Ⅰ型+Ⅱ型(原单+幼稚单核细胞或原淋+幼稚淋巴细胞)≤5%,红细胞及巨核细胞系正常);②血象:男性Hb≥100g/L或女性及儿童≥90g/L,中性粒细胞绝对值≥1.5×10^9/L,血小板≥100×10^9/L,外周血分类中无白血病细胞;③临床无白血病浸润所致的症状和体征,生活正常或接近正常。(2)部分缓解(NR):骨髓原粒细胞Ⅰ型+Ⅱ型(原单+幼单或原淋+幼淋)>5%而≤20%;或临床、血象2项中有1项未达完全缓解标准者。(3)未缓解(PR):骨髓象、血象及临床3项均未达上述标准者。不良反应参照WHO标准[2]。

2.结果

2.1临床疗效

回生胶囊配合小剂量化疗,治疗1~4个疗程,CR14例,PR2例,NR6例。14例CR病例中1疗程达CR,3例,历时21~32d,平均26d;2疗程达CR,7例,历时38~56d,平均45d;3疗程达CR,3例,历时44~70d,平均58d;4疗程达CR,1例,历时62~96d,平均77d。CR率63.64%,总有效率72.73%。NR6例中,治疗期间死亡2例,其中1例治疗22d死于颅内出血,1例治疗48d死于粒细胞缺乏并严重肺部、上消化道真菌感染;其余4例NR患者转院或改为其他方案治疗。

2.2毒副反应

22例患者毒副反应均较轻,其中18例有轻度至中度的消化道反应,常见的有恶心、呕吐、腹胀、纳差,2例有轻度腹痛、腹泻,但经对症处理症状可以缓解。22例中有5例发生不同程度的脱发,中性粒细胞减少者4例,并发肺部感染者3例,就诊时肝肾功能正常者中有2例出现轻度肝功能异常,1例出现轻度肾功能异常,治疗结束后均恢复正常。

2.3随访

达CR的14例患者中,1例转入外地行异基因骨髓移植。8例继续给予以上方案巩固治疗,其中6例至今仍无病生存,2例于CR后4个月、18个月复发后死亡;其余5例中2例因经济原因未予巩固化疗而于CR后2个月、11个月复发死亡,2例转入其他医院进行治疗,1例失访。

3.讨论

老年AML国内常采用常规剂量的标准方案治疗,CR率为

40%，且早期死亡率高，化疗风险大，并发症多，预后差[3]。小剂量DA3-7或HA方案具有诱导分化与细胞毒作用，对骨髓内造血干细胞抑制较轻，其可诱导原始和(或)幼稚的白血病细胞演变，趋向正常的中性粒细胞，并可促进部分白血病细胞凋亡，故对老年AML患者器官的损害较轻。鉴于此，我们采用回生胶囊配合小剂量DA_{3-7}或HA方案治疗老年AML，CR率63.64%，总有效率72.73%，其临床疗效明显，并最大程度发挥了小剂量化疗药物的治疗效应，减轻了毒副反应，提高了生存质量，降低了治疗费用，并能明显的改善预后，值得基层医院推广应用。

回生胶囊是在挖掘民间单方验方的基础上，以中医理论为指导，集多年临床经验研制而成的治疗白血病的纯中药制剂，其药物组成为甘肃陇东特产天蓝苜蓿、墓头回、龙葵等14味中药材，具有清热败毒、活血化瘀、化痰散结之功效，故对于本虚标实，虚实夹杂的老年AML，可起到标本同治的目的。急性毒性试验结果表明，回生胶囊无毒；药效学实验结果表明，回生胶囊与化疗或放疗药物联合应用具有明显的增效和减毒作用，同时能增强机体的免疫功能[4]。进一步完善长期毒性试验及相关的药效学实验，明确回生胶囊促进白血病细胞凋亡、调节机体免疫途径以及长期跟踪访查等工作，既是该课题研究中存在的实际问题，又是我们今后工作努力的方向。

参考文献

[1]张之南，沈悌.血液病诊断及疗效标准[M].第3版.北京：科学出版社，2007：106-131.

[2]孙燕，周际昌.临床肿瘤内科手册[M].第3版.北京：人民卫生出版社，1996：30.

[3]沈志祥，欧阳仁荣.血液肿瘤学[M].北京：人民卫生出版社，1999：328-330.

[4]夏小军.夏小军医学文集[M].兰州：甘肃科学技术出版社，2007：385-390.

（刊登于《甘肃医药》2016年第35卷第6期，夏小军、段赟、崔杰 等作）

中西医结合治疗急性单核细胞白血病48例

摘要

【目的】探讨回生胶囊配合小剂量化疗治疗急性单核细胞白血病($ANLL-M_5$)的临床疗效。【方法】对48例$ANLL-M_5$患者行小剂量柔红霉素(DNR)加阿糖胞苷(Ara-C)组成的DA_{3-7}方案,或高三尖杉酯碱(HHT)加Ara-C组成的HA方案化疗,同时口服中药回生胶囊进行治疗。【结果】经1~3疗程治疗,CR率72.9%,PR率12.5%,总有效率85.4%,且毒副作用较轻,感染、出血等并发症少。【结论】回生胶囊配合化疗治疗$ANLL-M_5$疗效可靠,值得临床推广应用。

急性单核细胞白血病($ANLL-M_5$)是临床上较常见的一种急性白血病,其恶性程度较高,治疗难度较大,诱导缓解率较低。自2004年1月至2014年12月,我们采用庆阳市中医医院院内中药制剂回生胶囊加联合化疗治疗$ANLL-M_5$48例,取得了满意疗效,现总结报告如下。

1.资料与方法

1.1临床资料

48例$ANLL-M_5$患者均为庆阳市中医医院血液病科住院患者,占该科同期收治急性非淋巴细胞白血病(ANLL)296例中的16.2%。所有病例均经临床表现、血象、骨髓象、组织化学染色等确诊,少数患者结合流式细胞检测确诊,均符合FAB诊断分型标准[1]。其中男31例,女17例,中位年龄33岁(6~78岁),≥60岁6例,78岁1例。

初治患者27例,复治患者21例。白细胞计数(WBC)≥10.0×10^9/L者30例,≤4.0×10^9/L者6例;血红蛋白(Hb)≤60g/L者12例,60~100g/L者28例。骨髓增生极度活跃者18例,明显活跃者13例,减低者8例;原幼单核细胞比例31%~84%。病程9~600d,中位数112.5d。

1.2 治疗方法

1.2.1 化疗方案

以柔红霉素(DNR)40mg/(m^2·d)连续静滴3d,阿糖胞苷(Ara-C)100~150mg/(m^2·d)连续静滴7d(DA方案);或以高三尖杉酯碱(HHT)3~4mg/(m^2·d)连续静滴7d,Ara-C 100~150mg/(m^2·d)连续静滴7d(HA方案)。如果用以上其中一种化疗方案1~2疗程未取得完全缓解(CR),则应更换另一种方案。两疗程之间间隔0~14d,其间根据外周血象恢复情况可在化疗结束第8天前行骨髓象检查,判断化疗的效果和白血病细胞的杀伤情况,决定是否进行下一疗程化疗。48例患者中应用DA方案32例,HA方案16例。诱导缓解之后,均用原方案强化1~2疗程,再更换其他方案巩固治疗。

1.2.2 中药应用

48例治疗过程中均口服院内中药制剂回生胶囊〔甘肃省庆阳市中医医院制剂室提供,批号:2004年以前,庆卫普制准字(2000)146-02;2004年之后,甘药制字204101013〕,由天蓝苜蓿、墓头回、龙葵、紫河车等14味中药组成,具有清热败毒、活血化瘀、化痰散结之功效。每粒0.45g,成人每次口服3粒,每日3次。10~15岁每次2粒,每日3次;5~10岁儿童每次1粒,每日3次。服用期间禁食辛辣刺激及炙煿之品。经治疗CR后,仍继续服用回生胶囊巩固治疗。

1.2.3 支持治疗

48例治疗期间除9例因骨髓抑制及感染并发症严重者住层流病房之外,其余39例均住普通病房,每日予紫外线灯空气消毒2次;予银菊合剂(批号:甘药制字204101016)每日漱口不少于6次,以预防口腔感染及溃疡；予朴硝散（批号：甘药制字 204101020）便后坐浴，以预防肛周感染；化疗用药后予紫草合剂（批号：甘药制字 204101014）沿静脉穿刺血管循行部位皮表涂搽，以预防静脉炎的发生。48例化疗前均以恩丹西酮或格雷司琼静滴，预防胃肠道反应；以别嘌呤醇或大量饮水及静脉输液，预防高尿酸血症。合并感染时使用有效抗生素。血 Hb，PLT 严重减低者，予成分血输注；骨髓严重抑制时，予粒细胞集落因子治疗。

1.2.4 中枢神经系统白血病（CNSL）的防治

48例患者中5例就诊时有中枢神经系统浸润，均给予甲氨蝶呤（MTX）5～10mg、地塞米松5mg，或加 Ara-C 25～50mg 鞘内注射，每周2次。在巩固强化治疗阶段，所有患者均用以上方案5次，以防治 CNSL。

1.3 评价指标

按1987年全国白血病化学治疗讨论会“急性白血病疗效标准”[1]，分为完全缓解（CR）、部分缓解（PR）、未缓解（NR）。

2. 结果

2.1 治疗效果

48例患者中 CR 35例，占72.9%（35/48），PR 6例，占12.5%（6/48），总有效率85.4%；NR3例，占6.3%（3/48），死亡4例，占8.3%（4/48），其中2例死之于 DIC-颅内出血，2例死之于严重感染。35例达到 CR 平均需要2疗程（约60d），化疗期后骨髓抑制率58%。化疗后第10～14d，WBC 降至最低，WBC≤1.0×10^9/L 者占14.5%（7/48），恢复到3.0×10^9/L 平均需要8d；PLT≤50×10^9/L 者占16.7%（8/48），最低为8×10^9/L，恢复到50×10^9/L 以上需要10.5d。

2.2 毒副反应

8例患者治疗期间毒副作用均较轻，其中26例有轻度至中度的消化道反应，常表现为恶心、呕吐、腹胀、纳差、腹泻等，均经对症处理后缓解。并发明显脱发者15例，上呼吸道感染者14例，肺部感染者6例,口腔黏膜溃疡者3例,DIC者3例,肝肾功能异常者2例,肛周脓肿者1例。以上并发症者除2例DIC并发颅内出血及2例肺部严重感染者死亡外,其余患者在治疗结束后均恢复正常。

2.3随访结果

未缓解的7例患者中,有4例在住院治疗过程中死亡,2例转入其他医院治疗后失访,1例因放弃治疗后失访。达到CR的35例患者给予回生胶囊加DA、HA、MA等方案交替巩固强化治疗,CR持续时间为2~38个月,平均时间11.4个月。目前已有24例复发,11例仍为持续CR状态,复发的病例已有17例死亡或失访。

3.讨论

ANLL-M_5临床较为常见,其恶性程度较高,易出现髓外浸润及凝血功能障碍,治疗难度较大,同时原发耐药者多,早期死亡率高,诱导缓解率较低。世界上大多数研究中心对年轻体质好的ANLL患者,仍主要采用连续静脉输注Ara-C联合蒽环类药物化疗(3+7方案)的诱导治疗方案,该方案进行诱导化疗的缓解率为50%~80%[2]。对ANLL-M_5的治疗,虽然近代治疗疗效进展很大,联合化疗、骨髓移植可使CR率明显提高,但5年无病生存期(DFS)还不高,大多很快复发并产生耐药而死亡[3]。

回生胶囊是在挖掘民间单方验方的基础上,以中医理论为指导,集多年临床经验研制而成的治疗白血病的纯中药制剂,其药物组成为甘肃陇东特产天蓝苜蓿、墓头回、龙葵等14味中药材,具有清热败毒、活血化瘀、化痰散结之功效,故对于本虚标实,虚实夹杂的老年AML,可起到标本同治的目的。急性毒性试验结果表明,回生胶囊无毒;药效学实验结果表明,回生胶囊与化疗或放疗药物联合应用具有明显的增效和减毒作用,同时能增强机体的免疫功能[4]。

本组中西医结合治疗48例ANLL-M_5,其CR率为72.9%,总有效率为85.4%,骨髓抑制发生率为58%,骨髓抑制发生的程度均较轻，且持续时间短，平均缓解约需要2疗程。其中缓解率与总有效率均高于单纯应用化疗治疗的相关文献报道[5,6]。缓解后持续时间较长，感染、出血等严重并发症发生率均较低，费用也比较低廉，患者容易接受，故可以在临床上有选择的推广应用。

临床资料表明，该方案治疗ANLL-M_5虽然缓解率较高，毒副作用较少，但是获得CR的时间较长，影响其无病生存。本组患者中35例平均CR时间约为60d，最短需1个疗程（30d），最长需3个疗程（90d）。究其原因，一是本组48例中复诊患者较多，占43.8%（21/48），治疗难度较大；二是配合中药治疗起效较慢，但一经起效，巩固维持缓解作用时间则较长，并可明显改善预后，提高生存质量。同时，强有力的支持治疗是提高临床疗效、防止复发及改善预后的重要保证；对于ANLL-M_5患者，在治疗过程中正确掌握中医药的应用，不仅针对原发病具有明显的治疗效果，配合化疗可达到增效减毒的治疗效应，而且可明显减少口腔黏膜溃疡、肛周脓肿、感染、出血等常见并发症，另外，进行CNSL及时有效防治，也是取得满意疗效的关键。

参考文献

[1]张之南，沈悌．血液病诊断及疗效标准[M]．第3版．北京：科学出版社，2007：106-131.

[2]王静（译）.2012年欧洲骨髓移植登记处手册：造血干细胞移植治疗成年人急性髓系白血病[J]．白血病·淋巴瘤，2013，22（8）：501.

[3]黄世林，张素芬，王晓波．现代中医白血病治疗学[M]．北京：人民卫生出版社，2007：前言．

[4]夏小军．夏小军医学文集[M]．兰州：甘肃科学技术出版社，2007：385-390.

[5]邓家栋．临床血液学[M]．上海：上海科学技术出版社，2001：675.

[6]葛晋源．HA方案治疗16例急性单核细胞性白血病疗效观察[J]．白血病·淋巴瘤，2005，14（5）：311-312.

（刊登于《甘肃医药》2016年第35卷
第5期，夏小军、段赟、开金龙 等作）

参芪扶正注射液配合化疗治疗急性白血病38例临床观察

摘要

【目的】观察参芪扶正注射液配合化疗治疗急性白血病的临床疗效。【方法】将66例患者随机分为2组、治疗组38例,在化疗的同时静脉滴注参芪扶正注射液;对照组28例,单纯采用化疗。【结果】治疗后完全缓解率治疗组为42.1%,时照组为17.9%,临床有效率治疗组为78.9%,对照组为50.0%,2组比较,差异均有非常显著性意义($P<0.01$)。【结论】参芪扶正注射液配合化疗治疗急性白血病可明显提高患者的缓解率及生活质量。

参芪扶正注射液常用于肺脾气虚引起的虚损性疾病,以及配合肺癌、胃癌等实体肿瘤的化疗。2003年1月至2005年9月笔者运用参芪扶正注射液配合化疗治疗急性白血病(AL)38例,取得了较好疗效,结果报道如下:

1.临床资料

1.1诊断标准

参照《血液病诊断及疗效标准》[1]进行诊断、分型。

1.2一般资料

观察组共66例,均为本院血液病科住院患者,随机分为两组。治疗组38例,男21例,女17例;年龄18~52岁,平均年龄(45.8±

9.2)岁;初治者12例,复治者26例;其中急性淋巴细胞白血病(ALL)18例,急性非淋巴细胞白血病(ANLL)20例(M_1 4例,M_{2a} 4例,M_{2b} 2例,M_{3a} 3例,M_{4a} 2例,M_{4b} 3例,M_{5b} 2例)。对照组28例,男20例,女8例,年龄20~55岁,平均年龄(50.82±7.6)岁;初治者10例,复治者18例;其中ALL14例,ANLL14例(M_1 2例,M_{2a} 3例,M_{2b} 3例,M_{3a} 3例,M_{4b} 2例,M_{5a} 1例)。两组治疗前检查肝肾功能及空腹血糖均在正常范围,排除中医辨证属内热证者。2组一般资料均经统计学处理,差异均无显著性意义($P > 0.05$),具有可比性。

2. 治疗方法

2.1 对照组

ALL患者以经典方案VP方案[VCR 1.5mg/(m^2·d),$d_{1、8、15、22}$;pred 40mg/(kg·d),Po,d_{1-28},第15天开始减半量]或加用CTX600~800mg/(m^2·d),$d_{1、15}$;DNR 45mg/(m^2·d),$d_{1-3,15-17}$,组成VCDP方案化疗。ANLL患者(M_3除外)以经典方案DA方案[DNR60~80mg/(m^2·d),d_{1-3};Ara-c100~200mg/(m^2·d),d_{1-7}],或HOAP方案[VCR 1.5mg/(m^2·d),d_1,iv;Ara-c100mg/(m^2·d),d_{1-7};Har3~5mg/(m^2·d),d_{1-7};pred 1~2mg/(kg·d),Po,d_{1-7}]化疗,应用1~2个疗程,M_3患者应用维A酸口服,每次20mg,每天3次,连续28~58d,同时碱化、水化尿液,输血或血小板以支持、止血及防治感染治疗,并予鞘注MTX 5~10mg,每1~2周一次,以防治"脑白"。

2.2 治疗组

随化疗疗程同时静点参芪扶正注射液(丽珠集团利民制药厂,250ml相当于党参、黄芪各10g),每天250ml,共14d。

3. 统计学方法

采用X^2检验和t检验。

4.疗效评定标准及结果

4.1急性白血病疗效评定标准

参照《血液病诊断及疗效标准》[1],完全缓解(CR):临床症状消失,生活基本正常,外周血:血红蛋白≥100g/L(男)或90g/L(女)、中性粒细胞绝对值≥1.5×10^9、血小板计数≥100×10^9,外周血分类无白血病细胞;骨髓象:原始加幼稚淋巴(或粒、单核)细胞<5%,红细胞及巨核细胞系统正常。部分缓解(PR):骨髓象:原加幼稚淋巴(或粒、单核)细胞5%~20%,或临床症状、外周血中有1项未达CR者。未缓解(NR):未达PR者。

4.2临床症状疗效评定标准

按化疗后血象恢复及合并症控制情况分为显效、有效、无效。显效:化疗后一周内外周血细胞开始上升,贫血、出血、感染合并症及时控制或未发生;有效:化疗后两周内外周血细胞开始上升,贫血恢复较慢,出血、感染合并症控制较慢;无效:化疗后外周血细胞很难恢复,约3周以上仍不上升,贫血、出血、感染合并症难以控制。

4.3生活质量评定

按症状轻重,以国际通用的Karnofsky(KPS)评定标准为指标,分别计0分、1分、2分、3分。根据化疗前后积分值评定,化疗后积分较化疗前提高10分以内者为增加,减少10分者为减低,增加或减少小于10分者为稳定。

4.4 2组治疗后缓解情况比较

治疗后完全缓解率(CR)治疗组为42.1%,对照组为17.9%,2组比较,差异有显著性意义($P<0.01$)。见表1。

表1 2组治疗后缓解情况

组别	n	CR		PR		NR		CR率(%)
		ALL	ANLL	ALL	ANLL	ALL	ANLL	
治疗组	38	6	10	8	6	4	4	42.1%*
对照组	28	3	2	8	6	3	6	17.9%

注:与对照组比较,* $P<0.01$。

4.5 2组临床疗效比较

治疗后总有效率治疗组为78.9%,对照组为50.0%,2组比较,差异有显著性意义($P<0.01$)。见表2。

表2 2组临床有效率比较

组别	n	显效	有效	稳定	总有效率
治疗组	38	16	14	8	74%*
对照组	28	5	9	14	50%

注:与对照组比较,* $P<0.01$。

4.6 2组生活质量评定

治疗组生活质量改善16例(42.1%),稳定14例(占总数36.8%),减低8例(占总数21.1%);对照组生活质量改善5例(17.9%),稳定14例(50.0%),减低9例(32.1%)。治疗组明显优于对照组,且输血(或血小板)量明显少于对照组。

5.讨论

中医学虽无急性白血病病名,但依其临床表现,当属"急劳"范畴,其发病和病情发展与人体的正邪相争及功能平衡密切相关,"正气存内,邪不可干",正气虚,则邪毒乘虚而入,由表入里,内侵营血,伤及骨髓,通常是其发病的关键。发病早期,邪实初盛,正气尚足,不论化疗或是服用抗癌中药,病情易达CR;但随着病情进展,其免疫力低下,常出现消瘦、乏力、体重和体力进行性下降等"恶病质"症状,表现为"正虚邪实"证候,治疗特别棘手,单纯化疗,往往祛邪伤正,降低了患者的生存质量及缩短了患者的生存时间。鉴于此,笔者认为"扶正祛邪"法是临床治疗中、晚期急性白血病有望达CR甚至临床治愈的根本方法。

实验研究表明[2-5],补气药物党参、黄芪可以激活人体免疫细胞如T淋巴细胞、NK细胞的活性,抑制并杀灭白血病细胞,诱导肿瘤细胞凋亡,并且刺激造血系统以恢复造血功能。参芪扶正注射液由补气要药党参、黄芪经现代高科技手段精制而成的中药注射液,虽价格较贵,但药物有效成分集中、分子量小、易被人体吸收,临床配合于化疗中,具有益气壮元、扶正祛邪的功效,还可改善化疗药物引起的肝、肾功能、神经末梢损害及其他不良反应,集补益、祛邪于一身。故参芪扶正注射液配合化疗治疗"正虚邪实"的中、晚期急性白血病患者,扶正不恋邪,祛邪而不伤正。参芪扶正注射液精确提取了党参、黄芪的有效成分并以静脉给药途径输入人体,便于人体吸收,配合化疗治疗急性白血病,减少了输血及感染机会,有效降低了医疗成本,减轻了患者的痛苦,明显提高了临床疗效,因而有着广阔的应用前景,值得临床推广。

参考文献

[1]张之南,沈悌.血液病诊断及疗效标准[M].第2版,北京:科学技术出版社,1998:214-218.

[2]刘丽宏,单保恩,刁兰萍.参芪扶正注射液对血液系统恶性肿瘤红细胞免疫功能的影响[J].浙江中医,2003,(12):542.

[3]孙静,李震.中药诱导白血病细胞凋亡的研究[J].中国中西医结合,2001,21(11):875-877.

[4]张仲平,洪介民.黄芪多糖对体外人骨髓造血祖细胞生成的影响[J].中药药理与临床,2000,16(1):16-17.

[5]张晓君,祝成蕨,胡黎,等.党参多糖对小鼠免疫和造血功能的影响[J].中药新药与临床药理,2003,14(3):174-176.

(刊登于《新中医》2007年第39卷第2期,姚金华、夏小军 作)

复方银菊合剂含漱防治白血病化疗后口腔溃疡58例

摘要

【目的】观察复方银菊合剂防治白血病化疗后口腔溃疡的疗效。【方法】将115例本院血液科住院接受联合化疗的白血病患者采用随机数字表法随机分为两组。治疗组58例给予复方银菊合剂每次10 m L，于晨起、睡前及3餐后含漱，每日5次，疗程从化疗第1天开始，至停止化疗7d结束。对照组57例给予洗必泰漱口液每次10mL，用法、疗程均同治疗组。【结果】治疗组发生口腔溃疡14例，显效6例，有效7例，无效1例，有效率占92.86%；对照组发生口腔溃疡27例，显效6例，有效10例，无效11例，有效率占59.26%。两组对比，差别有统计学意义（$P<0.05$）。【结论】复方银菊合剂具有良好地预防和治疗白血病化疗后口腔溃疡的作用。

复方银菊合剂是甘肃省庆阳市中医医院研制的防治白血病化疗后口腔溃疡的纯中药漱口剂。2009年1月至2011年9月，笔者采用复方银菊合剂含漱防治白血病化疗后口腔溃疡58例，总结报道如下。

1. 临床资料

选择本院血液科住院接受联合化疗的白血病患者115例，采用随机数字表法随机分为治疗组和对照组。治疗组58例，其中男37

例，女21例；年龄8～61岁；病程3～32个月；急性淋巴细胞白血病17例，急性髓系白血病40例，幼年型粒单核细胞白血病1例。对照组57例，其中男32例，女25例；年龄6～57岁；病程1～40个月；急性淋巴细胞白血病20例，急性髓系白血病35例，慢性粒细胞白血病加速期2例。所有病例均符合《血液病诊断及疗效标准》[1]中白血病的诊断标准，经临床、血液、骨髓检查确诊，采取联合化疗方案（包括VDLD、CAM、HD-MTX、DA、HA、MA、HD-AraC等）。两组一般资料对比，差别无统计学意义（$P > 0.05$），具有可比性。

2.病例选择标准

2.1 纳入病例标准

符合诊断标准且采用联合化疗，自愿作为受试对象并能保证配合完成实验观察全过程者，可纳入试验病例。

2.2 排除病例标准

①不符合诊断标准和纳入病例标准者；②急性早幼粒细胞白血病（M_3）、慢性粒细胞白血病（CML）慢性期患者；③受试前已发生口腔溃疡、白血病口腔浸润，或存在其他严重的口腔疾病者；④合并DIC、肾功能不全等，需同时进行抗凝治疗者；⑤过敏体质及对多种药物过敏者；⑥存在意识障碍或精神异常不能合作者。

3.治疗方法

治疗组给予复方银菊合剂（由庆阳市中医医院制剂室生产，甘药制字20090112）每次10 ml，于晨起、睡前及3餐后含漱。含漱方法：充分鼓动嘴巴，用舌在齿、颊、腭面搅动，反复冲击，抬高舌尖并使头稍后仰，使漱口液接触到口腔各个部位，口含约5～10 min后将漱口液吐净，含漱后30 min内不得进食水及刷牙。每日5次，疗程从化疗第1天开始，至停化疗7 d结束。若发生口腔溃疡，于3餐前各追加复方银菊合剂含漱1次，每日8次，自发生口腔溃疡第1天开始，至第7天结束。

对照组给予洗必泰漱口液（由锦州九泰药业有限责任公司生产，批号030401）每次10 ml，于晨起、睡前及3餐后含漱，用法、疗程均同治疗组。若发生口腔溃疡，于3餐前各追加洗必泰漱口液含漱1次，每日8次，自发生口腔溃疡第1天开始，至第7天结束。

4. 观测指标

受试期间，两组均每日在充足的光线下观察口腔1次，观测口腔黏膜反应程度及溃疡出现的时间、面积、数量及愈合情况等。口腔黏膜溃疡程度参照文献[2]标准分为0～Ⅳ级。0级：口腔黏膜无异常。Ⅰ级：口腔黏膜有1～2个＜1.0 cm的溃疡。Ⅱ级：口腔黏膜有1个＞1.0cm的溃疡和数个小溃疡。Ⅲ级：口腔黏膜有2个＞1.0 cm的溃疡和数个小溃疡。Ⅳ级：口腔黏膜有2个以上＞1.0 cm的溃疡或/和融合溃疡。Ⅰ级以上（包括Ⅰ级）可诊断为口腔溃疡。

5. 疗效判定标准

参照《临床疾病诊断依据》[3]，以溃疡愈合情况判定疗效。显效：治疗4 d内口腔溃疡全部愈合，疼痛消失。有效：治疗4 d内口腔溃疡数目减少，直径变小；7 d内口腔溃疡全部愈合，无新溃疡出现，疼痛减轻或消失。无效：治疗4 d内部分溃疡缩小或愈合，但时有新溃疡出现，疼痛仅轻度改善或无改善。

6. 结果

6.1 两组口腔溃疡发生情况对比

两组对比，经卡方检验，$\chi^2 = 6.76$，$P < 0.01$，差别有统计学意义。见表1。

表1　两组口腔溃疡发生情况对比

组别	例数	0级	I级	II级	III级	IV级
治疗组	58	44	12	2	0	0
对照组	57	30	16	10	1	0

注：与对照组比较，*$P<0.05$。

6.2 两组疗效对比

两组对比，经Ridit分析，u=2.31，$P<0.05$，差别有统计学意义。见表2。

表2　两组疗效对比

组别	例数	显效	有效	无效	有效率(%)
治疗组	14	6	7	1	92.86
对照组	27	6	10	11	59.26

6.3 不良反应

两组均未出现明显不良反应。

7.讨论

口腔溃疡是白血病化疗后最常见的并发症，临床表现为口腔黏膜出现圆形或椭圆形的溃疡，大小0.1 mm～0.5 cm，可单发或多发于口腔黏膜任何部位，伴局部红肿、疼痛，容易复发[5]。该病是白血病治疗失败的重要原因，同时严重影响白血病患者的生活质量，甚至危及生命。目前，现代医学仍缺乏疗效肯定的防治手段。

中医学无口腔溃疡之病名，其特指的证候、体征群散见于“口疮”“口糜”“口疡”“口破”“鹅口”等相关论述之中。国家中医药管理局1995年颁布的《中医病证诊断疗效标准》将口腔溃疡归为“口疮”范畴。基于相似的临床证候，化疗后口腔溃疡亦属于中医学“口疮”范畴[6]。但由于白血病化疗后口腔溃疡继发于白血病，与“口疮”似有一定差距，故认识及辨治该病应建立在全面了解白血病病机演变特点的基础上。夏小军[10]认为,白血病发病与正气不足、感受邪毒有关,正虚与邪实贯穿于疾病的始末,但正虚与邪实偏颇程度在病机转归的不同阶段有所不同,因此,他将白血病病机演变归纳为邪毒炽盛、痰瘀互结期,邪毒渐退、气阴两虚期,以及邪毒已退、阴阳两虚期3个阶段。本课题组通过多年的临床观察研究认为,白血病化疗后口腔溃疡多发生于邪毒渐退、气阴两虚的阶段。本课题组在此前提下进一步探讨化疗后口腔溃疡的病因病机,认为化疗药物为“药毒”之品,性烈刚燥,易生“毒火”,侵袭机体,耗气伤津,气阴两虚,虚火上炎,灼伤血络,发为口疮;或“毒火”循经上攻,直犯口腔,灼伤血络,发为口疮;或虚火挟“毒火”共同为患,上犯口腔,发为口疮。本课题组根据以上病机之认识,辨证时抓住虚火与“毒火”两个关键因素,以清热解毒、滋阴降火、祛腐生肌为治疗原则,选取金银花、野菊花、天花粉、甘草4味进行组方,并经现代科学技术浓缩提取工艺,研制成复方纯中药漱口剂。方中金银花甘寒,归肺、心、胃经,清热解毒,为君药;野菊花苦、辛、微寒,清热解毒消肿,以增强主药之功效,为臣药;天花粉苦、寒、微甘,清热生津,消肿排脓,生肌疗疮,为佐药;甘草味甘,性平,归心、肺、脾、胃经,补气健脾,清热解毒,调和诸药,为使药。诸药配伍,苦寒泻火以解毒,甘寒化阴以补虚,标本兼顾,共奏清热解毒、滋阴降火、祛腐生肌之效。

复方银菊合剂采用外用含漱的局部给药方法,药物有效成分可直达病所,作用直接,多次重复给药而不影响脾胃功能,从而起到很好的防治白血病化疗后口腔溃疡的作用;同时,局部给药还克服了传统汤剂口服治疗普遍存在的起效缓慢、胃肠道反应重、患者依从性差等缺点。本研究表明,复方银菊合剂含漱对白血病化疗后口腔溃疡有很好的防治作用,且无毒副反应发生,具有良好的推广应用前景。

参考文献

[1]张之南，沈涕．血液病诊断及疗效标准[M].3版．北京：科学出版社，2007.

[2]Sook BW，Stephen T，Michael M.et al.A longitudinal study of oralural ulcerative mucositis in bone marrow transplant recipients[J].Canc-eh，1993，72(5)：1612-1617.

[3]孙传．临床疾病诊断依据[M].北京：人民军医出版社，1998：639.

[4]郑筱萸．中药新药临床研究指导原则[M].北京：中国医药科技出版社，2002：798.

[5]曹润华．六神丸合剂治疗化疗后口腔溃疡疗效观察[J].中国误诊学，2010，25(10)：107.

[6]张洁．中医药治疗放化疗后口腔溃疡研究进展[J].亚太传承医药，2008，8(4)：81.

[7]夏小军．夏小军医学文集[M].兰州：甘肃科学技术出版社，2007：292.

（刊登于《中医研究》2013年第26卷
第3期，段赟、李雪松、夏小军 等作）

复方蟾香膏穴位外敷治疗白血病疼痛45例

摘要

【目的】观察复方蟾香膏穴位外敷治疗白血病癌性疼痛的临床疗效。【方法】将80例本院血液病科收治的白血病并伴癌性疼 痛患者按随机数字表法随机分为两组。对照组35例给予伤湿止痛膏外敷，循经贴穴。治疗组45例给予复方蟾香膏(蟾酥、蛇床子、细辛、制天南星、丹参、乳香、没药、冰片等)，根据疼痛部位循经贴穴。两组均以5d为1个疗程，治疗2个疗程判定疗效。【结果】治疗组显效31例，中效7例，微效3例，无效4例，有效率占91.1%；对照组显效15例，中效6例，微效5例，无效9例，有效率占74.2%。两组对比，差别有统计学意义($P < 0.05$)。【结论】复方蟾香膏穴位外敷治疗白血病癌性疼痛疗效确切。

白血病是中国十大高发恶性肿瘤之一，年发病率2/10万～5/10万人，约占肿瘤总发病率的5%。在白血病治疗中，癌性疼痛是最为常见且最难控制的症状，也是影响患者生活质量的重要因素。WHO 于1982年成立了世界卫生组织癌痛治疗委员会，并提出到2000年达到全世界范围内“使癌症病人不痛”的目标。然而，令人遗憾的是目前30%~50%的癌痛患者仍然没有获得满意的治疗。癌痛作为影响有效抗癌计划进行、影响生存质量的重要因素已受到广泛重视，癌性疼痛的相关研究已成为全球性的重要研究课题。课题组根据目前癌痛治疗现状，试图运用穴位中药外治的方法减低白血病患者病痛，提高生存质量。2005年1月至2012年10月，笔者采用复方蟾香膏治疗白血病癌性疼痛45例,总结报道如下。

1.临床资料

选择本院血液科住院接收治疗的白血病并癌性疼痛患者80例,采取随机数字表法随机分为治疗组和对照组。治疗组45例,其中男性21例,女性24例;年龄8~65岁;病程3~32个月。对照组35例,其中男性21例,女性14例;年龄9~63岁;病程2~35个月。两组一般资料对比,差别无统计学意义($P>0.05$),具有可比性。所有病例均符合《血液病诊断及疗效标准》中白血病的诊断标准及国际疼痛数字分级法(NRS)。

2.病例选择标准

2.1 纳入病例标准

①符合白血病诊断标准,病程中合并癌性疼痛者;②采用国际疼痛数字分级法NRS量化;③非过敏体质,无皮损患者,自愿作为受试对象并能保证配合完成实验观察全过程者,可纳入试验病例。

2.2 排除病例标准

①不符合诊断标准和纳入病例标准者;②服用镇静剂患者;③合并DIC、心肾功能不全等,需同时进行神经阻滞药物治疗者。④过敏体质及对多种药物过敏者;⑤存在意识障碍或精神异常不能合作者;⑥妊娠期或哺乳期患者。⑦存在创伤性溃疡,或并发其他皮肤疾病者。

3.治疗方法

治疗组给予复方蟾香膏(由甘肃省庆阳市中医医院制剂室提供),药物组成:蟾酥、蛇床子、细辛、制天南星、丹参、乳香、没药,冰片等。将药膏摊于烤软的狗皮膏(北京同仁堂药店提供)上,循经贴穴。如出现头痛伴发颅内压增高一系列症状,选用风池、内关、百会、足三里、加阿是穴;如胸痛、胁肋部疼痛,选用期门、太冲、阳陵泉、肝胆俞、加阿是穴。选用足厥阴肝经、少阳胆经同布于胁肋的期门、太冲循经远取阳陵泉,以疏泄肝胆经气,使气血通畅,佐以足三里和降胃气,共奏理气止痛之效。如腹痛,选足阳明胃经及足太阴脾经穴为主,如期门、太冲、阳陵泉、内关、关元、阿是穴,缓急止痛;如腰部、四肢关节痛,选用足少阴肾经、督脉经穴为主,选用腰夹脊、阳陵泉、委中、肾俞、阿是穴。对照组给予伤湿止痛膏(批号Z41020327)用法、选穴同治疗组。

两组均以5d为一个疗程,治疗2个疗程判定疗效。两组患者在治疗期间,忌食鱼、虾、羊肉等发物和辛辣之品.忌用阿片类镇痛药。

4.疗效判定标准

4.1疼痛分级标准

受试期间,两组根据国际疼痛学数字分级法作为观测指标。用1~10代表不同程度的疼痛,0为无痛,10为剧痛。应该询问患者疼痛有多严重或让患者自己圈出一个最能代表自身疼痛程度的数字。此方法在国际上较为通用。[1]

表1 数字分级法(NRS)

0	1	2	3	4	5	6	7	8	9	10
无痛										剧痛

表2 疼痛主要症状程度分级

症状	0级(无)	1级(轻)	2级(中)	3级(重)
疼痛	无	微痛	疼痛明显减轻,	疼痛有些减轻、但仍感有明显疼痛
睡眠	无	睡眠不受干扰	睡眠基本不受干扰,能正常生活	睡眠、生活仍受干扰,
疲乏	无	有时	自觉无力	经常

4.2 疗效判定标准

参照《临床诊疗指南·疼痛分册》[3]制订。显效:疼痛减轻2度以上完全缓解。中效:疼痛减轻约1度,部分缓解,疼痛明显减轻,睡眠基本不受干扰,能正常生活。微效:疼痛稍有减轻,远不到1度,疼痛有些减轻,但仍感有明显疼痛,睡眠、生活仍受干扰。无效:疼痛无缓解。

5. 结果

5.1 两组疗效对比

两组对比,经Ridit分析,u=2.56,$P<0.05$,差别有统计学意义。见表3。

表3 两组疗效比较

组别	例数	显效	中效	微效	无效	有效率(%)
观察组	45	31	7	3	4	91.1
对照组	35	15	6	5	9	74.2

5.2 两组治疗后镇痛起效时间及持续时间对比。见表4

表4 两组治疗后镇痛起效及持续时间对比

组别	例数	镇痛起效时间(min)	镇痛持续时间(h)
观察组	45	15±2.3	20≥
对照组	35	35±2.7	5≤

注:与对照组治疗后对比,$P<0.01$。

6. 讨论

白血病癌性疼痛是由于骨髓及造血组织中出现多种类型的白血病细胞异常增生,骨髓腔内压力增高,浸润破坏骨皮质和骨膜,而产生不定型的疼痛。据统计[3],有超过半数的晚期血液病患者会有疼痛经历。现代医学治疗癌性疼痛往往以毒、麻药为主,大多数镇痛药属于阿片类生物碱,久而成瘾,难以控制。而中医药治疗癌性疼痛多以活血祛瘀、行气止痛药物内服,胃肠刺激性大,易于呕吐,患者拒服或不能坚持,影响疗效。因而,选择恰当的外用制剂具有十分重要的临床意义[4]。

中医学认为,疼痛是因各种原因引起身体某些部位的经络、气血运行不畅而产生的,其核心是气血运行障碍,可概括为“通则不痛,痛则不通”[2]。中医学对白血病癌性疼痛的认识与治疗目前还处于探索阶段,课题组通过多年临床观察研究认为:白血病癌性疼痛的病机无非“寒、热、湿、瘀”4个方面,以实证为主,虚证较少,其热多为湿热,瘀多由气血瘀滞,“不通则痛”;病程日久脏腑功能低下,气血阴精亏损,阳气虚弱,脉络失煦则“不荣则痛”。课题组认为白血病癌性疼痛穴位中药敷贴疗法是祖国医学外治法之一,辨证穴位敷贴,可利用药物的直接作用,借助经络的疏通传导,引经入药,上调气血,下治恶毒,提高痛阈;并通过调节神经、体液系统功能,从而增强中药止痛效果。复方蟾香膏以理气散结、活血通络、消肿止痛为治疗原则,选取蟾酥、蛇床子、细辛、乳香、没药、制天南星、丹参、冰片8味药进行组方,并经现代科学技术浓缩提取工艺,研制成复方纯中药外用膏剂。方中蟾酥甘辛温,归心经,有毒,解毒消肿止痛,为君药;细辛性温,味辛有小毒,归肺、肝、脾经,散寒祛风止痛;蛇床子性温,味辛、苦。归脾、肾经。温肾壮阳,燥湿杀虫,祛风止痒;天南星辛苦、温,有毒。归肺、肝、脾经,燥湿化痰、祛风止痉,消肿止痛。以上三者为臣药。乳香味辛苦,性温,归肝、心脾经,活血止痛,消肿生肌;没药味辛苦,性平,归心,肝,脾经,活血止痛,消肿生肌。两者相伍为用共奏活血通络、消肿止痛、敛疮生肌之功,为佐药;丹参味苦,性微寒。归心、肝经,活血祛瘀止痛,凉血消痈,调和诸药为使药。冰片辛苦、凉,归心、肺经,通诸窍,散郁火,去翳明目,消肿止痛取其芳香开窍散发的功效。诸药配伍,共奏理气散结、活血通络、消肿止痛之效。

复方蟾香膏穴位外敷治疗白血病癌性疼痛,通过药力对肌体局部的渗透,借助经络的疏通传导,从而增强中药止痛效果[4]。其优点在于避免了口服药物对胃肠道的刺激,减轻了对肝脏的损害,且操作简便、止痛作用迅速,无依赖性和成瘾性,患者易于接受。本研究表明,复方蟾香膏穴位外敷治疗白血病疼痛具有明显镇痛作用,多次给药无局部刺激性,重复给药无过敏性,具有良好的推广运用前景。

参考文献

[1]张之南,沈悌.血液病诊断及疗效标准[M].北京:科学出版社,2007.

[2]宋文阁.实用临床疼痛学[M].郑州:河南科学技术出版社,1998.

[3]韩济生.临床诊疗指南[M].北京:人民卫生出版社,2004:10.

[4]张军,荣辉.中药外敷治疗癌性疼痛的研究进展[J].中国中医急症,2009,18(8):1320-1321.

(刊登于《中医研究》2013年第26卷第11期,俄静、王锐锋、夏小军 作)

复方紫草液治疗静脉炎临床研究

摘要

【目的】观察复方紫草液治疗静脉炎的临床疗效。【方法】将112例患者随机分为2组，治疗组70例采用具有清热解毒、活血化瘀、消肿止痛作用的复方紫草液（紫草、乳香、没药、黄柏）治疗静脉炎112例，并与应用50%硫酸镁外敷的40例患者进行对照观察。【结果】观察组总有效率97.14%，平均起效时间（39.20±19.20）h；对照组总有效率69.05%，平均起效时间（56.00±15.30）h，均$P<0.001$。【结论】复方紫草液治疗静脉炎疗效肯定。

静脉炎是静脉输液治疗中最常见的并发症之一。是由于从静脉中输注浓度较高，刺激性较大的药物或在静脉内放置时间过长、刺激性大的塑料管引起局部静脉壁的化学炎症反应。也可由于输液过程中无菌操作不严或一根血管反复多次穿刺引起局部静脉的感染。静脉炎不仅增加了病人的痛苦，而且影响病人的治疗。复方紫草液是庆阳市中医医院在多年临床应用的基础上，经进一步优化组方，调整剂量，提取分离精制而成外搽剂。2004年1月至2007年12月，笔者对112例静脉炎患者采用复方紫草液外敷及硫酸镁粉外敷治疗进行了对照观察，取得满意疗效，现总结报告如下。

1. 资料和方法

1.1 病历选择标准

1.1.1 诊断标准：参照WHO化疗毒性分级标准及有关文献制定

诊断标准进行诊断[1]。共分为四级，Ⅰ级：无痛，但局部发红；Ⅱ级：轻度疼痛，局部发红；Ⅲ级：中度疼痛，局部轻度肿胀，灼热；Ⅳ级：重度顽固性疼痛，中重度肿胀。

1.1.2纳入标准：(1)年龄、性别不限，能够坚持治疗者；(2)主要为药物或静脉插管引起静脉炎者。(3)中医辨证为血瘀气滞型。

1.2临床资料

所有病历均系甘肃省庆阳市中医医院收治的住院病例，共112例。采用随机抽样法设观察组(复方紫草液治疗)及对照组(硫酸镁)治疗。观察组70例中男41例，女29例，男：女=4：3，年龄6～70岁，平均29.86岁。既往患急性淋巴细胞白血病18例，急性粒细胞白血病26例，慢性粒细胞白血病9例，肺癌5例，其他12例。初次化疗并发静脉炎者52例，复诊病例化疗后并发静脉炎者18例。静脉输液时间1月至5年，平均6.38月，其中由于静滴柔红霉素及阿糖胞苷引起者38例，静滴高三尖杉酯碱及阿糖胞苷者12例，静推长春新碱及环磷酰胺者6例，由静脉插管引起者1例，阿霉素5例，输血1例，其他抗生素等引起者7例。患静脉炎病程1～8d，平均(3.8±2.04d)。根据诊断标准分级：Ⅰ级4例，Ⅱ级46例，Ⅲ级15例，Ⅳ级5例。对照组42例中男24例，女18例。男：女=4：3，年龄2～72岁，平均31.2岁。既往患急性淋巴细胞白血病14例，急性粒细胞白血病15例，慢性粒细胞白血病4例，胃癌3例，直肠癌1例，肝癌1例，骨髓增生异常综合征1例，急性淋巴瘤1例，过敏性紫癜1例，再生障碍性贫血1例。初次化疗并发静脉炎者26例，复诊病例化疗后并发静脉炎者16例。静脉输液时间1～12月，平均2.7月。其中由于静滴柔红霉素及阿糖胞苷23例，静滴高三尖杉酯碱及阿糖胞苷者9例，静滴长春新碱及环磷酰胺者2例，阿霉素引起者6例，其他药物引起者2例。患静脉炎病程1～7d，平均(2.19±1.25d)。根据诊断标准进行分级：Ⅰ级4例，Ⅱ级28例，Ⅲ级9例，Ⅳ级1例，平均(2.1±0.581)。

1.3 治疗方法

观察组均单用复方紫草液(由甘肃省庆阳市中医医院制剂室提供,院内制剂批准文号:甘药制字Z04101014)沿静脉局部外敷,所敷范围超过病灶2~3cm,每日敷10次,不需加热,直接冷敷。药物组成:紫草,乳香,没药,黄柏。对照组以50%硫酸镁粉(河北邢台冶金镁业有限公司)外敷,方法及用药次数与观察组相同,疗程均为72h,用药过程中,观察患者自觉症状和局部病灶的变化,用药期间停用其他治疗静脉炎药物。

1.4 观察指标与方法

观察治疗前后的临床症状改善情况,包括疼痛、局部发热、局部肿胀、灼热等症状,并观察用药后起效时间。

1.5 疗程标准及统计学处理

参照WHO化疗毒性分级标准中的疗效标准[1]:显效:红肿热痛完全消退,血管壁变软,弹性恢复正常;有效:局部症状消失,但静脉血管硬化,不能再作为输液血管使用;无效:无变化或合并感染或局部病灶进展。

统计学处理应用SPSS统计软件包,计量资料用t检验,计数资料用X^2分析。

2. 结果

2.1 两组临床疗效比较(见表1)

表1 两组临床疗效比较

组别	例数	显效	有效	无效	总有效
观察组	70	56(80)*	12(17.14)*	2(2.86)	68(97.14)*
对照组	42	9(21.48)	21(47.62)	13(30.95)	29(69.05)

注:与对照组相比较,均$P<0.001$。

从表1可见,观察组与对照组显效率,有效率及总有效率相比$P<0.001$,有极显著意义。表明观察组的疗效明显优于对照组。

2.2两组用药疗程比较

两组均以72h为1疗程,在72h内观察临床症状的改善情况,以判断疗效。观察组显效56例中,起效最短的为12h,最长的为72h;有效的12例中,均以72h为最终判定疗效时间。无效2例。其中无效者为化疗药物严重外渗而引发静脉炎及静脉周围炎,病情较重,在72h未达到满意疗效,但经随访治疗一周后,症状逐渐改善,平均(3.92±19.212)h。对照组中显效23例中,起效最短的为24h,最长的为72h,有效的20例中,均以72h为最终判定疗效时间,无效13例,平均治疗有效时间(56±15.321)h,两组相比,$P<0.01$,有显著意义。观察组起效时间明显早于对照组。

2.3毒副反应

两组治疗过程中,均未发现过敏反应,也未发现有皮肤刺激后的红肿反应。对于皮肤有溃烂的,禁忌在伤口处外搽药液。

3.讨论

药物性静脉炎归结于血栓性浅静脉炎,最主要的原因是药物浓度过高和药物本身的理化因素引起的渗透性损伤[2],使局部pH值,代谢及渗透压等改变,细胞融解,溶酶体破裂,释放出化学介质,使血管痉挛,局部血管处于缺氧状态而发病。化疗及长期输液病人并发率极高。该病属中医之“恶脉”“血痹”等范畴,多由于输液穿刺,损伤局部脉络,使瘀血阻滞,蕴而化热,瘀热内结,“不通则痛”而发病。其病机在于血瘀气滞。故而确立清热解毒,活血化瘀,消肿止痛为治疗本病的总则。选用紫草、乳香、没药、黄柏组成复方紫草液。方中以紫草为君,重在活血凉血,解毒透表,使毒邪得以透散,温毒得以清解;并配以乳香,没药相须而用,具有活血止痛,消肿生肌之功;另少佐黄柏以清热消肿止痛。四药并用,共奏清热解毒,活血化瘀,消肿止痛之功,使毒邪得去,瘀邪得消,脉络通畅。其动物过敏试验及皮肤刺激试验均呈阴性。

临床研究表明化疗药物中柔红霉素并发静脉炎者最多，其次为阿糖胞苷，高三尖杉酯碱，环磷酰胺等。并发静脉炎后，治疗时间越早，疗效越明显。其观察组总有效率97.14%，对照组有效率69.05%，两组相比$P<0.001$，有显著差异。并对化疗病人用复方紫草液进行预防性治疗，静脉炎的并发率明显下降。该制剂具有取材方便，制作简单，渗透性好，止痛时间快，毒副作用少等特点，使已病能治，未病能防，具有良好的疗效，且局部用药无明显过敏反应，经临床验证，该制剂也适用于其他原因所引起的浅表性静脉炎。

参考文献

[1]吴小玲，唐菊花，苏荣. 如意金黄散外涂治疗化疗药物性静脉炎120例[J]. 药物与临床，2003，18(1)：17-18.

[2]李淑云，宋月秋，静脉输液渗漏局部组织和处理. 实用护理，1983，2(11)：10.

（刊登于《甘肃中医》2009年第22卷第3期，开金龙、刘慧、夏小军 等作）

通络止衄灵治疗过敏性紫癜临床研究

过敏性紫癜系血液科临床常见病之一，多以儿童发病，易反复，对于并发肾脏损害患者治疗困难。2008年1月至2009年6月，笔者以通络止衄灵治疗过敏性紫癜120例，取得了满意疗效，现总结报告如下。

1.资料与方法

1.1诊断与纳入标准

参考《血液病诊断及疗效标准》[1]中有关过敏性紫癜的诊断标准：①年龄在4岁以上能够坚持服药者；②初诊病例，处于急性期（2周以内）的患者；③距上次发病间隔至少一月以上；④非孕妇患者；⑤在一月以内未使用过糖皮质激素和/或免疫抑制剂；⑥临床表现为实证者，主要用于以下两型：风热伤络型：临床表现为起病急骤，紫癜成片，颜色鲜红或深紫，或伴发热，咽痛，或伴关节肿痛，腹痛，便血，尿血，吐血，鼻衄，或有发热口渴，小便黄，大便干结。舌边尖红或舌红苔黄或舌红绛，脉沉数或滑数；瘀血阻络型：临床表现为紫癜伴有关节肿痛，或肌肉痛，或腹痛等，可伴血尿，或腹泻，或便血，舌质红或有瘀斑，脉弦。

1.2排除标准

①年龄小于或等于3岁不能服药者；②一月内曾接受过糖皮质激素和/或免疫抑制剂治疗者；③一月内复发的病例；④免疫性血小板减少性紫癜，遗传性出血性毛细血管扩张症，单纯性紫癜患者；

⑤中医辨证为虚证者。

1.3一般资料

120例过敏性紫癜患者来源于庆阳市中医医院，均符合上述标准。采用随机抽样法将其分为中药组和西药组。中药组70例，男性42例、女性28例；年龄4～26岁，平均(7±5.3)岁；病程1～14d，平均(5±4.2)d；单纯紫癜型34例(48.5%)，伴关节痛19例(27%)，伴腹痛10例(14.3%)，伴紫癜性肾炎7例(10%)。西药组50例，男性29例、女性21例；年龄4～21岁，平均(9±4.6)岁；病程1～14d，平均(6±4.8)d；单纯紫癜型23例(48%)，伴关节痛13例(26%)，伴腹痛9例(18%)，伴紫癜性肾炎5例(10%)。2组患者年龄、性别、病程等比较，差异无统计学意义($P>0.05$)。

1.4 治疗方法

2组患者在治疗期间，忌食鱼、虾、蟹、羊肉等发物和辛辣之品，同时口服扑尔敏4mg，2～3次/d。

中药组加用通络止衄灵(墓头回、紫草、益母草、牡丹皮、仙鹤草、生地黄、白茅根、蝉蜕、生山楂、连翘、防风、黄芪、车前草、赤芍、当归、山茱萸，庆阳市中医医院制剂室生产，批号071109，0.5g/粒)治疗，15岁以上每次服用4粒，每日3次；4～14岁每次服用3粒，每日3次。

西药组：潘生丁2片、口服、3次/d；止血敏2.0g，加入5%葡萄糖溶液中静滴，1次/d，或安络血2片，口服，3次/d。有腹痛或关节痛加用强的松[1mg/(kg·d)]，有感染者加抗生素，合用强的松者紫癜消退后逐渐减量，每周减1/3量，并根据病情逐渐停药或继续维持治疗，如超过4周治疗无效，强的松均逐渐减量至停止，总疗程最长不超过2月。

治疗30d为一个疗程，2个疗程未见疗效者，判定为无效，随访3个月，以观察患者是否复发。

1.5 观察指标及方法

①观察治疗后临床症状改善情况。包括皮下黏膜出血、便血、尿血等一系列出血症状消退时间,腹痛、关节痛缓解时间,肾炎患者尿蛋白、潜血消失的时间,每周观察记录1次;每周查尿常规2次;半月查肾功能及血常规1次。②观察不良反应。

1.6 疗效标准

参照《中医病证诊断疗效标准》[2]有关紫癜疗效标准评定。治愈:紫斑、紫点及全身症状消失,实验室指标恢复正常;好转:皮肤青紫斑点明显减少,全身症状减轻,实验室指标有改善;无效:皮肤青紫斑点、全身症状及实验室指标均无变化。

1.7 统计学方法

采用SPSS 10.0医学统计软件包,计量资料用t检验,计数资料用X^2检验。

2.结果

2.1 2组疗效比较(见表1)

表1 2组过敏性紫癜患者临床疗效比较 (%)

组别	例数	治愈	好转	无效	总有效
中药组	70	52(74.2)*	16(22.9)	2(2.9)	68(97.1)
西药组	50	30(60.0)	13(26.0)	7(14.0)	45(86.0)

注:与西药组比较,$^*P<0.05$。

2.2 2组紫癜消退时间及复发情况比较

2组紫癜消退时间基本相近,平均6~7d,但中药组治疗后复发者较西药组少,见表2。

表2 2组过敏性紫癜患者治疗后紫癜消退时间及复发病例比较

组别	例数	紫癜消退时间(d)	复发病例(例)	治愈[例(%)]
中药组	70	7±2.3*	5	65(93)
西药组	50	6±2.7	8	42(84)

注:与西药组比较,$^*P<0.05$。

2.3 2组关节痛缓解及复发情况比较

2组在关节痛缓解时间上基本一致，均无复发病例，经统计学处理，差异无统计学意义（$P>0.05$）。见表3。

表3 2组过敏性紫癜患者治疗后关节痛消失情况比较

组别	例数（例）	关节痛消失时间（d）	复发（例）	治愈[例（%）]
中药组	19	2±1.5	0	19（100%）
西药组	13	2±1.2	0	13（100%）

2.4 2组消化道症状改善及复发情况比较

腹痛、呕吐、便血或吐血消退时间2组基本一致，经过统计数处理，无统计学意义（$P>0.05$）。见表4。

表4 2组过敏性紫癜患者治疗后消化道改善情况比例

组别	例数（例）	腹痛消失时间（d）	呕吐（d）	便血或吐血（d）	复发（例）	治愈[例（%）]
中药组	10	2±1.5	1	2±1.2	0	10（100%）
西药组	9	2±1.2	1	2±1.5	1	8（88%）

2.5 2组尿蛋白及尿潜血消失情况比较

中药组尿蛋白及尿潜血消退时间均短于西药组，且肾炎发病率低、治愈率高。经统计学处理，2组有统计学意义（$P<0.05$）。见表5。

表5 2组过敏性紫癜患者治疗后尿蛋白及尿潜血消失情况比较

分型	原发肾炎病例（例）	治疗后并发肾例数（例）	蛋白尿消退时间（d）	尿潜血消退时间（d）	未愈	治愈[例（%）]
中药组	7	3	21±5.6	23±4.5	2	8（80%）
西药组	5	11	34±7.2	38±6.8	7	9（56%）

2.6 2组用药疗程比较

2组无肾炎患者疗程均为1～3周，差异无统计学意义($P>0.05$)。对于紫癜性肾炎患者，中药组疗程为2～8周，平均(4.70±2.26)周；西药组疗程为3～8周，平均(5.81±2.26)周。差异有统计学意义($P<0.05$)。

2.7 不良反应

中药组有1例在治疗过程中出现轻度腹泻，无恶心呕吐，说明该制剂药性偏凉，偶会引发腹泻，但再未发现其他不良症状。西药组用激素患者均有不同程度向心性肥胖、易感冒等症状。

3. 讨论

过敏性紫癜是一种常见的血管变态反应性出血性疾病。临床表现为皮肤紫癜、黏膜出血，也可伴有皮疹、关节痛、腹痛、肾损害等。西医治疗一般予抗组织胺药物、维生素、肾上腺糖皮质激素、免疫抑制剂、止血药及对症治疗，但不良反应大，尤其在肾上腺皮质激素及免疫抑制剂的应用过程中，对肾炎治疗易反复，撤药困难，是目前西药治疗存在的主要问题。

过敏性紫癜属中医学"血证"范畴。临床以实证居多，虚证者极少。风热毒邪是常见的病因，病理基础为"风、热、瘀"，病变机理主要有风热伤络，瘀血内阻，个别虚证可见脾不统血。故以清热凉血，祛风通络，活血化瘀之法为主治疗。通络止衄灵是在庆阳市中医医院原治疗过敏性紫癜有效中药汤剂的基础上精制而成的纯中药胶囊剂。方中墓头回系本地特产草药，又名"脚汗草"，具有清热燥湿，止血止带，祛瘀截疟之功效，为君药；紫草凉血活血，解毒透疹；益母草去瘀生新，活血调经，利尿消肿；牡丹皮清热凉血，活血散瘀；仙鹤草收敛止血；生地清热凉血，养阴生津；白茅根凉血止血，清热利尿；连翘清热解毒，消肿散结；车前草清热解毒，利水消肿。以上9味药，皆有清热泻火，凉血止血，兼有化瘀之功，主治血热伤络，瘀血阻络之出血。方中蝉蜕味辛、甘、性凉，祛风解痉止痒，有免疫抑制和抗过敏作用；防风祛风解表、胜湿止痛、止痉。以上两药取其祛风通络之功。当归补血活血；赤芍清热凉血，祛瘀止痛；生山楂消食积，散瘀血。以上3味药均有活血化瘀之功。活血化瘀药物有改善血管脆性、改善微循环、提高机体免疫力、抗炎、抗Ⅰ性变态反应的作用，并有清除体内自由基的作用[7]。黄芪补气升阳、益卫固表；山茱萸补肝肾、涩精敛汗，可改善肾功能，减少尿蛋白及血尿。由上可见，以上16味中药相互作用，共奏清热凉血、活血化瘀、祛风通络之功。对以风、热、瘀为主要病机的过敏性紫癜，通过清热凉血、祛风通络、活血化瘀而达消斑止血之功效。本临床观察结果显示，通络止衄灵治疗过敏性紫癜具有明显治疗作用，可以消除紫癜，改善关节痛及腹痛，对肾炎也有明显治疗作用，并可缩短疗程，防止并发肾炎，避免西药激素应用后的不良反应。

参考文献

[1]张之南，沈悌．血液病诊断及疗效标准[M]．第三版．北京：科学出版社，2008：168.

[2]国家中医药管理局．中医病证诊断疗效标准[S]．南京：南京大学出版社，1994.12.

[3]刘丽波，杨亚，巩兴军，等．中西医结合治疗过敏性紫癜82例临床观察[A]．中华中医药学会血液专业委员会第二届第六次血液学学术论文集[C]．哈尔滨：中华中医药学会血液专业委员会，2006.315.

（刊登于《中国中医药信息》2010年第17卷第4期，开金龙、刘慧、夏小军 等作）

益气摄血汤治疗特发性血小板减少性紫癜30例

摘要

【目的】观察益气摄血汤治疗特发性血小板减少性紫癜(ITP)的临床疗效。【方法】将60例ITP患者随机分为观察组、对照组各30例。2组患者均给予氟美松、强的松常规治疗,观察组同时给予益气摄血汤,1剂/d,水煎分服。2组均以治疗1个月为1个疗程,连续治疗3个疗程后观察疗效。【结果】总有效率观察组为96.67%,对照组为83.33%,观察组优于对照组($P<0.05$)。治疗后血小板及血小板相关抗体检测均有改善($P<0.05$),且观察组改善较对照组明显($P<0.05$)。【结论】益气摄血汤治疗ITP临床疗效显著。

特发性血小板减少性紫癜(idiopathic thrombocytopenic purpura,ITP)是临床最常见的一种血小板减少性疾病,它的出现严重损害了免疫细胞[1-3]。中国尚无特发性血小板减少性紫癜发病的流行病学资料[4]。笔者在西药常规治疗的基础上采用益气摄血汤治疗ITP患者30例,临床疗效显著,现介绍如下。

1.资料与方法

1.1 临床资料

选择2007年9月至2012年1月在庆阳市中医医院门诊或住院治疗的ITP患者60例,按就诊的先后顺序随机分为2组。观察组男

12例,女18例;年龄最小39岁,最大73岁,平均(49.21±2.11)岁;病程最短l5个月,最长132个月,平均(24.35±5.36)个月。对照组30例,其中男14例,女16例;年龄最小37岁,年龄最大75岁,平均(47.85±2.58)岁;病程最短l5个月,最长138个月,平均(23.42±5.42)个月。2组患者性别、年龄、病程等临床资料相比,差异无统计学意义($P>0.05$),具有可比性。

1.2 纳入标准

纳入:①符合ITP的诊断标准;②符合知情同意原则;③均为慢性发病患者;④均为原发性患者。

1.3 排除标准

排除:①不符合上述纳入标准者;②妊娠或哺乳期妇女;③不遵医嘱或治疗期间同时采用其他影响疗效的治疗措施者;④合并其他系统严重病者。

1.4 治疗方法

2组患者均给予西药常规治疗。氟美松静脉滴注,1次/d,20mg/次,连用3d。强的松1mg/(kg·d),早餐后1次顿服,并规律减量。观察组同时给予益气摄血汤:黄芪50g,党参30g,当归尾12g,白芍12g,川芎12g,丹参15g,白术20g,熟地黄20g,大枣6枚,甘草6g治疗。1剂/d,水煎分服。2组均以治疗1个月为1个疗程,连续治疗3个疗程后观察疗效。

1.5 疗效标准

参照《血液病诊断及疗效标准》[1]拟定,分为显效、良效、进步、无效。显效:血小板恢复正常,无出血症状,持续3个月以上。良效:血小板升至50×10^9/L或较原水平上升30×10^9/L以上,无或基本无出血症状。进步:血小板有所上升,出血症状改善,持续2周以上。无效:血小板计数及出血症状无改善或恶化。

1.6 统计分析

数据用SPSS13.0软件包进行处理,计量资料以($\bar{X}\pm s$)表示,疗效比较采用X^2检验，治疗前后心功能指标比较采用配对t检验，$P<0.05$为差异，有统计学意义。

2.结果

2.1临床疗效

总有效率观察组为96.67%，对照组为83.33%，观察组优于对照组（$P<0.05$）。见表1。

表1　2组临床疗效比较

组别	例数	显效		良效		进步		无效		总有效率(%)
		例数	(%)	例数	(%)	例数	(%)	例数	(%)	
观察组	30	18	60.00	6	20.00	5	16.67	1	3.33	96.67*
对照组	30	13	43.33	7	23.33	5	16.67	5	16.67	83.33

注：*表示与对照组相比，$P<0.05$。

2.2血小板及血小板相关抗体

治疗后血小板及血小板相关抗体检测均有改善（$P<0.05$），且观察组改善较对照组明显（$P<0.05$）。见表2。

表2　2组治疗前后血小板及血小板抗体的比较

组别	例数	血小板($\times 10^9$/L)		血小板相关抗体(%)	
		治疗前	治疗后	治疗前	治疗后
观察组	30	42.7±15.6	65.7±18.6△*	39.4±15.6	12.7±3.4△*
对照组	30	45.5±16.4	54.8±17.5△	37.5±12.2	25.7±7.5△

注：*表示与对照组相比，$P<0.05$；△表示治疗前后组内相比，$P<0.05$。

3.讨论

ITP是因免疫机制使血小板破坏增多的临床综合征。症状多变，临床表现可见皮肤瘀点、瘀斑，牙龈、口鼻出血，甚至重要脏器出血,部分病例无出血症状,仅有眩晕、疲倦等表现。患者常有消化道、泌尿道出血,眼结膜下出血,少数视网膜出血[5-6]。但近年来研究发现,多种因素促使抗原体呈细胞、共刺激信号、T淋巴细胞表型和功能及细胞因子异常,导致免疫网络紊乱、抗体产生,使血小板破坏增多,巨核细胞的生成、成熟或功能障碍,导致血小板减少[7-9]。中医认为血小板减少性紫癜属"血证""发斑"范畴。患者起因大多属表虚,卫外不固,反复易感,入里化热,耗伤津液,久之脾肾两虚、气虚,或气血两虚[10-12]。本研究益气摄血汤中用黄芪、当归配伍可减少毛细血管通透性,还可以抗贫血,促进红细胞生成。研究表明,党参、黄芪等益气健脾之药具有调节机体免疫功能,抑制免疫抗体形成的功效;当归、丹参等活血止血之药同样具有免疫调节作用;甘草具有肾上腺皮质样作用,可增强和延长强的松效果,对单核吞噬2细胞的吞噬功能有抑制作用。综上所述,益气摄血汤治疗ITP临床疗效显著,可较好地改善血小板及血小板相关抗体等检测指标。

参考文献

[1]张之南,沈悌.血液病诊断及疗效标准[S].3版.北京:科学出版社,2007:172-174.

[2]侯明,秦平.特发性血小板减少性紫癜的诊断与治疗进展[J].继续医学教育,2006,20(4):72-79.

[3]田翠时,宋广杰.特发性血小板减少性紫癜病因及发病机制的研究进展[J].河北北方学院学报:医学版,2006,23(4):78-80.

[4]范磊,阮长耿.特发性血小板减少性紫癜发病机制[J].江苏医药,2006,32(4):357-359.

[5]范芸,常乃柏,刑宝利,等.特发性血小板减少性紫癜103例患者的临床分析[J].中华内科,2008,47(4):313-315.

[6]Portielje JE, Westendorp RG, Kluin-Nelemans HC, et al.Morbidity and mortality in adults with idiopathic thrombocytopenic purpura[J].Blood,2001,97(9):2549-2554.

[7]Cines DB, McMillan R.Management of adult idiopathic thrombocytopenic purpura[J].AnnuReyMed,2005,56(2):425-442.

[8]马小彤,吕冬梅,宋玉华,等.人类第6型疱疹病毒感染与特发性血小板减少性紫

癜[J].中华血液学,2000,21(3):135-137.

[9]崔平江,蔡力力,傅岩.单纯血小板减少为首发症状的MDS[J].军医进修学院学报,2004,25(5):355-356.

[10]Hou M,Stockelberg D,Kutti J,et al.Fab-mediated binding of glycoprotein Ib/IX and IIb/IIIa specific antibodies in chronic idiopathic thrombocytopenic purpura[J].Br J Haematol,1995,91(4):944-950.

[11]杨晓慧,刘晓云.三地益血汤联合西药治疗ITP36例临床观察[J].西部中医药,2012,25(7):73-74.

[11]林琳,甘欣锦.益气健脾化湿法治疗脾虚湿滞型特发性血小板减少性紫癜60例疗效观察[J].甘肃中医,2011,24(5):29-30.

(刊登于《西部中医药》2013年第26卷第3期,俄静、夏小军 作)

养血益气胶囊联合泼尼松片治疗自身免疫性溶血性贫血30例

摘要

【目的】观察养血益气胶囊联合泼尼松片治疗自身免疫性溶血性贫血的临床疗效。【方法】将60例本科室住院的自身免疫性溶血性贫血患者，按1∶1的比例随机分为两组。对照组30例给予泼尼松片，1mg/kg·d，分2次口服，待血红蛋白升至正常并稳定后每周减至5mg。治疗组30例在对照组治疗基础上给予养血益气胶囊（党参、黄芪、白术、当归、栀子、茯苓、车前子、柴胡、大黄、鸡内金、莱菔子、补骨脂），每次4粒（儿童减半量），3次/d，水送服。两组均以28d为1个疗程，共治疗1个疗程。【结果】治疗组显效26例，有效2例，无效2例，有效率占93.3%；对照组显效19例，有效7例，无效4例，有效率占86.7%。两组对比，差别有统计学意义（$P<0.05$）。【结论】养血益气胶囊联合泼尼松片治疗自身免疫性溶血性贫血疗效确切。

自身免疫性溶血性贫血（Autommune hemolyticanemia，AIHA）系体内B淋巴细胞免疫调节紊乱，产生自身抗体和（或）补体，并结合于红细胞膜上，致红细胞破坏加速而引起的一组溶血性贫血[1]。本病应归属于中医学“黄疸”“急黄”“虚劳”“积聚”等范畴[2]。西医学治疗AIHA目前缺乏特效方法，中医药治疗该病有一定的优势，《血液病学》[3]也推荐可采用中西结合治疗AIHA。2007年1月至

2012年10月，笔者采用养血益气胶囊联合泼尼松片治疗自身免疫性溶血性贫血30例，总结报道如下。

1.一般资料

选择庆阳市中医医院血液病科住院自愿接受临床观察的自身免疫性溶血性贫血患者60例，按1:1的比例随机分为治疗组和对照组。治疗组30例，其中男6例，女24例；年龄13～45岁；病程1～4年；其中轻度贫血4例，中度贫血15例，重度贫血11例。对照组30例，其中男8例，女22例；年龄7～50岁；病程0.5～3年；轻度贫血5例，中度贫血12例，重度贫血13例。两组一般资料对比，差别无统计学意义（$P>0.05$），具有可比性。

2.诊断标准

2.1诊断标准

按照《血液病诊断及疗效标准》[4]温抗体型自身免疫性溶血性贫血（AIHA）疗效标准制订。

2.1.1临床表现

原发性者多为女性，年龄不限。临床表现除溶血和贫血外无特殊症状，半数有脾肿大，1/3有黄疸和肝大。继发性者常伴有原发性疾病临床表现。

2.1.2实验室检查

2.1.2.1贫血程度不一，有时严重，可爆发急性溶血危象。外周血涂片可见多数球形红细胞及数量不等的幼红细胞，偶见吞噬红细胞现象，网织红细胞增多。

2.1.2.2骨髓涂片呈红细胞增生象，偶见红细胞系轻度巨幼样变。

2.1.2.3再生障碍性危象时，网织红细胞极度减少，骨髓象呈再生障碍，血象呈全血细胞减少。

2.1.2.4 抗球蛋白试验直接试验为阳性，主要为抗IgG和抗补体C_3型，偶有抗IgA型；间接试验可阳性或阴性。

2.1.3 诊断依据

2.1.3.1 近4个月内无输血或特殊服药史，如直接抗球蛋白试验阳性，结合临床表现和实验室检查可确立诊断。

2.1.3.2 如抗球蛋白试验阴性，但临床表现较符合，肾上腺皮质激素或切脾术有效，除外其他溶血性贫血特别是遗传球形红细胞增多症可诊断为抗球蛋白试验阴性的AIHA。

2.2 贫血程度分级标准

按照《血液病诊断及疗效标准》[4]制订：Hb≤30gg/L为极重度，Hb在31~60g/L为重度，Hb在61~90g/L为中度，Hb>90g/L与低于正常参考值下限之间为轻度。

3. 试验病例标准

3.1 纳入病例标准

符合诊断标准，自愿作为受试对象并能保证配合完成试验观察全过程者，可纳入试验病例。

3.2 排除病例标准

①不符合诊断标准和纳入病例标准者；②存在溶血危象者；③受试前已输血或因病情危重受试期间需输血者；④受试前经过肾上腺皮质激素治疗者；⑤存在其他严重并发症需同时治疗者；⑥过敏体质及对多种药物过敏者；⑦存在意识障碍或精神异常不能合作者。

4. 治疗方法

对照组给予泼尼松片（浙江仙居制药有限公司，批号：071111，091001，120521），1mg/kg·d，分2次服用，待血红蛋白升至正常并稳定后每周减至5 mg。治疗组在对照组的治疗基础上给予养血益气胶囊(庆阳市中医医院院内制剂),4粒/次(儿童减半量),3次/d,水送服。

两组均以28d为1个疗程,共治疗1个疗程。

5.疗效判定标准

参照《血液病诊断及疗效标准》[4]制订。疗效评价共分为显效(完全缓解)、有效(部分缓解)及无效3个等级。

5.1显效

临床症状消失,红细胞计数、血红蛋白及网织红细胞百分比均在正常范围,血清胆红素测定在正常范围,直接和间接抗球蛋白试验转为阴性。

5.2有效

临床症状基本消失,血红蛋白>80g/L,网织红细胞<5%,血清胆红素≤34 μmol/L,抗球蛋白试验阴性,或仍为阳性,但效价较治疗前明显降低。

5.3无效

治疗后仍有不等程度贫血或溶血症状,实验室检查结果未达到部分缓解标准。

6.临床症状观察指标及评分标准

参照国家中医药管理局医政司2011年发布的“萎黄病(缺铁性贫血临床路径)中医临床路径”制订。见表1。

表1 主要临床症状观察指标评分标准(分)

临床症状	无	轻度	中度	重度
皮肤黄染	0	1	2	3
头目眩晕	0	1	2	3
心悸气短	0	1	2	3
神疲倦怠	0	1	2	3
失眠健忘	0	1	2	3
食欲不振	0	1	2	3
食后腹胀	0	1	2	3
恶心呕吐	0	1	2	3
寒战发热	0	1	2	3
脾大	0	1	2	3

7.结果

7.1 两组疗效对比

两组对比，经Ridit分析，u=2.15，$P < 0.05$，差别有统计学意义。见表2。

表2 两组疗效对比

组 别	例数	显效	有效	无效	有效率(%)
治疗组	30	24	4	2	93.3
对照组	30	19	7	4	86.7

7.2 两组治疗前后症状积分对比。见表3。

表3 两组治疗前后主要临床症状积分 （分）

临床症状	对照组 治疗前	对照组 治疗后	治疗组 治疗前	治疗组 治疗后
皮肤黄染	70	3	71	2
头目眩晕	62	4	61	1
心悸气短	71	2	73	1
神疲倦怠	76	0	74	1
失眠健忘	69	30	67	15
食欲不振	32	0	34	0
食后腹胀	58	28	57	5
恶心呕吐	60	0	58	0
寒战发热	25	0	24	0
脾大	35	5	36	3

采用尼莫地平评分法计算疗效指数：疗效指数=（治疗前积分-治疗后积分）÷治疗前积分×100%。治疗组95.0%，对照组87.1%，两组疗效指数对比，经Ridit分析，u=2.37，$P < 0.05$，差别

有统计学意义。

8.讨论

AIHA系体内B淋巴细胞免疫调节紊乱，产生自身抗体和(或)补体，并结合于红细胞膜上，致红细胞破坏加速而引起的一组溶血性贫血[1]。临床表现多样，轻重不一，多慢性起病，常有贫血、黄疸、肝脾肿大[5]。西医治疗以肾上腺皮质激素、脾切除、免疫性抑制剂等方法治疗，虽然有效，但副作用比较明显，而且治疗缓解后易复发，反复使用肾上腺皮质激素后易耐药[5]。众多的临床报道认为中医治疗本病的疗效是肯定的。但报道多为个案总结，尚无中医治疗的成熟经验，中医所用药物多为退黄，补益气血，滋补脾肾之品[4]。

笔者从“脾”立论，认为AIHA的发生是由于感受热毒入里伤脾，或素体脾胃虚弱复感热毒，脾虚水湿不化，湿热邪毒博结，交蒸于肝胆，肝失疏泄，胆汁外溢，而出现黄疸；热毒内蕴化火，侵扰血分，耗伤营血，或脾虚日久，气血生化乏源，则见贫血之见症。本病为虚实夹杂之证，“虚”“湿”“热”贯穿于整个病程之中。故治以健脾益气，养血补血，清热利湿之法。方中党参、黄芪、白术、当归补脾益气、养血补血；山栀子、茯苓、车前子清热利湿退黄；柴胡疏肝行气；大黄通腑以泻湿热；鸡内金、莱菔子消食导滞；补骨脂温补脾肾。全方共凑健脾益气、养血补血、清热利湿之效。

甘肃中医学院药理学教研室(国家三级科研实验室)急性毒性试验及药效学实验表明，养血益气胶囊对苯肼所致小鼠溶血性贫血具有治疗作用，并且该药一日内剂量过大，口服安全。临床观察研究表明，中药养血益气胶囊联合西药治疗AIHA疗效优于单纯西药组，在黄疸、心悸气短、神疲乏力、食欲不振等主要症状改善方面也优于单纯西药组。综上，中药养血益气胶囊联合西药治疗AIHA的中西结合治疗效果明显，值得临床推广。

参考文献

[1]张之南,郝玉书,赵永强,等.血液病学[M].北京:人民卫生出版社,2011.
[2]刘锋,麻柔.中西医临床血液病学[M].北京:中国中医药出版社,1998.
[3]张之南,郝玉书,赵永强,等.血液病学[M].北京:人民卫生出版社,2011.
[4]张之南,沈悌.血液病诊断及疗效标准[M].北京:科学出版社,2008.
[5]竺晓凡.血液科医师效率手册[M].北京:中国协和医科大学出版社,2011.

(刊登于《中医研究》2013年第26卷第10期,开金龙、刘慧、夏小军 等作)

养血益气胶囊治疗自身免疫性溶血性贫血40例

摘要

【目的】观察养血益气胶囊治疗自身免疫性溶血性贫血的疗效。【方法】将70例本科住院的自身免疫性溶血性贫血患者，采用随机数字表法分为治疗组40例和对照组30例。治疗组在西医常规抗贫血治疗基础上加用养血益气胶囊（庆阳市中医医院院内制剂）；对照组在西医常规抗贫血治疗基础上加用强的松。2组均以28d为1个疗程，1个疗程后统计疗效。【结果】观察组总有效率87.5%，对照组总有效率86.7%；2组疗效对比，差别无统计意义（$P>0.05$）。观察组治疗后疗效指数96.5%，对照组治疗后疗效指数87.1%，2组比较差别有统计意义（$P<0.05$）。【结论】观察组与对照组的疗效相近但在主要临床症状改善方面，观察组优于对照组。

自身免疫性溶血性贫血（AIHA）系体内B淋巴细胞免疫调节紊乱，产生自身抗体和（或）补体并结合于红细胞膜上，致红细胞破坏加速而引起的一种溶血性贫血[1]。本病应归属于中医学“黄疸”“急黄”“虚劳”“积聚”等范畴[2]。西医学治疗目前缺乏特效方法，中医药治疗该病有一定的优势，《血液病学》[3]也推荐可采用中西结合治疗AIHA。于2007年1月至2012年10月，笔者采用以养血益气胶囊为主治疗AIHA40例，总结报道如下。

1. 临床资料

1.1 一般资料

选择庆阳市中医医院血液病科住院自愿接受临床观察的AIHA70例，采用随机数字表法随机分为2组，治疗组40例中男11例，女29例；年龄13～45岁；轻度贫血7例，中度贫血19例，重度贫血14例。对照组30例中男8例，女22例，年龄7～50岁；病程0.5～3年；轻度贫血5例，中度贫血12例，重度贫血13例。2组一般资料对比，差异无统计意义($P>0.05$)，具有可比性。

1.2 诊断标准

按照《血液病诊断及疗效标准》[4]中温抗体型自身免疫性溶血性贫血(AIHA)疗效标准制订。

1.2.1 临床表现

原发性者多为女性，年龄不限。临床表现除溶血和贫血外无特殊症状，半数有脾肿大，1/3有黄疸和肝大。继发性者常伴有原发性疾病临床表现。

1.2.2 实验室检查

①贫血程度不一，有时严重，可爆发急性溶血危象。外周血涂片可见多数球形红细胞及数量不等的幼红细胞，偶见吞噬红细胞现象，网织红细胞增多；②骨髓涂片呈红细胞增生象，偶见红细胞系轻度巨幼样变；③再生障碍性危象时，网织红细胞极度减少骨髓象呈再生障碍，血象呈全血细胞减少；④抗球蛋白试验，直接试验为阳性，主要为抗IgG和抗补体C3型，偶有抗IgA型，间接试验可阳性或阴性。

1.2.3 诊断依据

①近4月内无输血或特殊服药史，如直接抗球蛋白试验阳性结合临床表现和实验室检查可确立诊断。②如抗球蛋白试验阴性但临床表现较符合，肾上腺皮质激素或切脾术有效，除外其他溶血性

贫血特别是遗传球形红细胞增多症可诊断为抗球蛋白试验阴性的AIHA。

1.2.4贫血程度分级标准

按照《血液病诊断及疗效标准》[5]制订。Hb≤30g/L为极重度，Hb在31～60g/L为重度，Hb在61～90g/L为中度，Hb＞90g/L与低于正常参考值下限之间为轻度。

1.3纳入标准

符合诊断标准，自愿作为受试对象并能保证配合完成试验观察全过程者，可纳入试验病例。

1.4排除标准

不符合诊断标准和纳入病例标准者，存在溶血危象者，受试前已输血或因病情危重受试期间需输血者受试前经过肾上腺皮质激素治疗者存在其他严重并发症需同时治疗者，过敏体质及对多种药物过敏者，存在意识障碍或精神异常不能合作者。

2.治疗方法

2.1治疗组

养血益气胶囊（庆阳市中医医院院内制剂）4粒/次（儿童减半量），口服，3次/日；叶酸片5mg/次（儿童减半量），口服3次/日；维生素B_{12}注射液0.25mg/次（儿童减半量），肌注，4次/日。28d为1个疗程，1个疗程后统计疗效。

2.2对照组

强的松片1mg（kg·d），分2次服用，待血红蛋白升至正常并稳定后每周减强的松5mg；叶酸片5mg/次（儿童减半量），口服，3次/日；维生素B_{12}注射液0.25mg/次（儿童减半量），肌注，4次/日。28d为1个疗程，1个疗程后统计疗效。

2.3主要临床症状观察指标及评分标准

参照国家中医药管理局医政司2012年发布的“萎黄病（缺铁性

贫血)中医临床路径(试行)"制订。见表1。

表1 主要临床症状观察指标评分标准

主要临床症状	无	轻度	中度	重度
皮肤黄染	0	1	2	3
头目眩晕	0	1	2	3
心悸气短	0	1	2	3
神疲倦怠	0	1	2	3
失眠健忘	0	1	2	3
食欲不振	0	1	2	3
食后腹胀	0	1	2	3
恶心呕吐	0	1	2	3
寒战发热	0	1	2	3
脾肿大	0	1	2	3

3. 结果

3.1 疗效标准

参照《血液病诊断及疗效标准》[6]制订。疗效评价共分为显效(完全缓解)、有效(部分缓解)及无效3个等级。显效:临床症状消失,红细胞计数、血红蛋白及网织红细胞百分比均在正常范围,血清胆红素测定在正常范围,直接和间接抗球蛋白试验转为阴性。有效:临床症状基本消失,血红蛋白 Hb > 80g/L,网织红细胞 < 5%,血清胆红素≤34μmol/L,抗球蛋白试验阴性,或仍为阳性,但效价较治疗前明显降低。无效:治疗后仍有不等程度贫血或溶血症状,实验室检查结果未达到部分缓解标准。

3.2 2组疗效比较

2组经Ridit分析,u=0.78,$P > 0.05$为差异无统计意义。见表2。

表2 2组疗效比较(%)

组别	n	显效	有效	无效	总有效
治疗组	40	25(62.5)	10(25.0)	5(12.5)	35(87.5)
对照组	30	19(63.3)	7(23.3)	4(13.4)	26(86.6)

3.3 2组治疗前后主要临床症状积分及疗效指数对比

见表3。采用尼莫地平评分法计算疗效指数:疗效指数=(治疗前得分-治疗后得分)/治疗前得分×100%。观察组治疗后疗效指数为96.5%,对照组治疗后疗效指数为87.1%,2组对比,经Ridit分析,u=2.56,差异有统计意义($P<0.05$)。

表3 两组治疗前后主要临床症状积分及疗效指数对比

主要临床症状	对照组		治疗组	
	治疗前	治疗后	治疗前	治疗后
皮肤黄染	70	3	74	4
头目眩晕	62	4	62	1
心悸气短	71	2	70	1
神疲倦怠	76	0	72	1
失眠健忘	69	30	68	10
食欲不振	32	0	34	0
食后腹胀	58	28	55	5
恶心呕吐	60	0	58	1
寒战发热	25	0	26	0
脾肿大	35	5	38	3
合计	558	72	561	26
疗效指数(%)	87.1		96.5	

3.4 不良反应

2组均未见任何不良反应。

4. 讨论

自身免疫性溶血性贫血系体内B淋巴细胞免疫调节紊乱,产生自身抗体和(或)补体,并结合于红细胞膜上致红细胞破坏加速而引起的一组溶血性贫血[1]。临床表现多样,轻重不一,多慢性起病,常有贫血、黄疸、肝脾肿大[7]。依据其临床特点,本病应归属于中医学“黄疸”“急黄”“虚劳”“积聚”等范畴[2]。西医治疗以肾上腺皮质激素、脾切除、免疫性抑制剂等方法治疗,虽然有效但副作用比较明显而且治疗缓解后易复发,反复使用肾上腺皮质激素后易耐药[3]。众多的临床报道认为中医治疗本病的疗效是肯定的。但报道多为个案总结,尚无中医治疗的成熟经验,中医所用药物多为退黄补益气血滋补脾肾之品[4]。

笔者从“脾”立论,认为AIHA的发生是由于感受热毒入里伤脾,或素体脾胃虚弱复感热毒,脾虚水湿不化,湿热邪毒博结,交蒸于肝胆,肝失疏泄,胆汁外溢,而出现黄疸;热毒内蕴,化火侵扰血分,耗伤营血,或脾虚日久,气血生化乏源,则见贫血之症。本病为虚实夹杂之证,“虚”“湿”“热”贯穿于整个病程之中。故治以健脾益气养血、清热利湿之法。方中党参、黄芪、白术、当归补脾益气、养血补血;栀子、茯苓、车前子清热利湿退黄;柴胡疏肝行气;大黄通腑以泻湿热;鸡内金、莱菔子消食导滞;补骨脂温补脾肾。全方共奏健脾益气、养血补血、清热利湿之效。

甘肃中医学院药理学教研室(国家三级科研实验室)急性毒性试验及药效学实验表明,养血益气胶囊对苯肼所致小鼠溶血性贫血具有治疗作用,并且该药1日内剂量过大,口服安全。临床观察研究表明,中药养血益气胶囊为主与西药激素为主治疗AIHA的疗效相似,但在黄疸、心悸气短、神疲乏力、食欲不振等主要症状改善方面，优于纯西药组而且无激素之毒副作用。综上所述，中药养血益气胶囊治疗AIHA疗效确切，值得临床推广。

参考文献

[1]张之南，郝玉书，赵永强等．血液病学[M].第2版．北京：人民卫生出版社，2011：423.

[2]刘锋，麻柔．中西医临床血液病学[M].北京：中国中医药出版社，1998：183.

[3]张之南，郝玉书，赵永强等．血液病学[M].第2版．北京：人民卫生出版社，2011：336.

[4]张之南，沈悌．血液病诊断及疗效标准[M].第3版．北京：科学出版社，2008：1，69-70.

[5]竺晓凡．血液科医师效率手册[M].第2版．北京：中国协和医科大学出版社，2011：38.

[6]陈灏珠，林果为．实用内科学[M].北京：中国中医药出版社，1998：320.

（2013年在庆阳市召开的甘肃省中医药学会学术年会上交流，开金龙、刘慧、夏小军 等作）

菖郁导痰汤对抑郁大鼠模型额叶5-HT2AR及其mRNA表达的干预

摘要

【目的】观察菖郁导痰汤对抑郁大鼠模型大脑额叶5-羟色胺受体A2 (5-HT2AR)及其mRNA表达的干预,分析抑郁症的发病机制。【方法】经Open-Field法[1-3]评分测定,评分相近的48只SD普通级大鼠,随机分为4组:空白对照、模型组、菖郁导痰汤3.9g/kg组、氟西汀0.36mg/kg组。每组12只。采用孤养和长期不可预见的慢性应激21 d造成大鼠抑郁症模型,然后开始给药(ig)连续21d,取脑,免疫组化法检测与5-HT2AR,原位杂交法测5-HT2AR,mRNA的表达。【结果】与对照组比,模型组5-HT2AR和mRNA的表达数量明显下降,且5-HT2AR/mRNA增高($P < 0.01$);与模型组比,菖郁导痰汤组5-HT2AR和mRNA表达升高,5-HT2AR/mRNA下降($P < 0.01$)。【结论】抑郁症发病可能与5-HT2AR及其mRNA的表达下降有关;菖郁导痰汤有抗抑郁作用,其抗抑郁作用机制可能是通过上调5-HT2AR及其mRNA的表达。

抑郁症是由各种原因引起的以抑郁为主要症状的一组心境障碍或情感障碍,是一组以抑郁心境自我体验为中心的临床症状群或状态[1]。世界卫生组织推测在未来20年内,抑郁症将是致残疾的第二大杀手[2-3]。菖郁导痰汤是从《温病大全》的菖蒲郁金汤配合《济生方》的导痰汤加减而成,具有化痰解郁、开窍醒神、调畅气机之功效，针对抑郁症以气机郁滞为先导，兼有痰湿阻滞之证，本实验以菖郁导痰汤为代表，探讨祛痰解郁之大法对抑郁大鼠模型额叶5-HT2AR及其mRNA表达的影响。

1.材料和方法

1.1动物

普通级成年SD大鼠，体重(200±20)g，雌雄各半，(由华中科技大学同济医学院动物试验中心提供，许可证号SCXK(鄂)2004-2007，Open-Field评分无差异的大鼠48只。

1.2药物

菖郁导痰汤，由江阴天江药业有限公司生产的单味药粉剂用生理盐水配制成0.39g/mL备用。盐酸氟西汀胶囊，20mg/粒，由上海中西制药有限公司生产，批号060701。

1.3试剂与仪器

免疫组化染色试剂盒及HTR2AR原位杂交检测试剂盒(武汉博士德生物工程有限公司)。PCR仪(CSA22. 2N01010-1型)；图像分析仪(奥林巴斯256型)；电子天平(上海YP1201N型)；冷冻切片机(德国莱卡LK-100型)。

1.4分组、造模、给药

经Open-Field法[1]评分测定评分相近的48只SD普通级大鼠，雌雄各半，随机分为对照组、模型组、菖郁导痰汤组、氟西汀组共4组，每组12只。对照组雌雄分组每笼饲养6只的群养法，各模型组孤养，且接受21 d各种不同的应激，包括冰水游泳、热应激、电击足底、摇晃、禁食、禁水、夹尾、昼夜颠倒(以室内开灯为原则)等刺激，每种刺激每周1次，随机给予，7d为1个周期共21d造模。21d后开始给药，菖郁导痰汤组3.9g/kg，氟西汀组0.36 mg/kg溶于生理盐水2mL/只，ig，对照组正常饲养，模型组等量生理盐水，ig，连续3周。于末次药后2h断颈取材。

1.5标本处理

取大鼠全脑活标本，分离额叶，置4%多聚甲醛中固定，常规制片。免疫组化法检测5-HT2AR；原位杂交法测5-HT2AR-mRNA的表达。

1.6图片处理

在显微镜200倍视野下每张切片随机选取5个视野，计算阳性反应数量，取5个视野的平均值。

1.7数据处理

以SPSS13.0统计软件包进行统计处理。计量数据以 $\bar{X}\pm S$ 表示，组间比较用单因素方差分析，$P<0.05$ 为有统计学意义。

2.结果

2.1菖郁导痰汤对大鼠大脑额叶5-HT2AR及其mRNA表达的影响

与对照组比，模型对照组5-HT2AR明显下降（$P<0.01$）；模型对照组mRNA的表达数量明显下降（$P<0.01$）且5-HT2AR／mRNA比值增高（$P<0.01$）。与模型对照组比，菖郁导痰汤组额叶5-HT2AR明显升高；mRNA表达明显升高，且以上指标的改善均优于阳性对照药氟西汀组（$P<0.01$）。5-HT2AR／mRNA比值下降（均 $P<0.01$）。

表1 菖郁导痰汤对大鼠大脑额叶5-HT2AR及其mRNA表达的影响（$\bar{X}\pm S$，$n=12$）

组别	剂量(g/kg)	额叶5-HT2AR	额叶mRNA的表达	5-HT2AR/mRNA
对照	—	76.9±14.0[1)]	55.3±6.2[1)]	1.4±0.2[1)]
模型	—	55.2±9.1	16.7±3.0	4.9±1.4
氟西汀	3.6×10^{-4}	58.3±6.2	60.7±3.6[1)]	1.1±0.1[1)]
菖郁导痰汤	3.9	81.6±10.7[1,2)]	53.4±5.9[1,2)]	1.7±0.3[1,2)]

注：与模型组比较[1)] $P<0.01$；与氟西汀组比[2)] $P<0.01$。

3.讨论

5-HT2AR在抑郁症病因和抗抑郁剂机制中研究较多,王立伟等人认为[4]抑郁症发病与5-HT2AR降低有关。但有人认为[5]5-HT2AR与抑郁症患者未见明显相关,提示5-HT2AR基因可能不是单相抑郁症发病的风险基因之一。

抑郁症属祖国医学“郁证”范畴,认为郁证的发生主要因为阳气不足、气机郁滞,表现全身功能低下的抑郁状态。郁证病因虽多,但其因素不外乎气、血、痰、湿、热、食等6种,即《丹溪心法》之“六郁”说。正如《中医内科诀要》[6]所云:“情志不舒郁症生,六郁总由气郁成。”气郁是郁证的原始病因,多见疾病早期阶段,随着病情的发展,其他“五郁”渐见,而以痰郁最为常见,且六郁中都程度不同地存在着“痰气郁结”之因素。可以认为“痰”是影响郁病发生和加重的直接的、关键的因素。故认为“痰”是抑郁症进展的直接原因,且贯穿该病的全过程。本实验所用的菖郁导痰汤是《温病大全》菖蒲郁金汤,配合《济生方》的导痰汤加减而来,立祛痰解郁之大法,组方具有化痰解郁、开窍醒神、调畅气机之功效。本研究在模型复制后,再给予灌胃治疗,发现抑郁模型额叶5-HT2AR及其mRNA的表达与模型组比较均升高,起到抗抑郁的效果。

本实验提示,慢性应激模型大鼠额叶的5-HT2AR及其mRNA表达降低,是模型大鼠处于抑郁状态,经菖郁导痰汤治疗后,5-HT2AR及其mRNA表达均与正常对照组相当水平。我们可以初步推测,抑郁症的发病机制可能与5-HT2AR及其mRNA的表达水平降低有直接关系;同时也表明祛痰解郁之法治疗抑郁症具有一定可靠性,本方具有一定抗抑郁效果,抗抑郁机制有可能是通过调节5-HT神经能系统活动的抑制状态,干预了5-HT2AR及其mRNA的表达有关。

参考文献

[1]谢忠礼.加味四逆散对恶劣心境障碍模型大鼠行为学影响[J].陕西中医学院学报,2004,7(4):60.

[2]沈渔邨.精神病学[M].4版.北京:人民卫生出版社,2003:426.

[3]World Health Organization. The world health report 2001. Mental health, new understanding, new hope[C]. Geneva, Switzerland: WHO Marketing and Dissemination, 2001,288(5463):39.

[4]王立伟,江三多,汪栋祥,等.5-羟色胺6受体基因多态性与抑郁症的关联研究[J].中华精神科,2000,11(4):216.

[5]汪广剑,仲爱芳,张理义,等.单相抑郁症与5-羟色胺2A受体基因多态性的关联研究[J].四川精神卫生,2002,15(3):147.

[6]郭选贤.中医内科诀要[M].郑州:河南科学技术出版社,1994:77.

(刊登于《中国实验方剂学》2011年第17卷第6期,与孙林、谢忠礼、郭选贤 合作)

非小细胞肺癌两种化疗方案的中医证型研究

肺癌是人类最常见的恶性肿瘤之一,其发病率、死亡率在各种恶性肿瘤中均排第一。多年来,尽管人类在治疗肺癌方面付出了艰辛的努力,但其治疗效果,尤其是化疗效果往往不能令人满意,其原因之一就是西医微观领域对化疗药物个体化的选择方面还未得到很好的解决。鉴于此,甘肃省肿瘤医院从中医宏观辨证、体质辨识等方面对治疗非小细胞肺癌化疗药物的选择进行了长期的研究,并得出不同中医证型对同种化疗药物的反应不同,以指导临床。现将这方面情况汇报如下。

1.资料和方法

1.1临床资料

本研究共纳入自2015年1月至2016年6月在甘肃省肿瘤医院收治的非小细胞肺癌患者300例。依据中国中西医结合学会肿瘤专业委员会组织编写的《恶性肿瘤中医诊疗指南》[1]辨证为气虚证、阴虚证、痰湿证、血瘀证及热毒证,各证型辨证依据如下:

(1)气虚证

主症:神疲乏力,少气懒言,咳喘无力,舌质淡胖,脉虚。或见症:面色淡白,自汗,纳少,腹胀,气短,夜尿频多,畏寒肢冷。或见舌:舌边齿痕,苔白滑,薄白苔。或见脉:脉沉细,脉细弱,脉沉迟。

(2)阴虚证

主症:五心烦热、口干咽燥,干咳少痰,咳嗽痰少,舌红少苔,脉细数。或见症：痰中带血，盗汗，大便干，小便短少，声音嘶哑，失眠。或见舌：舌干裂，苔薄白或薄黄而干，花剥苔，无苔。或见脉证：脉浮数，脉弦细数，脉沉细数。

(3)痰湿证

主症：胸脘痞闷，恶心纳呆，咳吐痰涎，舌淡苔白腻，脉滑或濡。或见证：胸闷喘憋，面浮肢肿，脘腹痞满，头晕目眩，恶心呕吐，大便溏稀，痰核。或见舌：舌胖嫩，苔白滑，苔滑腻，脓腐苔。或见脉：脉浮滑，脉弦滑，脉濡滑，脉濡缓。

(4)血瘀证

主症：胸部疼痛，刺痛固定，肌肤甲错，舌质紫黯或有瘀斑、瘀点，脉涩。或见症：肢体麻木，出血、健忘，脉络瘀血（口唇、爪甲、肌表等），皮下瘀斑，癥积。或见舌：舌胖嫩，苔白滑，苔滑腻，脓腐苔。或见脉：脉沉弦，脉结代，脉弦涩，脉沉细涩，牢脉。

(5)热毒证

主症：口苦身热，尿赤便结，咳吐黄痰，舌红或绛，苔黄而干，脉滑数。或见症：面红目赤，口苦便秘，小便黄，出血，疮疡痈肿，口渴饮冷，发热。或见舌：舌有红点或芒刺，苔黄燥，苔黄厚黏腻，或见脉：脉洪数，脉数，脉弦数。

1.2 辨证方法

符合主症2个，并见主舌、主脉者，即可辨为本证；符合主症2个，或见证1个，任何本证舌、脉者，即可辨为本证；符合主症1个，或见证不少于2个，任何本证舌、脉者，即可辨为本证。

以上五型各60例患者，其中30例接受TP（紫杉醇+顺铂）方案化疗，30例接受GP（吉西他滨+顺铂）方案化疗。入选标准：诊断为非小细胞肺癌中晚期或不愿手术的患者；病理诊断明确[2]；估计生存期超过3个月；Karnofsky≥60分；年龄18～80岁；各项检查指标符合化疗适应证；病人愿意接受本方案治疗、依从性好者。治疗前5组性别、年龄、临床分期、病理类型均无明显差异（P>0.05）。

1.3 治疗方法

TP组缓慢静脉滴注紫杉醇135mg/m²与5%葡萄糖溶液500ml。入院第1～3天均静脉滴注顺铂20mg/m²和0.9%氯化钠溶液500ml。使用紫杉醇化疗前12h及6h每次口服地塞米松10mg，化疗前30min静脉滴注西咪替丁0.6g，肌注异丙嗪25mg，以预防过敏反应。GP组患者入院第1天、第8天静脉滴注吉西他滨1000mg/m²与0.9%氯化钠溶液150ml，30 min内滴完。患者入院第1～3天联合静脉滴注顺铂20mg/m²和0.9%氯化钠溶液500ml。化疗时常规应用托烷司琼、甲氧氯胺普、地塞米松预防呕吐，适当补液、水化以及对症支持治疗。每周复查血常规，每周期化疗结束后复查血常规、肝肾功能、心电图，28d为一周期，治疗2～4个周期后作X线、CT等检查，评价疗效。

1.4 疗效评定标准

观察5个证型临床症状缓解情况，参照《中药新药临床研究指导原则》[3]，纳入症状2项，包括咳嗽、气短，治疗3个月后评价。根据症状性质、程度、出现频率、持续时间将每个症状分为无、轻、中、重四个等级，分别以0、1、2、3代表各等级分值，各单项分数累计为总积分，分值越高，症状越重，治疗后临床症状积分值比治疗前积分值下降>60%为显著改善，积分值下降>30%为部分改善，积分无变化者为无改善。

观察不同中医证型非小细胞肺癌患者对TP方案及GP方案有效率，疗效评价标准按照世界卫生组织（WHO）实体瘤疗效评价标准即RESIST标准[4]进行评价，完全缓解（CR）：所有病灶消失，持续消失时间4周以上；部分缓解（PR）：病灶最大直径与垂直直径乘积缩小>30%，持续4周以上无新病灶产生；稳定（SD）；病灶最大直径与垂直直径乘积缩小但缩小体积<PR，或有所增加，持续4周以上无新病灶产生；进展（PD）：病灶最大直径与垂直直径乘积增加>20%，或出现新病灶。其中，有效=CR+PR；无效=SD+PD。

毒副反应评价标准参照WHO抗癌药物毒副反应标准[5]，观察不同证型非小细胞肺癌患者在接受TP方案及GP方案后化疗血液系统、消化道毒副作用，纳入症状2项，包括白细胞减少、恶心呕吐。I～II级是轻度反应，III～IV级是重度反应。

1.5统计分析

采用SPSS 16.0软件进行统计分析，临床疗效资料采用等级资料进行描述，化疗后疗效采用有效率进行描述，多组间等级资料的疗效比较采用Kruskal-Wallis检验，多组间有效率的比较采用卡方检验，以$P<0.05$为差异具有统计学意义。

2.结果

2.1化疗后症状缓解情况比较

150例患者经TP方案化疗后咳嗽症状缓解情况为：气虚证明显改善者7例，部分改善者8例；阴虚证明显改善者5例，部分改善者9例；痰湿证明显改善者15例，部分改善者10例，血瘀证明显改善者13例，部分改善者10例；热毒证明显改善者11例，部分改善者12例。$\chi^2=16.54$，$P=0.002$，5组间差异有统计学意义，TP方案对不同证型咳嗽改善情况有差异，根据平均秩次进一步推断，TP方案对咳嗽改善优劣情况依次为痰湿证、热毒证、血瘀证、阴虚证、气虚证。见表1。

150例患者经GP方案化疗后咳嗽症状缓解情况为：气虚证明显改善者8例，部分改善者10例；阴虚证明显改善者6例，部分改善者9例；痰湿证明显改善者15例，部分改善者9例，血瘀证明显改善者8例，部分改善者10例；热毒证明显改善者10例，部分改善者14例。$\chi^2=10.055$，P=0.040，5组间差异有统计学意义，GP方案对不同证型咳嗽改善情况有差异，根据平均秩次进一步推断，GP方案对咳嗽改善优劣情况依次为痰湿证、热毒证、血瘀证、气虚证、阴虚证。见表2。

表1 TP方案对各证型中医症状缓解(咳嗽)比较

	明显改善	部分改善	无改善	X^2	P
气虚证	7	8	15		
阴虚证	5	9	16		
痰湿证	15	10	5	16.545	0.002
血瘀证	13	10	7		
热毒证	11	12	7		

表2 GP方案对各证型中医症状缓解(咳嗽)比较

	明显改善	部分改善	无改善	X^2	P
气虚证	8	10	12		
阴虚证	6	9	15		
痰湿证	15	9	6	10.055	0.040
血瘀证	8	10	12		
热毒证	10	14	6		

150例患者经化疗后气短症状缓解情况为:气虚证明显改善者18例,部分改善者7例;阴虚证明显改善者14例,部分改善者8例;痰湿证明显改善者7例,部分改善者12例;血瘀证明显改善者9例,部分改善者8例;热毒证明显改善者10例,部分改善者8例。χ^2=10.608,P=0.031,5组间差异有统计学意义,TP方案对不同证型气短改善情况有差异,根据平均秩次进一步推断,TP方案对气短改善优劣情况依次为气虚证、阴虚证、痰湿证、热毒证、血瘀证。见表3。

150例患者经化疗后气短症状缓解情况为气:气虚证明显改善者12例,部分改善者10例;阴虚证明显改善者11例,部分改善者8例;痰湿证明显改善者8例,部分改善者11例;血瘀证明显改善者8例,部分改善者8例;热毒证明显改善者7例,部分改善者11例。χ^2=2.953,P=0.566,5组间差异无统计学意义,GP方案对不同证型气短改善情况无差异。见表4。

表3 TP方案对各证型中医症状缓解(气短)比较

	明显改善	部分改善	无改善	X^2	P
气虚证	18	7	5		
阴虚证	14	8	8		
痰湿证	7	12	11	10.608	0.031
血瘀证	9	8	13		
热毒证	10	8	12		

表4 GP方案对各证型中医症状缓解(气短)比较

	明显改善	部分改善	无改善	X^2	P
气虚证	12	10	8		
阴虚证	11	8	11		
痰湿证	8	11	11	2.953	0.566
血瘀证	8	8	14		
热毒证	7	11	12		

2.2化疗后疗效比较

150例患者均可评价疗效。经TP方案化疗后,气虚证CR1例,PR7例,总有效率RR 26.7%;阴虚证CR1例,PR5例,总有效率RR 20%;痰湿证CR2例,PR 13例,总有效率RR 50%;血瘀证CR1例,PR10例,总有效率RR 36.7%;热毒证CR2例,PR 10例,总有效率RR 40%。χ^2=15.176,P=0.004, 5组间差异有统计学意义,TP方案对不同证型化疗有效率有差异,根据平均秩次进一步推断,TP方案有效率优劣情况依次为痰湿证、热毒证、血瘀证、气虚证、阴虚证。见表5。

150例患者均可评价疗效。经GP方案化疗后,气虚证CR1例,PR8例,总有效率RR30%;阴虚证CR1例,PR7例,总有效率

RR26.7%;痰湿证CR2例,PR 13例,总有效率RR 50%;血瘀证CR1例,PR12例,总有效率RR43.3%;热毒证CR2例,PR 12例,总有效率RR46.7%。X^2=9.656,P=0.047, 5组间差异有统计学意义,GP方案对不同证型化疗有效率有差异,根据平均秩次进一步推断,GP方案有效率优劣情况依次为痰湿证、热毒证、血瘀证、气虚证、阴虚证。见表6。

表5 TP方案对各证型疗效比较

	有效	无效	X^2	P
气虚证	8	22		
阴虚证	6	24		
痰湿证	15	15	15.176	0.004
血瘀证	11	19		
热毒证	12	18		

表6 GP方案对各证型疗效比较

	有效	无效	X^2	P
气虚证	9	21		
阴虚证	8	22		
痰湿证	15	15	9.656	0.047
血瘀证	13	17		
热毒证	14	16		

2.3化疗毒副反应比较

5组证型患者经TP方案化疗后,患者的毒副反应主要为血液学毒性,其中以白细胞减少最为显著,气虚证III~IV级白细胞减少共14例;阴虚证III~IV级白细胞减少共18例;痰湿证III~IV级白细胞减少共7例;血瘀证III~IV级白细胞减少共10例;热毒证III~IV级白细胞减少共6例。X^2=9.450,P=0.049,5组间差异有统计学意义，TP方案对不同证型化疗血液学毒性白细胞减少情况有差异，根据平均秩次进一步推断，TP方案化疗后白细胞减少严重程度依次为阴虚证、气虚证、血瘀证、热毒证、痰湿证。见表7。

5组证型患者经GP方案化疗后，患者的毒副反应主要为血液学毒性，其中以白细胞减少最为显著，气虚证III~IV级白细胞减少共10例；阴虚证III~IV级白细胞减少共12例；痰湿证III~IV级白细胞减少共5例；血瘀证III~IV级白细胞减少共8例；热毒证III~IV级白细胞减少共5例。X^2=5.669，P=0.225，5组间差异无统计学意义，GP方案对不同证型化疗血液学毒性白细胞减少情况无差异。见表8。

表7 TP方案对各证型血液毒性（白细胞减少）分级比较

	轻度（I级+II级）	重度（III级+IV级）	X^2	P
气虚证	16	14		
阴虚证	12	18		
痰湿证	23	7	9.450	0.049
血瘀证	20	10		
热毒证	24	6		

表8 GP方案对各证型血液毒性（白细胞减少）分级比较

	轻度（I级+II级）	重度（III级+IV级）	X^2	P
气虚证	20	10		
阴虚证	18	12		
痰湿证	25	5	5.669	0.225
血瘀证	22	8		
热毒证	25	5		

5组证型TP化疗后，患者的消化道毒副反应主要是恶心呕吐，气虚证III~IV级恶心呕吐共16例；阴虚证III~IV级恶心呕吐共

17例；痰湿证III～V级恶心呕吐共8例；血瘀证III～IV级恶心呕吐共10例；热毒证III～IV级恶心呕吐共7例。X^2=14.092，P=0.007，5组间差异有统计学意义，TP方案对不同证型化疗消化道毒副反应恶心呕吐情况有差异，根据平均秩次进一步推断，TP方案化疗后恶心呕吐严重程度依次为阴虚证、气虚证、血瘀证、热毒证、痰湿证。见表9。

5组证型GP化疗后，患者的消化道毒副反应主要是恶心呕吐，气虚证III～IV级恶心呕吐共12例；阴虚证III～IV级恶心呕吐共13例；痰湿证III～IV级恶心呕吐共5例；血瘀证III～IV级恶心呕吐共6例；热毒证III～IV级恶心呕吐共5例。X^2=8.978，P=0.062，5组间差异无统计学意义，GP方案对不同证型化疗消化道毒副反应恶心呕吐情况无差异。见表10。

表9 TP方案对各证型消化道反应(恶心呕吐)分级比较

	轻度(I级+II级)	重度(III级+IV级)	X^2	P
气虚证	14	16		
阴虚证	13	17		
痰湿证	22	8	14.092	0.007
血瘀证	20	10		
热毒证	23	7		

表10 GP方案对各证型消化道反应(恶心呕吐)分级比较

	轻度(I级+II级)	重度(III级+IV级)	X^2	P
气虚证	18	12		
阴虚证	17	13		
痰湿证	25	5	8.978	0.062
血瘀证	24	6		
热毒证	25	5		

3. 讨论

TP方案与GP方案均为治疗非小细胞肺癌的临床一线方案。紫杉醇是一种新型抗微管药物,主要作用于癌细胞的微管-微管蛋白系统。该药通过促进微管蛋白的聚合,抑制微管的解聚,使细胞分裂停止于G2/M期,从而阻止了肿瘤细胞的增殖。吉西他滨是新一代的一种抗代谢类细胞周期特异性抗肿瘤药物,该药主要作用于DNA合成期,并且在一定条件下能够阻止G1期向S期进展。吉西他滨活性产物二磷酸盐抑制核糖核酸还原酶,能够降低DNA合成与修复所需的脱氧核苷酸量,从而使DNA链合成终止,双链断裂,进而使得细胞死亡,同时吉西他滨还具有自我强化作用,能够提高细胞内活性复合物的浓度。通过上述临床观察,TP方案对咳嗽改善优劣情况依次为痰湿证、热毒证、血瘀证、气虚证、阴虚证;TP方案有效率优劣情况依次为痰湿证、热毒证、血瘀证、气虚证、阴虚证;TP方案化疗后白细胞减少严重程度依次为阴虚证、气虚证、血瘀证、热毒证、痰湿证;恶心呕吐严重程度依次为阴虚证、气虚证、血瘀证、热毒证、痰湿证。从而证实,TP方案化疗对NSCLC各种中医证型均有一定疗效,对不同证型化疗有效率有差异,优劣情况依次为痰湿证、血瘀证、热毒证、气虚证、阴虚证。TP方案对痰湿证、血瘀证及热毒证中医症状咳嗽改善效果更为显著,化疗毒副反应阴虚证、气虚证较为明显,其中阴虚证毒副反应最重,有4例阴虚证患者因毒副反应重未能完成4周期化疗。

GP方案治疗非小细胞肺癌在改善咳嗽症状方面,痰湿证、血瘀证及热毒证优于气虚证、阴虚证;GP方案在化疗有效率方面,痰湿证、血瘀证及热毒证高于气虚证、阴虚证;GP方案在化疗毒副反应方面,各证型间无差异。从而证实GP方案对III期非细胞肺癌各中医证型疗效肯定,毒副反应无差异,总体来说对痰湿证、血瘀证及热毒证疗效更好。

从我们的研究中可以看到,TP方案及GP方案均对非小细胞肺癌中医痰湿证、血瘀证及热毒证效果好,对中医气虚证、阴虚证效果较差,且副作用较大。中医治疗疾病的原则是“虚则补之,实者泻之”,因此从中医角度讲,化疗药物具有强大的祛邪作用,但同时又能伤害人体正气,特别能伤阴,在临床上我们发现两种化疗方案,对于中医辨证为虚证,特别是阴虚的患者效果较差,副作用更多。且TP方案化疗对虚证疗效更差,副作用更大,这就提示对非小细胞肺癌中医虚证患者,特别是阴虚证患者应慎用TP方案,而对痰湿证、血瘀证及热毒证非小细胞肺癌患者则积极提倡使用TP方案化疗。结合以上研究成果,我们在临床中对常见非小细胞肺癌联合化疗时,均通过中医证型辨证选择方案。对化疗效果好及效果较好的实证,采用化疗配合中医药治疗;对于化疗效果较差的虚证,则以中医药治疗为主,从而发挥中西医两种医学优势,将其有机融合,并能提高临床疗效,减轻毒副反应,改善生活质量,降低医疗费用,体现了恶性肿瘤的中西医结合精准诊疗。由于本次研究样本量少,证型之间的相互比较有待于大样本、多中心的进一步研究。

参考文献

[1] 林洪生.恶性肿瘤中医诊疗指南[M].北京:人民卫生出版社,2014:294.

[2] 陆再英,钟南山.内科学第7版[M].北京:人民卫生出版社,2008:123-134.

[3] 郑筱萸.中药新药临床研究指导原则[M].北京:中国医药科技出版,2002:216-221.

[4] 赵玉沛.肿瘤内科诊疗常规[M].北京:人民卫生出版社,2012:54-49.

[5] 孙燕,石远凯.临床肿瘤内科手册[M].北京:人民卫生出版社,2008:142-143.

(2017年11月,在澳大利亚阿德莱德及新西兰奥克兰“第三届海上丝绸之路中医药国际论坛暨中澳新植物药与中药临床与研究学术研讨会议上大会交流,夏小军、薛文翰、冯永笑 作)

甘肃省七地区影响上消化道出血发病率的相关因素分析

摘要

通过对甘肃省7个地区部分中医院12年间上消化道出血的病历回顾性研究,总结出影响上消化道出血发病率的相关因素有性别、年龄、职业、饮食嗜好、出血诱因、年份及节气、病种、证型等。掌握各种相关因素对上消化道出血发病率影响的规律性,可以加强防患意识,降低发病率。

急性上消化道出血属中医"血证"(吐血、便血)范畴。近年来中医界对其研究,多侧重于治疗学,对病因、病机、病理实质与治疗机制的研究比较缺乏。本研究的目的在于明确相关因素对上消化道出血发病率的影响,加强防患意识,以降低发病率,减少并发症及治疗费用。

1.临床资料和方法

1.1一般资料调查

从1985年1月1日至1996年12月31日,甘肃省7个地区的部分中医医院,包括天水市中医医院、武威市中医医院、甘肃省中医院(兰州市)、白银市中医医院、酒泉市中医医院、庆阳市中医医院、成县中医医院等医院,以吐血或黑便为病症入院,建立病历记录者,共692例。

1.2统计学处理

采用SPSS10.0统计软件，等级资料比较用频数表描述，多组间比较采用多分类Logistic回归分析，具体对比方法见表1。

表1　多分类Logistic回归分析

影响因素	分析结果	卡方值	自由度	显著度
出血诱因	957.796	28.470	18	0.055
年龄	1103.804	174.478	160	0.205
职业	991.235	61.909	16	0.000
饮食嗜好	954.775	25.449	14	0.030
性别	937.584	8.258	2	0.016
年份	929.325	66.246	22	0.001
节气	1003.067	73.741	46	0.006
不同病种	951.429	22.103	18	0.227
中医分型	947.397	18.071	8	0.0213

2.结果

2.1性别与出血发病率的关系

男534例，女158例；男∶女=3.38∶1。

2.2年龄与出血发病率的关系

其发病率依次为中年组（36～59岁）325例（46.96%），青年组（18～35岁）181例（26.16%），老年组（≥60岁）155例（22.4%），幼年组（≤11岁）19例（2.75%），少年组（12～17岁）12例（1.73%）。

2.3职业与出血发病率的关系

在有记录的650份病例中，发病率依次为农民228例（35.08%），工人201例（30.92%），干部172例（26.46%），学生25例（3.86%），无业者18例（2.77%），自由职业者6例（0.92%）。

2.4饮食嗜好与出血发病率的关系

在有记录的650份病例中,除无明显嗜好406例(62.46%)外,其发病率依次为烟酒195例(30.00%),辛辣19例(2.92%),油腻12例(1.84%),甘6例(0.92%),酸4例(0.62%),冷4例(0.62%),热4例(0.62%)。

2.5出血诱因与出血发病率的关系

在有记录的654份病例中,除原因不详338例(51.38%)外,其他发病率依次为饮食过饱76例(11.69%),饮酒70例(10.77%),受凉或感冒51例(7.85%),劳累43例(6.62%),饮食生冷21例(3.23%),情绪激动20例(3.08%),服用药物19例(2.92%),饮食辛辣9例(1.38%),饮食过热7例(1.08%)。

2.6年份与出血发病率的关系

发病率依次为1995年91例(13.15%),1988年86例(12.43%),1991年77例(11.13%),1994年70例(10.12%),1996年69例(9.97%),1992年59例(8.53%),1993年58例(8.38%),1989年48例(6.94%),1986年42例(6.07%),1990年36例(5.20%),1987年32例(4.62%),1985年24例(3.46%)。

2.7节气与出血发病率的关系

其发病率依次为霜降前后37例(5.35%),小满前后36例(5.20%),谷雨前后35例(5.06%),寒露前后34例(4.91%),大暑前后34例(4.91%),立秋前后33例(4.77%),立冬前后33例(4.77%),大寒前后31例(4.48%),夏至前后31例(4.48%),芒种前后30例(4.34%),立夏前后30例(4.34%),处暑前后29例(4.19%),小寒前后29例(4.19%),春分前后29例(4.19%),冬至前后28例(4.05%),大雪前后27例(3.90%),惊蛰前后27例(3.90%),秋分前后27例(3.90%),立春前后26例(3.76%),小暑前后25例(3.61%),白露前后23例(3.32%),清明前后22例(3.18%),小雪前后21例(3.03%),雨水前后15例(2.17%)。

2.8 不同病种与出血发病率的关系

在明确诊断的650份病因调查中，其发病率依次为胃溃疡153例（23.54%），出血、糜烂性胃炎144例（22.15%），十二指肠球部溃疡141例（21.69%），其他少见病（如贲门黏膜撕裂症、胃息肉、残胃炎、十二指肠球炎等）123例（18.92%），胃癌41例（6.31%），食道静脉曲张破裂37例（5.69%），复合性溃疡11例（1.69%）。

2.9 中医分型与出血发病率的关系

属脾虚不摄243例（37.38%），肝火犯胃142例（21.85%），胃中积热者140例（21.54%），脾胃虚寒72例（11.08%），湿热蕴结53例（8.15%）。

3. 讨论

3.1 性别、年龄、职业对出血发病率的影响

本调查显示，男性发病率明显大于女性，甚至高出3倍以上，与广东肇庆市男∶女=3.97∶1相近[1]，这与男性许多不良嗜好如吸烟、饮酒、不良饮食习惯等有关；从年龄分布来看，不同年龄的出血发病率与不同疾病相关联，如青年以消化性溃疡为多见，老年人以恶性肿瘤多见，中年人多见肝硬化食道静脉曲张破裂出血。但本组调查发现，甘肃7地区上消化道出血发病率以中年人占多数，且以胃溃疡、出血、糜烂性胃炎占优势，概与甘肃地区中年人普遍有聚众饮酒的习惯有关。另外，可能与生活工作压力大相关，中年人由于肩负子女、父母的双重生活压力明显大于其他年龄组，从身心医学角度分析，符合发病高峰的特点。从职业特点看，农民发病率明显高于其他职业，其原因可能与甘肃省农业人口占多数、劳动强度过大、饮食不规律、保健意识缺乏有关。

3.2 饮食嗜好、出血诱因对出血发病率的影响

饮食嗜好除无明显嗜好外（占62.46%，此项多与病史采集的不够详尽有关），嗜好烟酒占30.0%，较其他嗜好所占比例显著增高，而吸烟可增加胃酸分泌，增加胃蛋白酶元的分泌，减少胰腺碳酸氢

盐的生成等而使胃黏膜易于出血;另一方面又能使胃黏膜血流量减少,胃液中前列腺素2(PGE2)含量减少等削弱“保护”机制,也使之易出血[2]。且大量饮酒可使出血的相对危险性显著增加,酒精可使较深层的胃黏膜坏死以致H^+得以逆向弥散,继之微血管损害又使静脉瘀血、血管渗透性增加造成黏膜内出血[3],同时也是造成溃疡病出血、糜烂性胃炎发病率上升的重要原因之一。在调查的出血诱因中,除原因不详外,以饮食过饱、饮酒过多为较突出的诱发因素。

3.3年代变化对出血发病率的影响

1985年至1996年这12年中,1988年、1995年发病率、病重率均较高。根据运气理论推测,1988年是戊辰年,大运为火运太过,故全年火热之气偏盛,偏盛则节气未到而气候先到,但主上半年的司天之气为太阳寒水,水克火,被司天所抑,故大运可从火运太过化为火运平气,所以这一年中上半年的发病率相对低,但下半年的在泉之气为太阴湿土,脾胃当令,土无以制火,火热之邪灼伤胃络,导致下半年上消化道出血概率上升,程度加重。1995年为乙亥年,大运为金不及年,被火所制,无力克司天之木,反被木气所伐,气候质变为木,秋行春令,倒行逆施,致使这年气候严重反常。又因在泉之气为少阳相火,胆与肝相偕,木气益盛,横逆克土,脾胃受损,脾失统摄,血溢脉外,亦可导致上消化道出血患者增多。

3.4节气对出血发病率的影响

从调查结果看,上消化道出血以惊蛰、芒种前后发病率高,且程度重,小满前后次之。根据运气理论推测,惊蛰在每年的3月初,为厥阴风木主令,主生发之时,木气旺盛,横逆克土,脾胃受损,脾失统摄,血溢脉外,可导致上消化道出血患者增多;小满在5月底,芒种在6月初,正值少阴君火与少阳相火交季之时,火热偏盛,热邪灼伤胃络,亦可导致上消化道出血概率上升。说明气候因素的变化与上消化道出血有一定的关联。同时,甘肃大部分地区在冬春季节及小满、芒种前后,气温变化较大,气温较差(24h最高气温与最低气温之差)也很大,一般在10℃左右,由于这种气温的昼夜急剧变化,打破了人体的阴阳平衡,导致阴阳失和,气血运行失常,从而产生呕血、便血之症。这与林平等[4]研究结果显示的气温较差与上消化道出血的发生呈中度正相关一致。

3.5 中医分型、西医病种对出血发病率的影响

上消化道出血患者大多病程较长,病情反复发作,易使中医分型中脾虚不摄证型占大多数。脾胃虚弱,脾气不足不能统摄血液则致气虚血溢。而不同西医病种与发病率的影响统计对比无显著性差异,与英国的一项流行病学研究资料相一致[5],即急性上消化道出血患者中,消化性溃疡、黏膜糜烂性疾病、静脉曲张和其他病因、原因不明者之间,在出血发病率方面没有显著性差异。掌握年代节气变化及各种相关因素对上消化道出血发病率影响的规律性,顺应四时阴阳消长的变化,适寒温、慎起居、节饮食在高发的季节及不利环境中,采取相应的防护措施或预防性服药,从而减少上消化道出血的发生。使中医学的"上工治未病"思想、"未病先防"理论能够更好地应用于临床实践。

参考文献

[1]陈友雄.青中老年人上消化道出血病因对比分析——附502例急诊内镜检查[J].新医学,1992,32(3):133-134.

[2]廖宁逊,李增烈.消化性溃疡出血高危因素的分析[J].中华消化内镜,1997,14(1):36-37.

[3]李增烈.吸烟、饮酒、服NSAID与消化性溃疡的关系[D].中华医学会第四次全国消化病学术会议论文摘要汇编,1991:147.

[4]林平,武正权,吴荣娟.气温与节气对上消化道出血影响的临床分析[J].广州中医药大学学报,2007,24(1):8-11.

[5]LongstrethGF. Epidemiologyofhosptializationforacuteuppergastrointestinalhemorrhage:apopulation-basedstudy[J].AmJGastroenterology,1995,90(2):206-210.

(刊登于《甘肃中医》2008年第21卷第5期,
与王兰英、张平、王新舜 等合作,王自立 指导)

脉迪康胶囊治疗脑梗死的临床观察

摘要

【目的】观察脉迪康胶囊治疗脑梗死的疗效。【方法】将251例患者随机分为两组。治疗组129例,用脉迪康胶囊(本院制剂)+川芎嗪+胞二磷胆碱;对照组122例,用肠溶阿司匹林+川芎嗪+胞二磷胆碱。【结果】治疗组总有效123例,占95.3%;对照组总有效95例,占77.9%。两组差异有显著性($P<0.05$)。【结论】脉迪康胶囊对脑梗死有较好的治疗作用。

我们自2004年1月至2005年12月选用本院自制的脉迪康胶囊为主治疗脑梗死129例,并与以肠溶阿司匹林为主治疗的122例作对照,取得了满意疗效。现总结报道如下。

1.临床资料

在庆阳市中医医院门诊和住院患者中选择符合脑梗死诊断[1]的患者251例,均为首次患病,且在发病6h内自愿接受治疗,随机分为两组。治疗组129例中,男82例,女47例;年龄(60.3±8.0)岁;临床神经功能缺损程度依据Brunnstrom功能分级[2]判定,轻型49例,中型68例,重型12例;平均神经功能缺损评分(22.09±6.70)分。对照组122例中,男79例,女43例;年龄(59.8±8.0)岁;临床神经功能缺损程度属轻型46例,中型62例,重型14例;平均神经功能缺损评分(21.40±7.90)分。两组在发病年龄、性别及神经功能缺损评分上差异均无显著性($P>0.05$),故具有可比性。

2.治疗方法

治疗组给予庆阳市中医医院自制脉迪康胶囊(黄芪、鸡血藤、葛根等提取浓缩并加入红力参、汉三七、䗪虫等精细粉末,每粒0.5g,相当于原生药23.6g),每次4粒,3次/d,口服,同时常规给予川芎嗪钠注射液(山东华鲁制药有限公司生产)100mL,胞二磷胆碱注射液(上海旭东海普药业有限公司生产)1.0g加入生理盐水250mL,静脉滴注,1次/d,14d为1个疗程。

对照组用肠溶阿司匹林每次100mg,1次/d,口服,同时常规给予川芎嗪钠注射液100mL,胞二磷胆碱注射液1.0g,加入生理盐水250mL,静脉滴注,1次/d,14d为1个疗程。两组患者如梗死面积大,则同时配合脱水、支持等治疗。

3.结果

3.1疗效判定标准

两组各用药1个疗程后,根据中华人民共和国卫生部发布的《中药新药临床研究指导原则》临床疗效评定标准,分为基本痊愈、显效、有效、无效。

3.2两组总疗效比较

经比较,两组间差异有显著性,治疗组疗效明显优于对照组($P<0.05$)。结果见表1。

表1 两组疗效比较

组别	n	基本痊愈		显效		有效		无效		总有效例(%)	
		例	(%)	例	(%)	例	(%)	例	(%)		
治疗组	129	28	21.7	63	48.8	32	24.8	6	4.7	123	95.3*
对照组	122	14	11.5	39	32.0	42	34.4	27	22.1	95	77.9

注:与对照组比较* $P<0.05$。

3.3神经缺损评分

治疗组治疗前后比较差异有显著性($P < 0.01$),而对照组差异无显著性($P > 0.05$),结果表明:脉迪康胶囊有较好的改善神经功能作用。结果见表2。

表2 治疗前后神经缺损评分比较($\bar{X}\pm S$)

组别	n	治疗前	治疗后
治疗组	30	22.09±6.70	11.24±6.95
对照组	30	21.40±7.90	17.16±7.05

4.讨论

脑梗死治疗的目的是使闭塞的动脉恢复通畅,恢复受累脑组织的血供,使梗死区细胞坏死量降至最低限度,中暗带区脑细胞损伤最少。在中医学中风病病理中,血瘀是很重要的因素,瘀血不去,则新血不生,血愈瘀而血越虚。脉迪康胶囊由益气活血药黄芪、红力参、鸡血藤、葛根、汉三七、蟅虫等药物组成,诸药共奏益气活血、祛瘀通脉之效。活血益气药治疗脑梗死的药理基础是[3]:①扩张脑血管,改善脑血液循环;②改善微循环;③改善血液流变性;④抑制血小板聚集、黏附;⑤促进纤维蛋白溶解;⑥降低血脂,减轻动脉内膜斑块形成;⑦抗脑缺氧。

本治疗组及对照组脑梗死患者,均常规给予川芎嗪注射液[4]、胞二磷胆碱以及治疗脑水肿和支持治疗常规药物,通过两组251例患者总体临床观察,治疗组疗效明显优于对照组。急性毒性试验表明,脉迪康胶囊无毒副反应。该制剂制备工艺简单,经济实用,疗效确切,故有很好的推广应用价值。

参考文献

[1]王新惠.各类脑血管病诊断要点[J].中华神经精神科,1996,29(6):378-381.

[2]史玉泉.实用神经病学[M].2版.上海:上海科学技术出版社,1995:1178.

[3]黄星垣.中医内科急症证治[M].11版.北京:人民卫生出版社,1985:208.

[4]王进军,姬广成,史红华.葛根素、川芎嗪、丹参注射液对大脑中动脉大鼠脑微循环血液流量的影响[J].中成药,2000,22(6):427-428.

(刊登于《北京中医药大学学报(中医临床版)》)2006年第13卷第6期,与谢君国、陈慧琴、李育龙 等合作)

庆阳市中医医院10年276例白血病发病情况分析

摘要

选择甘肃省庆阳市中医医院血液科2000年1月至2009年12月,10年期间,收住的庆阳市内276例白血病患者,从性别、年龄、分布地域、人口密度、职业、化学物质及化学药品接触史、发病时间、血型及分型等九个方面进行分析,探讨本市白血病发病特点及规律,并对其中的部分方面提出个人思考意见,试图为白血病的防治提供一些新内容。

276例白血病,全部为初发病例,不包括淋巴瘤及骨髓增生异常综合征。诊断均按照张之南主编的《血液病诊断及疗效标准》进行,并经临床、血象、骨髓象及组织化学染色等检查确诊,少部分本院难以确诊的病例转送西京医院、兰州军区总医院进行染色体、免疫分型等检查最后确诊。

1. 性别

276例白血病中,男166例,占60.14%;女110例,占39.86%;男:女=1.46:1。其中,急性淋巴细胞白血病(ALL)101例,男61例,女40例,男:女=1.66:1;急性非淋巴细胞白血病(ANLL)124例,男73例,女51例,男:女=1.43:1;慢性粒细胞白血病(CML)47例,男30例,女17例,男:女=2.76:1;漫性淋巴细胞白血病(CLL),男1例,女1例;幼淋巴细胞白血病(PLL),男1例,女1例;幼年性粒单核细胞白血病(JMML),男1例。

统计资料表明,中国白血病年发病率为2.76/10万,男性发病率(2.98/10万)略高于女性(2.98/10万)[1],男∶女=1.81∶1[2]。其中,以儿童为主的急性淋巴细胞白血病(ALL)男∶女发病比例约为5∶4;在成人急性白血病(AL)中,男女之比约为3∶2;在慢性淋巴细胞白血病(CLL)中,男女之比约为2∶1[3]。

以上数据表明,庆阳市男女白血病患者比例与国内文献报道数据相差不大,说明庆阳市男女白血病发病比例与国内男女白血病发病比例基本一致。

2.年龄

276例中年龄最小者6个月,最大者81岁。其中1月至14岁55例,占所有年龄阶段白血病的19.93%;14～30岁81例,占所有年龄阶段白血病的29.35%;30～45岁68例,占所有年龄阶段白血病的26.64%;45～60岁37例,占所有年龄阶段白血病的13.40%;60岁以上35例,占所有年龄阶段白血病的12.68%。表明庆阳市白血病发病主要以青、中年患者为主,而婴幼儿、儿童及老年患者相对较少。

3.分型

276例白血病(AL),其中急性淋巴细胞白血病(ALL)101例(占36.59%)、急性非淋巴细胞白血病(ANLL)124例(占44.92%)、慢性粒细胞白血病(CML)47例(占17.03%)、慢性淋巴细胞白血病(CLL)2例(占0.72%)、幼年性粒单核细胞白血病(JMML)1例(占0.36%)、幼淋巴细胞白血病1例(PLL)1例(占0.36%)。急慢性之比=4.61∶1;粒系与淋系之比为1.66∶1。

统计资料表明,急性非淋巴细胞白血病(ANLL)约占急性白血病(AL)的60%～70%、急性淋巴细胞白血病(ALL)约占急性白血病(AL)的30%～40%、慢性粒细胞白血病(CML)约占成人白血病的15%~20%、慢性淋巴细胞白血病(CLL)在亚洲国家约占所有白血病比例小,超过5%[4]。上述统计结果与文献资料基本一致。另据资料表明,在中国的白血病中,急性与慢性之比为3.8∶1[3]。而庆阳市急慢性之比(4.61∶1),明显高于全国水平,急性明显多于慢性,这只能代表就诊情况,不能代表发病率。原因是急性白血病较慢性白血病起病急骤,病情变化快,症状重,所以就诊率高;而慢性相对急性而言起病稍缓慢,症状相对较轻,所以就诊率低[5]。

4.血型

10年276例白血病病例中,笔者选择了2007~2009年近3年进行过血型检查的83例白血病患者,对其进行血型类别统计,其中B型血34例(占40.96%),A型血21例(占25.30%),O型血21例(占25.30%),AB型血7例(占8.43%)。

以上数据均表明,庆阳市白血病患者中,B型者最多,而AB型最少。由于ABO血型系统在庆阳市人群中的分布情况或各血型在庆阳市人群中所占的比例,尚不清楚,所以,目前我们还不能肯定庆阳市人群中B型血者易患白血病、AB型血者不易患白血病的观点的正确性。因此,有关庆阳市及国内其他地区正常人口的血型分布调查,以及血型与白血病发病率关系的探讨也是一项十分有意义的工作,有待于进一步深入地研究。

5.地域分布

276例白血病分布情况为:西峰区(含市区及乡镇)75例,宁县53例,镇原县32例,合水县31例,正宁县30例,庆城县27例(包括长庆油田2例),环县20例,华池8例。以上各县、区年分布例数除以10,得出各县、区年分布例数,各县、区年分布例数与各县、区人口总数(甘肃统计局公布2007年庆阳市各县、区人口数据)之比,得出各县、区年白血病分布比例,从高到低依次排名为:西峰区(2.20/

10万)、合水县(1.88/10万)、正宁县(1.31/10)、宁县(1.05/10万)、庆城县(0.852/10万)、镇原县(0.65/10万)、华池县(0.62/10万)、环县(0.60/10万)。

以上所计算庆阳市各县、区白血病分布比例,虽然不等同于各县、区白血病发病率,但可反应某县、区白血病流行情况。所以,由以上排名可以看出,庆阳市西峰区、合水县、正宁县、宁县四地区白血病发病率最高,庆城县、镇原县次之,而华池县和环县发病率最低。从地理位置来看,庆城县居于庆阳市中部,西峰区位于庆阳市南部,合水县、正宁县、宁县位于庆阳市的东南部,镇原县位于庆阳市西南部,而华池县和环县分别位于庆阳市的北部和西北部。故从庆阳市地理位置来看本市白血病发病规律,白血病发病率由南到北依次减少,由东到西依次减少。

庆阳市是煤炭及石油资源大市。其中,煤炭资源主要分布在庆阳市东南部的正宁、宁县等地区;石油资源主要分布在庆阳市的西峰、庆城等地区。而其中的正宁、宁县及西峰区的发病比例处在本市各县、区发病比例排名的前四位。故从庆阳市资源分布看,庆阳市白血病发病规律,石油及煤炭资源丰富地区为白血病好发地区。

6. 人口密度

庆阳市各县、区人口总数(甘肃统计局公布2007年公布数据)与庆阳市各县、区土地面积(2001年《甘肃年鉴》公布数据)之比,计算庆阳市各县、区人口密度,从高到低依次是:西峰区(340人/平方千米)、宁县(191人/平方千米)、正宁县(174人/平方千米)、镇原县(142人/平方千米)、庆城县(118人/平方千米)、合水县(55人/平方千米)、环县(36人/平方千米)、华池县(34人/平方千米)。

以上庆阳市人口密度,排名前三位的西峰区、宁县及正宁县,全是白血病发病比例最高的排名前四的地区,而排名后二位的环县和华池县，均是白血病发病比例最低的排名后二位地区。通过以上分析比较，庆阳市白血病，从人口密度方面讲，人口密度越大患白血病概率越高，反之，人口密度越小患白血病的概率越小。

7.职业

276例中，农民104例（占37.68%）；工人28例（占10.14%）；干部33例（占11.96%）；个体户及家属35例（占12.68%）；学前儿童，8例（占2.90%）；学生68例（占24.649%）。

中国医学科学院血液病研究所组织的白血病发病率调查结果显示，大城市的发病率高于农村，在1975～1977年全国恶性肿瘤死亡的调查中也发现白血病与淋巴瘤的死亡率城市均高于农村[1]。276例统计结果中，农民患者高达104例，如果将居住农村学前儿童、学生计算在内，农村患者总人数则更多，所以庆阳市白血病发病比例农村高于城市，与上述统计资料城市均高于农村不同。这与庆阳市系农业城市、农村人口基数大有直接的关系。

8.发病时间

276例中，10年内，3～5月发病93例（占33.70%）、6～8月发病79例（占28.62%）、9～11月发病46例（占16.67%）、12月至次年2月发病58例（占21.01%）。气象学上常以阳历3～5月为春季，6～8月为夏季，9～11月为秋季，12月至次年2月为冬季。以上资料表明庆阳市春季白血病发病率最高。

近10年中，各年份发现白血病例数分别为：2000年发病31例、2001年发病24例、2002年发病11例、2003年发病22例、2004年33例、2005年发病17例、2006年33例、2007年发病26例、2008年35例、2009年发病32例。从以上数据可以看出，2004年、2006年及2008年庆阳市白血病发病人数明显高于其他年份。

2004年是2003年大型瘟疫（非典）过后第1年，2004年庆阳市白血病发病人数较前明显增多，是否与2003年全球“非典”致气候变化有关，尚无相关资料进一步证实。中医理论认为[5]，白血病发生是由于机体正气不足，邪毒内侵，伤及骨髓所致，但邪毒入侵后一般不是马上发病，而是有一个潜伏的过程，一旦真气内耗，阴阳失调，立即发病，来势凶猛。所以，笔者认为，“非典”发生在2003年内，而白血病发病人数剧增却在之后的2004年内，这是符合白血病发病规律的。

2008年，汶川地震波及陇东的庆阳市，而当年市内白血病发病人数达到近十年之最。由于地震引起的气候、生活环境及人们心态等因素的变化，是否也会促使白血病发病人数增多，目前，尚未发现相关文献报道。

综上所述，春季是白血病的好发季节，瘟疫、地震等自然灾害也可能会促使白血病发病人数增多。所以，白血病患者或疑似白血病患者在春季，或发生自然灾害时，尤其要做好饮食及生活调摄等工作，避免外感，注意心态调整，并及时赴专科医院复查或排查。在此期间，医务工作者尤其要恪守“治未病”思想，注意做好“未病先防”“既病防变”“瘥后防复”三个方面工作。

9. 化学物质或化学药品接触史

276例中，有油漆、涂料接触史的装修工人8例、油印喷绘工人3例、皮革厂工人3例，有原油或燃油接触史的石油工人2例、汽车司机2例，机电厂修理工1人，有硫、磷等化学物质接触史的火柴厂工人1例、花炮零售商1例，有机磷农药接触史5例。油漆、涂料的辅料和燃油中可疑含有苯及其衍生物，苯致白血病作用比较肯定[1]。然而，硫、磷、丙酮、甲醛等化学物质和有机磷农药是否也可诱发白血病，尚不确定。因此，加强对白血病医学方面的探索研究，以及加强对特殊行业的劳动保护是白血病防治中一项重要的工作。

276例中,长期服用乙双吗琳史诱发AML-M_{3b}1例、AML-M_{5b}1例,20世纪80年代以来,国内外已有关于乙双吗琳、乙亚胺、丙亚胺等抗肿瘤药物引起急性非淋巴细胞白血病的病例报道,目前国内报道已逾200例[6]。另外,烷化剂、拓扑异构酶II抑制剂和细胞毒性药物可致继发性白血病也较肯定[1]。庆阳市部分地区,特别是边远山区经济落后、卫生资源薄弱,人民群众卫生保健意识普遍不强,有病乱投医、乱服药现象时有发生。所以,加强农村,特别是边远山区卫生资源的投入和开展对全民自我保健意识方面的教育,是当前乃至今后包括医务工作者在内的一项重要的任务。

10.结论

据以上分析结果表明,庆阳市白血病发病情况有如下特点:①男性患者多于女性;②患病以中青年为主,儿童和老年患者相对较少;③型别以急性非淋巴细胞白血病最多,其次为急性淋巴细胞白血病;④型血以B型患者多见,AB型血最少;⑤分布地理位置主要集中在石油、煤炭资源丰富的地区,并且从南到北依次减少,从东到西依次减少;⑥人口密度越大的地区患白血病概率越高,反之,人口密度越小地区患白血病的概率越小;⑦由于庆阳市系农业城市,农村人口占据绝大多数,故农村白血病发病比例高于城市;⑧春季为白血病好发季节,瘟疫、地震等自然灾害爆发可能会促使患病人数增加;⑨接触含苯及其衍生物、甲醛和乙双吗琳等化学物质或化学药品的人群发病率高于普通人群。

医务工作者要不断总结庆阳市白血病的发病规律与特点,依据这些特点和规律,结合患者症状、体征及血象,进行综合分析判断是否有患白血病的可能性,然后积极进行相关实验室检验进一步排查。只有这样,才能很大程度上降低白血病的误诊率、才能使白血病患者得到及时合理的治疗。

参考文献

[1]陈灏珠,丁训杰,廖履坦,等.实用内科学(第11版)[M].北京:人民卫生出版社,2002:2103-2104.

[2]叶任高,陆再英,等.内科学(第5版)[M].北京:人民卫生出版社,2002:625.

[3]丁训杰,沈迪,等.实用血液病学[M].上海:上海医科大学出版社,1992:268-271.

[4]肖志坚,李泽辉,等.血液病合理用药[M].北京:人民卫生出版社,2004:122-232.

[5]夏小军.夏小军医学文集[M].兰州:甘肃科学技术出版社,2007:398-404.

[6]薛永权,卢大儒,过宇,等.乙双吗琳治疗银屑病所致继发性白血病的染色体研究[J],中华血液学,1994,1(15):14.

(刊登于《中国民族民间医药》2010年第19卷第16期,段赟、开金龙、夏小军 等作)

睡眠障碍流行病学调查分析

摘要

【目的】了解睡眠障碍的发生率和严重程度。【方法】对随机抽样的某市385人进行了匹兹堡睡眠质量指数(PSQI)问卷调查。【结果】①PSQI量表总分≥7分有82人,发生率为21.30%,5~6分有106人,发生率为27.53%。②现职干部中处于临界失眠状态的人数明显多于退休干部。③在入睡时间、睡眠效率、药物催眠因子均分上,现职干部低于离退休干部,日间功能障碍现职干部高于离退休干部。【结论】①睡眠障碍成为困扰并严重影响绝大多数干部生活质量的心理生理疾病。②在关注失眠者的同时,更要关注现职干部中处于临界失眠症状态的人群,应对这部分人群进行适当的干预,以防止其进一步发展为失眠症。

随着社会的发展,工作压力的增强,有睡眠障碍的人逐年增多,并且睡眠障碍已经成为世界性的公共卫生问题,亦是诱发各种疾病,尤其是情志疾病的主要因素。笔者自2009年12月至2010年3月间对某市385人进行了匹兹堡睡眠质量指数(PSQI)问卷调查,具体内容如下。

1.资料和方法

1.1临床资料

参加调查的总人数为385人,收回完整答卷385份,其中男221人,女164人;年龄14~84岁,平均年龄28.06岁;14~20岁134人,

21~30岁125人,31~40岁56人,41~50岁53人,51~60岁9人,60岁以上8人。文化程度:文盲12人,小学17人,初中68人,高中132人,中专11人,大学及以上145人。职业:干部18人,工人55人,教师23人,学生171人,农民63人,服务业从业人员25人,其他30人。调查对象中农村人口140人,城镇人口245人。被调查者家庭人口数:单身1人,占总数的0.25%,2人的家庭12个,占总数的3.1%,3人的家庭143个,占总数的37%,4人的家庭128个,占总数的33.2%,5人家庭74个,占总数的19.2%,6人家庭16个,占总数的4.2%,7人家庭8个,占总数的2.1%,8人家庭3个,占总数的0.77%。

1.2 方法和标准

用匹兹堡睡眠质量指数[1]问卷,实施一对一的问卷调查。PSQI由18个条目和5个他评条目构成,可分为睡眠质量、入睡时间、睡眠时间、睡眠效率、睡眠障碍、催眠药物应用及日间功能7个部分。每个部分按0~3计分,累计各部分得分即为PSQI总分,得分越高表示睡眠质量越差。若PSQI量表总分≥7分,可诊断为失眠症,若PSQI量表总分在5~6分,可诊断为失眠症的临界状态,总分≤4分,则表示睡眠质量较好,睡眠正常。

1.3 数据处理

用SPSS14.0统计软件包,分别采用独立样本t检验及X(R×C)列联表检验。

2. 结果

385人中,PSQI量表总分≥7分的有82人,发生率为21.3%,睡眠时间4~7h/夜,平均5~6h/夜;入睡所需时间20~90min,平均38.1min;睡眠效率46%~86%,平均72.13%;睡眠质量在较差到很差之间。PSQI量表总分在5~6分的有106人,发生率为27.5%。睡眠时间5~8h/夜,平均6~7h/夜;入睡所需时间3~68min,平均21.1min;睡眠效率66%~99%,平均78.7%。睡眠质量在较好到较差之间。

2.1睡眠障碍的总发生率

将问卷中7个部分进行比较,除睡眠效率方差不齐外,其他方差齐,没有统计学意义(见表1)。

表1　睡眠障碍总发生率比较

性别	睡眠质量	入睡时间	睡眠时间	睡眠效率	睡眠障碍	催眠药物	日间功能障碍
男	0.855	0.796	0.462	0.244*	0.964	0.077	1.090
女	0.988	0.823	0.476	0.348*	0.976	0.098	1.268

注:*表示P=0.002＜0.05,方差不齐。

2.2不同性别人群睡眠质量的比较

从表2可以看出,在问卷调查PSQI分值对比中,≤4分的男性多于女性,说明男性的睡眠状况比女性好;在5～6分之间女性发生比例多于男性,且高于整体水平的比率,说明处于临界失眠症的女性多于男性亦多于整体水平,≥7分的女性发生比例多于男性也高于整体水平。说明在睡眠质量的比较上女性劣于男性,即性别是失眠症发病的一个重要因素。

表2　不同性别人群PSQI分值比较

性别	例数	≤4分		5～6分		≥7分	
		例数	(%)	例数	(%)	例数	(%)
男	221	121	54.8	54	24.4	46	20.8
女	164	76	46.3	52	31.7	36	22.0
合计	385	197	51.2	106	27.5	82	21.3

注:χ^2=0.073,df=1,P=0.788;χ^2=3.167,df=2,P=0.205。

2.3不同文化程度的人群睡眠质量比较

不同文化程度的人群睡眠质量比较见表3。

表3 不同文化程度人群PSQI比较

文化程度	≤4分		5～6分		≥7分	
	例数	（%）	例数	（%）	例数	（%）
文盲	2	16.7	6	50.0	4	33.3
小学	6	35.3	7	41.2	4	23.5
初中	31	45.6	20	29.4	17	25.0
高中	62	47.0	39	29.5	31	23.5
中专	65	4.5	1	9.1	4	36.4
大学	90	62.1	33	22.8	22	15.1

注：χ^2=19.396，df=10，P=0.036＜0.05。

从表3中可以看出，随着文化程度的增高，失眠症（即PSQI分值≥7分者）的发生率依次减少。其中≥7分的百分率中专生最高，占36.4%，其次是文盲，占33.3%，二者均高于整体水平（21.3%），具有统计学意义。

2.4 不同年龄人群的PSQI比较

不同年龄阶段失眠症的发病率不同，睡眠质量也存在明显差异，其中60岁以上被调查者所占的比重最大，为37.5%，其次，≤20岁的占25.4%，这个年龄阶段的人多数是学生，多为脑力劳动者。再次，31～40岁的被调查者睡眠质量最差，PSQI得分≥7的占25%。经过统计分析，差异显著，见表4。

表4 不同年龄人群PSQI比较

年龄	≤4分		5～6分		≥7分	
	例数	（%）	例数	（%）	例数	（%）
≤20岁	65	48.5	35	26.1	34	25.4
21～30岁	81	64.8	24	19.2	20	16.0
31～40岁	24	42.9	18	32.1	14	25.0
41～50岁	25	47.2	18	33.9	10	18.9
51～60岁	2	22.2	6	66.7	1	11.1
≥60岁	0	0	5	62.5	3	37.5

注：χ^2=28.874，df=10，P=0.001＜0.01。

2.5 不同职业人群的PSQI比较

干部人群中失眠症的发病率最高，占38.9%，其他职业人群的发病率较为稳定。经统计学分析，没有统计学意义，见表5。

表5　不同职业人群PSQI比较

职业	≤4分		5～6分		≥7分	
	例数	（%）	例数	（%）	例数	（%）
干部	7	38.9	4	22.2	7	38.9
工人	29	52.7	13	23.6	13	23.6
教师	12	52.2	6	26.1	5	21.7
学生	95	55.6	41	23.9	35	20.5
农民	22	35.0	28	44.4	13	20.6
服务	14	56.0	7	28.0	4	16.0
其他	18	60.0	7	23.3	5	16.7

注：$\chi^2=16.513$，$df=12$，$P=0.169>0.05$。

2.6 不同生活环境人群睡眠障碍的发生率比较

被调查者中生活在农村的有140人，生活在城市的有245人，PSQI得分≤4分的城市比重较大，相对睡眠较好，5～6分之间，农村人口占30%，表明在临界睡眠障碍中农村人口所占比重大，≥7分者农村占26.4%，高于整体水平，发病率相对较高。但是经统计学分析，没有统计学意义，见表6。

表6　不同生活环境人群PSQI分值比较

生活环境	≤4分		5～6分		≥7分	
	例数	（%）	例数	（%）	例数	（%）
城市	136	55.5	64	26.1	45	18.4
农村	61	43.6	42	30.0	37	26.4
合计	197	51.2	106	27.5	82	21.3

注：$\chi^2=5.686$，df=2，$P=0.058>0.05$；$\chi^2=3.454$，$df=1$，$P=0.063$。

3.讨论

3.1 睡眠障碍调查结果

睡眠障碍是一种持续相当长时间的睡眠质和(或)量让人不满意的状况[2]。王刚等人[3]使用PSQI对一般人群睡眠质量进行了调查,结果发现PSQI总分≥7的占43.8%,睡眠质量较差。于守臣等人[4]对17~65岁11432人的调查显示,PSQI总分≥7的占9.38%。刘连启等人[5]对某城市1805位老人进行调查发现PSQI总分≥7的占55.73%。2002年"世界睡眠日"时在中国所做的一项睡眠问卷调查中发现,睡眠障碍患病率高达42.7%[6]。本文结果显示,睡眠障碍患病率为21.3%。这些调查结果之间存在的差异,可能与调查采用的方法、标准、被调查人群的年龄、地域分布等因素有关。由此可见,考察睡眠质量,并不能排除地域差异对睡眠质量的影响。

3.2 性别对睡眠障碍发生率的影响

本结果显示,现职和离退休干部相比,无论在失眠症的总发病率还是性别的发病率上,两者均无显著性差异。而在临界失眠症状态的人群中,现职干部均高于离退休干部,两者差异显著($P<0.05$)。这提示我们在关注失眠者的同时,更要关注临界失眠症状态的人群,特别是现职干部,应对这部分人群进行适当的干预,以防止其进一步发展为失眠症。行政干部睡眠障碍发生的概率最大,这与于守臣等人[4]的报道结果相同,这可能与他们的工作性质有关,也可能与我们这次调查中行政干部人数较多有关。

3.3 睡眠障碍高发率的症状和PSQI量表因子关系

睡眠障碍者表现出的主要症状据美国Bixler等[7]在1997年对洛杉矶地区1006户家庭的调查,发现"入睡困难""易醒"和"早醒"等症状各占14%、23%和14%,与我们的调查结果略有差异。我们的调查显示,现职干部多因睡不着或醒后难入睡而去厕所,离退休干部则多因患前列腺或其他疾病先去厕所继而产生入睡困难。这说明现职干部的失眠多因工作强度高,心理压力大,焦虑、抑郁等不良情绪或神经衰弱而影响睡眠;离退休干部则多在有某些器质性疾病基础上伴焦虑、抑郁等不良情绪或患多年的神经衰弱而影响睡眠。因此,应对现职和离退休干部采用不同的方法进行治疗或干预其失眠问题。

参考文献

[1]汪向东.心理卫生评定量表手册[M].刘贤臣,译.增订版.北京:中国心理卫生,1999:375-378.

[2]世界卫生组织.ICD.10精神与行为障碍分类[M].范肖冬,汪向东,于欣,等译.北京:人民卫生出版社,1993:144.

[3]王刚,张景行,徐元勇,等.一般人群睡眠质量的现况调查[J].健康心理学,2002,6(10):431.

[4]于守臣,宋彦,张忠山,等.黑龙江6个城市4种职业人群睡眠障碍的流行病学调查[J].中国神经精神疾病,1995,21(4):207-209.

[5]刘连启,刘贤臣,刘兆玺,等.山东省城市老人睡眠障碍患病率的现状调查[J].中华精神科,2002,35(3):180-183.

[6]黄席珍.睡眠忠告.广州:广东人民出版社[M].2002:前言.

[7]Bixler E, Kales A, Soldatos C, et al.Prevalence of sleep disorders in the Los Angeles metropolitan area[J].AnJPsychiary, 1979, 136:1257.

(刊登于《甘肃中医》2011年第24卷第2期,
陆晓峰、孙林、张慧珍 等作,夏小军 指导)

相异性(组合性)淋巴瘤1例报告并文献复习

摘要

组合性淋巴瘤(CL)是一种非常罕见的肿瘤,庆阳市中医医院血液科近5年来仅发现1例,CL的治疗不同于普通的淋巴瘤,需要针对两种不同病理类型给予恰当的化疗或放疗,这例患者首先发病在右腹股沟区淋巴结,局部取活检病理诊断为经典型淋巴细胞为主型的霍奇金淋巴瘤(HD),双颈部淋巴结亦同时肿大,但未取该部位淋巴结活检,按HD病理类型予以化疗效不佳,再次取右颈部淋巴结病理活检,诊断弥漫大B细胞性淋巴瘤(DLBCL),不同部位出现两种不同病理类型的淋巴瘤,临床少见。

霍奇金淋巴瘤(HD)和非霍奇金淋巴瘤(NHL)一个出现在先,另一个出现在后的继发性淋巴瘤称为异时性淋巴瘤(metachronous lymphoma)。当HD和NHL两种组织学形态同时出现时,称为同时性淋巴瘤(synchronous lymphoma)。如同时性淋巴瘤的两种组织学类型发生在同一解剖部位时,称为组合性淋巴瘤(composite lymphoma, CL);在极少数情况下,HD 和 NHL 发生在不同解剖部位时,称为相异性(组合性)淋巴瘤(discordant lymphoma)。它不同于灰区淋巴瘤(grey zone lymphoma, GZL),较为罕见。通过对这1例患者临床及病理类型、诊疗经过进行分析,并对相关文献进行复习,一方面提高对这种类型淋巴瘤的认识,另一方面如遇到类似病例,应同时取不同部位的肿大淋巴结活检分别病理诊断,或治疗中出现效果不佳,反复出现新发肿大淋巴结应重新再次取活检病理诊断，防止误诊误治。

1.病例资料

患者，男，62岁，因“右侧腹股沟肿块进行性增大1月”就诊。患者于2013年7月无明显诱因发现右侧腹股沟一“核桃”大小肿块，质中，活动可，无明显压痛，与周围组织无明显粘连；无发热，有盗汗，近1月体重减轻2.0kg，考虑“淋巴瘤”，入院后在局麻下行“右侧腹股沟淋巴结切取术”，术后病理示：（右腹股沟淋巴结）经典型霍奇金淋巴瘤，淋巴细胞为主型；骨髓检查：大致正常骨髓象；B超：①双侧颈部可见肿大淋巴结，右侧大小为24mm×6mm、19mm×7mm、18mm×6mm，界清，右侧颈部部分淋巴结门结构消失；②右侧腹股沟淋巴结大小为50mm×22mm、35mm×16mm，左侧腹股沟淋巴结大小为18mm×6mm、15mm×4mm，界清，右侧部分淋巴结门结构消失；胸部、纵隔CT示未见明显异常；诊断明确，分期ⅢB期，予以ABVD方案化疗2周期，右侧腹股沟增大淋巴结较前缩小，序贯第3、4周期原方案化疗，第5周期化疗前评估右侧腹股沟淋巴结缩小较前不明显，有增大趋势，给予换BEACOPP方案化疗2周期，右侧腹股沟淋巴结缩小达PR，进一步行局部放射治疗，右腹股沟靶区，给予DT：36Gy/18f，疾病稳定。出院3个月，右侧颈部淋巴结逐渐增大至“鸡蛋”大小，多个相互融合，双侧腹股沟淋巴结增大。胸部CT：两肺多发结节，考虑肺浸润；纵隔内淋巴结增大；自觉疲乏盗汗，低热，LDH：150U/L；骨髓涂片检查：三系增生骨髓象，大致正常。考虑患者治疗效果欠佳，疾病进展。2014年9月10日在局麻下行“右侧颈部淋巴结切取活检术”，术后病理报告：（右颈部淋巴结）弥漫大B细胞性淋巴瘤；分期IVB期；根据病理类型予以CHOPE方案化疗，化疗1周期，双侧颈部、腹股沟淋巴结明显缩小但未完全消失。胸部CT：双肺多发结节未见好转；序贯化疗第3周期时，由于患者不能耐受化疗药物而中断治疗，予以中药调理，至病情加重死亡。

2. 病理检查与诊断

第一次病理检查诊断:(右腹股沟淋巴结)经典型霍奇金恶性淋巴瘤,淋巴细胞为主型;免疫组化:异型大细胞 Pax-5+,CD30+,CD15-,EMA-/+,背景细胞 CD20-/+,CD3+/-,CD5+/-,CD21 少许残存滤泡 FDC 网+,Cyclin D1-,Ki-67+>40%(见图1)。

第二次病理检查诊断:(右颈部淋巴结)免疫组化:肿瘤细胞 CD20+,Pax-5+,Bcl-6+,CD10-,Mum-1- ,CD3- ,CD23- ,CD30- ,CD15- ,EMA- ,Ki- 67 +>70%;结合免疫组化及HE切片,符合(右颈)非霍奇金恶性淋巴瘤,弥漫大B细胞性淋巴瘤,伴间质T细胞丰富,侵袭性,生发中心来源(见图2、3)。

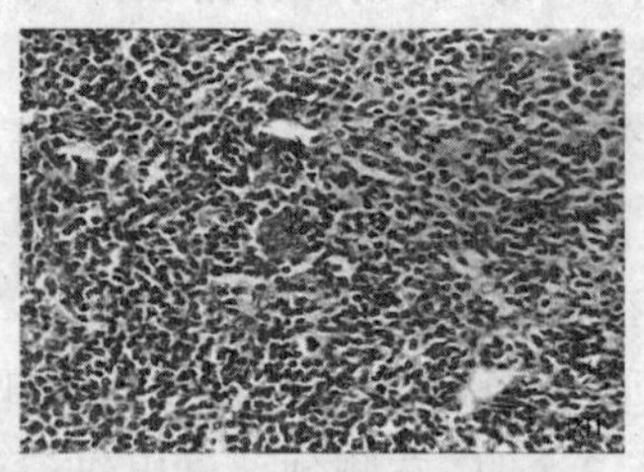

图 1 经典型霍奇金淋巴瘤 (HE染色×100)

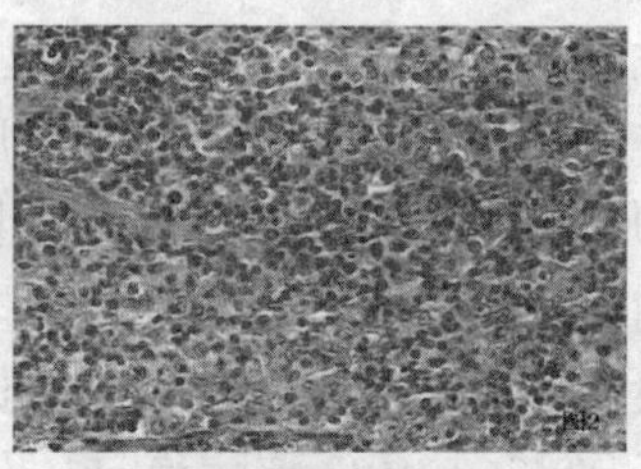

图 2 弥漫大B细胞淋巴瘤 (HE染色×100)

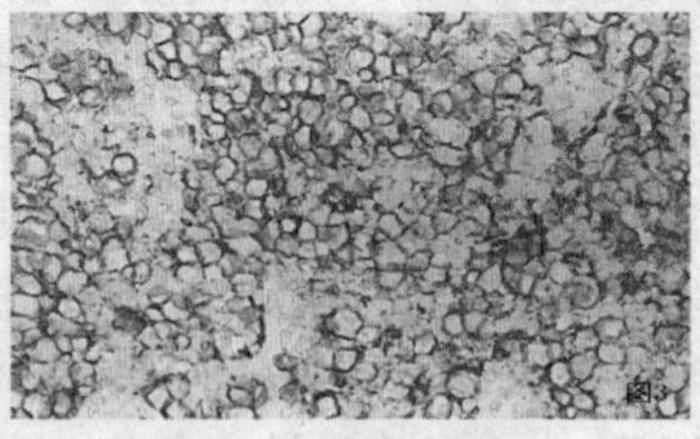

图 3 瘤细胞 CD20+ (免疫组化×100)

3. 讨论

早在1952年Custer首次提出CL的概念。1977年Kim等[1]将CL定义为在同一器官或肿块内的两种组织学类型不同的非霍奇金淋巴瘤或非霍奇金淋巴瘤和霍奇金病的组合。1977年Dorfman首先将CL列入NHL分类。1982年NHL工作方案也将CL定义为“在单一器官或组织内的两种完全不同类型的NHL或少见的某种NHL和HD的组合”。本例为发生淋巴结的经典型淋巴细胞为主型霍奇金淋巴瘤和弥漫大B细胞性淋巴瘤组合,符合CL定义,只是在不同解剖部位(右侧腹股沟区域和右侧颈部)的两种不同病理类型,根据不同病理类型给予恶性程度较高的弥漫大B细胞淋巴瘤的相关化疗方案治疗,但最终因疾病晚期不能耐受化疗死亡。

淋巴瘤病理类型中一些低度恶性淋巴瘤在疾病进展过程中可以转化为高度恶性淋巴瘤,例如滤泡性淋巴瘤(FL),慢性淋巴细胞性白血病/小淋巴细胞淋巴瘤(CLL/SLL)或黏膜相关淋巴组织边缘区B细胞淋巴瘤(MALT淋巴瘤)可进展为弥漫大B细胞淋巴瘤;还有一些高度恶性淋巴瘤如DLBCL,Burkitt/Bukritt样淋巴瘤(BL/BLL)可继发于经典型霍奇金淋巴瘤(CHL),这种CHL向DLBCL转化是肿瘤演进过程[2]。本例CHL和DLBCL在组织学上分界清楚,两种成分能清楚地分开,而且二者处于不同部位淋巴结中,并无相互混合区域。CL也不同于灰区淋巴瘤(grey zone lymphoma,GZL),GZL在形态学,生物学和临床特点介于HD和NHL之间,两种病理组织类型不能清楚地分开,也就是难以明确分类的淋巴瘤,命名为灰区淋巴瘤[3,4]。

CL是一种较为罕见的淋巴瘤,Hoppe[5]对千余例的NHL进行研究,发现CL的发生率仅为1%~4.7%。而在同一组织中HD和NHL的组合则更为罕见。目前关于CL的克隆源性有两种观点:①可以是克隆性转化或发生于一种共同的前体细胞;②可能需要具有不同的免疫组化和不同克隆起源的证据[6,7];Taylor等[8]通过实验证实,

RS细胞为B细胞来源，可能来源于生发中心，说明HD与NHL的关系密切。研究表明，结节性淋巴细胞为主型淋巴瘤合并DLBCL的预后比单纯性DLBCL好[9]，但由于我们在临床中发现类似的病例很少，无法明确比较之间的预后，从本例中观察到组合性淋巴瘤治疗效果比单一的经典型淋巴细胞为主型的霍奇金淋巴瘤或单一的弥漫大B细胞性淋巴瘤差，具体要通过大样本来证实。

参考文献

[1]Kim H，Hendrickson R，Dorfman R F.Composite lymphoma [J].Cancer，1977，40(3)：95-76.

[2]陈定宝，王颖，沈丹华.复合性淋巴瘤3例临床病理分析[J].诊断病理学，2010，17(6)：405-410.

[3]Traverse- Glehen A，Pittaluga S，Gaulard P，et al.Mediastinal gray zone lymphoma：the missing link between classic Hodgkin's lymphoma and mediastinal large B-cell lymphoma[J].Am J Surgpathol，2005，29(11)：1411-1421.

[4]陈定宝，宋秋静，戴林.灰区淋巴瘤的临床病理分析[J].临床与实验病理学，2009，25(4)：422-425.

[5] Hoppe RT.Histologic variation in non-Hodgkin's lymphomas [J].Cancer Treat Rep，1981，65(11-12)：935-939.

[6] Savage KJ，Monti S，Kutok JL，et al.The molecular signature of mediastinal large B-cell lymphoma differs from that of other diffuse large B-cell lymphoma and shares features with classical Hodgkin's lymphoma[J].Blood，2003，102(12)：3871-3879.

[7] 江炜，李甘地，李雷，等.黏膜相关淋巴组织结外边缘区B细胞淋巴瘤及其转化细胞的克隆性[J].中华病理学，2007，36(11)：736-741.

[8] Taylor CR.Hodgkin's disease is a non- Hodgkin lymphoma[J].HumPathol，2005，36(1)：1-4.

[9] Greiner TC，Gascoyne RD，Anderson M E，etal.Nodular lymphocyte predominant Hodgkin's disease associated with large B-cell lymphoma：analysis of Ig gene rearrangements by V-J polymerase chain reaction[J].Blood，1996，88(2)：657-666.

（刊登于《甘肃医药》2016年第35卷第11期，王玉虹、崔杰、夏小军 等作）

针灸防治化疗后骨髓抑制的机理研究进展

摘要

笔者通过查阅十年来针对骨髓抑制的发病机制及针灸对其作用机理的文献，从针灸影响相关信号通路、DNA修复、细胞因子和细胞周期四个方面，进行分析总结，旨在为针灸治疗化疗后骨髓抑制的临床和科研提供新的思路和方法。

恶性肿瘤严重威胁着人类的健康，其发病在全球范围内呈增长趋势[1]。目前，化疗是内科治疗各种恶性肿瘤的主要手段，然而在治疗过程中，化疗药物会损伤人体正常细胞，造成诸多不良反应。骨髓抑制是化疗的常见毒副反应，其表现以贫血和出血为主。骨髓抑制会导致患者免疫功能下降，加重感染发生率，使患者的治疗不能按时足量完成，甚至患者会因感染无法控制而死亡。

骨髓抑制属中医学“虚劳病”范畴。其病因病机多为使用大毒化疗药物伤及正气，使气血生化之源被抑，从而造成骨髓造血功能受损而发病[2]。中医学认为，肾为先天之本，主骨生髓，藏精，精能生血；脾胃乃后天之本，为气血生化之源。因此，通过针灸以健脾补肾，补益气血为原则，能使经脉疏通，使气血生化而有源。相关临床报道也证明[3]，针灸治疗化疗后骨髓抑制效果明显。笔者通过检索总结近十年国内外相关文献，认为针灸治疗化疗后骨髓抑制，值得深入研究。

针灸防治化疗后骨髓抑制的机制相当复杂，目前研究具体包括以下四个方面的内容。

1. 针灸影响Notch信号通路

越来越多的研究表明，Notch信号通路与骨髓的造血密切相关。Notch基因是十分保守的一条信号通路，最早是由遗传学家Morgan发现，它主要由Notch配体(Jagged1~2，Delta-like-1、3、4)、4种Notch受体(Notch 1~4)和细胞内效应分子三个部分组成[4]。研究结果显示[5-8]，Notch信号的激活，可能会对造血干细胞的造血起到重要调控作用，促进髓系分化。Velaneyu课题组利用Delta1ext -IgG联合纤维连接蛋白与人脐血CD34⁺HSC共培养发现Delta like 1可以起到加快骨髓造血重建的作用[9]，Csaszar等研究发现，Delta like 1对造血干细胞调控的机制可能是通过影响白介素-6(IL-6)旁分泌途径来完成的[10]。可见，Notch信号通路在骨髓造血的过程中有着举足轻重的作用。

另有研究发现[11]，许多信号通路均能促进造血干细胞的扩增，维持其自我更新，其中以高度保守的Notch信号作用较为广泛。滕迎春[12]、于冬冬[13]通过研究针灸对小鼠骨髓抑制Notch信号通路的影响发现，经过对环磷酰胺(CTX)小鼠进行针刺与艾灸，可以影响骨髓组织中的Numb蛋白，对过度激活的Notch信号有抑制作用，从而使骨髓的造血功能增强，验证了针灸通过影响Notch信号通路而达到对抗骨髓抑制的作用。

2. 针灸与DNA修复

细胞能够修复由于各种原因(紫外线、点辐射、化学)引起的DNA损伤，正是由于这种修复机制，才能使生物的基因保持稳定，从而防止疾病的发生[14]。化疗药物由于其低选择性，易与骨髓细胞内大分子物质发生相互作用，造成骨髓DNA分子损伤，影响其造血功能[15]，是骨髓抑制发生的主要原因之一。因此修复受损的骨髓细胞DNA可以减轻化疗引起的骨髓抑制。

路玫等[16]造模成功后，研究发现针灸能够提高CTX化疗后的荷瘤小鼠体内白细胞及骨髓细胞DNA相关修复蛋白的含量，这与针灸能够改善化疗后骨髓抑制关系密切。另有研究通过测定针刺和艾灸前后，骨髓抑制小鼠切除修复交叉互补基因(XPD)蛋白表达量的改变，发现通过针灸可以促进受损骨髓细胞DNA修复基因XPD的表达，从而保护骨髓的造血功能[17]。大量实验研究表明[18-20]，针灸影响DNA修复相关蛋白是其主要升白机制之一。

3. 针灸影响细胞因子

细胞因子是由多种细胞产生的，是对细胞功能有广泛调节作用的一种多肽分子[21]，其中以集落刺激因子(CSF)、肿瘤坏死因子(TNF)、白介素(IL)等与骨髓抑制最为相关。Bradley于1996年首次发现集落刺激因子(GSF)，认为GSF类似物质具有刺激多谱系造血细胞增殖和分化的作用[22]。随着医学科学技术的发展，GSF类似物质根据其来源和功能的不同分为四类：一是粒-巨细胞集落刺激因子(GM-CSF)，二是多向性集落刺激因子(Multi-SCF)，三是人尿集落刺激因子(HU-CSF)，四是粒细胞集落刺激因子(G-CSF)。研究认为重组人粒细胞集落刺激因子(rhG-CSF)与集落刺激因子(G-CSF)在提升白细胞数量，提高患者的免疫功能，减轻炎症反应方面[23]，具有相同的生物活性[24]。

另有研究报道，rh G -CSF能明显改善肿瘤化疗药物引起的白细胞减少[25]。针灸能够提高血清集落刺激因子的活性，减轻化疗药物对造血细胞的损伤，改善化疗药物引起的骨髓毒性[26]。路玫等[27]研究发现，针刺和艾灸可以提高CTX荷瘤小鼠血清中集落刺激因子的含量，刺激造血细胞分化，提升外周白细胞。刘海伟等[28]研究表明，通过针刺或艾灸“大椎”及双侧“膈俞”“肾俞”“足三里”能够提高小鼠血清中的IL-7和IL-18的含量，能够促进免疫细胞的成熟。

4. 针灸影响骨髓的细胞周期

细胞周期是由复杂的调控网络控制，该调控网络接收来自环境的信号，监视DNA的状态，并决定细胞何时能在其周期内进行。在细胞周期调控中，G_1期与S期和G_2期与M期之间是两个重要关卡。化疗药物对细胞周期的影响，主要是其影响了Cyclin1这一基因靶向转录因子，而CyclinG在细胞周期G_2/M期被认为能够起主要调节作用。化疗药物影响骨髓的细胞周期，是化疗导致骨髓抑制的一个重要原因。

路玫等[29]研究发现，通过针刺和艾灸能够促进相关蛋白的表达，调节骨髓细胞周期，修复受损的细胞DNA。另有研究通过观察针灸对CTX荷瘤小鼠骨髓细胞周期的影响，发现当细胞周期异常时，通过针灸可以加速G_1期细胞向S期细胞、G_2期细胞向M期细胞的转化，以调节不正常的细胞周期，提高细胞的抗损伤能力，从而保护骨髓的造血功能[30]。

5. 讨论与展望

综合以上研究，目前对于针灸防治化疗后骨髓抑制机理的研究取得了丰硕的研究成果，已经达到分子生物学水平。但化疗对骨髓造血系统的影响是多方面的，针灸对骨髓抑制作用机理的研究亦存在诸多问题：①针灸防治化疗后骨髓抑制的具体作用靶点尚不明确，如针灸影响细胞因子的原因尚不明确，值得进一步的探讨和研究。②针灸属于中医学的一门学科，诸多研究中未能体现中医辨证选穴和穴位配伍的不同对防治效果的影响，如选择不同穴位配伍对骨髓造血细胞因子的影响有何不同。总之，在现阶段针灸防治骨髓抑制的研究还存在诸多问题，有待解决，还需要更加深入系统地研究，为针灸的临床疗效提供更多的理论支持。

参考文献

[1] 陈万青,郑荣寿,张思维,等. 2013年中国恶性肿瘤发病和死亡分析[J]. 中国肿瘤,2017,(01):1-7.

[2] 夏小军,段赟. 中医药治疗白细胞减少症的思路与方法[J]. 西部中医药,2016,(07):42-45.

[3] 郑贤炳,郭勇. 足三里穴位注射地塞米松治疗化疗致白细胞减少28例[J]. 甘肃中医学院学报,2014,(02):68-69.

[4] Radtke F, Fasnacht N, Macdonald HR. Notch signaling in the immune system[J]. Immunity,2010,32(1):14-27.

[5] Bigas A, Espinosa L. Hematopoietic stem cells: to beor Notch to be[J]. Blood,2012,119(14):3226-3235.

[6] Pajcini K V, Speck N A, Pear WS. Notch Signaling in mammalian hematopoietic stem cells[J]. Leukemia Official Journal of the Leukemia Society of America Leukemia Research Fund U K,2011,25(25):1525-1532.

[7] Benveniste P, Serra P, Dervovic D, et al. Notch signals are required for in vitro but not in vivo maintenance of human hematopoietic stem cells and delay the appearance of multipotent progenitors[J]. Blood,2014,123(8):1167-1177.

[8] Gibb D R, Saleem S J, Kang D J, et al. ADAM10 overexpression shifts lympho- and myelopoiesis by dysregulating site 2/site 3 cleavage products of Notch[J]. Journal of Immunology,2011,186(7):4244-4252.

[9] Varnumfinney B, Brashemstein C, Bernstein I D. Combined effects of Notch signaling and cytokines induce a multiple log increase in precursors with lymphoid and myeloid reconstituting ability[J]. Blood,2003,101(5):1784-1814.

[10] Csaszar E, Wang W, Usenko T, et al. Blood stem cell fate regulation by Delta-1-mediated rewiring of IL-6 paracrine signaling[J]. Blood,2014,123(5):650-658.

[11] 陈娟娟. Notch重组配体D1R在促进造血重建中的作用与机理[D]. 陕西:第四军医大学,2015:32-34.

[12] 滕迎春. 针灸对健康小鼠环磷酰胺所致骨髓抑制Notch信号通路影响的研究[D]. 湖北:湖北中医药大学,2015:59-60.

[13] 于冬冬. 针灸对CTX化疗荷瘤小鼠骨髓细胞中Notch信号通路相关差异基因调控的研究[D]. 湖北:湖北中医药大学,2015:53-55.

[14] Zhou PK. DNA Damage, Signaling and Repair: Protecting genomic integrity and reducing the risk of human disease[J]. Chin Sci Bull, 2011, 56(30): 3119-3121.

[15] Souliotis V L, Dimopoulos M A, Sfikakis P P. Gene-specific formation and repair of DNA mono adducts and interstrand cross-links after therapeutic exposure to nitrogen mustards. Clin Cancer Res, 2003, 9(12): 4465-4474.

[16] 路玫,王佳丽,曹大明,等. 针灸对环磷酰胺模型荷瘤小鼠骨髓细胞DNA修复相关蛋白动态调节的研究[J]. 中华中医药,2016,31(08):3230-3233.

[17] 路玫,宋晓琳,曹大明,等. 针灸对骨髓抑制小鼠DNA修复基因XPD蛋白表达的影响[J]. 时珍国医国药,2016,27(04):986-989.

[18] 路玫,于冬冬,曹大明,等. 针灸对环磷酰胺小鼠骨髓细胞DNA切除修复蛋白DNA聚合酶β的调节作用[J]. 中华中医药,2015,30(02):527-530.

[19] 于冬冬,路玫,王延超,等. 针灸对CTX荷瘤小鼠骨髓细胞DNA切除修复蛋白POLβ的影响[J]. 时珍国医国药,2016,27(08):2021-2024.

[20] 路玫,李昆珊,曹大明,等. 针灸对环磷酰胺化疗小鼠骨髓细胞DNA含量动态变化的影响[J]. 中华中医药,2016,31(09):3687-3690.

[21] 董理."温阳补气"针法对EAMG大鼠血清中IL-12、IL-18表达水平影响的研究[D]. 吉林:长春中医药大学,2012:9.

[22] Bradley T R, Metcalf D. The growth of mouse bone marrow cells in vitro[J]. Australian Journal of Experimental Biology & Medical Science, 1966, 44(3): 287-299.

[23] Gathwala G, Walia M, Bala H, et al. Recombinant human granulocyte colony-stimulating factor in preterm neonates with sepsis and relative neutropenia: a randomized, single-blind, non-placebo-controlled trial[J]. Journal of Tropical Pediatrics, 2012, 58(1): 12-18.

[24] Gascon P, Fuhr U, Sörgel F, et al. Development of a new G-CSF product based on biosimilarity assessment[J]. Annals of Oncology, 2010, 21(7): 1419-1429.

[25] Roitberg B, Urbaniak K, Emborg M. Cell transplantation for Parkinson's disease [J]. Neurological Research, 2004, 26(4): 355-362.

[26] 赵喜新,黄喜梅,王和平,等. 针灸对化疗后骨髓抑制及白细胞的影响(英文)[J]. Journal of Acupuncture and Tuina Science, 2011, 09(06): 331-335.

[27] 路玫,付寒蕾,曹大明,等. 针灸对环磷酰胺荷瘤小鼠血清细胞集落刺激因子含量的影响[J]. 北京中医药大学学报,2015,38(07):490-495.

[28] 刘海伟,路玫,曹大明,等. 针灸对环磷酰胺化疗小鼠血清中IL-7和IL-18含量的影响[J]. 上海针灸,2016,35(02):223-226.

[29] 路玫,曹大明,赵喜新等. 针灸对环磷酰胺所致骨髓抑制小鼠骨髓细胞周期调节蛋白 Cyclin D1 表达及细胞周期的动态影响[J]. 中国中西医结合,2011,31(2):238-243.
[30] 路玫,苗纪飞,曹大明等. 针灸对CTX荷瘤小鼠骨髓细胞周期的动态影响[J]. 时珍国医国药,2016,27(7):1767-1769.

(刊登于《甘肃中医药大学学报》2018 年第 350 卷第 3 期,刘守海、段赟、郭炳涛 等作,夏小军 指导)

薪火相传

张士卿教授运用乌梅化虫汤治疗小儿肠虫证经验

摘要

张士卿教授治疗小儿肠虫证,在化虫的基础上,采用以"和"为法,调肝和脾,和解少阳,温脏安蛔,以自拟乌梅化虫汤为主方,并随证灵活化裁,疗效显著。在治疗中尤注意小儿少阳之体,调肝而不伤脾。

张士卿教授是首批甘肃省名中医、主任医师、南京中医药大学中医儿科学博士生导师,第三、四、五批全国老中医药专家学术经验继承指导老师,中国中医科学院临床医学(中医师承)博士生导师。师从中医儿科大家王伯岳、甘肃省伤寒名家于已百、内经名家周信有等。从事中医临床、教学、科研40余年,学验俱丰。笔者有幸跟随张教授实习,整理其运用自拟乌梅化虫汤治疗小儿肠虫证经验,以期有益于临床,指导临床实践。

1.辨识虫证 四诊合参

虫证自古有之,早在《内经》就有记载,《灵枢·厥病》曰:"肠中有虫瘕及蛟蛕……心腹痛,憹作痛,肿聚往来上下行,痛有休止,腹热喜渴,涎出者,是蛟蛕也。"《金匮要略》载有"腹中痛,其脉当沉,若弦,反洪大有蛔虫"和"蛔虫之为病,令人吐涎,心痛,发作有时",介绍了虫证脉象和发作时症状。《景岳全书·杂证谟选读·诸虫》说:

“凡虫痛症，必时作时止，来去无定，或呕吐青黄绿水，或吐出虫，或痛而坐卧不安，或大痛不可忍，面色或青或黄或白，而唇则红，然痛定则能饮食者，便是虫积之证，速宜逐之。”古有“湿热生虫”之说，小儿嗜食生冷瓜果，或不洁食物，或过食肥甘，酿生湿热，更易患发虫证。

中医儿科古代称为哑科，患儿不能准确叙述病情，只能由医者四诊合参，结合患儿亲属简述病情。《素问·阴阳应象大论篇》说："善诊者，察色按脉，先别阴阳；审清浊，而知部分；视喘息，听声音，而知所苦；观权横规矩，而知病所主。按尺寸，观浮沉滑涩，而知病所生。”张教授在其临证过程中形成以望诊和切诊为其诊疗特色，认为小儿虫证由于蛔虫内聚肠道，争食水谷精微，耗伤气血，长此以往，致患儿脾胃虚弱，气血不足，故望诊时可见面色萎黄，头发稀疏，干枯无泽，口角流涎，身材矮小，精神欠佳，日久脾虚肝旺，则见面色青黄，烦躁好动，夜寐不安。此外小儿有吮手指、喜俯卧位休息、夜间磨牙啮齿等亦为虫证表现。张教授在诊查患儿时态度和蔼，且诊室设有玩具，供小儿玩耍，抵消其对医生的畏惧，患儿多能密切配合，在诊病过程中无意间已将查尺肤、切脉、抚手心、查食指脉络、按腹部、验舌、查咽喉等诊法悄然实施，了解患儿有无异常情况。

2.特殊诊法 贯穿始终

中医儿科诊断虫证运用中医学特有的诊疗方式，以表知里，通过观察机体外在表现，分析推断内在状况和变化，即《灵枢·本脏》所说："视其外应，以知其内脏。”小儿腹中有虫后，面部出现白斑，指甲甲床白点，口唇内出现粟粒样白点，由于虫积肠道，湿热内蕴，循经上蒸所致，民国中医药课程《诊病大方》[1]记载有小儿“时哭时止，唇上有白花点者，腹有虫也”“唇上有白花点喜眠者，虫也”；巩膜多呈淡蓝色，由于肝经与肺经交接于肺中，肝气旺盛，逆传于肺经;检查患儿巩膜是否有不规则棕褐色斑,为张教授特有诊查虫证方式,让患儿眼睛下视,在巩膜近上穹窿可见棕褐色斑,此亦为肠道湿热秽浊之邪,循经上犯气轮。

3.遵从古方 灵活化裁

张教授治疗小儿虫证常用其自拟方"乌梅化虫汤",乌梅化虫汤主要是由乌梅丸加减化裁而来。乌梅丸出自张仲景《伤寒论·辨厥阴病脉证并治》第338条,曰:"蛔厥者,其人当吐蛔。令病者静,而复时烦者,此为脏寒,蛔上入其隔,故烦,须臾复止,得食而呕,又烦者,蛔闻食臭出,其人常自吐蛔。蛔厥者,乌梅丸主之。"煎服法中"以苦酒渍乌梅一宿",因苦酒即今之醋,能助胃之消化而制蛔上逆,且先食服,禁生冷、滑物、臭食。主要用于寒热错杂、蛔虫内扰的蛔厥证。后世诸多治蛔方剂都在乌梅丸基础上变化而成,如《万病回春》理中安蛔汤、《通俗伤寒论》连梅安蛔汤。

3.1 乌梅化虫汤释义

乌梅化虫汤基本组成:乌梅10g、花椒3g、细辛3g、槟榔6g、党参6g、当归6g、川楝子10g、胡黄连3g、炒白芍15g、炒使君子10g、延胡索10g、苦楝皮10g(方中药物用量适于3~12岁儿童)。本方由乌梅丸、金铃子散、化虫丸、连梅安蛔汤等合方化裁,方中乌梅味酸性平,归肝、脾、肺、大肠经,能够敛肺生津,和胃安蛔;花椒、细辛辛温,辛以伏蛔,温脏祛寒,《得配本草》解释花椒可"配乌梅,伐肝气",三药合用,酸辛制蛔。胡黄连代替黄连,不仅除疳热,而且清湿热,尤宜于小儿脾虚生湿宜化热之体,其性味苦寒,苦能下蛔,寒以清解蛔虫上扰之热及肝胆郁热、食积之热,并能杜生虫之源。以上诸药合用,正合柯琴所说的"蛔得酸则静,得辛则伏,得苦则下"之意。因小儿肝常有余,故用当归、白芍养血柔肝,以补肝体,肝血充足以涵养肝气,肝气不亢旺,肝血调畅,阴阳调和;肝血充足则肝魂宁而小儿夜寐安;此外,白芍还可以避免细辛、花椒辛热劫伤肝阴。乌梅、白芍与当归合用,酸甘化阴,不仅养肝血,且补肝阴,增强柔肝缓急之效。乌梅、白芍与胡黄连、川楝子合用,酸苦泄热,以清小儿肝胆上炎之热。白芍、胡黄连与川楝子合用寓戊己丸之意,清肝泄热,以遂肝用。延胡索辛苦温,归肝脾经,具有活血行气止痛作用,《本草纲目》载有"玄胡索能行血中之气滞,气中之血滞,故专治一身上下诸痛",并称其为"活血化气第一品药也",川楝子苦寒性降,行气止痛、疏肝泄热,二药合用即金铃子散,理气止痛而不伤阴,此外川楝子还可以杀虫止痛。炒使君子甘温,杀虫消积健脾,尤其适用于小儿肠道蛔虫证,现代药理研究表明,使君子有效成分使君子酸钾会使蛔虫麻痹,而从肠道随粪便排出;苦楝皮、槟榔均苦寒,缓下杀虫,三药合用含有化虫丸之意,驱蛔杀虫之力倍增。党参甘温,健脾益气,实脾土以御肝侮,体现了叶天士"制木必先安土"之意。诸药合用,苦降、辛散、酸敛并用,即《王旭高医书六种·西溪书屋夜话录》[2]所讲"治肝气"之第七法:"一法曰:泄肝。如肝气上冲于心,热厥心痛,宜泄肝,金铃子、延胡索、吴茱萸、川黄连。兼寒,去川黄连,加花椒、肉桂;寒热俱有者,仍入川黄连,或再加白芍。盖苦、辛、酸三者,为泄肝之主法也。"

张教授在临证时考虑到小儿体禀少阳春生之气,肝常有余,脾常不足,故在化虫的基础上,常采用以"和"为法,调肝和脾,和解少阳,温脏安蛔,寒热并用,正如戴天章《广瘟疫论》所说:"寒热并用之为和,补泻合剂之谓和,表里双解之谓和,平其亢厉之谓和。"如此成方与时方、药对配合应用,谨守病机,丝丝入扣,主次有序,相得益彰。

著名伤寒大家岳美中先生在其《岳美中医话集》中也说:"善于使用古书成方,是名中医临证治病的特色。"张教授在诊疗闲暇时教导我们,临证时宜经方与时方汇通,师古而不泥古,师其意而不用其方,常二至三方加减成方,张教授称为"套方",亦称"经方头,时方尾"。此外,张教授在治疗主证基础上,照顾兼证,整体治疗,全面调理,故能使疾病速愈。

在应用乌梅化虫汤中和化虫后，张教授多以脾胃为中心，用异功散为主加减[3]，并嘱患儿家长注意少食肥甘厚味以免滋生湿热，节制饮食，免生积滞，晚间休息前勿进零食等，饭前便后洗手，养成良好的卫生习惯。诚如《景岳全书·杂证谟选读·诸虫》所说："凡诸虫之中，为蚘虫最多……欲杜其源，必须温养脾胃，脾胃气强，虫自不生矣。"

3.2 辨证加减

张教授在临证时针对小儿"肝常有余，脾常不足"的生理特点和小儿"体禀少阳"体质特点，处方加减用药时注意调肝和脾，和解少阳，用药平和，"调其阴阳，以平为期"，而无偏颇。如患儿无明显不适，只是食欲欠佳者，加炒鸡内金、焦三仙，以健脾消食，并嘱患儿家长揉其腹部，疏通胃肠气机。患儿脐周腹痛、腹泻便溏、性情急躁、活泼好动，证属肝旺克脾，因"痛责之肝，泄则之脾"，加用防风、炒白术，合主方中炒白芍寓"痛泻要方"之意，柔肝以扶脾，防止肝木乘脾土。若腹部按诊，触及包块，按之压痛，加用红藤、五灵脂、莪术活血散结。若兼厌食纳呆，舌红、苔腻者，加法半夏、陈皮、茯苓、木瓜、焦三仙健脾益气，消食和胃，体现了叶天士所说："培土必定远木。"兼咳嗽、咳痰、咽喉不爽者，加用牛蒡子、桔梗、前胡、百部宣畅肺气，化痰止咳，降肺气以平肝木。夜寐不安者，加用远志、炒酸枣仁化痰宁神、交通心肾。患儿易反复感冒、平素多汗，加用防风、黄芪、炒白术、麦冬、五味子，含有玉屏风散、生脉散之意，补气敛阴止汗。平素多汗、夜间盗汗，证属气阴不足者，加用煅龙骨、煅牡蛎、五味子收涩止汗。若便秘者，加用积壳、升麻、麻子仁升清降浊，润肠通便。若兼呕吐者，加紫苏叶，合主方中胡黄连有"苏叶黄连丸"之意，清热止呕。

4. 典型病例

案例1：郭某，男，6岁，2013年9月24日以"脐周疼痛伴咳嗽、咳痰1周"就诊。患儿无明显诱因出现脐周疼痛，呈阵发性，兼咳嗽,咳吐白痰,近日厌食,服用抗生素和助消化药,效果不明显,喜俯卧位。查体:面部虫斑,指甲白点,巩膜棕色斑,咽充血,肺部呼吸音粗糙,舌质淡红、舌苔厚腻。治以调肝和脾,温脏安蛔,清肺利咽。处方:乌梅10g、花椒3g、细辛3g、使君子10g、槟榔6g、党参10g、当归10g、川楝子10g、胡黄连3g、炒白芍15 g、延胡索10g、苦楝皮10g、防风6g、白芷6g、桔梗6g、牛蒡子10g、百部10g、甘草6g、炒鸡内金10g、焦三仙各10g。6剂,水煎服,3剂腹痛、咳嗽减轻,6剂后症状消失。二诊时给予异功散调理善后,以杜生虫之源。

案例2:宋某,女,3岁,2013年9月27日以"脐周疼痛3d"就诊。患儿无明显诱因出现脐周疼痛,呈阵发性,纳可,喜俯卧位,夜间啮齿。查体:面色青黄,间杂白斑,咽无充血,心肺听诊正常,左侧腹部可触及明显包块,按之压痛,食指指纹青黄,舌质淡红、舌苔薄白。治以调肝和脾,温脏安蛔,散结止痛。处方:乌梅10g、花椒3g、细辛3g、使君子3g、槟榔6g、党参6g、当归6g、川楝子10g、胡黄连3g、炒白芍15g、延胡索10g、苦楝皮10g、佛手6g、陈皮6 g、鸡内金10g、五灵脂10g、莪术6g、白芷6g、红藤15g、炙甘草6g, 6剂,水煎服。2剂后脐腹痛明显减轻,4剂后腹块消失,饮食正常。

参考文献

[1]仉即吾.诊病大方[M]北京:学苑出版社,2012 :45-78.

[2]王泰林.王旭高医书六种.西溪书屋夜话录[M].上海:上海科学技术出版社,1965:150.

[3]刘婷,任学通.张士卿教授辨治小儿肠虫证经验[J].甘肃中医,2007 ,20(12):14-15.

(刊登于《中医儿科》2014年第10卷第1期,刘志强、夏小军、刘长斌 作,张士卿 指导)

张士卿教授治疗小儿胃肠型感冒验案

摘要

张士卿教授治疗小儿胃肠型感冒，选用《黄帝素问宣明论方》桂苓甘露饮加减，将清解暑热易为解表化湿兼以清热之方，三焦分消，淡渗利湿，疗效显著。

张士卿教授是首批甘肃省名中医、主任医师、南京中医药大学中医儿科学博士生导师，第三、四、五批全国老中医药专家学术经验继承指导老师，中国中医科学院临床医学(中医师承)博士生导师。师从中医儿科大家王伯岳、甘肃省《伤寒》名家于已百、《内经》名家周信有等。从事中医临床、教学、科研四十余年，学验俱丰。笔者有幸跟张教授实习，将其运用桂苓甘露饮治疗胃肠型感冒经验加以整理，现介绍如下。

1.袁某案

袁某，女，3岁。就诊日期：2013年9月20日。主诉：咳嗽、腹泻伴发热3 d。现病史：患儿3 d前不明原因出现咳嗽、腹泻伴发热，每天排便6次，呈稀便，含有不消化物质，自服乳酸菌素片和退热药(具体药物不详)，效果不佳。患儿精神尚可，纳差，乏力，查咽红，双肺呼吸音略粗，腹部柔软，按之压痛，舌质淡红，舌苔白腻，食指指纹紫滞。大便常规提示含有脂肪球。证属外感风寒，内伤积滞。宜宣肺止咳，健脾利湿。方用桂苓甘露饮合二陈汤加减。云茯苓10 g，泽泻10 g，猪苓10 g，麸炒白术10 g，生石膏15 g(先煎)，滑石10 g（包煎)，桔梗6 g，桑白皮10 g，法半夏10 g，陈皮 g，藿香6 g，焦三仙6 g，炙甘草6 g，紫苏叶6 g，木瓜6 g，炒薏苡仁15 g。四剂，每日1剂，分3次服，热退后去生石膏。9月24日复诊，服1剂热退，4剂服完病情减轻，复诊时给予异功散加减调理脾胃，健脾益气。

按：本例患儿因外受风寒，内有积滞，湿热内蕴，表里同病，寒邪犯表，腠理闭塞，卫气郁遏，故发热；肺为娇脏，不耐寒热，外邪犯肺，肺失宣肃，肺气上逆，故而咳嗽，选用苏叶、桔梗、桑白皮宣肺利肺，陈皮、法半夏理气化痰，于止咳的同时，使上焦得通，津经液得下，则有逆流挽舟之功。又小儿为纯阳之体，“易虚易实”，“易寒易热”，病邪易内传化热，病情变化迅速，而成气分实热证，选用石膏截断扭转，防止邪气内传，因其性味辛甘寒，辛以透表，寒以清热，甘寒生津，故能清热除烦，透热达表，两解表里。小儿脾常不足，加之饮食不知自节，多有内伤积滞，湿热内生，外感引动内伤，脾胃运化失职，升降失调，则清浊不分，混杂而下，而成泄泻，故用茯苓，泽泻、猪苓淡渗利湿；炒白术、陈皮、法半健脾燥湿，治生痰湿之源；滑石甘淡性寒，清热利湿，合炙甘草取“六一散”意，利湿和中，甘寒生津，且使小便利而不伤津。更加炒薏米甘淡，健脾渗湿；藿香气味芬芳，醒脾化湿；木瓜酸温，化湿和胃，合炙甘草，酸甘化阴，养阴和胃，柔肝止痛，兼以焦三仙消食化积，既防利湿伤阴，又可抑木扶土。诸药合用，三焦同治，疏表散邪治其标，健脾利湿之其本，故而收效满意。

2.马某案

马某，女，1岁。就诊日期：2013年9月24日。主诉：腹泻10d，发热1d。现病史：患儿十天食用鸡肉后出现腹泻，呈黄色稀便，每天5次，在家中服用妈咪爱等药物(具体用量不详)，不见明显好转。9月23日晚突然出现发热，体温高达38℃，给予物理降温，热退，今晨体温复升。患儿精神烦躁,哭闹不安,查咽红,双肺未闻及异常,腹部胀满,叩之鼓音,按之压痛,肠鸣音活跃,5~6次/min。大便常规示含有脂肪球。食指指纹色红,舌质色红,舌苔厚腻。证属外感风寒,脾虚湿盛。治宜解表散寒,健脾利湿。方用桂苓甘露饮加减。云茯苓15 g,泽泻10 g,猪苓10 g,麸炒白术10 g,炒山药15 g,藿香6 g,木瓜6 g,生石膏15 g(先煎),滑石粉10 g(包煎),桂枝3 g,炙甘草6 g,焦山楂15 g。4剂,每日1剂,分三次服,嘱其热退后去生石膏。服一剂热退,四剂服完症状好转,9月27日复诊,给予异功散加减善后。

按:本例患儿先有泄泻十余日,复感风寒,表里同病,脾胃升降紊乱,茯苓、泽泻、猪苓、麸炒白术、桂枝、炙甘草即《伤寒论》五苓散,健脾利湿,通阳化气,更与滑石、炙甘草相伍,清热利尿,“利小便即所以实大便”。炒山药健脾止泻,藿香芳香化湿;炙甘草合木瓜酸甘化阴,养阴和胃,柔肝止痛;焦山楂消食化积,收敛止泻。生石膏透邪达表,解肌清热。诸药合用,表解湿化,脾健泻止。

3. 结语

桂苓甘露饮出自刘完素《黄帝素问宣明论方》卷六:“治伤寒、中暑,冒风饮食,中外一切所伤传受,湿热内甚,头痛口干,吐泻烦渴,小便赤涩,大便急痛,湿热霍乱吐下,腹满痛闷,及小儿吐泻惊风。”本方具有清解暑热,化气利湿功效,现主要用于以湿重为主的暑湿重证,见发热头痛,烦渴引饮,小便不利,及霍乱吐泻。本方经张教授灵活化裁,用于小儿胃肠型感冒,将清解暑热之剂易为解表化湿兼以清热之方,三焦分消,苦燥、芳化、淡渗、清解同施,以淡渗利湿为主,给邪以出路,《景岳全书》说:“凡泄泻之病,多由水谷不分,故以利水为上策。”小儿冷暖不知自调,易受外邪;加之小儿脾常不足,不知饥饱,嗜食瓜果冷饮,或肥甘厚腻,易致脾虚食积,湿热内蕴,若感受外邪,脾胃运化失常,而致泄泻,《小儿卫生总微论》

云:“小儿吐泻者,皆由脾胃虚弱,乳哺不调,风寒暑湿,邪干于正之所至也。”张教授以此方加减治疗小儿胃肠型感冒异于常法,本方特点还在于生石膏和桂枝应用,善用石膏著称之中医临床大家孔伯华,在其《孔伯华医集》载有:“石膏一药,与热证放胆用之,起死回生,功同金液,能收意外之效,绝无偾世之虞……其体重能泻胃火,其气轻能解肌表,生津液,除烦渴,退热疗狂,宣散外感温邪之实热,是从毛孔透出;其性之凉并不寒于其他凉药,但其解热之效,远较其他凉药而过之。”石膏辛甘寒,入肺胃经,辛能散肌表之热,甘能生津止渴,寒以清热,既清肺胃实热,又能除烦止渴,配桂枝解除邪在肌表的高热。张教授在临证时对石膏掌握“热退即撤”原则,以免损伤脾胃,而无流弊之患。桂枝辛散温通,《得配本草》云:“通血脉,达营卫,去风寒,发邪汗,为内热外寒之圣剂。”一药二用,既能解表散寒,又能通阳化气,增强茯苓、泽泻、猪苓等渗湿利水之效。

(刊登于《光明中医》2014年第29卷第9期,刘志强、夏小军 作,张士卿 指导)

夏小军主任医师辨治溶血性贫血之“三要”与“三药”

夏小军主任医师是庆阳市中医医院主任中医师，甘肃中医学院教授，全国优秀中医临床人才，享受国务院特殊津贴专家。夏师从事血液病临床研究工作20余年，学验俱丰。笔者跟师学习6载，感悟颇多。现将其辨治溶血性贫血经验重点从“三要”与“三药”两个方面介绍如下。

溶血性贫血是红细胞过早、过多的破坏，超过骨髓造血代偿能力时所发生的一种贫血，临床上具有贫血、黄疸等特点，与祖国医学中的“虚黄”“脱力黄”证候相似。《明医指掌·卷四》载：“虚黄耳鸣口淡，怔忡微热，四肢无力，怠惰嗜卧，脚软脉沉细。”《杂病源流犀烛·诸疸源流》又载：“力役人劳苦受伤，亦成黄胖病，俗名脱力黄。”

1.病因病机分析

中医理论认为，溶血性贫血的发病机理是由于脾胃虚弱，运化无力，气血不足，加之复感外邪，或因内伤、饮食、情志，致使脾虚下陷，清阳不升，浊阴不降，聚而成湿，迫使脾色外露，故见面色萎黄无华，或兼颜面浮肿。由于感受外邪性质的不同，或(和)患者体质阴阳属性的不同，故病情若进一步发展，湿邪就有“从化”的不同。亦如《医贯·湿论》所言：“有太阴脾土所化之湿，不从外入者也。阳盛则火胜，化为湿热；阴盛则水胜，化为寒湿。”此外，由于气虚推动无力、寒湿凝滞，气血运行不利，遂致血瘀。综上所述，溶血性贫血属本虚标实，虚实夹杂之证，其病机可归纳为脾虚下陷，湿浊内生，气机失常，兼有血瘀。

2. 确立基础方

《内经》云“劳者温之”；“损则益之”。《金匮要略》云：“黄家所得，从湿得之。”又云：“诸病黄家，但利其小便。”依据以上明训，结合该病“血虚”及“黄疸”之特点，确立以益气健脾，利湿退黄，标本同治的治疗原则，方用补中益气汤合茵陈五苓散加减。其中补中益气汤升阳举陷，使脾运得健，水湿自去；又以茵陈五苓散利湿退黄，使湿邪尽去，而脾气自复。两方合用，补中有泻，泻中寓补，相得益彰，共凑其效。

3. 辨治不忘“三要”

3.1 正虚邪实 主次要分

由于本病系本虚标实、虚实夹杂之证，湿盛与血虚，作为本病的“标”与“本”，在临床表现上侧重有所不同，故临证时，需四诊合参，仔细审查虚实轻重，分清主次。凡见黄疸重者，伴有浮肿、舌苔滑或腻、脉滑或沉紧之症者，治疗当以五苓散利湿退黄为主，补中益气汤益气补血为辅；凡见黄疸不甚，浮肿轻微或不伴浮肿、舌淡少苔、脉细或沉细者，治疗当以补中益气汤益气补血为主，五苓散利湿退黄为辅。

3.2 从寒从热 属性要辨

若患者素体阳气不虚，内湿郁久则化热，或因湿热外邪直中，内外湿邪互结，亦从火化，从火而化即是湿热，湿热熏蒸，肝胆疏泄异常，胆汁外溢，浸溢肌肤，遂发此病。若患者素体阳气不足，内湿郁久邪则易寒化，或寒湿外邪直中，内外寒湿互结，亦从寒化，从寒而化即是寒湿，寒湿伤阳伤气，肝失所养，疏泄失职，胆汁外溢，浸溢肌肤,亦发此病。

从热者类似"阳黄",临床多见,症见面色萎黄,甚至身、目俱黄,口舌干燥、渴而欲饮、大便秘结,舌质淡,苔薄黄或黄腻,脉细有力等;从寒者类似"阴黄",临床以老年患者居多,症见身、目俱黄,黄色晦暗不泽、或如烟熏,口不渴或渴喜热饮,可伴泄泻,舌苔白腻,脉濡缓等。以上所举之补中益气汤合茵陈五苓散,其性偏温,临证须审别阴阳,随证加减寒热之品,方能奏效。如从热者,减桂枝用量,重用茵陈,加入大黄;从寒者,减茵陈用量,酌增桂枝用量,加入干姜。

3.3 因虚致塞 气血要通

《医碥·补泻论》云:"人身气血,贵通而不贵塞",又云:"盖万病非热则寒,寒者气不运而滞;热者,气亦壅而不运,气不运则热郁痰生,血停食积。"血虚之人,其气必虚,气虚则推动无力,血行不利,加之湿浊内阻,邪又从热、从寒而化,更使气血运行不畅,故因虚致瘀、因湿致瘀贯穿本病始末。夏师认为,本病湿从热化之类似"阳黄"者,兼见血瘀者不多,或症不显;而湿从寒化之类似"阴黄"者,兼见血瘀者多,盖血"得温则行""得寒则凝"故也。故临证切忌"蛮补",而应兼顾"通塞"。

4. 临证活用"三药"

4.1 桂枝作用 神应无穷

桂枝其用途较广,《本经疏证》归纳为"能利关节,温通经脉……其用之道有六:曰和营,曰通阳,曰利水,曰下气,曰行瘀,曰补中,其功最大,施之最广"。而本病用桂枝,其作用主要表现在"化血""制水""散寒"及"祛瘀"四个方面。由于该病具有虚实夹杂,从热、从寒之特点,又鉴桂枝辛温发散之性,故宜禀"失血家,不可发汗""发热动血,阳盛则毙"之训,具体应用时,剂量要小,常取3~8g足矣。若湿从热化而类似"阳黄"者,剂量3g为宜;若湿郁化火兼阳明腑实证者、或兼衄血者，可弃之不用，若用之，则加入白芍以制其温散之性。

4.1.1 化血

《灵枢·决气》曰："中焦受气取汁，变化而赤是谓血。"经过脾胃消化吸收而形成的水谷精微，需在心阳（气）的参与下，才能进一步生成气血，此乃心"主血脉"功能在气血化生方面的具体体现。《血证论》将这一功能概括为"化赤"或"化血"。如《血证论·卷七》云："加桂心、远志启导心火，以助其化赤之令。补中者，开血之源也；导心者，化血之功也。"今虚黄之人，气血必虚，心失所养，心气（阳）不足，心"主血脉"功能相对不足，故加入归心经之桂枝，温补心阳，增强心之"化赤之令"，则更有利于气血生化。

4.1.2 制水

水湿形成的原因很多，而本病之水湿，其根源在于脾虚，继而影响至心及膀胱功能异常，致使水湿不去或水湿加重。若脾虚不升，津液不布，湿浊内停；子病及母，心阳受损，心火不能下达于肾水，心肾不交，肾水上逆而犯；又若湿浊内阻，或感受外邪，致使膀胱气化不利，水道不通，水湿出路无门。《血证论·卷七》云："须知桂枝其色赤，其气温，纯水火之气，助火化水是其所长。"今取桂枝辛温之气以助阳，使脾阳得健，清气可升，浊阴可降，水湿自去；再使心阳得振，心肾可交，肾水不致上逆；更使膀胱气化得利，水道以通，水湿从小便而解去。

4.1.3 散寒

湿性本寒而黏滞，如从寒而化，便成寒湿，寒湿伤阳，故取桂枝辛温之性，使寒湿得散，阳气以复，气血生化有序，肝胆濡养有源，气机畅和调达，则"虚黄"自平。仲景对桂枝极为推崇，《伤寒论》中，桂枝入方43次；《金匮要略》中，桂枝入方56次。而用于散寒者，不胜枚举，如金匮肾气丸、桂枝甘草附子汤、乌头桂枝汤、桂枝加附子汤等，皆取"益火之源，以消阴翳"之意。故知桂枝散寒之效确然。

4.1.4 祛瘀

气无形而血有形，血随气相伴而行。今患者气虚，又兼湿邪，气机不畅，血行不利，若湿从寒而化，“气寒而行迟则血涩滞”，故因虚致瘀即发。桂枝辛散而温补心气，用于气血虚兼寒湿之证，一药多功，使寒湿散而血脉通。观仲景之桂枝茯苓丸、桃核承气汤等名方，便知桂枝祛瘀之功。

4.2 柴胡剂量 随症而变

4.2.1 升举

本病根源在于脾虚下陷，采用补中益气汤升阳举陷，柴胡、升麻功不可没。《名医方论》谓：“胃中清气下沉，用升麻、柴胡气之经而味之薄者，引胃气以上腾复其本位，便能升浮以行生长之令矣。”柴胡作升阳举陷用时，其剂量宜小，6～8g即可。

4.2.2 疏肝

因湿热熏蒸或肝胆失养，终致肝胆疏泄异常。柴胡具有疏肝解郁之功。《医学衷中参西录》云：“柴胡……禀少阳生发之气，为足少阳主药，而兼治足厥阴。肝气不舒畅者，此能舒之；胆火甚炽盛者，此能散之。”病程中如“口苦、咽干、嘿嘿不欲饮食、头晕、目眩”或“胸胁苦满”等症明显者，可酌加黄芩、半夏、生姜等，取小柴胡汤和解少阳之意，中等用量，10～15g为宜。

4.2.3 退热

由于该病脾虚湿盛又兼气血不足，湿邪易从热化，若感受外邪亦易郁表，故病程中或出现太阳表郁不解之“郁热”，或少阳枢机不利之“往来寒热”，或阳明气分之“壮热”，或阳明腑实之“日晡潮热”，亦或见少阴之阴虚发热。《本经》云：柴胡“主时疾内外热不解。”临证若发热明显者，需配合他经之药一起使用，则退热效著，但剂量要大，常用30g左右，如发热属“骨蒸潮热”者，宜用银柴胡。

4.3 大黄入药 进退取舍

4.3.1 调和

本病的基础方为补中益气汤合茵陈五苓散，观该方寒热药物配伍比例，则知其方药性偏温，具体应用时，若加入适量大黄，和（或）增加茵陈用量，其方则变为寒热平剂，适用于不耐受温补之人；若用大剂量生大黄，其方则偏寒，适用于湿蕴化火，或兼有阳明腑实证者。总之，临证时，大黄是否入药及其使用剂量多少，要依据患者正虚、邪热程度及病情发展变化等情况，进退取舍，灵活加减。

4.3.2 退黄

大黄退黄，疗效确切。《本草纲目》云大黄用治："下痢赤白，里急腹痛，小便淋沥，湿热燥结，潮热谵语，黄疸，诸火疮。"临证凡"虚黄"黄疸较重，而血虚较轻又无脾虚泄泻者，大黄均可入药退黄。如"虚黄"偏热、类似"阳黄"者，可酌加栀子，取"茵陈蒿汤"之意；如"虚黄"偏寒、类似"阴黄"者，可酌加制附子，取"大黄附子汤"之意。使用此法，要遵守黄退即止的原则，以免伤及正气；部分病人腹泻，轻微者不予特殊处理，腹泻重者，停止大黄使用，减茵陈用量。

4.3.3 通滞

《说文解字》曰："滞，凝也。"滞，即凝聚不通之意。由于本病病理特点的特殊性，病程中可能会出现"湿蕴""气郁""血瘀"，既为病理产物，亦是致"滞"因素。滞而不通，气血难生，黄疸难退，故治"虚黄"，必兼"通滞"。《神农本草经》言大黄："下瘀血，血闭寒热，破癥瘕积聚，留饮素食，荡涤肠胃，推陈致新，通利水谷，调中化食，安和五脏。"明谓大黄具有较强的"通滞"作用。临床应用时，生用或酒制，先下或后下，泡服或久煎，以及剂量多寡等，因人之虚实、病邪性质而定，切勿误用、久用，而耗伤正气。

（刊登于《新中医》2010 年第 42 卷第 12 期，段赟、李雪松 作，夏小军 指导）

夏小军主任医师四步辨治MDS经验总结

骨髓增生异常综合征(MDS)是一组异质性克隆性造血干细胞疾病,其生物学特征是髓系细胞(粒系、红系、巨核系)一系或多系发育异常(或称病态造血)和无效造血,可以伴有原始细胞增多[1]。其主要临床表现为贫血、感染和出血,可伴有肝脾肿大[2]。目前常用的药物尚不能治愈本病,大量临床实践证明,以中医药为主治疗本病,对改善临床症状、提高生活质量及延缓其转化为白血病,有着确切的疗效。

夏小军主任医师现为甘肃省庆阳市中医医院血液病科学术带头人,系甘肃中医学院教授、硕士生导师,是全国首批优秀中医临床人才、甘肃省名中医。其临证20余载,经验丰富,在辨治MDS方面经验丰富,现总结如下。

1. 审查病因 分类有三

中医学将疾病的病因可归纳为三类,即内因、外因和不内外因。夏小军老师认为MDS之病因亦有内因、外因、不内外因三端。内因多由先天禀赋不足,邪毒内蕴骨髓,或后天调养失宜,脏腑气血亏虚;外因为邪毒乘虚侵袭,伤及气血骨髓;不内外因为理化药毒伤体,邪毒直中骨髓。老师又指出MDS发病是内外合因的结果,邪毒能否致病,在相当程度上还取决于正气强弱。但不内外因中的药毒,常可直入骨髓而致病,疾病初期未必有正虚之象。

2.病机演变 有规可循

2.1 正虚为本 邪实为标

目前,对于MDS的基本病机已取得较为一致的看法,即正虚邪实,虚实夹杂。但对虚与实的标本问题尚有争论。《难经·八难》曰:“气者,人之根本也,根绝则茎叶枯矣。”从疾病产生的因果关系上来讲,因为本,果为标[3]。故夏小军老师认为,MDS因正虚感邪而发病,正虚为本、邪实为标为其病机特点。

2.2 正虚感邪 诱发斯病

《素问·刺法论》曰:“正气存内,邪不可干”;《素问·评热病论》曰:“邪之所凑,其气必虚。”正虚复感外邪,势必造成“血弱气尽,腠理开,邪气因入,与正气相搏,正邪分争”的病理局面。据此,夏小军老师认为,MDS因正虚感受邪毒所致,又指出由于先天禀赋不足、后天失养、劳倦内伤、久病不复,致使机体正气不足,卫外不固,六淫转化之毒、或环境之毒,趁虚而入,由表及里,蓄积转盛,耗血伤髓,乃发此病;或脏腑功能失调,毒瘀内生,伤及骨髓,亦发斯病。

2.3 病机演变 正虚邪进

正虚与邪实贯穿于MDS的始末,而正与邪又存在相互消长的关系。MDS之正虚主要为人体气血阴阳之亏耗,以及由此导致相关脏腑功能的失调。夏小军老师认为,气血阴阳之亏虚在MDS病机演变中是有一定规律的,一般为气虚→气血虚→气血阴虚→气血阴虚阳俱虚的转化顺序。基于此,老师阐明了MDS气虚失养、邪毒不实→气血不足、邪毒不盛→气血阴虚、毒瘀转盛→正气衰败、毒瘀炽盛的病机演变规律。此病机演变反映了邪毒由浅入里逐步加深的过程,又体现了正虚邪进之疾病进展的趋势。MDS经有效治疗后,邪毒可呈现由里及外、深居浅出的过程,体现了正复邪退之疾病向愈的特点。但在特殊情况下,MDS病机演变过程可出现某些环节的缺省,如药毒等不内外因致病,因直入骨髓,越过之前某些阶段直接过渡到正气衰败、毒瘀炽盛的阶段。故临证察病机，四诊合参的同时，要注重体质、病因种类、外邪性质及合并症等因素对病机演变的影响。

2.4 病理产物 多毒瘀痰

夏小军老师认为，MDS正气虚弱，日久因虚致瘀血；或内伏胎毒与外来之毒相合，侵袭机体，流注经络，或离经之血入络，阻碍气血运行，日久导致血液瘀滞。邪毒化热，炼液为痰，痰瘀互结，亦酿毒化火。瘀、毒、痰既成之后，更能加重气机阻滞，进一步使气血阴阳及脏腑功能紊乱。所以病程中，瘀、毒、痰交织互见，互为因果，且贯穿于疾病始终。

3. 辨证辨病 四步治疗

现代医学FAB分型系统将MDS分为难治性贫血(RA)、难治性贫血伴环状铁粒幼细胞(RARS)、难治性贫血伴原始细胞增多(RAEB)、难治性贫血伴原始细胞增多转变型(RAEB-T)、慢性粒单核细胞白血病(CMML)5个亚型[1]。除CMML亚型之外，病程中其他亚型可以相互转化，大多数情况下按RA或RAS→RAEB→RAEB-T顺序转化，但由于治疗或其他未知因素的影响，亦可由RAEB-T→RAEB→RA或RAS顺序转化。MDS亚型转化特点与夏小军老师认识MDS病机演变过程的四个阶段有异曲同工、殊途同归之妙。据此，老师采用辨证与辨病相结合的原则，采用四步辨治MDS的方法，其思路分述如下。

3.1 气虚失养 邪毒不实

临证所见：气虚症状较为明显，血虚不显，无阴、阳之虚者，此乃邪毒始入尚浅。其病机特点为：气虚失养，邪毒不实，毒瘀未成。此阶段相当于MDS的RA亚型或RARS。治以补气生血，兼清毒瘀，鼓邪外出，方用黄芪当归补血汤合香砂六君子汤，加鸡血藤、土鳖虫、半枝莲、白花蛇舌草等。临证加减：兼食欲不振者加焦三仙；

痰湿者,加苍术;浮肿者,可加泽泻、车前子;黄疸者,加茵陈蒿。

3.2气血不足 邪毒不盛

临证所见:气病及血,气血两虚现象,阴虚不显,又无阳虚者,此为邪毒内陷不深。其病机特点为:气血不足,邪毒不盛,毒瘀较轻。此阶段相当于MDS的RAS亚型。治以气血双补,健脾补肾,兼清毒瘀,方用十全大补汤,加鸡血藤、土鳖虫、补骨脂、半枝莲、白花蛇舌草等。临证加减:兼瘰疬、痰核者,加半夏、夏枯草、昆布;腹泻便溏者,去半枝莲、白花蛇舌草,加炒山药,砂仁;兼失眠多梦者,加酸枣仁、茯神。

3.3气血阴虚 邪毒转盛

临证所见:气血阴虚,阳虚不露。此时邪毒内陷已深,伤及骨髓。其病机特点为:气血阴虚,邪毒转盛,毒瘀夹痰,邪实正虚参半。此阶段相当于MDS的RAEB亚型。治以益气养阴、解毒化瘀、健脾和胃之法,方用回生Ⅱ号方合八珍汤,加生地、首乌、黄精等。加减:兼虚热者,加地骨皮、知母、银柴胡;恶心呕吐明显者,加制半夏、竹茹、生姜;肝功损害者,合茵陈五苓散;并发鹅口疮者,加黄连、栀子、肉桂。

3.4正气衰败 邪毒炽盛

临证所见:气血阴阳俱虚,正气衰败,不能胜邪,邪毒炽盛,或痰瘀已结。病机特点为:正气衰败,邪毒炽盛,或毒瘀夹痰互结。此阶段相当于MDS的RAEB-T亚型或RAEB亚型。

3.4.1治疗初期临床表现以邪实为主,急则治标,以攻为主。治以清热败毒、祛瘀化痰、兼以补虚。方用回生Ⅰ号方合黄芪当归汤补血汤。高热不退者,加生石膏、知母、黄芩;出血甚者,加紫草、茜草、大小蓟;胁下痞块者,加丹参、三棱、莪术、红花;颈项、腋下及胯腹瘰疬痰核者,加制半夏、胆南星、浙贝母;骨痛明显者,加栝蒌、薤白、牛膝。

3.4.2邪毒减退后,以正虚为主,缓以图本,以扶正为主。治以补气养血、益肾填髓、扶正化毒之法。方用回生Ⅲ号方或回生Ⅱ号方加减化裁。加减:血虚较重者,酌加龟板胶、何首乌;阳虚较重者,酌加鹿角胶、肉桂;并发鹅口疮者,酌加黄连、栀子、肉桂。

4.结语

由于MDS临床见症多端,截至目前,中医对其辨证分型尚未取得统一,但根据其发病特点,临床特征及病机的演变,结合现代医学分型及实验检查所见,采用辨病及辨证相结合的原则治之。临证要做到因病、因人、因时灵活权变而不教条,处方遣药应仔细把握正虚与邪实关键之所在,结合邪毒、正虚性质的不同,涉及脏腑、气血阴阳或部位的不同以及药性归经的不同,用药也灵活多变而不拘泥。另外,老师还主张对MDS患者病情进行综合分析,判定预后评分指数,主张个体化治疗。对于中高危组患者,还提倡利用现代医学治疗手段尽快控制病情,以防恶性转变。

参考文献

[1]张之南,沈悌.血液病诊断及疗效标准[M].第3版.北京:科学出版社,2007:157-158.

[2]邓成珊,周霭祥.当代中西医结合血液病学[M].北京:中国医药科技出版社,1997:220-234.

[3]段赟,李雪松,夏小军.从中医学“血浊”理论探讨原发性血小板增多症[J].中医研究,2011,24(4):10.

(刊登于《中医临床研究》2015年第7卷第6期,段赟、李雪松 作,夏小军 指导)

夏小军主任医师治疗血虚遣药六法

夏小军是庆阳市中医医院主任中医师，甘肃中医学院客座教授，全国优秀中医临床人才，享受国务院特殊津贴专家。夏师从事血液病临床研究工作20余年，学验俱丰。其治疗血虚处方遣药善从补气健脾、养血益髓、调理气血、消导利湿、导心化赤及养荣和脉等六个方面入手，笔者现将此六法从理论基础到临床应用总结介绍如下。

1.补气健脾

1.1理论基础

《灵枢·决气》曰："中焦受气取汁，变化而赤是谓血。"《四圣心源·天人解》曰："水谷入胃，脾阳磨化，渣滓下传，而为粪溺，精华上丰，而变气血。"以上论述高度概括了血液化生的机理，同时也强调了中焦脾胃在血液生成中的主导作用。《不居集》曰："人之一身，气血不能相离，气中有血，血中有气，气血相依，循环不息。"道明了"气为血之帅""血为气之母"的气血关系。《素问·调经论》曰："是故气之所并为血虚，血之所并为气虚。"阐述了气病及血、血病及气、气血同病的发病机理。《素问·阴阳应象大论》曰："形不足者，温之以气，精不足者，补之以味。"《名医方论》曰："以有形之血不能自生，生于无形之气故也。"以上均说明"补气生血"的治疗原则。因脾为"后天之本""气血生化之源"，故补气健脾乃治疗血虚之根本大法。如《内外伤辨惑论》之当归补血汤，以大宗黄芪大补脾气，而佐以少量当归养血和血立方,并以其显著的疗效名垂千古。

1.2 临床应用

临证遣药时,不论何种血虚,均宜黄芪、党参、白术、甘草、大枣补气健脾,黄芪用量宜大,一般20~30g;兼痰湿或风湿者,白术易苍术;兼有气阴两虚者,酌减白术用量,党参易太子参。

2.养血益髓

2.1 理论基础

《难经本义》曰:“气与血不可须臾相离,乃阴阳互根,自然之理也。”说明气血阴阳互根关系。血虽“生于无形之气”,但《素问·阴阳应象大论》云:“孤阴不生,独阳不长。”故从气血阴阳互根关系的角度讲,治疗血虚补气同时,佐以养血和血之当归、川芎、鸡血藤等,更显其效。经云:“精血同源”又云:“精不足者,补之以味。”可见填精益髓具有补血作用。若在治疗血虚补气健脾同时,佐以熟地等补肾药物,其效更宏,亦如《珍珠囊》所言:熟地“主补气血,滋肾水,益真阴”。《太平惠民和剂局方》之四物汤,即用熟地益髓补血。然须注意补血药性多黏腻,补而不和,则妨碍消化,影响气血生成。

2.2 临床应用

临证使用补血药时,尽量选用既可补血又可活血的药物,如当归、鸡血藤之辈。熟地为滋阴益髓药,其性黏腻,有阻滞脾胃运化之弊,故用量不宜过大,8~12g便可。凡兼有气滞痰多、脘腑胀痛、食少便溏者,须配合消导药物“和之”;若兼消化道出血者,则弃之不用。

3.调理气血

3.1 理论基础

“气为血之帅,血为气之母”,血虚者,气亦易衰。气虚则推动无力，血行不利。《吕氏春秋·尽数》曰："流水不腐，户枢不蠹，动也。形气亦然。形不动则精不流，精不流则气郁。"说明血行不利又可致气郁。《儒门事亲》曰："气血流通为贵。"《不居集》曰："血不自行，随气而行，气滞于中，血因停积，凝而不散。"故治疗血虚，在补气养血的同时，当兼行气以调血，方可使营血运行不息、运化无穷，同时又防止"补药"黏滞之弊端。由于"血得温而行，得寒而凝"，加之气血生化源于中焦，故用药当以温中行气之辈为宜。

3.2 临床应用

临证遣药，多用陈皮理气调中，若气滞明显者，可酌加枳实、砂仁等。《本草纲目》说："川芎，血中气药也。""燥湿，止泻痢，行气开郁。"故临证若无明显阴虚火旺，或血热妄行等症状者，即可用此气血并调，但鉴于其性温燥，故剂量不宜偏大，以3～8g为宜。

4. 消导利湿

4.1 理论基础

《灵枢·痈疽》曰："中焦出气如露……津液和调，变化而赤为血。"说明中焦为气血津液生成的主要场所。《灵枢·营卫生会》则对中焦的功能概括为"中焦如沤"，《四圣心源·卷五》作解为"而气水变化之源，出于中焦，中焦者，气水之交，气方升而水方降，水欲成气，气欲成水，气水未分，故其形如沤"。进一步阐明了中焦脾胃升降功能正常，水气得分，并各行其道，气血津液方可顺利化生。血虚之人，脾气亦虚，脾虚不升，津液不布，湿浊内停，中焦气机受阻，继而胃失和降。吴鞠通以中焦"升降之枢"为依据，在《温病条辨》中提出了"治中焦如衡，非平不安"的治疗原则。故治疗血虚，在补气健脾助升、助运的同时，当兼以消导利湿以助和降，如此"平之"，则中焦升降平衡，气机调畅，气血生化源源不断。

4.2 临床应用

临床具体应用时，用生姜配茯苓，一利一散，使中焦水气得分，气机得畅。亦如《血证论》所言“中焦水停则谷不化,故加姜、苓以别水,水谷既化,中焦之汁自生矣。”夏师经验,方中加入消食导滞之焦三仙之类,则更能提高胃的“和降”功能。若湿邪较重伴有浮肿者,可加泽泻、车前子以加强利水消肿之功;湿郁化热伴有黄疸者,可加茵陈蒿汤增强利湿退黄之效。

5. 导心化赤

5.1 理论基础

《医碥·血》曰:“血色独红者,血为心火之化。”《血证论·阴阳水火气血论》亦曰:“血色,火赤之色也。火者,心之所主,化生血液,以濡周身,火为阳而生血之阴。”以上所谓“化赤”实乃心“主血脉”功能,即中焦脾和胃的消化吸收而形成的水谷精微,通过气化作用,变成营气和津液,一部分营气和津液(其中的另一部分在肾气的作用下化为精,而存于肾)在心火(气)的推动及进一步气化下,与在肺之自然界清气相结合,生化成血液,并在肺“朝百脉”的协助下而入脉,以营养全身。今气血虚衰,心失所养,必致心气(火)不足,影响其“主血脉”功能。故在补气血同时,稍佐温通心阳、交通心肾之剂,以固心“主血脉”功能。

5.2 临床应用

《血证论》云:“加桂心、远志,启导心火,以助其化赤之令,补中者,开血之源也,导心者,化血之功也。”临证遣药时,可守此法,然桂枝其性辛温,有伤阴助火之弊,应用时剂量宜小,3~8g足矣。若阴虚火旺及血热妄行者弃之不用,仅用远志即可。

6. 养荣和脉

6.1 理论基础

荣即营血。《医宗金鉴·订正仲景全书》说:“荣即血中之精粹者也。”脾和胃通过消化吸收而形成的水谷精微,经气化变成营气和津液，脾又在桂枝、远志“化赤”作用的协助下，将其上奉于心。然桂枝、远志其性火热，又有升散之功，为防其过而伤及血脉，故须佐以性凉收敛之剂以“和”之，使其升中有降，散中有收，百脉方能调和。亦如《血证论》所言：“若必令其奉心化血，则宜芍、味以敛之，使荣脉中，而不外散。”《绛雪园古方选注》又说：“以远志通肾，使阴精上奉于心，佐以五味收摄神明，一通一敛，则营有所主而长养矣。”

6.2临床应用

具体应用时，白芍10g左右即可，如兼腹痛者，白芍用量可加至30g，以增强缓急止痛之效；五味子5～10g为宜，如湿热症状明显者，应当慎用，以防敛邪。

7.结语

夏师认为，以上“六法”为临床治疗血虚处方遣药提供了思路，但不必拘泥。《景岳全书·传忠录·藏象别论》曰：“气血为人之橐籥，是皆人之所同也。若其同中之不同者，则脏气各有强弱，禀赋各有阴阳。”“夫不变者，常也；不常者，变也。人之气质有常变，医之病治有常变。”故临证时，应结合邪正盛衰矛盾主要方面的侧重不同及患者体质的差异，或采取强化，或减弱其中的某一“法”。譬如，溶血性贫血一般湿热偏重，故宜加强“消导利湿”作用，而应减弱具有收敛之功的“养荣和脉”作用。总之，要“观其脉证，知犯何逆，随证治之”，方能活学活用。

（刊登于《新中医》2010年第42卷第10期，段赟、李雪松 作，夏小军 指导）

夏小军教授辨治髓劳并阳明津伤水热互结证验案

夏小军教授系全国首批优秀中医临床人才、享受国务院特殊津贴专家，甘肃省名中医、甘肃中医学院硕士研究生导师、甘肃省“五级”中医师承教育指导老师。临证所遇一“髓劳”并发呕吐、咳嗽、小便不利之三焦同患病例。初治不得法，未效，后在导师夏小军教授指导下，依据舌脉症之表现，结合《伤寒论》相关条文所述，辨证为阳明津伤水热互结证。本文介绍夏师髓劳合并阳明津伤水热互结证验案1例，以飨同道。

1.病案举例

患者，男，62岁，2010年9月28日初诊。主诉：确诊为慢性再生障碍性贫血(CAA)并治疗后2年余，伴腹泻半月，胃脘部痞满1周。现病史：患者于2年前因困乏无力、头晕等，于外院行骨髓涂片及骨髓组织病理等检查确诊为慢性再生障碍性贫血，遵医嘱口服康力龙、环孢素胶囊(用量不详)等治疗1年余，症状减轻后自行停药。半月前，因夜卧着凉后即出现腹泻、腹胀、乏力等症，无腹痛、里急后重、黑便等，自服诺氟沙星400mg/次，2次/d，口服5d，腹泻、腹胀缓解。近日又出现胃脘痞满不适，吞酸时吐，不欲饮食，故来诊。查体：面色萎黄，呈中度贫血貌，咽红肿，扁桃体不大，双肺可闻及少量湿性啰音，心率93次/min，律齐，未闻及病理性杂音，剑突下压痛(+)，肝脾肋下未触及，双下肢轻度凹陷性水肿。辅助检查：血常规:WBC2.98×10^9/L,Hb73g/L,PLT62×10^9/L;尿、粪常规提示正常;肝肾功能、血糖、电解质提示大致正常;腹部B超:腹水少量,泌尿系B超:前列腺炎;电子胃镜:胆汁反流性胃炎,HP(++);胸部X线片:支气管炎;心电图:心肌供血不足;骨髓涂片:慢性再生障碍性贫血治疗后骨髓象。考虑慢性再生障碍性贫血病程中合并消化道症状突出,故暂缓原发病的治疗,先后输注红细胞悬液600ml,并予抗炎、抑酸、止吐等治疗3d,患者反酸、乏力症状略减轻,但仍胃脘痞满不适,2d未进饮食,时吐黄色浠水样胃内容物,伴口苦、口干。继续在原西医治疗的基础上,四诊合参,辨证为"痞症""呕吐",采取和中降逆,开泄消痞之法,处以半夏泻心汤加竹茹、生姜治疗3d,症状未减轻,故请夏师会诊。症见:恶心呕吐,咳嗽痰黏,发热多汗,渴欲饮水,小便不利,烦躁不眠,舌质红,苔微黄,四诊合参,夏师诊断为"髓劳并阳明津伤水热互结证",治宜清热利湿,育阴润燥,给予猪苓汤加味,药物组成:猪苓15g、茯苓15g、泽泻12g、阿胶10g、滑石15g、车前子15g、麦冬15g。上方连服3剂,口渴大减,小便得利,脘痞减轻,可进少量流质饮食。知药中病机,效不更方,原方更进3剂,精神好转,身热已退,汗出正常,夜卧得安。但仍自觉乏力、纳食欠佳,时发干咳,观舌淡、少苔\脉细,此乃邪去大半而正气未复之象,遂上方去滑石、车前子、阿胶,加黄芪20g、五味子15g、砂仁5g,以益气生津、健脾助运。服至7剂之后,症状缓解出院。门诊口服补中益气丸益气健脾以固疗效,1月后,嘱其陆续加服中药再障温补胶囊(甘肃省庆阳市中医医院院内制剂)及西药康力龙、环孢素等以治原发病,随访2月,病情未反复。

[按] 夏师认为:患者老年男性,久病髓劳,气血两虚,阳气不足,卫外不固,夜卧着凉,即发腹满时泻,因无明显恶寒发热表现,知寒邪直中太阴。如《伤寒论》273条所言:"太阴之为病,腹满而吐,食不下,自利益甚,时腹自痛。若下之,必胸下结硬。"若邪犯太阴,若无里热,或寒湿未化热之前,可予温中健脾之法治之。《伤寒

论》277条明言:“自利不渴者,属太阴,以其脏有寒故也,当温之,宜服四逆辈。”该患者太阴病始作,经服上述中西药物治疗后,腹满、下利缓解,又先后出现心下逆满,恶心呕吐,小便不利,身热多汗,咳喘痰粘,咯吐不爽,渴不欲水,入口即吐,虚烦不眠,舌根部苔厚腻而干、舌中前部光剥无苔,脉浮滑等症。由此推断太阴病已“阴病出阳”,“脏邪还腑”,传至阳明,依据六经辨证结合舌脉症表现,应辨为阳明津伤水热互结证。亦如《伤寒论》182条所言:“问曰阳明证云何?答曰:身热,汗自出,不恶寒,反恶热也。”《伤寒论》223条明确提出阳明津伤水热互结证的治法为:“若脉伏,发热,渴欲饮水,小便不利者,猪苓汤主之。”依据以上条文所述,故夏师治以清热利湿、育阴润燥治法,方用猪苓汤治之。

本病例因寒邪伤及中阳,中焦枢机不利,升降失常,水湿中阻,或因初治失宜,或因疾病本身进展,使上、下二焦亦同时受累,出现三焦同患的病理状态。因涉及病位广泛,加之症状复杂多变,寒热虚实夹杂,故临证辨治十分棘手,所以寻求合适的突破口是治疗该病的关键所在。鉴于该病例发病始于中焦,病程中中焦症状最为凸显,初治从中焦入手,采取和中降逆、开泄消痞之法似乎得法,然使用半夏泻心汤后病情加重,故从中焦辨治,切入点似乎不对。

2. 小结

夏师擅于从整体上把握并认识疾病,认为“湿”“肿”“痰”为该病例主要病理特点,仔细推究,此乃水邪内停,出路无门之故也。而病初之下利、呕吐,以及之后之多汗、痰喘等见症,均可视为机体驱邪外出的某种表现形式。所以,采取以降逆,或者补益为主的治疗,只能加重水邪内聚而不得外越,以致气机不畅,资生变证。基于以上之认识,夏师抓住“小便不利”这一主症,以下焦为切入点,果断采取利小便法,结合《伤寒论》相关条文,辨证为阳明津伤水热互结证,治以清热利湿,育阴润燥之法,方用猪苓汤加味,使水邪从下焦而解，而获良效。

综上所述，临证若遇虚实夹杂之证，应注意因势利导，给邪以出路，以求邪去而正气自复，不必见虚即补，也不必盲从于简单的对“症”下药。

（刊登于《中医研究》2013年第26卷第2期，
段赟、李雪松、开金龙 等作，夏小军 指导）

夏小军主任中医师采用中西医结合治疗霉菌性败血症1例

夏小军主任中医师系甘肃省医疗卫生系统学术技术带头人，全国优秀中医临床人才，享受国务院特殊津贴专家，从医二十余年，学验俱丰。笔者有幸随师侍诊，颇有体会，择其采用中西医结合治疗霉菌性败血症1例介绍如下。

1.病案举例

患者，男，52岁，2005－05－18初诊。主诉：持续性发热伴腹痛1.5月，加重10d。现症：体温38.6℃，上腹部疼痛阵作，痛无定处，精神差，纳差，大便秘结，舌质红，苔薄，脉数。血常规示：WBC22.0×10^9/L，N0.82，L0.18，Hb142 g/L，PLT125×10^9/L。腹部B超及X线片检查均无异常发现。给予注射用青霉素钠(由哈药集团制药总厂生产，批号A050201516)、注射用头孢他啶(由山东罗欣药业股份有限公司生产，批号0406230)等肌内注射，以及清热解毒、泻火凉血、通下散瘀之中药口服，治疗10d，均无效，且并发口腔溃疡。2005－05－28会诊，症见：体温38.8℃，身热灼手，面色欠华，气怯乏力，肢体倦怠，腹痛隐隐，口腔内遍布白屑状物，擦之不去，进食时疼痛尤甚，偶发干咳，食纳减少，便少溲黄，舌红少津，苔薄，脉虚数。血常规化验示：WBC18.6×10^9/L，N0.80，L0.60。咽拭子培养示：有霉菌生长。骨髓象、胸腹B超及X线片检查均无异常发现。诊断为霉菌性败血症，采用中西医结合治疗。停用抗生素，给予制霉菌素片(由浙江震元制药有限公司生产，批号040410)，每次100万单位，每日2次，口服；同时加服桂枝汤，处方：桂枝10g，白芍10g，炙甘草6g，当归10g，红参10g，黄芪30g，茯苓10g，柴胡10g，沙参10g，麦冬10g，生姜10g，大枣6枚。3剂，水煎服，每日1剂。2005－06－01二诊，身热始退，精神明显好转，口腔疼痛减轻，唯偶发咳嗽，舌苔微腻，脉细。继续口服制霉菌素片，每次100万单位，每日2次；桂枝汤上方去红参、黄芪，续服2剂。2005－06－04三诊，身热已退，腹痛消失，诸症明显好转，偶有轻微咳嗽，舌苔白，脉细。此乃邪热渐退、气阴两虚之证，治宜益气养阴加止咳。继续口服制霉菌素片，每次100万单位，每日2次；桂枝汤上方加款冬花10g、五味子10g，更进3剂。2005－06－07四诊，症状皆消，鹅口已愈，血常规化验提示正常，停服制霉菌素片及中药汤剂，给予贞芪扶正颗粒(由甘肃扶正药业科技股份有限公司生产，批号050303)，每次5g，每日2次，口服1月后停药，随访2月病情未复发，疾病告愈。

［按］本例患者乃脾胃气阴亏虚，气虚则推动无力，阴亏则胃肠失于濡润不降，肠道气机运行不畅，不通则痛，故腹痛阵作；“六腑以通为用”，肠道气机不畅，导致浊邪内聚不散，久而化热酿毒，加之长期大量应用抗生素，药毒内壅化热，正邪相争，故发热持续不退，热毒上窜熏蒸口腔，发为鹅口；邪毒外散，肺为娇脏，当先受之，故见干咳、少痰。综观舌脉症，总属本虚标实、虚实夹杂之证。此时，若通腑泻下，则毒邪愈陷；若宣肺透散，则气阴更伤。《素问·刺法论》曰：“正气存内，邪不可干。”《素问·评热病沦》曰：“邪之所凑，其气必虚。”说明在正常状态下，机体保持动态平衡，正气充内，而不生疾病，一旦发病，多提示正气不足。张仲景指出“四季脾旺不受邪”，李东垣亦指出“百病皆由脾胃衰而生也”，均强调了正气的盛衰很大程度上取决于脾胃功能的强弱。夏师认为，久病之躯，正虚邪愈难解，加之反复应用抗生素类药物，机体正气被郁，此时若单纯以表之“标急”为主治疗，而忽视机体正气，单一地围绕病毒、

霉菌给予相应的药物，治疗上易处于被动地位；而采用中西医结合治疗，各尽所长，治疗方可游刃有余。故夏师针对本病致病菌——霉菌给予敏感抗霉菌药物——制霉菌素片，发挥西药治“标急”之特长，同时，又坚持中医辨证论治以“治本”。桂枝汤出自《伤寒论》，方中桂枝散寒解肌；芍药益阴敛营；生姜既能助桂散寒解肌，又能和胃；大枣益气补中，滋脾生津；甘草益气和中，调和诸药。该方为“仲景群方之魁”，具有调和营卫、调和阴阳、调和脾胃之作用。本例患者乃脾胃气阴亏虚，中焦气机不畅，浊邪内聚不散，导致营卫、脾胃不和，故给予桂枝汤，切中病机之要害，并随证加减，共奏外和营卫、内安脏腑之效，使诸症皆消，而获良效。

2. 小结

中医学无霉菌性败血症之病名，根据其临床表现及特征，可将该病归属于“内伤发热”“鹅口”“腹痛”“咳嗽”等范畴。该病多继发于某些细菌感染、术后、肿瘤等，主要诱因是大量或滥用抗生素。由于原发病的不同，故霉菌性败血症临床表现各异，但大多数患者常伴有发热、口腔溃疡等症状。由于该病临床少见、死亡率高，一旦确诊，临床医师易过分依赖西医抗霉菌治疗，而忽略中医辨证论治，以至于缺乏大量病例进行中医疗效观察，故中医对霉菌性败血症的认识及治疗尚处于探索阶段。笔者认为，不管该病继发于何种疾病，但正虚邪实、营卫（或阴阳、脾胃）不和是该病的一大特点，故治疗时应着重于扶正祛邪或（和）调和营卫（或阴阳、脾胃）。同时，笔者呼吁更多的中医临床工作者关注并投入到霉菌性败血症的中医研究上来，以期为中医或中西结合治疗霉菌性败血症提供一些新的思路与方法。

（刊登于《中医研究》2010年第23卷第10期，段赟、李雪松 作，夏小军 指导）

夏小军主任中医师用柴胡桂枝汤治疗“唾血”并“蛇串疮”1例

夏小军主任中医师系全国优秀中医临床人才，享受国务院特殊津贴专家，从事血液病临床研究工作20余年，学验俱丰。笔者曾治疗“唾血”并“蛇串疮”1例，因初治失宜，使新患未平，宿疾“顽痹”又起，以至产生“坏病”。后在吾师夏小军主任中医师指导下，采取分经论治的原则，结合《伤寒论》相关条文，处以柴胡桂枝汤治之，使新患宿疾得平。

1.病史回顾

患者张某，女，47岁，农民，华池县南梁乡人。主因“舌面渗血半月，右胁区灼痛1周”，于2010年4月3日就诊。患者于4年前出现四肢关节疼痛，于2008年5月曾于某医院确诊为“类风湿关节炎”，遵医嘱间断性服用尼美舒利、雷公藤总甙、强的松等（具体剂量不详）治疗1年，近半年来仅服用强的松（5mg/d）维持治疗，病情较稳定。半月前无明显诱因出现舌面渗血，未予重视；1周前自觉右胁区烧灼样刺痛，继而出现疱疹，故来诊。血常规检查：血小板计数33×10^9/L，白细胞、红细胞计数均正常。骨髓检查：符合血小板减少性紫癜骨髓象。肝肾功检查均正常。

2.初治失宜

刻下症见：舌面渗血，血随唾出，色淡红，量不多，右侧胸胁刺痛,胁区疱疹呈带状分布,部分溃破兼有渗血,伴乏力倦怠,头晕目眩,大便溏薄,舌质淡,苔薄黄,脉弦细。四诊合参,诊断为“唾血”“蛇串疮”,辨证为肝火上炎,血热妄行之证,治以清泻肝火,凉血止血之法。方拟龙胆肝汤加减:龙胆草6g,黄芩10g,栀子10g,泽泻10g,车前子10g,当归6g,生地黄10g,柴胡10g,生甘草6g,马齿苋10g,板蓝根10g,白茅根30g,败酱草15g。3剂水煎服,每日1剂,分2次服用。

3.“坏病”始起

上方试投3剂,舌面渗血略减,右胁区已溃疱疹少许收敛,但刺痛加重,仍大便溏薄、纳食不佳。上方去生地,龙胆草用量减至3g,加川楝子8g、元胡8g,更进5剂后,胁区刺痛未减,又出现四肢关节疼痛伴屈伸不利,大便次数明显增多,乏力倦怠,畏寒肢冷,舌质淡,苔薄白,脉弦细。考虑施治失宜,苦寒伤及脾阳,诱发宿疾“顽痹”,使病情复杂变坏而产生“坏病”。进退两难之际,请夏师会诊。

4. 名师指津

4.1 欲祛标实　勿忘本虚

夏师认为,患者由于长年劳作,阳气受损,卫外不固,风寒湿邪乘虚而入,客于经脉,气血运行不畅,筋骨支节失养,绌急而痛,遂成“痹证”。日久则阴寒凝滞,困遏脾阳,故见便溏;脾气不足,摄血无权,血溢脉外,则见唾血;脾运不健,湿邪内生,胆腑气机被遏,疏泄失常,少阳相火妄动,循经上炎,与表里之寒湿邪气搏结,蕴而化毒,客舍胁里,经脉瘀滞不利,故见胁肋刺痛;火毒外发,则见右胁区疱疹呈带状分布,“蛇串疮”始作。总之,本病起初,病位在脾和胆;病性为本虚标实,寒热错杂,以标实为主;病机为脾阳不足,湿浊内生,阻遏气机,相火上犯,湿热搏结,蕴毒外发。本当从健脾益气、和解枢机而治,但初治忽视本虚,而着眼标实,治以清泻肝火,凉血止血，因此宿疾顽痹即发。

4.2分经辨证 独辟蹊径

夏师认为，临证若见病情复杂、审证不清、治疗不知何从之时，可采取六经辨证，分经而治，常可取效。通过以上病因病机分析，可知病先犯太阴脾经，继而影响至少阳胆经，以至形成太阴少阳并病。因重投清肝泻火之剂，致使其出现四肢关节痛之兼变证。《伤寒论》第247条所述："太阴中风，四肢烦痛，脉阳微阴涩而长者，为欲愈。"276条又云："太阴病，脉浮者，可发汗，宜桂枝汤。"说明太阴病，可出现"四肢烦痛"之表证即太阴中风证，桂枝汤可治之；《伤寒论》第146条云："伤寒六七日，发热，微恶寒，肢节烦疼，微呕，心下支结，外证未去者，柴胡桂枝汤主之。"说明少阳证未解而兼见"肢节烦疼"，乃少阳兼表证，柴胡桂枝汤主之。

综上所述，本病属太阴少阳合病并兼表证，故治以疏解少阳、通络止痛、解肌祛风、调和营卫之法。方拟柴胡桂枝汤：柴胡15g，桂枝10g，黄芩10g，党参10g，半夏10g，生姜10g，大枣4枚，甘草6g。

5.诸症得平

上方连服3剂，患者"肢节烦痛"大减，屈伸得利，右胁区刺痛亦有所减轻，溃破之疱疹基本收敛，唾血已止，大便次数减少。知药中病机，效不更方，原方更进5剂，四肢关节疼痛消失，活动自如，右胁区疱疹已消失，仅转侧翻身则胁区轻微作痛。复查血小板计数亦升至65×10^9/L。遂上方加川楝子、元胡各8g，蒲黄、五灵脂各10g，蜈蚣1条，以增其行气止痛、化瘀祛风之功。服至7剂之后，诸症皆消，血小板计数108×10^9/L。又予补中益气丸益气健脾补中半月，巩固其效。停药随访2月，病情未复发，并多次复查血小板计数，均正常。

6.心得体会

本病例为“唾血”合并“蛇串疮”，初治因审证不清，着眼标实之表象，弗顾本虚之根本，重投清肝泻火之剂，损伤中阳，以至诱发宿疾“顽痹”，使病情复杂变坏而产生“坏病”。此时若温补脾阳、祛风散寒，因其温散之性，一则有助血妄行之弊，可加重唾血；再则恐其加重火热“疮毒”，而致胁部“串疮”溃而不收。故遵“治病必求于本”“经之所过，病之所治”之明训，采取分经论治的原则，结合《伤寒论》相关条文所述，治以疏解少阳、通络止痛、解肌祛风、调和营卫之法，方用柴胡桂枝汤治之而获良效。

（刊登于《中国中医药信息》2011年第18卷第3期，段赟、李雪松 作，夏小军 指导）

夏小军主任医师辨治急性白血病经验琐谈

摘要

【目的】探讨夏小军主任医师辨治急性白血病的临证经验。【方法】随师侍诊观其诊病，参阅文献并结合所学，从病因病机、辨证分型、治则方药等方面对夏师辨治急性白血病的学术观点及临床经验予以总结归纳。【结果】夏师认为本病乃本虚标实，治疗上应以健脾补肾、益气养血、解毒化瘀为主，权衡病情标本缓急，分清主次，如此可提高临床疗效。【结论】夏师依据急性白血病进展中不同阶段的证候特点，衷中参西，创立“回生汤”系列方药分期加减辨治，临床疗效独特，值得深入研究学习。

急性白血病[1]是一种造血系统的恶性肿瘤，一般起病急骤，多以感染、出血、骨痛、贫血等为主要表现，起病前多有疲乏不适、食欲缺乏等疑似“感冒”症状，进展传变迅速，治疗颇为棘手。目前，以中医药及中西医结合治疗本病，对改善临床症状、提高生活质量及延缓其进一步恶化有着确切的疗效。

吾师夏小军主任医师是全国首批优秀中医临床人才，享受国务院特殊津贴专家，国家临床重点专科学术带头人，系甘肃省名中医、甘肃中医药大学教授、硕士研究生导师、甘肃省“五级”中医师承教育指导老师。夏师从事血液病临床及科研工作近30载，学验俱丰。临证之时，强调中西医互参，即将辨证论治与辨病论治灵活结合，对急性白血病的论治有着独到的见解，常以其所创“回生汤”系列方药加减治疗，每收桴鼓之效。笔者有幸侍师左右，观其诊病,受益颇多。兹结合所学,将吾师辨治急性白血病的经验予以整理总结,分述如下。

1.审病因 内外相参 详问病史究源候

中医学中无急性白血病这一病名记载,但依据其发病急骤及出血、贫血、感染发热、肝脾淋巴结肿大、关节疼痛等临床表现,夏师结合临证经验及古医籍所论,如《太平圣惠方·卷二十七》所言:“夫急劳者……其候,恒多燥热,颊赤头痛,烦渴口干,饮食无味,心神惊悸,睡卧不安,骨节酸痛,夜多盗汗,面色萎黄,形体羸瘦,毒热之气,传于脏腑,即难拯疗,故名急劳也”。将本病归属为祖国医学“急劳”“热劳”“虚劳”“血证”之范畴,认为其尤与“急劳”证候相似。基于清代汪绮石《理虚元鉴·虚证有六因》中对虚证“有先天之因,有后天之因,有痘疹及病后之因,有外感之因,有境遇之因,有医药之因”这一全面认识,夏师认为本病虽病因复杂,包括触感六淫疫毒之邪或长期接触放射线,误食药物及化疗后药毒未除,先天禀赋不足胎毒内伏,饮食劳逸失常损伤脏腑,病久迁延失治误治元气大伤等诸多因素;但不外乎内、外因及不内外因三方面。诸因纠扰,正气不足,复感邪毒而成本虚标实、虚实夹杂之症,亦即所谓“正气存内,邪不可干”;“邪之所凑,其气必虚”;“邪气盛则实,精气夺则虚”。同时,夏师研究发现,本病春季发病率明显多于其他季节,这与《黄帝内经》中“冬不藏精,春必病温”理论极其吻合。初诊病患之时,夏师常认真翻阅病人的病历资料,仔细询问其居住环境及从事职业、发病前有无特殊诱因,以及治疗用药经过等,并认为患者既往病史与当前症状之间有着诸多关系,如此方能执简驭繁,全面掌握疾病,了解有关病因,明确发展过程,认清目前病情,以期更好地指导临床治疗。

2. 辨病机 本虚标实 邪正盛衰尤当明

目前，医家基本上都认为急性白血病是一种本虚标实、虚实夹杂之证。但对于其具体标本虚实的认识，各家见解不一，众说纷纭。夏师认为本病乃邪毒外袭，伤及营阴，骨髓受损所致，病位在骨髓，病变主要责之脾、肾两脏，日久病情发展可累及五脏。邪毒炽盛，正气不足，正邪相争，邪从热化，营阴受扰，血不循经，故见出血，甚则热蒙心窍，而见胸闷神昏；热蕴骨髓，内热熏蒸，故见壮热；热毒灼津，炼液为痰，病变日久，气血亏虚，血脉瘀滞，痰瘀互结，脉络瘀阻，而成痰核瘰疬，甚则痰伏骨髓而见骨痛；病久痰瘀不化，阻遏气机，脾胃受损日盛，气血化源不足，阴损及阳，心神失养，肺气不利，肝血失养，病及五脏，五脏所伤，穷必及肾。诚如《圣济总录》所言："论曰急劳之病……缘禀受不足，忧思气结，营卫俱虚，心肺壅热，金火相刑，脏气传克，或感外邪。"因此，急性白血病病机总以脾肾亏虚为主，邪毒炽盛为标，热、痰、瘀、湿等病理因素贯穿于疾病发展中的整个阶段。结合临证实践，夏师认识到本病初期多以邪实之象明显，病变中期或经巩固治疗后则以正虚邪不盛为主，而疾病后期或维持治疗阶段则见邪去正衰，以正虚为主。同时，认为本病的发病机理在不同年龄段实有区别。如结合小儿"脾常不足""肾常虚""肝常有余"等生理特点及"发病容易，传变迅速"等病理特点，临证之时有所侧重，灵活选用方药。而老年人则多年老体弱，脏腑虚衰，病变过程中正虚邪盛之象尤甚。总之，正虚与邪实贯穿疾病始末，临证之时必须明辨邪正之盛衰，标本之虚实，不能仅仅拘泥于病变过程，而应参合病人体质，灵活辨证。

3. 立治则 病证参合 重调脾肾祛毒瘀

依据急性白血病正虚邪实这一病机，结合自身临床经验，夏师确定了以"扶正祛邪，急则治标，标本同治"为治疗总则。因本病以脾肾亏虚为主,同时兼夹气血虚弱,亦如《张氏医通》所言:“人之虚,非气即血,五脏六腑莫能外焉,而血之源头在乎肾,气之源头在乎脾。”故扶正当健脾补肾、益气养血以资气血生化之源;邪毒为其致病之因,瘀血为其难愈之由,故祛邪当以解毒化瘀为旨,以期邪去正复,疾病向愈。

在具体治疗上,夏师主张采用中西医结合的综合治疗方法,明确两者的优势与不足,取长补短。在西医辨病方面,要掌握其诊断及各分型标准,而中医辨证则应在明确疾病诊断的基础上,结合患者体质、症状、舌脉等临床表现,四诊合参,综合分析,明辨证型。如对于疾病初期,血象中白细胞计数高,血小板及血红蛋白下降不严重,骨髓增生相对活跃等证属邪实正盛者,夏师主张以西药化疗为主导,中药扶正为辅助,或者采用小剂量化疗联合中药作诱导,以达到增敏减毒之效。对于体质虚弱或合并有严重并发症者,应先以中药扶助正气,积极治疗并发症,后则应用西药化疗。对于体质尚可,白血病细胞增殖或浸润相对较缓者,或者对化疗药物耐药者,可考虑单独应用中药作诱导,西药支持治疗为辅助。对于疾病后期或者缓解后的维持治疗阶段,夏师主张以中医辨证论治为主,需长期服药者,还可以丸散之剂徐缓图之。同时,夏师认识到对于需要强化治疗者,在强化之前应做骨髓象检查,若仍处于缓解状态,宜暂缓化疗或可延长化疗间歇期,尤其当周围血象白细胞偏低时,必须暂停化疗。若有复发迹象者,需另选联合化疗方案。吴澄《不居集·上集》云:“虚劳日久,诸药不效,而所赖以无恐者,胃气也。盖人之一身,以胃气为主,胃气旺则五脏受荫,水精四布,机运流通,饮食渐增,津液渐旺,以致充血生精,而复其真阴之不足。”[2]脾胃为后天之本,气血生化之源,由于急性白血病化疗过程中常可出现严重胃肠道反应,故临证之时必重视顾护脾胃,夏师遣方用药常加入理气健脾和胃之品,既可为化疗顺利进行提供保障,又可增进饮食,增强体质,进而达到增效减毒的目的。古人有“药补不如食补"一说,夏师强调食疗在急性白血病防治及病后调养中亦尤为重要,常告诫患者饮食应无偏嗜,避免辛辣刺激,定时定量进餐,营养均衡丰富,如此方能恢复脾胃功能,使邪去正复,更益于疾病痊愈。

4.创新方 巧立证型 衷中参西贵变通

20世纪90年代初,夏师在广泛收集、挖掘民间单验方基础上,以当地特产中草药天蓝苜蓿、墓头回等为主药创立"回生汤"系列方剂用于急性白血病的辨治,疗效颇佳。同时,根据急性白血病不同阶段的病机演变、邪正盛衰程度、西医微观诊断等,结合前人经验,夏师以回生汤基础方(天蓝苜蓿、墓头回、龙葵、紫河车粉)加减分期论治,疗效满意,现分述如下。

4.1 邪毒炽盛 痰瘀互结型

夏师将白血病初期,未进行化疗或化疗诱导阶段归于此型,认为此型以邪盛为主,治当泻实,兼以补虚。方用回生汤I号方[3](基础方加虎杖、半枝莲、白花蛇舌草、夏枯草、山豆根、仙鹤草、赤芍、白茅根、炙鳖甲、青黛)加减,以达清热败毒,活血化瘀,化痰散结之效。高热不退者,酌加生石膏、知母、黄芩;出血明显者,酌加紫草、茜草、大蓟、小蓟;胁下痞块者,酌加丹参、三棱、莪术、红花;颈项、腋下及胯腹瘰疬痰核者,酌加制半夏、胆南星、浙贝母;骨痛明显者,酌加栝楼、薤白、牛膝[4-5]。

4.2 邪毒渐退 气阴两虚型

夏师将白血病中期或缓解后的巩固强化治疗阶段归于此型,认为此型正值正邪相争之时,标本同病,治当攻补兼施。方用回生汤Ⅱ号方[3](基础方加太子参、黄芪、当归、半枝莲、白花蛇舌草、茯苓、白芷、生地黄、女贞子、旱莲草)加减,共奏益气养阴,解毒化瘀,健脾和胃之功。虚热明显者,酌加地骨皮、知母、银柴胡;恶心呕吐明显者,酌加制半夏、竹茹、生姜、代赭石、旋覆花;肝功损害者,合茵陈五苓散;并发鹅口疮者,酌加黄连、栀子、肉桂[4-5]。

4.3气血不足 阴阳两虚型

夏师将白血病后期或缓解后维持治疗阶段归于此型,认为此型邪去正衰,治当补虚。方用回生汤Ⅲ号方[3](基础方加党参、黄芪、当归、熟地黄、补骨脂、鸡血藤、山茱萸、菟丝子、土茯苓、阿胶)加减,以达补气养血,益肾填髓,扶正化毒之效。血虚明显者,酌加龟板胶、何首乌;阳虚明显者,酌加鹿角胶、肉桂;并阴虚明显者,酌加玄参、麦门冬[4-5]。

夏师认为,以上三型是依据白血病发展中不同阶段的辨证特点而划分的,证型彼此之间没有明确的界限,临证之时,应权衡病情标本缓急,分清主次,灵活掌握"回生汤"系列方药的运用,如此方能提高疗效。

5. 结语

急性白血病作为血液系统的恶性肿瘤,临床治疗相对困难,中医药有其自身的优势与特色。夏师认为,本病实乃本虚标实,临证之时尤当注重"毒瘀"这一病理因素在疾病演变中的重要性,以解毒化瘀、健脾补肾、益气养血为治疗大法,全面分析病情,中西互参,将中医宏观辨证与西医微观辨病相结合,灵活掌握分期辨治思维,恰当选择中西医治疗策略,立足整体,重视局部,方能执简驭繁而收桴鼓之效。

参考文献

[1]张之南,郝玉书,赵永强等.血液病学[M].第2版.北京:人民卫生出版社,2011:749-751.

[2]周仲瑛.中医内科学[M].第2版.北京:中国中医药出版社,2007:439.

[3]夏小军.夏小军医学文集[M].兰州:甘肃科学技术出版社,2007:376-377.

[4]夏小军,段赟.中医学对骨髓增生异常综合征的认识及辨治策略[J].新中医,

2013,45(12):14-16.

[5]李雪松,夏小军,段赟. 夏小军教授四步辨治骨髓增生异常综合征经验总结[J].中医临床研究,2015,7(6):9-11.

（刊登于《浙江中医药大学学报》2016年第40卷第6期,郭炳涛 作,夏小军 指导）

夏小军主任医师遣方用药思想初探

摘要

总结夏小军主任医师遣方用药思路与方法。他主张临证之时当先辨病机立主方、再析次症遣验药、后顾脾胃调气血,同时要明确药理、活用对药、辅以小方,如此则方药精当,配伍紧凑,疗效显著。

夏小军主任医师是全国首批优秀中医临床人才、享受国务院特殊津贴专家、国家临床重点专科学术带头人,系甘肃省名中医、甘肃中医药大学客座教授、硕士研究生导师、甘肃省“五级”中医师承教育指导老师。夏师业医近30载,学验俱丰,临证遇沉痼顽疾,必运用中医药理论明辨后,再精当遣药组方,每获良效。其对血液病及儿科疾病的诊治,尤有独到认识与理解。笔者有幸随师侍诊,亲观其诊治疾病之过程,参阅其所撰之学术论文及著作,结合自身所学,兹将吾师遣方用药思想简介如下。

1.识病源 辨病机 定主方

病源者,疾病之源由也,肇始也。认清病源,即是知病发之由来,病变之缓急,病势之轻重。病机者,疾病之机要也,机理也。辨明病机,即是明确疾病发生、发展、变化的机理。病机一词源于《黄帝内经》,《素问·至真要大论》中的“谨候气宜,无失病机”“谨守病机,各司其属”,就已言明病机的重要性。夏师临证必详询患者发病之由来,如有无诱因,是否与饮食、情绪、环境等有关,进而明辨其病机所属，属阴属阳，属虚属实。如对于急性白血病，因病情复杂，变化多端，夏师认为对其分型少不能概括，分型多则繁杂难明，型与型之间常相互交错。鉴于此，夏师按照中医学中“急劳”的宏观表现，结合现代医学微观辨证，创制回生汤基础方(天蓝苜蓿、墓头回、龙葵、紫河车粉)，分三型加减辨证，即邪毒炽盛、痰瘀互结型(相当于诱导治疗阶段)，方用回生汤Ⅰ号方[1-2](基础方加虎杖、半枝莲、白花蛇舌草、夏枯草、山豆根、仙鹤草、赤芍、白茅根、炙鳖甲、青黛)加减；邪毒渐退、气阴两虚型(相当于巩固治疗阶段)，方用回生汤Ⅱ号方[1-2](基础方加太子参、黄芪、当归、半枝莲、白花蛇舌草、茯苓、白芷、生地黄、女贞子、旱莲草)加减；气血不足、阴阳两虚型(相当于维持治疗阶段)，方用回生汤Ⅲ号方[1-2](基础方加党参、黄芪、当归、熟地黄、补骨脂、鸡血藤、山茱萸、菟丝子、土茯苓、阿胶)加减。灵活选用，验之临床，堪称实用。

清代医家徐灵胎云：“一病必有一主方，一方必有一主药。”对于临证所遇之病，夏师主张先明确诊断，辨明病机，而后确定主方，主方既定则随证加减之。如对于小儿外感发热一症，夏师认为小儿乃纯阳之体，感邪则极易化热入里，或可热极生风，初诊即多见表里同病之表现，故投以张锡纯之清解汤以表里双解兼能生津镇惊，并随证灵活加减，临床多获佳效。对于中焦脾胃相关疾病，症见胀满不舒、恶食生冷等症而确属虚寒征象者，夏师临证每以香砂六君子汤加减，且香附、砂仁用量独重。古之兵法中“夫主将之法，务揽英雄之心”“夫统军持势者，将也；制胜破敌者，众也”[3]等论述，即言明主帅主将之重要性。而夏师临证所立之主方、方中之主药即如古之主帅主将，统摄全局而克敌制胜。主方既立，主药既定，而后加减他药，则使处方观之明确周详，用之效佳。同时，医者可根据患者下次复诊之时，病症改善之多寡，而精当巧妙加减某药。如针对自身免疫性溶血性贫血中证属脾肾亏虚者，夏师自拟主方补益脾肾抗溶汤[4](党参、当归、熟地黄、枸杞、山茱萸、茯苓、炒白术、怀牛膝、山药、茵陈、柴胡、虎杖、桂枝、炙甘草)加减。若偏阴虚者,去柴胡、桂枝,加何首乌、女贞子、玄参以滋阴补肾;五心烦热明显者,柴胡易银柴胡,若气血虚弱明显者,加黄芪、阿胶以益气养血;兼血瘀者,加鸡血藤、丹参以养血活血;纳差者,加扁豆、炒麦芽以健脾消食;便溏者,加补骨脂、砂仁以温补脾肾而止泻。如此则能执简驭繁,凸显中医辨证论治之精髓。

2. 析次症 究药理 遣验药

中医学将四诊所收集到的症状和体征统称之为症,其有主、次之分。主症即可看做患者就诊时的主诉,贯穿于疾病发展的整个阶段;而次症也称做兼症,是次要症状和体征。夏师临证之时除针对主症定立主方外,还详细分析次要症状,以便从侧面补充主症的不足,缩小主症的定位,更全面精确地把握病证的本质。

"药理"一词,最早见于梁代陶弘景《本草经集注》。其云"药理既昧,所以不效"。宋代赵佶《圣济经》中专门设有"药理篇",为最早的中药药理专论。然古之药理与现今所言药理有别,现之中药药理多是指在中医理论指导下运用现代科学技术方法来研究中药的作用,使其作用微观化、具体化。夏师深悟此理,临证常结合单味中药的现代药理。如药理研究表明,仙鹤草具有明确的促凝止血、升血小板、抗肿瘤等作用[5],夏师常重用仙鹤草(15~30g)以升提血小板;因山茱萸、补骨脂、肉苁蓉、菟丝子等补阳药多具有提高人体免疫力、抗肿瘤及促进造血等功能[6],夏师临证常加用以达扶正祛邪之功。同时,学者研究表明,山楂和五味子均具有明确的降低转氨酶、解毒保肝及抗肿瘤等作用[7-8],夏师常依此机理加用以防治因长期应用雄激素所致谷丙转氨酶升高。

古人有"单方一味,气死名医"之说,历代不乏挖掘和开发民间单方验方者。夏师根据民间用天蓝苜蓿治疗崩漏、鼻衄、便血等血证及墓头回治疗鼻衄的单验方,结合现代研究及临证实践,创立

“回生汤”系列基础方治疗急慢性白血病，经二十余年临床应用取效明显。同时，结合前人经验总结及民间用单品血见愁治疗各类血证的经验，研制出摄血丸用于紫癜类疾患的治疗，临床每获良效。古医籍载有紫草“煮汁洗疮肿，除血长肤”(《本草纲要拾遗》)一说，夏师受此启发而用单品紫草浓煎取汁外擦防治因长期静脉输液或化疗引起的血栓性浅静脉炎，效果显著。

3. 明药性 集小方 用对药

药性，即指药物的性质与性能，包括四气五味、升降浮沉、归经配伍、毒性禁忌等诸方面。诚如清代医家徐大椿所言：“凡药之用，或取其气，或取其味，或取其色，或取其形，或取其质，或取其性情，或取其所生之时，或取其所成之地，各以其所偏胜而即资之疗疾，故能补偏救弊，调和脏腑。深求其理，可自得之。”夏师临证处方，亦强调明确药性，全面利用药物的性能，合理配伍，或气味相因，或升降相用，调整人体机能平衡，进而使临证用药效如桴鼓。药物之间的性能，同中有异，异中有同，药物的气味不能孤立来看，应当综合分析，方能认识全面。如此取舍，相互配伍，方能达缪希雍所谓“气味互兼，性质各异，参合多少，制用全殊，所以穷五味之变，明药物之能，厥有旨哉”[9]的要义。

小方一般指药味在2～5味之间，药少方简，配伍精当，属于《内经》之“七方”说中的一种。夏师临证遣方之时，所立主方多以小方相伍而成，其频繁所用小方有金铃子散，二至丸，枳术散，桔梗甘草汤，增液汤，消瘰丸，四君子汤，芍药甘草汤，失笑散，当归补血汤，佛手散，玉屏风散，四逆散，二陈汤等。夏师认为小方药精味简，易于灵活把握，伍于主方之中，或增主方之效，或除次症之患，真可谓“用之中的，妙不可言”。对药，亦称药对，由来已久，《内经》之半夏秫米汤即可以看做对药理论的肇始。历代不乏对其传承和发挥者，如《雷公药对》《徐之才雷公药对》等，而尤以近代《施今墨对药》

一书影响深远。对药不单只是一对对的药物组合，而更多的是前贤所创小方或名方中的精华配伍。夏师处方之中，常可见对药相伍。如荔枝核配橘核以理气止痛、散结消肿，用于乳腺及甲状腺增生类疾患；海藻配昆布以软坚散结、消瘰化痰，用于瘰疬痰核诸症；天麻配钩藤以清热平肝熄风，用于眩晕类疾患；半枝莲配白花蛇舌草以活血消肿、抗毒消瘤，用于多种肿瘤而见正气充足者；三棱配莪术以化瘀止痛、消积除块，用于癌肿诸症及食积腹痛等；桃仁配红花以祛瘀生新、消肿止痛，用于瘀血肿痛类疾患；旋覆花配代赭石以升降相因、化痰消痞，用于脾胃气机升降失常诸症；夏枯草配山豆根以解毒消肿止痛，用于白血病见于淋巴结肿大者。诸如此类对药在夏师处方之中随处可见，遂不逐一列举。

4.解患疑 顾脾胃 调气血

已故国医大师裘沛然教授说："中医历来重视心理治疗，一个不重视心理治疗的医生，不是一个负责的医生。"[10]夏师临证所遇多以血液及肿瘤类病患为主，此类患者大多久病体虚、情绪低沉、生活信心不足，夏师诊治之时必详询其发病之由及诊疗过程，后则通俗易懂地向患者及家属解释疾病的治疗及预后，说服开导患者，消除其思想顾虑和心理痛苦，解除其内心消极情绪，增强其战胜病魔的信心，嘱其保持良好心态，再处之以方药治疗，以使早期解除病痛。这同《黄帝内经》一书中所载用言语及心理开导的方法来治疗疾病的论述不谋而合，即"人之情，莫不恶死而乐生，告之以其败，语之以其善，导之以其所便，开之以其所苦，虽有无道之人，恶有不听者乎"(《灵枢·师传》)。同时，随着经济社会状况及人们生活方式的改变，诸种疾病的发作都与其有着必然的联系。而中医历来强调医身和医心的统一，提倡"善医者，必先医其心，而后医其身，而后医其未病"[11]，因此，重视言语及心理开导在现今疾病诊疗中尤为重要。

脾胃为后天之本,气血生化之源。如《内经》所言:“饮入于胃,饮入于胃,游溢精气,上输于脾。脾气散精,上归于肺,通调入道,下输膀胱。水精四布,五经并行,合于四时五脏阴阳,揆度以为常也。”人体营养,惟赖脾胃健运之功以腐熟水谷,化生精微,营养周身百骸。药物的受纳,同样需要胃气的敷布,方能实现其扶正祛邪之力。因此,脾胃健运功能是否完好,与疾病的预后有着必然的关系,即所谓“善医者,必先审脾胃之气,盖打仗以粮草为先,治病以脾胃为本。兵无粮草必困,药非胃气不行。胃气一败,百药难施,故凡欲治病者,必须常顾胃气,胃气无损,诸可无虑”[12]。夏师在临证之时尤重调摄脾胃,顾护脾胃,对于内伤之症,方中每多处以焦三仙(焦麦芽、焦神曲、焦山楂),谓其可健运脾胃,辅他药入胃,进而助气血化源以祛外邪。若见血液及肿瘤放化疗病人,脾胃功能虚衰明显者,临证以香砂六君子汤加减之时,多弃党参不用,而代之以山药、白扁豆等清补益气之品,其认为党参补益之力较山药、扁豆之类为甚,然后者为药食同源之品,更易入胃受纳,即所谓“药补不若食补”。如“血气不和,百病乃生变化”“人之所以者,血与气耳”(《素问·调经论》);“人之血气精神者,所以奉生而周于性命者也”(《灵枢·本脏》);“人之一身,皆气血之所循环,气非血不和,血非气不运”(《医学真传》)等论述都强调了气血对于人体的重要性。血液及肿瘤病人,久病必多见气血亏虚,此时多配以益气养血之品,气机调畅、血脉通活则病渐趋康复。然益气活血之品,其性多黏腻,服用日久,则极易阻碍脾胃健运之力,夏师强调处方选药必当“补而不滞、滋而不腻”,勿犯“虚不受补”之戒,如此则胃气存、正气复、病得愈。

5.体会

辨证论治是中医药理论体系之精髓,理法方药贯其始终并高度概括,遣方用药即是理法方药之明确体现。前贤对于如何遣方用药都有自己独到的认识和见解,历代皆有继承创新,更不乏独树一帜者。古语云："垂法诲人，只能予人规矩不能使人巧。"辨治疾病没有固定的套路和模板，各人对于方药认识不尽一致，因此遣方用药思路差异有别。对于名中医经验的总结和学习，不只是单纯的一方一药的照搬，更要总结领悟其辨治疾病、遣方用药的思路和方法。笔者通过总结领会夏师辨治用药的思路和方法，其师古而不泥古，继承中有创新，值得进一步学习领会和借鉴应用。

参考文献

[1]夏小军.夏小军医学文集[M].兰州：甘肃科学技术出版社，2007：375-379.

[2]夏小军.血病论[M].兰州：甘肃科学技术出版社，2016：493-495.

[3]田照军.《黄石公三略》军事辨证思想探要[J].滨州学院学报，2013，29(5)：155-156.

[4]夏小军，段赟.中医药治疗自身免疫性溶血性贫血的思路与方法[J].西部中医药，2016，29(2)：41-43.

[5]巴晓雨，何永志，路芳，等.仙鹤草研究进展[J].辽宁中医药大学学报，2011，13(5)：258-261.

[6]王瑞鹤.补肾阳中药的现代药理作用研究[J].湖北中医药大学学报，2011，13(4)：63-66.

[7]吴士杰，李秋津，肖学凤，等.山楂化学成分及药理作用的研究[J].药物评价研究，2010，33(4)：316-318.

[8]许月本.五味子的药理作用和临床应用研究进展[J].中医药导报，2015，21(17)：104-105.

[9]任春荣.缪希雍医学全书[M].北京：中国中医药出版社，1999：25.

[10]卢祥之.名中医治病绝招[M].北京：人民军医出版社，2009：343.

[11]刘静茹，毛智慧，刘晨冰.中医"七情"在临床心理护理中的应用[J].辽宁中医，2015，42(6)：1331-1332.

[12]章永红，叶丽红，彭海燕，等.论癌症治疗的三大原则[J].南京中医药大学学报，2011，27(1)：4-6.

（刊登于《甘肃中医药大学学报》2017年第34卷第3期，郭炳涛 作，夏小军 指导）

夏小军教授治疗慢性再生障碍性贫血经验

摘要

介绍夏小军教授治疗慢性再生障碍性贫血经验，认为本病属中医学“虚劳”范畴。治疗上，组方严密，注重药物配伍；结合辨病遣方选药，疗效较好；特别是在“无症”可辨的情况下，利用现代医学指标而投药，丰富了中医的辨证思维。

再生障碍性贫血(aplastic anemia，AA)简称再障，是一种由不同病因引起的骨髓造血功能衰竭症，以及外周全血细胞减少为主要临床表现的一组综合征[1]。临床上根据其发病缓急及骨髓受损情况，分为急性和慢性两种类型[2]，且以慢性为多见。夏小军教授从事临床及科研工作30余载，系甘肃省名中医，全国首批优秀中医临床人才，国家临床重点专科学术带头人，享受国务院特殊津贴专家。夏师尤擅长各种血液病的治疗，诊病用药平中见奇，师古而不拘泥，优势互补，疗效卓著。兹将夏师治疗慢性再生障碍性贫血经验总结如下。

1.病因病机

慢性再障属中医“虚劳”“血证”“血虚”“虚损”“血枯”等范畴[3]。明代喻昌《医门法律·虚劳门·虚劳论》云：“虚劳之证……荣血伤，则内热起，五心常热，目中生花见火……乃至饮食不生肌肤……惟就干涸，皮鲜滋润，面无荣泽。”清代张璐《张氏医通·诸伤门·虚损》云：“血之源头在于肾，气之源头在于脾。”唐大烈《吴医汇讲·虚劳论》汪缵功云:“盖精生于谷……若脾胃一弱,则饮食少而血不生……而五脏齐损。”基于以上论述,夏师认为慢性再障的发病与先天不足,后天失养以及药毒、外感、房劳密切相关。

1.1“先天不足,后天失养”是主要病因

肾为先天之本,主骨生髓,先天不足则髓枯精竭,致使血生乏源,发为虚劳。《灵枢·天年》云:“以母为基,以父为楯。”汪绮石《理虚元鉴·卷上虚症有六因》中云:“或因父母年老……精血不胚……发为劳怯。”脾胃为后天之本,气血生化之源。若饮食不节、或用药不当,损伤脾胃,脾阳不振,运化失司,则化源乏力亦是该病发生的原因之一。鉴于此,夏师认为“先天不足,后天失养”是慢性再障发病的主要病因。

1.2 肾虚是病机之关键

慢性再障病位在骨髓,与脾肾密切相关,其中肾虚为病机之关键。清代沈金鳌《杂病源流犀烛·虚损痨瘵源流》云:“五脏所藏,无非精气……而阳虚、阴虚则又皆属于肾。”《读素问钞·论治》云:“肾主血,心肾有伤,血脉凝涩……病生不仁。”肾主骨生髓,为先天之本,骨髓由精血所化,肾气不充,精血转化无能,则发为虚劳。夏师认为,慢性再障虽以气血阴阳不足为主要证候,然其本质为髓枯而精竭,骨髓造血功能异常,故肾虚是其病机之关键。

2.治疗经验

2.1 从虚论治 补肾为主

慢性再障的治疗,单纯辨证治疗往往不能准确把握病情,因此,夏师临证注重辨病与辨证相结合,针对慢性再障的病因,从虚论治,以补肾为主。患者体质虽有虚实之分,但正气内存,邪不可干,除少数邪实较重者之外,对大多数慢性发病患者治疗当从补虚论治,以补肾为要。慢性再障的治疗,补肾是关键。因其主要病变部位在骨髓,髓枯精竭,气血难以化生是其基本病机,骨髓由肾所主，故辨治当以补肾填精为主，以健脾养血为辅。夏师参照历代医家治疗虚劳病经验，常将补肾健脾药作为基础处方辨证加减。

2.2 活用补法 知常达变

慢性再障治疗基本原则重在补虚，夏师在临床上对补法的应用灵活多变，通补并用，补而不滞，体现了治未病及先安未受邪之地的思想。肾虚是该病关键病机，补肾填精是必用之法，然补肾填精之品常滋腻碍脾，需与健脾消导之药同用；对于以后天脾胃失调，中气不足者为主要见症者，则以补益中气为主要治法，但参、芪之品，性温而燥，易助热生火。对此，夏师常佐以行气之品，如砂仁、陈皮、枳壳、炒白术等。行气药的应用既能防止补益药助热生火，又可健脾运脾促进吸收；又因久虚则瘀，久病夹瘀，若单用补法，补益之药难以外达，故亦难以奏效。对此，夏师在补益药中常佐以鸡血藤、川芎、郁金等化瘀通络之品，经络疏通，并可使补益药物直达病所，提高疗效。

2.3 辨证选药 多取所长

对于临床症状不明显的患者，在中医“无症”可辨时，遣方用药往往无从下手。对此，夏师认为，可以利用现代医学的各种检验指标和中药药理研究，拓宽中医的诊断与治疗思路，将中医宏观辨证与西医微观辨证相结合。夏师临证之时，注重中西合参，主张把握西医的病与中药及中医证型之间的关系，明确优势，互补长短。如出现贫血严重、血红蛋白下降明显、血小板极度下降等急性期表现时，夏师主张以西医对症处理为主导，急治其标；对于病情缓解期，夏师主张以中医辨证为主导，缓治其本。用药组方时，夏师亦常参现代医学检查指标，取现代药理研究之长，如对于肝功不全，血清转氨酶升高的患者，夏师习用五味子、虎杖等以降低转氨酶；在治疗过程中出现肾功受损，尿液检出尿蛋白患者，组方用药常加黄芪、蝉衣、僵蚕、益母草之类以降尿蛋白。

2.4合理配伍 优势互补

慢性再障患者临证最为多见的证型是气血两虚，夏师在治疗时，常将两味或多味性、味、归经相同或相近的药物相配组成药对或药组以增强疗效，其中黄芪、党参、当归是夏师扶正培本必用药物组合。黄芪甘微温，补气之功最优，凡气虚之证皆可用之辨证加减。清代张锡纯《医学衷中参西录·医方·治大气下陷方》云：黄芪“能补气……善治胸中大气（即宗气）下陷”。党参味甘性平，能够补益中气，健脾和胃，兼有补血之功。具有运脾而不燥，益胃而不湿的特点。清代吴仪洛《本草从新·卷一·山草类》云：党参“补中益气……用于调补，甚为平妥”。当归既能养血补血又能活血行血，具有补血而不滞血，行血而不散血的特点，为补血之要药。三者相伍可用于各种气血亏虚之证，体现夏师补气生血，补气行血，补气摄血，补血生气，补血固气，气血双补等气血同治的学术思想，在治疗慢性再障气血亏虚证时多有应用。

2.5组方用药 方中有方

夏师平时注重单方验方的收集，组方用药常将中医辨证与专药专方相结合，诊治疾病常以经方、验方、小方为基础，以方组方，方中有方是夏师组方用药的又一特色。如补益肝肾的二至丸（女贞子、墨旱莲），补气生血的当归补血汤（黄芪、当归），益气养阴的生脉饮（党参、麦冬、五味子），化痰散结的消瘰丸（玄参、牡蛎、浙贝母）以及凉血止血经验方组合（墓头回、仙鹤草）等，均是夏师诊治疾病时常用药物组合。因慢性再障病机复杂多变，小方难以兼顾复杂多变之病机，故夏师常以大方治疗，以兼顾虚实错杂之病机，然大方之中加以小方验方，以君臣佐使为框架，以小方验方为单元，层次分明，不仅可补助枯竭之精髓，而且能起到标本兼顾的效果。

2.6易方守方 运用灵活

《素问·五常政大论篇第七十一》云：“大毒治病，十去其六……

无毒治病，十去其九……无使过之，伤其正也。"夏师临证师古而不拘泥，易方守方，运用灵活。对于疾病的急性期，能够迅速找准病情特点，因势利导，给邪气以出路，中病即止。对于此类慢性虚损类疾病，夏师常以专方守方，最长守方达6月或1年之久，常获良效。慢性再生障碍性贫血的治疗病程较长，传变较慢，治疗周期也较长，短时间内难以实现整体痊愈。因此作为医者若能准确把握病机，可守方一段时间，直至病情好转。然值得注意的是，守方是以中医辨证为基础，与中医辨证并不矛盾。

3.结语

慢性再障是临床上常见的造血系统疾病，病程较长，治疗难度系数较高，传统的中医药有其自身优势和特色，对慢性再障的治疗效率较高，疗效较好。夏师认为先天不足及后天失养是本病的主要病因，肾虚是其病机之关键。临证之时，应注意守方易方灵活使用；灵活掌握补法的应用，以补肾为中心，以健脾为辅助，衷中参西，取现代医学之长，对病情全面分析，恰当选择中西辨治策略，持之以恒方能提高疗效。

参考文献

[1] 沈英英，林圣云.间充质干细胞输注治疗再生障碍性贫血研究进展[J].甘肃中医学院学报，2015，32(03)：52-55.

[2] 井丽萍，张凤奎.再生障碍性贫血的诊断[J].诊断学理论与实践，2010，9(6)：625-626.

[3] 夏小军，段赟.中医药治疗再生障碍性贫血的思路与方法[J].西部中医药，2016，29(08)：40-42.

（刊登于《甘肃中医药大学学报》2017年第34卷第5期，刘守海、郭炳涛、连粉红 作，夏小军 指导）

夏小军主任医师采用"治血四法"治疗特发性血小板减少性紫癜经验

摘要

夏小军主任医师为甘肃省名中医，从事临床、教学、科研工作30余载，对血液病的治疗积累了丰富的经验。特发性血小板减少性紫癜（ITP）是临床最为常见的出血性疾病，西医治疗往往立竿见影，但副作用明显、容易反复、远期疗效欠佳。夏师认为ITP病因病机不外"热、瘀、虚"三端，以此为基础，运用《血证论》"止血、消瘀、宁血、补虚"四法灵活遣方立药，从而溯本正源，防微杜渐，取得了良好的临床疗效。

特发性血小板减少性紫癜（idiopathic thrombocytopenic purpura，ITP）是一种由多种机制共同参与的获得性自身免疫性疾病。以广泛的皮肤黏膜及内脏出血、血小板计数减少、骨髓巨核细胞发育成熟障碍、血小板生存期缩短及血小板膜糖蛋白特异性自身抗体出现等为特征，是最常见的出血性疾病[1]。可分为急性型（AITP）和慢性型（CITP），急性型ITP患者发病前1～3周有上呼吸道或其他部位的病毒感染史，发病有明显季节性，春、夏之初易作，起病急骤，出血症状重，病程多为自限性，慢性型ITP起病隐匿，病程长，易复发，治疗难度大，自行缓解少，感染后出血症状加重[2]。现代医学对于ITP的治疗多采用激素、免疫抑制剂、脾切除术等方法[1]，虽近期疗效显著，但多数患者会出现耐药、激素依赖、免疫功能低下、骨髓抑制等副作用,远期疗效欠佳[3]。中国古代医籍中虽无ITP的病名记载,但依据其症状可归属中医学“血证”“发斑”“紫癜”“衄血”“葡萄疫”等范畴,国家中医药管理局颁布的最新临床路径中将本病归为“紫癜病”[4]。

夏小军主任医师是国家临床重点专科学术带头人,享受国务院政府特殊津贴专家,全国首批优秀中医临床人才,兼任中华中医药学会血液学分会常委,甘肃省名中医,甘肃省中医药大学教授,硕士生研究生导师,甘肃省“五级”中医师承教育指导老师。夏师临证30余载,上溯岐黄之道,下追各家学说,学验俱丰,遵古而不泥古。在临床中借鉴清代唐容川《血证论》之学术思想[5],将治血四法“止血、消瘀、宁血、补血”运用于ITP的治疗,辄获显效,往往可使患者逐渐摆脱激素依赖,临床症状明显好转或消失,血小板计数达到安全,甚至恢复至正常水平。夏师常言:“出血如洪水,首应塞源截流。”即“止血”,继应疏渠通道,即“消瘀”,再应固坝修堤,即“宁血”,终则调其各部,即“补虚”。笔者有幸随师侍诊,受益匪浅,现将夏师采用“治血四法”治疗特发性血小板减少性紫癜经验介绍如下。

1.“四法”新解

1.1 止血为先 塞源截流

《血证论》云:“人之一身,不外阴阳,而阴阳二字即是水火,水火二字即是气血。水即化气,火即化血。”各种出血是ITP的主要症状。“存得一份血,便保得一份命。”故止血为第一要法。夏师认为:急性型患者的中医病机特点以火热为主,有虚热、实热之分,正如唐氏所云:“夫血之妄行也,未有不因热之所发。”实热者或因外邪侵袭,从阳化热,与气血相搏,灼伤脉络;或因情志过极,恼怒伤肝,肝郁化火,火扰于内,血失所藏;或因饮食伤中,湿热内蕴,熏灼血络,皆可迫血妄行,溢于脉外,引发本病。治疗上主张以清热解毒、凉血止血为主,方用自拟清热凉血升板汤加减[2],常用药物有水牛角、茜草、墓头回、大青叶、黄芩炭、白茅根、赤芍、牡丹皮、生地黄、仙鹤草、紫草、黄芪、甘草等,以急则治其标。虚热者或因阴虚之体,复感外邪,虚火妄动;或因长期使用糖皮质激素,助火伤阴;或因恣情纵欲,耗损肾阴;或因久病热病,失治误治,损伤气阴,皆可致阴虚火旺,灼伤血络,迫血妄行,发为本病。治疗上主张以滋阴降火、凉血止血为主,方用自拟滋阴降火升板汤加减[2],常用药物有黄芪、女贞子、墨旱莲、麦冬、生地黄、墓头回、龟板胶、茜草、地骨皮、牡丹皮、紫草、知母、甘草等,符合唐氏所言:“惟有泻火一法,除暴安良,去其邪以存其正。”而慢性型患者多因久病伤正,气血亏虚,统摄无权,渗于脉外而发,治疗上主张以健脾益气、摄血止血为主,方用自拟益气摄血升板汤加减[2],常用药物有党参、黄芪、当归、茯苓、白术、阿胶、山药、山茱萸、白芍、墓头回、仙鹤草、紫草、炙甘草等,以缓则治其本。

1.2 消瘀为要 疏渠通道

《血证论》云:“盖血初离经,清血也,鲜血也,然既是离经之血,虽清血鲜血,亦是瘀血。”亦云:“气结则血凝。”即血行不畅,滞于血脉或脏腑亦可为瘀血。急性型患者,或因火热之邪煎熬津液,血行涩滞;或因血溢脉外,留著不除;或因气虚运血无力,血行迟缓,皆可形成瘀血。而慢性型患者,多因久病致虚,因虚成瘀。唐氏云:“经隧之中,既有瘀血踞住,则新血不能安行无恙,终必妄走而吐溢矣……旧血不去,则新血断然不生,而新血不生,则旧血亦不能自去也。”可见瘀血阻滞不仅可加重出血,也可阻碍新血生成,故瘀血贯穿于本病的始终,也是引起病程较长,病情反复,缠绵难愈的主要原因,故消瘀为第二要法。既承止血,又先于宁血和补虚,有预防瘀留体内,闭门留寇之功。据此,夏师谨遵唐氏“旧血不去,则新血断然不生”“瘀血之去,乃新血日生”之论,根据瘀血的轻重临证常选用紫草、茜草、牡丹皮、赤芍、丹参、益母草、鸡血藤、大黄等活血止血之品，力求止血而不留瘀，祛瘀而不伤血，瘀去则新血自生。此外，夏师强调，本病患者血小板低下明显者，临证当慎用莪术、三棱等破血之品，以防加重出血。

1.3 宁血防患　固坝修堤

《血证论》云："止血消瘀之后，尚有动血之忧，须使血宁，防血复动。"尽管在止血、消瘀中已寓宁血之义，但用药多峻猛，重在攻邪，属急则治标，而宁血才是溯本求源，缓则治本之法。唐氏曰："血既止，瘀已消，人体生机残破，倘气逆而复动，血循熟路而驱轻车，屡屡为患，难以巩固。立宁血法使血得安养。"故宁血为第三要法，同时亦指出"血之所以不安者，皆由气之不安故也，宁气即是宁血"。气为血之帅，血为气之母，气血互生互化，故治血必须治气。本病的发病从根本上讲是由气血失和所致，故和气顺气是治疗的关键。然针对宁气一法需审慎求因，针对不同情况分别予以清气、降气、调气、行气等。对于急性型患者，宁气贵在治肝，正如《血证论》所云："其所以能藏之故，则以肝属木，木气冲和条达，不致郁遏，则血脉得畅。"急性型患者病机以火热为主，然无论实火虚火，火热相搏则气实，气实则血运过速，脉流薄疾，溢于脉外，故欲治其血，除清热外，还需降其气，方能气血顺畅。对此，夏师临证施治多配伍理气调肝之品，以调和气血阴阳之平和，收取和营宁血之效，常用药物如柴胡、枳壳、白芍、川芎、郁金、川牛膝、女贞子、墨旱莲、生地黄等；而对于慢性型患者，宁气贵在温肾，据此，夏师在治疗过程中，通过益气温阳、温肾暖土，调动机体之阳气以固摄血液，宁络安血，常可达到巩固疗效和防止复发的目的。亦如《温病条辨》所云："善治血者，不求之有形之血，而求之无形之气。"临证常酌情选用肉苁蓉、菟丝子、山茱萸、黄芪、党参等温补脾肾之品。总之，通过宁气，既可使气机平和，血海安宁，亦可有效减少激素的用量，提高患者的耐受性。

1.4 补血收功 调其各部

《血证论》云:“邪之所凑,其正必虚,去血既多,阴无有不虚者矣。阴者阳之守,阴虚则阳无所附,久且阳随而亡,故又以补虚为收功之法。”本病是出血性疾病,急性型患者多出现骤然失血,慢性型患者久病缠绵多有气血亏虚,且治血时清瘀攻治,必致正虚,势必要续其失,补其正,故补虚作为治疗本病的收功之法临证也显得尤为重要。夏师认为,本病后期可渐见脾肾气血阴阳俱虚,配合运用激素治疗者,随着激素的逐渐撤减直至停用,脾肾阳虚之象也可逐渐显见,疾病在此期也更容易复发。因此脾肾双补,振奋先后天之气,是补虚之关键。肾为先天之本,主骨生髓而化精,精可生血,《诸病源候论》云:“肾藏精,精者,血之所成也。”而血小板是由骨髓巨核细胞产生,本病患者血小板低下从根本而言就是精血亏虚。鉴于此,夏师认为:血证补虚之中,补肾填精之法尤为重要,补肾可间接刺激骨髓造血,促进血小板数目增加,临证常选用生地黄、熟地黄、山茱萸、肉苁蓉、菟丝子、鸡血藤、枸杞等补肾之品。脾胃为后天之本,气血生化之源。唐氏云:“脾主统血,运行上下,充周四体,且是后天。五脏皆受气于脾,故凡补剂,无不以脾为主。”夏师临证亦重视顾护脾胃,常引《黄帝内经》“中焦受气取汁,变化而赤,是谓血”之训,指出血为中气所生,补益中气即为补血,临证善用黄芪、党参、茯苓、白术、山药、山楂、六神曲、麦芽、大枣、甘草之属。夏师之脾肾同补理论,符合唐氏“当补脾者十之三四,当补肾者十之五六,补阳者十之二三,补阴者十之八九”的补虚之理。需要注意的是补虚虽为收功之法,常用于血止之后,但若邪气未去,其虚未成,不可妄用补法,以免闭门留寇。

2.临证心悟

2.1 四法为指南 运用须合参

夏师认为:本病的病因病机错综复杂,总属本虚标实,但实多虚少，或虚多实少，应根据标本虚实缓急，权衡轻重，在急则治其标、缓则治其本的前提下，将对症止血与辨证止血有机结合。“止血、消瘀、宁血、补血”作为通治血证之大纲，运用不可拘泥于一端。临证当根据不同情况有的放矢，或用一法、或二法同用、或三法同用、或先用一法之后再用另一法，灵活掌握，前呼后应。如止血之时需伍消瘀之药，消瘀之中实寓宁血之意，宁血防患力促止血之能，补虚有时亦含止血之功，多法同施，并而行之，增强疗效，从而促进血止正复。

2.2 治血必治气　气血不分离

本病属难治顽症，临床上有虚、实、缓、急之分，更有虚实错杂为患，而气血失和是其发病之根本。故临证运用“止血、消瘀、宁血、补虚”四法时，还须将“治血必治气”之原则贯穿始终，治血时时不忘治气。本病急性期以热为主，除清热凉血止血外，还须清气、降气。夏师临证多配黄芩、大黄、知母、川牛膝、麦冬、枳壳等以降气止逆，导气下行，加强止血之功。本病慢性期以虚为主，因气能生血、气能摄血，夏师临证多重视调理脾胃，健脾补气，以收化生固摄之功。临证多伍茯苓、白术、山药、陈皮、山楂等。此外，无论急性期还是慢性期，均可兼夹瘀血阻滞，唐氏云：“运血者，即是气。”气为血帅，血因气行，亦因气而凝，故治瘀者必当调气，夏师临证多佐川芎、香附、郁金等奏效良捷。

2.3 起居须有度　谨变防复发

夏师认为，本病治疗见效后易于复发，究其原因多与外邪之袭、情志之变、饮食之伤及劳倦之耗等有关，故在治疗的同时要叮嘱患者注意以下几点：一是要慎避外邪，谨防感冒。尤其是在冬春季，外邪既是致病的因素，又可成为复发诱因。二是要调畅情志，树立信心。病情久延常使患者情绪波动，急躁易怒，忧愁思虑，并可促进疾病复发，故要鼓励患者坚定信心，乐观向上。三是要调摄饮食，节制有度。少食辛辣、腥发、炙煿食物，多食水果、蔬菜、细软食物。四是要适当运动,防止外伤。适宜锻炼,劳逸结合,增强体质,注意自我保护,防止身体受伤。五是要定期复查,瘥后防复。通过定期检查血常规、尿常规等相关实验室指标,既可监测血小板指标,有效指导治疗,又可预防并发症,有力掌控疾病预后,防止复发。

3. 病案举例

患者,男,9岁,2016年10月11日初诊。主诉:反复出现皮肤瘀点、瘀斑1年余。该患儿于2015年11月起无明显诱因出现鼻腔、牙龈出血,伴见全身皮肤瘀点、瘀斑,于当地医院检查血常规及骨髓等检查,诊断为“特发性血小板减少性紫癜”,给予大剂量泼尼松等治疗2个月余,血小板计数由发病时16×10^9/L升至40×10^9/L,后随激素减量,血小板计数又下降至10×10^9/L左右,病情反复难愈。刻下症见:肌肤散在瘀斑,偶发齿衄、鼻衄,神疲乏力,双下肢无力,口干欲饮,二便尚调,舌质红,苔薄黄,脉细数。门诊查血常规示:血小板计数21×10^9/L。西医诊断:特发性血小板减少性紫癜。中医诊断:紫癜病,证属气阴两虚。治宜益气养阴,凉血化瘀为主。处方:太子参12g,黄芪20g,墓头回12g,仙鹤草15g,生地黄10g,牡丹皮10g,赤芍10g,紫草12g,白茅根15g,茜草10g,当归10g,女贞子10g,墨旱莲10g,山茱萸10g,鸡血藤10g,肉苁蓉6g,甘草6g,大枣5g。1日1剂,水煎服,早晚2次温服。上方连续服药2个月,并逐渐减停激素,乏力减轻,皮肤瘀斑消退,无出血,血小板逐渐上升,化验血小板计数96×10^9/L。自诉平素易感冒,继守原方加味,加白术10g、防风10g。2017年2月14日复诊,诸症已消,无出血及瘀斑,化验血小板计数110×10^9/L,停用激素,效不更方,间断服药,配合摄血丸(甘肃省肿瘤医院院内制剂),巩固疗效,随访4个月未见复发。

[**按**]本例患者,初次接诊,既有皮肤瘀点、瘀斑之标实见症,又有明显的气阴两虚之本虚表现,加之服用助火伤阴之激素,则更耗

气阴，故在维持原用激素的基础上，选用太子参、黄芪、生地黄、女贞子、墨旱莲、山茱萸等大剂益气养阴之品，合以墓头回、仙鹤草、牡丹皮、赤芍、紫草、白茅根、茜草等诸味凉血化瘀之药，伍以鸡血藤、当归养血活血，少佐肉苁蓉以阳中求阴、阴阳并补，兼顾小儿"脾常不足"之生理，配甘草、大枣顾护脾胃。诸药合用，标本同治，阴阳并调，共奏益气养阴、凉血化瘀之效。服药2月，皮肤瘀斑消退，血小板上升，精神好转，药中病机，效不更方，随证加减，始递减激素。4月后诸症悉除，血小板正常，遂停用激素，单纯中药隔天服用，配合丸剂，缓以图之，巩固疗效。

参考文献

[1]葛均波，徐永健．内科学[M]．北京：人民卫生出版社，2013：624-626.

[2]夏小军．血病论[M]．兰州：甘肃科学技术出版社，2015：531-535.

[3]桑卫卫，陈健一．陈健一教授治疗慢性特发性血小板减少性紫癜经验[J]．四川中医，2015，33(06)：18-19.

[4]杨淑莲．从肝论治原发性血小板减少性紫癜的中医辨治体会[J]．中国中医急症，2015，24(02)：275-277.

[5]唐宗海．血证论[M]．魏武英，整理．北京：人民卫生出版社，2005：23-38.

（刊登于《中医研究》2017年第30卷第10期，
连粉红、刘守海、郭炳涛 等作，夏小军 指导）

夏小军教授从毒、郁、痰、瘀辨治亚急性甲状腺炎经验

摘要

亚急性甲状腺炎是一种常见的自限性甲状腺疾病,多以病毒感染为诱因,具体病因尚不明确。本文主要介绍甘肃省名中医夏小军教授治疗亚急性甲状腺炎经验,认为本病属中医“瘿痈、瘿肿”范畴,外感风温疫毒是其主要诱因,毒、郁、痰、瘀互结是其主要病机。在治疗上,夏小军教授博采众家之长并结合多年临证经验,以中医辨证理论为指导,分别从毒、郁、痰、瘀进行论治,采用解毒、治郁、化痰、行瘀四法治疗亚急性甲状腺炎屡获良效,值得推广和应用。最后附以经典验案一则,以资佐证。

亚急性甲状腺炎(subacute granulomatous thyroiditis,SAT)简称亚甲炎,是以病毒感染为诱因,以甲状腺疼痛为主要临床表现的自限性疾病[1]。目前西医对SAT的治疗主要以糖皮质激素治疗为主,但复发率较高,不良反应较多,且治疗后不利于甲状腺功能的恢复[2]。业师夏小军教授以中医辨证理论为指导,应用中医药治疗SAT不仅能够改善患者临床症状,而且复发率低,不良反应较少,疗效显著。笔者有幸跟师学习,受其教诲,多所启悟,现总结如下。

1.病因病机

亚急性甲状腺炎为现代西医病名,当属中医“瘿病”“瘿痈”“瘿

肿”等范畴。西医认为，上呼吸道感染是SAT的早期诱因，有学者研究报道，早期SAT极易误诊为上呼吸道感染，其误诊率达41.93%[3]。因此，夏师认为，外感邪毒是该病发生的主要诱因。宋代严用和《严氏济生方·瘿瘤瘰门》云：“夫瘿瘤者，多由喜怒不节……而成斯疾焉。”[4]隋代巢元方《诸病源候论·卷三十一·瘿瘤等病诸侯》云：“瘿者，由忧恚气结所生……博颈下而成之。”[5]长沙马王堆汉墓出土的《养生方》云：“诸山水黑土中出泉流者……常食令人作瘿病。”基于以上论述，夏师认为，SAT的发病与外感邪毒，情志内伤以及地域环境和患者体质密切相关。其病因分为外感和内伤两端，其中，外感风温、疫毒是其主要诱因。邪毒蕴结致使气滞、痰浊、血瘀三者相合而为患，互结于颈前，是该病发生的主要病因病机。

2.辨证论治

2.1从毒论治

毒由风、寒、暑、湿等六淫邪气盛极所化，六淫邪气或偏于峻猛或蕴藏郁久，皆可化而为毒。清代尤怡《金匮要略心典·卷上·百合狐惑阴阳毒病证治第三》云：“毒者，邪气蕴结不解之谓。”[6]明代张介宾《景岳全书·外科钤·论证》云：“痈者，热壅于外，阳毒之气。”[7]夏师认为，因该病常由上呼吸道感染而诱发，以颈前部疼痛、发热、乏力等外感症状为主要临床表现，故辨治SAT首当从毒论治。在病程上，邪毒为患，处于初期阶段，祛除毒邪是当务之急。毒邪病因一除，则病变如焚空之火，终将自熄。

在发病上，邪毒致病，起急而势猛，传变较快，若治疗不当，则邪毒致病之力，必成燎原之势。当此之时，遏其发展，阻其传变，挫其病势，当以清解邪毒为首要。对于SAT初期阶段的治疗，夏师常以银翘散为主方，加以黄芩、夏枯草、板蓝根、蒲公英等清热解毒之药，将透表与解毒相结合。一则辛凉宣通，透发在表之邪；二则以一派苦寒清解之力,直折邪毒内郁化火之势,表里双解,内外同治,从而达到清除毒邪的目的。结合临床实践,SAT初期阶段,解毒之法用之愈早,则治疗截变效果愈佳。

2.2从郁论治

郁者,有阻滞不通之意,属于中医情志致病。情志由肝所主,肝脏体阴而用阳,乃将军之官,主疏泄,畅气机而调情志。情志所伤,郁而不伸,气机郁滞,则肝经血运受阻。肝之经脉,循喉咙(甲状腺)而上,肝经血运不畅,阻滞不通,不通则痛发为本病。清代叶天士《临证指南医案·卷六·郁》云:"邪不解散,即谓之郁。"[8]郁之为患,不越两端,或肝郁气机不畅,克伐脾土,脾虚痰生,痰瘀结于颈前而发病;抑或气郁而不宣,有余之气化而为火,内火因郁而发,随肝经上达于颈前而发病。正如《素问·卷第七·血气形志篇第二十四》所云:"形苦志苦,病生于咽嗌。"鉴于此,夏师认为,郁是导致SAT发病的主要因素之一,从郁论治是该病辨治之关键。

夏师临证常遵《黄帝内经》"木郁达之,火郁发之"之明训,以调理气机为宗旨,以"通"立法,以疏肝为主,辅以降火祛痰。常以柴胡疏肝散、丹栀逍遥散、四逆散等方剂化裁,用药如柴胡、香附、陈皮、半夏、川楝子、元胡、苏梗、厚朴等。肝郁伐脾者,以柴胡疏肝散加党参、白术、茯苓、山药等以健脾益气;肝郁化火者,以丹栀逍遥散加龙胆草、夏枯草、黄连等以清泻肝火;肝郁夹痰者,以柴胡疏肝散加浙贝母、牡蛎、橘核、荔枝核以化痰软坚;夏师对SAT的辨治斟酌仔细,遣方用药,看似平淡,然平中见奇,用之恰当,每收佳效。

2.3从痰论治

痰之为物,聚散靡常,来去无端,上达巅顶,下至涌泉,随气而行,无处不到,为诸病之源。痰之始生,外责于六淫入侵、饮食不调,内责于肺、脾、肾功能失调。在SAT发病过程中,痰既是病理产物又是致病因素。日本丹波元坚《杂病广要·内因类·痰涎》云:"痰涎壅滞,随气而升,结于胸膈,上逼咽喉。"[9]咽喉为经脉、气血运行之窍道，痰性稠浊而黏滞，循经脉而行，随气血而升，滞于咽喉窍壁，聚而成形，则发为瘿痈。清代尤怡《金匮翼·卷五·咽喉》云："凡治此疾，暴者必先发散……次取痰，取痰不愈，次取污血也。"[6]鉴于此，在SAT治疗过程中，从痰论治当是其辨治重要环节。

元代朱丹溪《金匮钩玄·卷第一·痰》云："凡人身上中下有块者，多是痰也。""二陈汤一身之痰都能管……痰之清者属寒，用二陈汤之类。脾虚者，宜清中气……"[10]夏师对SAT痰湿凝聚证的治疗，常以二陈汤合消瘰丸为主方，加白术、薏苡仁、厚朴、苏梗、昆布、海藻等理气健脾化痰之药。咽喉部黏稠胶着之顽痰，乃结聚有形之物，故治疗常加昆布、海藻、猫爪草、生牡蛎等软坚散结之品。明代张介宾《景岳全书·杂证谟·痰饮》云："善治痰者，惟能使之不生。"[7]夏师临证常以白术、薏苡仁以健脾利湿，健脾以杜生痰之源，利湿以助化痰之力而相得益彰。夏师对于痰湿型SAT的治疗，以理气健脾而立法，若脾气健运，虽痰湿未除，终不过是梦幻泡影，随风而去。

2.4从瘀论治

"瘀"有血瘀、瘀血两层含义，血瘀是指血液运行迟缓、血脉闭塞不通等病理状态，属病机范畴。瘀血是指离经凝结不行之血，乃血瘀之病理产物。血瘀是瘀血的成因，然瘀血既成势必影响血运，从而导致和加重血瘀，两者互为因果。《素问·至真要大论》云："必伏其所主，而先知其所因。"宋代严用和《严氏济生方·瘿瘤瘰门·瘿瘤论治》云："夫瘿瘤者……气凝血滞，为瘿为瘤。"[4]明代陈实功《外科正宗·卷之二·上部疽毒门·瘿瘤论第二十三》云："人生瘿瘤之症……乃五脏瘀血、浊气、痰滞而成。"[11]在SAT发病过程中，或风温疫毒而壅肺，或情志不畅而郁肝，或炼液成痰而阻络，最终均导致气滞络阻，瘀血阻滞于颈前，不通则痛，发为本病。

临证所见，在SAT的发病后期，多因瘀而致病，且病情复杂多变，迁延难愈。因此，夏师常从瘀论治难治性SAT，以桃红四物汤合半夏厚朴汤加减治疗，前者补血而不滞血，活血而不伤血，补中有行，破中有收，是治疗各种血瘀证基础方。后者辛苦并用，辛能助前者活血散结，苦能燥湿化痰以利咽喉，与前方合用不仅能行气活血以治本，且能化痰利咽而达标。两者合用于血瘀型SAT的治疗，如春冰遇日，以伏其所主，何患而不消。

3. 经典病案

董某，女，36岁，2015年7月28日初诊，主诉：颈前部僵硬肿胀疼痛1周。患者1周前感冒后出现颈前间断性疼痛，吞咽时疼痛加重可放射至耳部，体温37.5℃～38.5℃，无扁桃体肿大及吞咽困难，性情急躁易怒，体态偏瘦，睡眠差，便秘。刻诊：双侧甲状腺Ⅰ度肿大，压痛(+)，咽部轻度充血，舌质红，苔黄厚腻，脉弦数。甲状腺彩超提示甲状腺稍肿大。血沉：60mm/h。甲功示：T3，3.98↑、T4，182.90↑，TSH 0 .81，^{131}I摄入率低于正常。西医诊断：SAT。中医诊断：瘿痈；邪毒外感，兼肝经郁热证。治法：清热解毒、疏肝泻火。方选银翘散加减：金银花15g，连翘10g，牛蒡子10g，桔梗10g，蒲公英12g，夏枯草15g，牡丹皮10g，柴胡10g，栀子10g，郁金15g，桔梗12g，山豆根10g，射干10g，甘草10g。7剂，每日一剂，水煎，分早晚两次服用。

2015年8月4日二诊：服上方7剂后，甲状腺疼痛较前减轻，血沉：36mm/h，体温基本正常，便秘症状改善，甲状腺仍肿大。近期服药期间腹胀，食欲不佳，性格急躁易怒，舌质淡，苔白稍腻，脉弦细。此时，邪毒已解，肝郁脾虚明显。原方去金银花、连翘、蒲公英，加炒白术15g、炒山楂10g、炒神曲10g、香附10g。14剂，煎服方法同上。

2015年8月18日三诊：无甲状腺疼痛，复查甲状腺彩超及甲状腺功能基本正常，食欲较前明显改善，舌质淡，苔白，脉弦细，无其他不适症状，效不更方，继用上方调理1月后，甲状腺疼痛一直未复发,复查甲状腺彩超、血沉及甲功均未见明显异常,无明显不适症状。

［**按**］患者为青年女性,感冒后发病,且发病时间较短,加之性情急躁易怒,肝郁化火,郁火邪毒随肝经而上达咽喉,故发为颈前部甲状腺疼痛。舌质红,苔黄厚腻,脉弦数,均为邪毒瘀滞、肝郁化火的表现。故辨证当属邪毒外感,兼肝经郁热证。治宜清热解毒、疏肝泻火,方用银翘散加减。方中金银花、连翘、蒲公英、牛蒡子可清解卫外之邪毒,柴胡、郁金、牡丹皮、栀子、夏枯草能治内郁之肝火,山豆根、射干、桔梗则能引药于咽喉,甘草清热解毒,调和诸药。全方标本同治,内外同调,方证相符,加减得当,故能取此良效。

4. 结语

西医治疗SAT除使用糖皮质激素外别无良法,糖皮质激素虽能快速缓解患者的不适症状,但存在减量加重,停药复发等不良反应,中医药治疗本病有其独特的优势,不仅不良反应较少,而且疗效显著,复发率较低。夏师认为,中医辨治SAT应从毒、郁、痰、瘀四个方面进行,因该病病情复杂,辨证论治应将解毒、治郁、化痰、行瘀四法兼顾,根据病情而有所偏倚,灵活掌握应用方能提高疗效。

参考文献

[1]陈灏珠,林果为.实用内科学[M].北京:人民卫生出版社,2011:1281.

[2]李鸣镝,邹晓玲.亚急性甲状腺炎临床治验[J].中国中医基础医学,2011,17(10):1175-1176.

[3]刘苏霞.亚急性甲状腺炎误诊124例分析[J].中国误诊学,2011,11(4):891-892.

[4]宋·严用和.严用和医学全书[M].北京:中国中医药出版社,2006:109.

[5]隋·巢元方.诸病源候论[M].北京:华夏出版社,2008:200

[6]清·尤怡.尤在泾医学全集[M].北京:中国中医药出版社,2015:109-111.

[7]明·张景岳.景岳全书[M].北京:中国医药科技出版社,2011:356.

[8]清·叶天士.临证指南医案指南[M].北京:人民卫生出版社,2006:259-265.
[9]日本·丹波元坚.杂病广要[M].北京:学苑出版社,2009:242.
[10]元·朱震亨.金匮钩玄[M].北京:人民卫生出版社,2006:14-18.
[11]明·陈实功.外科正宗[M].北京:中国医药科技出版社,2011:107.

(刊登于《中国中医基础医学》2018年第24卷第3期,刘守海、连粉红、段赟 等作,夏小军 指导)

产业研发

新中国伊始，中国卫生工作的方针即是“预防为主、中西结合”。中医学认为，正气虚损，阴阳失衡，脏腑功能失调，是导致疾病发生、发展的主要因素。在治疗过程中，中医历来重视个体化治疗，侧重于对病理生理过程的调节，调整失去平衡的阴阳气血使其重新恢复平衡，正如《素问·至真要大论》所云：“谨察阴阳所在而调之，以平为期。”同时，中医药在疾病治疗中不伤或少伤患者正常组织器官，有利于改善机体抗病能力，更助于生活质量的提高。因此，充分发挥和利用中医药防病治病的优势与特色，融合现代医学研究成果，探索中西医结合防治慢性病的效方验药显得尤为重要和突出。鉴于此，笔者将自己临证常用验方效药分院内制剂、专病专方、养生方药、国家专利等四部分，以飨读者，且供参考。

院内制剂

1.回生胶囊

2000年，申请到院内制剂生产批准文号：庆卫普制准字(2000)146-02。2004年，申请到甘肃省食品药品监督管理局院内制剂生产批准文号：甘药制字Z04101013，并获准在全省医疗机构间调剂使用。

【品　名】回生胶囊

【成　分】天蓝苜蓿、墓头回、龙葵、虎杖、半枝莲、白花蛇舌草、夏枯草、山豆根、赤芍、仙鹤草、白茅根，炙鳖甲、青黛、紫河车。

【方　解】方中天蓝苜蓿清热利湿、凉血止血，墓头回清热燥湿、止血祛瘀，龙葵清热解毒、活血消肿，紫河车补肾益精、益气养血，四药合用，共为君药；半枝莲、白花蛇舌草、虎杖、山豆根、青黛清热败毒，赤芍凉血活血，夏枯草、炙鳖甲化痰软坚散结共为使药；仙鹤草、白茅根凉血止血为佐药。全方共奏清热败毒、活血化瘀、化痰散结之效，且祛邪不伤正，扶正不碍邪，止血而不留瘀。

【功能主治】清热解毒，活血化瘀，化痰散结。用于治疗：(1)急慢性白血病，骨髓增生异常综合征、恶性淋巴瘤、多发性骨髓瘤及恶性组织细胞病；(2)肝癌、胃癌、食道癌、肺癌等非造血系统恶性肿瘤；(3)用于预防和治疗因放、化疗引起的白细胞减少、血小板减少、造血功能障碍、免疫功能低下等。

【剂 型】本品为胶囊剂。

【性 状】本品内容物为深蓝色的粉末；气微，味微苦。

【规 格】每盒90粒，每粒装0.45g。

【用法与用量】可单独使用，或配合化疗使用；口服，一次3粒，一日2～3次，小儿酌减；一疗程30d。

【不良反应】目前尚未发现不良反应。

【禁 忌】孕妇禁用。

【注意事项】脾胃虚寒、消化道出血者慎用；服药期间忌烟、酒及辛辣刺激之品。

【贮 藏】密封，置阴凉、干燥处保存。

【批准文号】甘药制字Z04101013。

【实验研究】

(1)回生胶囊组方中主药天蓝苜蓿对AL体外药敏试验研究表明，天蓝苜蓿在0.3～0.6mg/ml浓度范围时，即可对ALL细胞有50%以上的杀伤作用。提示天蓝苜蓿具有明显的抑制ALL细胞作用，抑制作用强弱依次为L_1、L_3、L_2。在浓度大于0.25mg/ml时对ANLL细胞具有较强的抑制作用，抑制作用强弱依次为M_2、M_1、M_5a。为天蓝苜蓿治疗急性白血病提供了科学依据。

(2)回生丸Ⅰ号(回生胶囊前体剂型)药效学研究表明,回生丸Ⅰ号可在体内有效抑制某些肿瘤细胞的生长,如H_{22}肝癌细胞和L_{615}淋巴细胞白血病细胞。并通过增加T淋巴细胞亚群的活性而使实验动物的免疫功能得到提高。

(3)回生胶囊药效学试验结果表明,回生胶囊8.1g、2.7g生药每千克体重给荷瘤小鼠灌胃,对环磷酰胺(CTX)化疗或X射线放疗抗小鼠S_{180}肉瘤有增效作用。回生胶囊8.1g生药每千克体重给荷瘤小鼠灌胃,对CTX或放疗减少S_{180}荷瘤小鼠白细胞和红细胞数有抑制作用。回生胶囊8.1g、2.7g生药每千克体重给荷瘤小鼠灌胃,能提高小鼠吞噬细胞的吞噬功能,增强机体非特异性免疫功能;促进小鼠特异性抗体的产生和分泌,增强小鼠的特异性体液免疫功能;促进小鼠脾脏淋巴细胞增殖反应,增强小鼠的特异性细胞免疫功能。提示:回生胶囊与化疗或放疗药物联合应用有增效和减毒作用,同时能增强机体的免疫功能。

(4)急性毒性试验结果表明,小鼠灌胃给药回生胶囊,未发现明显毒性反应,一日最大给药量为42g/kg·d,是临床人日口服剂量0.09g/kg·d的467倍,提示该药1日内剂量过大口服是安全的。

【临床研究】自1991年3月起,进行了"中药回生汤系列辨治AL临床研究"工作,至1996年9月底,通过对76例中药回生汤系列加化疗治疗AL的临床疗效观察,并与30例单纯应用西药化疗者作对照,取得CR率67.1%,总有效率80.3%的满意疗效。其中AML50例,CR率68%,总有效率78%。同时进行了相关的实验研究,结果表明,中药回生汤既可作为AL有效的治疗药物,又可作为联合化疗的辅助用药,且副作用轻微,配合化疗不仅能够起到增敏减毒的治疗效果,保证联合化疗的顺利进行,而且能够延长患者生存期,提高生存质量,且对AML的预后改善明显。其药源广泛,价格低廉,安全可靠。该课题曾荣获1997年度甘肃省科技进步三等奖。

近十年,经对257例急性髓系白血病(AML)临床观察研究结果显示，回生胶囊（或）加联合化疗治疗AML，可取得完全缓解（CR）率77.43%，总有效率87.94%的满意疗效，且对不同类型的AML均可取得明显的治疗效果，对急性早幼粒细胞白血病（M_3）的CR率明显高于M_1、M_2、M_4及M_6。以回生胶囊（或）加联合化疗方案作为AML的诱导治疗，对初治者及复治者均可取得明显的治疗效果，但对初治者CR率明显高于复治者；作为巩固治疗，可起到明显的维持缓解及巩固疗效的作用。回生胶囊可应用于AML治疗的全过程，对于就诊时已达到CR者及疾病复发者，在征得患者同意，并在严密观察病情变化的前提下，也可单独应用回生胶囊而起到诱导缓解作用，并可起到明显的维持缓解和巩固疗效作用，由于各种原因不能应用联合化疗者，提供一种新的治疗手段。回生胶囊（或）加联合化疗治疗AML，对成人的CR率明显高于儿童，且对成人的总有效率远高于儿童及老年人。单纯应用回生胶囊治疗AML，未发现明显的副作用；配合联合化疗，可明显减低化疗药物的毒副作用。随访结果表明，回生胶囊（或）加联合化疗治疗AML，可明显改善预后，提高生存质量。

截至目前，应用回生胶囊治疗的患者已遍及国内30个省市及国外部分地区，国内50多家新闻媒体对此进行过采访报道，取得了良好的社会效益和经济效益。

2.摄血丸

1996年，申请到院内制剂生产批准文号：庆卫普制准字（1996）149-02。2004年，申请到甘肃省食品药品监督管理局院内制剂生产批准文号：甘药制字Z0410105，并获准在全省医疗机构间调剂使用。

【品　名】摄血丸

【成　分】血见愁、墓头回、黄芩炭、白茅根、赤芍、牡丹皮、生地、仙鹤草、黄芪、当归、党参、茯苓、白术、肉苁蓉、鸡血藤。

【方 解】方中血见愁系甘肃省陇东地区特产中草药,学名茜草,又名红茜草,其味苦性寒,具有凉血止血,活血祛瘀之功效;墓头回亦为陇东地区特产中草药,又名脚汗草,性微寒、凉,味苦、涩,具有清热燥湿、止血、止带、祛瘀截疟之功效;黄芩味苦性寒,清热泻火,解毒凉血;炒炭后味苦微涩,性微寒,以清热止血之力胜;白茅根甘寒,凉血止血,清热利尿;赤芍味苦微寒,清热凉血,祛瘀止痛;牡丹皮味苦、辛,性微寒,清热凉血,活血散瘀;生地苦、寒,清热凉血,养阴生津。上述诸药,皆为清热泻火、凉血止血之品,兼有化瘀之能,且有养阴之效,再配以味苦涩、性平不偏,收敛止血的仙鹤草,能有效治疗因血热妄行及阴虚火旺引起的各种出血。方中黄芪味苦微温,补气升阳,益卫固表;当归甘、辛、温,补血,活血;党参甘、淡、平,补中益气,生津养血;茯苓甘、淡、平,利水渗湿,健脾安神;白术甘、苦、温,补气健脾,燥湿利水。上述诸药,味甘性微温,合而用之,共奏补气养血,健脾摄血之功,能有效治疗因脾虚不摄引发的各类出血。明代赵献可云:"有形之血不能速生,无形之气所当急固。"大凡血证,由于"有形之血来源于无形之气",故补气应在补血之先,健脾当在补肾之上。合以甘、咸、温的肉苁蓉以补肾助阳,补阳不燥,药力和缓,一则兼顾先天,二则阳中求阴。再合以行血补血见长的鸡血藤,既能增强补血祛瘀之能,又能提升血小板。

以上15味中药相互伍用,不仅具有清热凉血,益气摄血之功,而且能够滋阴降火,兼能活血化瘀。全方寒温并用,攻补兼施,标本兼顾,气血并治,祛邪不伤正,扶正不碍邪,性寒不伤胃,味甘不滋腻,止血不留瘀,故对以热、虚、瘀为主要病机的ITP,通过清热凉血,益气摄血而达宁络消斑之功效。

【功能主治】清热凉血,益气摄血,宁络消斑。用于治疗急慢性免疫性血小板减少性紫癜、各种继发性血小板减少症、过敏性紫癜及各种原因引起的鼻衄、肌衄、齿衄、尿血、便血、崩漏等。

【剂 型】本品为棕色的大蜜丸。

【性 状】本品气微香，味甜、微苦。

【规 格】每盒10丸，每丸重9g。

【用法与用量】可单独使用，或配糖皮质激素使用；口服，一次2丸，一日2次，小儿酌减；一疗程30d。

【不良反应】目前尚未发现不良反应。

【禁 忌】糖尿病患者禁用。

【注意事项】服药期间忌烟、酒及辛辣刺激之品。

【贮 藏】密封，置阴凉、干燥处保存。

【批准文号】甘药制字Z0410105。

【实验研究】摄血丸中所应用的15味原料药均为无毒中药。为了保证用药安全，我们于1999年进行课题设计时确定了在国家级重点实验室进行急性毒性试验的内容。经北京大学医学部实验动物科学部急性毒性试验结果表明：摄血丸无毒副作用。

【临床研究】临床研究表明，摄血丸对急、慢性型ITP均有很好的治疗效果：

(1)急性型ITP：摄血丸治疗急性型ITP临床疗效观察结果显示，显效率为66.67%，总有效率为87.88%；血小板由(34.56±24.51)×10^9/L上升至(84.85±43.97)×10^9/L；有效病例起效时间平均(3.70±2.26)周。摄血丸加用激素治疗急性型ITP临床疗效观察结果显示，显效率为76.92%，总有效率为97.44%；血小板由(36.64±28.02)×10^9/L上升至(112.85±33.98)×10^9/L；有效病例起效时间平均(2.33±2.12)周。

(2)慢性型ITP：摄血丸治疗慢性型ITP临床疗效观察结果显示，显效率为45.86%，总有效率为92.31%；治疗后血小板由(36.56±18.30)×10^9/L上升至(66.44±34.75)×10^9/L；有效病例起效时间平均(6.04±3.60)周。摄血丸加用激素治疗慢性型ITP临床疗效观察结果显示，显效率为48.28%，总有效率为93.11%；治疗后血小板由$(40.03\pm27.04)\times10^9/L$上升至$(68.38\pm38.00)\times10^9/L$；有效病例起效时间平均$(5.81\pm4.49)$周。

(3)研究还表明，摄血丸不仅具有明显升血小板，缓解出血，改善乏力、头痛、头晕、纳食不佳等症状，而且能够抑制激素的不良反应。

20年来，采用摄血丸治疗急、慢性型ITP患者已达数万余例，接受治疗的患者遍及国内28个省市和国外部分地区，已取得了良好的社会效益和经济效益。该制剂携带服用方便，作用安全可靠，稳定性好，无毒副作用，价格低廉，既可单独应用，又可与激素合用，已成为中医血液病临床一种新制剂。

3.再障生血胶囊系列

再障生血胶囊系列(再障滋补胶囊和再障温补胶囊)是2016年获准在全省医疗机构间调剂使用的院内中药制剂。

3.1 再障滋补胶囊

【品 名】再障滋补胶囊

【成 分】龟甲胶、熟地、女贞子、旱莲草、岷当归、红芪、人参、麦冬、五味子、鸡血藤、茜草、紫河车、山萸肉、白术、山楂。

【方 解】方中龟甲胶、熟地滋阴养血、益肾填髓，以壮水制火；二至丸(女贞子、旱莲草《医方集解》方)、山萸肉补益肝肾，养阴益精，以精血互生；当归补血汤(岷当归、红芪《内外伤辨惑论》方)益气生血、和血固表，均为甘肃特产药材；生脉散(人参、麦冬、五味子《内外伤辨惑论》方)益气生津、敛阴止汗；鸡血藤补血活血，茜草凉血化瘀，二者一温一凉，止中寓补、补中寓消；紫河车乃血肉有情之品，其性温且有补气、养血、益精之能，配山萸肉及微温的鸡血藤，以阳生阴长，阳中求阴；白术健脾益气；山楂消食化瘀，以防它药补而滋腻。诸药合用，补肾精而降相火，顾及于肝；滋化源而兼摄纳，注重于气；宁血络而用寒温，勿忘行瘀；益肾阴而补肾阳，阴阳相济；进滋补而消食积，以免滋腻；扶正气而固卫表，防止邪袭。故对以贫血、生血、感染及主要表现的慢性再障属肾阳虚者，可达培本消源，填精养血之功效。

【功能主治】滋补肾阴，养血填髓。用于治疗再生障碍性贫血、营养不良性贫血及其他各类贫血证属于肾阴虚者。

【剂 型】本品为胶囊剂。

【性 状】本品内容物为黄褐色的粉末；味微苦。

【规 格】每瓶40粒，每粒0.5g，相当于原生药2g。

【用法与用量】可单独使用，或与其他药物配合使用；口服，一次4粒，一日2次，小儿酌减；一疗程30d。

【不良反应】尚未发现不良反应。

【禁 忌】孕妇禁用。

【注意事项】服药期间忌烟、酒及辛辣刺激之品。

【贮 藏】密封，置阴凉、干燥处保存。

3.2 再障温补胶囊

【品 名】再障温补胶囊

【成 分】鹿角胶、肉桂、菟丝子、仙灵脾、肉苁蓉、补骨脂、红芪、岷当归、白术、人参、鸡血藤、茜草、阿胶、熟地、山楂。

【方 解】方中鹿角胶、肉桂温肾助阳、益精生血；菟丝子、仙灵脾、肉苁蓉温补肾阳，益肾填精；补骨脂温补脾肾；甘肃特产红芪味甘，配岷当归益气生血，和血固表；合白术健脾益气；人参大补元气，生津安神；鸡血藤配茜草祛瘀生新，兼以止血；血肉有情之品阿胶配熟地滋阴润燥、补血止血，以阴中求阳；山楂消食化瘀，并防止它药补而滋腻。诸药合用，补先天而顾后天，温肾阳而滋肾阴，温而不燥，补而不腻，且能止血行瘀，消食化积。故对慢性再障属肾阳虚者，可达温阳化瘀、填精补髓之功效。

【功能主治】温补肾阳，益髓生血。用于治疗再生障碍性贫血、营养不良性贫血及其他各类贫血证属肾阳虚者。

【剂　型】本品为胶囊剂。

【性　状】本品内容物为黄褐色的粉末；味微苦。

【规　格】每盒40粒，每粒0.5g，相当于原生药2g。

【用法与用量】可单独使用，或与其他药物配合使用；口服，一次4粒，一日2次，小儿酌减；一疗程30d。

【不良反应】尚未发现不良反应。

【禁　忌】孕妇禁用。

【注意事项】服药期间忌烟、酒及辛辣刺激之品。

【贮　藏】密封，置阴凉、干燥处保存。

【实验研究】（原资料保存于北京大学医学部实验动物科学部）

药效学试验结果表明：再障生血胶囊对小鼠的骨髓造血有明显的促进作用，对环磷酰胺造成的小鼠骨髓损伤具有明显的保护和修复作用；对小鼠外周血白细胞损伤有一定的保护和修复作用。

急性毒性试验结果表明：采用最大耐受剂量法观察，结果表明该制剂无毒。

【临床研究】采用随机抽样法，通过对73例中药再障生血胶囊系列配合康力龙治疗CAA的临床疗效观察，并与32例单纯口服康力龙治疗患者作对照，结果表明观察组基本治愈28例，占38.36%；明显进步17例，占23.29%；总有效64例，总有效率87.67%。对照组基本治愈7例，占21.88%；明显进步3例，占9.38%；总有效19例，总有效率59.38%。两组疗效比较差异有显著性（$P < 0.01$），观察组疗效明显优于对照组，且起效时间明显提前，疗程明显缩短，预后改善明显。同时，观察发现两组临床症状首先是头晕、乏力、心悸、苍白等贫血症状改善，其次是各类出血症状的恢复。血象多按Hb、WBC、PLT的顺序恢复，骨髓象的恢复一般迟于血象。但观察组以上改善程度均较单纯应用康力龙治疗组明显，且起效快，疗程短，外周血象及骨髓象改善明显，毒副反应少，并可减轻康力龙的不良

反应,患者生活质量也得到明显提高,从而为中医药治疗CAA开辟了一条新路子。

【用药方法】临床所见,慢性再障虽证分肾阴虚、肾阳虚、肾阴阳两虚三型,但不是每例病人自始至终都表现为一个类型,型与型之间常相互交叉,并可相互转化。因此,在具体应用时必须掌握阴阳的偏胜偏衰,知常达变,灵活应用,只能这样,才能体现辨证论治的精神,才能取得良好的治疗效果。兹就临床活用的几种形式介绍如下:

【分期治疗】一般而言,慢性再障阳虚易治,阴虚难调,故当先治阴分,平调阴阳之后,再用温补。慢性再障初期(进展期)多有肾阴虚的表现,但症状较急性再障轻,故多应用再障滋补胶囊,或以再障滋补胶囊为主进行治疗。好转期(稳定期)常表现为肾阴阳两虚型,故多按前述肾阴阳两虚型辨证治疗。以成人用量为例,若肾阴虚、肾阳虚症状均明显时,宜选用再障滋补胶囊及再障温补胶囊每次各2粒,一日2次口服。若以肾阴虚症状为主,或兼有肾阳虚症状时,可用再障滋补胶囊每次3粒,再障温补胶囊每次1粒,一日2次口服。若以肾阳虚症状为主,肾阴虚症状不明显或不典型时,则用再障滋补胶囊每次1粒,再障温补胶囊每次3粒,一日2次口服,或单纯应用再障温补胶囊每次4粒,一日2次口服,恢复期(缓解期)肾阴阳两虚表现多不明显,而以气血两虚为主,故应交替使用再障滋补胶囊及再障温补胶囊,而以服用再障温补胶囊为主,或单纯服用再障温补胶囊。

【因时制宜】再障生血胶囊系列合用时,再障滋补胶囊宜早上服用,再障温补胶囊宜晚上服用。夏季天气炎热,再障温补胶囊不宜长时间大剂量应用,或可少佐再障滋补胶囊。冬季天气寒冷,再障滋补胶囊亦不宜长时间大剂量应用,而再障温补胶囊则可多用。

【因人制宜】小儿纯阳之体,阳常有余,阴常不足,罹患慢性再障后不宜长期大量应用再障温补胶囊,若确要应用,则可少佐再障滋补胶囊。老年患者多阳虚，故宜常用再障温补胶囊。

【合用雄激素】配合应用雄激素患者，在应用1月左右阴虚症状逐渐显露，故宜适当加用再障滋补胶囊。雄激素撤减时可单纯应用再障温补胶囊，防止反跳。

截至目前，应用再障生血胶囊治疗的患者已遍及国内30个省市及国外部分地区，国内50多家新闻媒体对此进行过采访报道，取得了良好的社会效益和经济效益。

4. 生血丸

1996年，申请到院内制剂生产批准文号：庆卫普制准字(1996)149-01。2004年，申请到甘肃省食品药品监督管理局院内制剂生产批准文号：甘药制字Z04101017，并获准在全省医疗机构间调剂使用。

【品 名】生血丸

【成 分】党参、当归、黄芪、紫河车、补骨脂、鸡血藤、山茱萸、熟地黄、淫羊藿、巴戟天、枸杞子、白芍、川芎、阿胶。

【方 解】方中黄芪、党参健脾益气；当归补血和血，并助黄芪益气生血；熟地、山茱萸、枸杞子滋补肝肾，养阴补血；淫羊藿、巴戟天、补骨脂、紫河车温肾壮阳，益精填髓；阿胶养阴补血，兼以止血；白芍养血柔肝，川芎养血行气、鸡血藤补血化瘀，三者合而为用使补而不滞。全方共凑健脾益气、滋阴补血、益肾填髓之效，而无壅塞之弊。

【功能主治】健脾益气，滋阴补血，益肾填髓。用于治疗溶血性贫血、营养不良性贫血、再生障碍性贫血等贫血类疾病。

【剂 型】本品为棕色的大蜜丸。

【性 状】本品气微香，味甜、微苦。

【规 格】每盒10丸，每丸重9g。

【用法与用量】口服，一次2丸，一日2次，小儿酌减；一疗程

30d。

【不良反应】目前尚未发现不良反应。

【禁 忌】糖尿病患者禁用。

【注意事项】服药期间忌烟、酒及辛辣刺激之品。

【贮 藏】密封，置阴凉、干燥处保存。

【批准文号】甘药制字Z04101017。

【实验研究】

(1)药效学实验结果显示，经苯肼腹腔注射造成小鼠急性溶血性贫血模型，生血丸能明显改善模型小鼠外观体征，增加小鼠体重、外周血RBC数量、HGB含量和HCT。提示生血丸对苯肼所致小鼠溶血性贫血具有治疗作用。

(2)急性毒性试验结果显示，对生血丸进行小鼠急性毒性试验，因未测出小鼠死亡剂量，无法测定LD_{50}，故改测最大给药量。试验结果表明，小鼠灌胃给药生血丸，未发现明显毒性反应，一日最大给药量为48g/kg·d，是人临床日口服剂量0.1g / kg·d的480倍。表明该药一日内剂量过大口服是安全的。

【临床研究】生血丸治疗自身免疫性溶血性贫血临床研究分为三组，中药组(生血丸)、西药组(激素组)及中西医结合组各30例，疗效观察结果显示：

(1)中药组完全缓解率63.5%，总有效率87.8%；西药组完全缓解率64.3%，总有效率88.7%；中西医结合组完全缓解率81.6%，总有效率92.5%。表明中药组与西药组完全缓解率及部分缓解率、总有效率相比，均$P>0.05$，无显著差异。说明生血丸与西药组激素的疗效相近，对溶血性贫血有明显治疗作用，且无激素应用后副作用。中西医结合组与西药组比较其完全缓解率、总有效率相比，均$P<0.05$，无显著差异。表明中西医结合组的疗效优于西药组及中药组，且可减少激素之阴虚火旺、肥胖等副作用。

(2)三组从症状上比较，中药组应用中药治疗后症状改善时间上较西药组及中西医结合组均慢2~5d,但在治疗后失眠健忘及食后腹胀方面均较其他两组改善快,且疗效良好;西药组应用后则黄疸、心悸气短、神疲乏力、食欲不振、寒战发热、脾大、贫血改善方面均起效快,但在减药过程中易反复,且治疗失眠头晕、腹胀等症状较差,并有肥胖、多毛等副作用。中西医结合治疗后则在症状改善时间上明显优于前两组,复发率低,并可减低激素的副作用。根据症状评分标准,应用尼莫地平法计算疗效指标显示:中药组疗效指数95.5%,西药组疗效指数86.2%,中西医结合组疗效指数94%。表明改善症状疗效最好的是中药组,其次是中西医结合组,最差的是西药组。经统计学处理,中药组与西药组比较,$P>0.05$,表明无统计学意义;中药组与中西医结合组比较,$P>0.05$,表明在改善症状上两组无差异性。

(3)中药组、西药组及中西医结合组三组治疗前后血红蛋白(HB)、红细胞计数(RBC)、总胆红素、网织红细胞计数均有明显改善。$P<0.01$,有显著意义。中药组与西药组及中西医结合组治疗后血红蛋白(HB)、红细胞计数(RBC)、总胆红素、网织红细胞计数比较,$P>0.05$,无显著意义,但相比较中西医结合组各项指标恢复最好,中药组次之,西药组最低,分析原因,西药组治疗缓解后,部分病例又复发,故指标减低。

以上表明:①三组治疗前后血红蛋白(HB)、红细胞计数(RBC)、总胆红素、网织红细胞计数均有明显改善;②三组治疗后血红蛋白(HB)、红细胞计数(RBC)、总胆红素、网织红细胞计数比较相近,表明生血丸有激素相近的治疗作用,且中西医结合组最好。

该制剂携带服用方便,作用安全可靠,稳定性好,无毒副作用,价格低廉,既可单独使用,又可与叶酸、维生素B_{12}、铁剂、激素等合用,已成为中医血液病临床治疗新制剂,故具有广阔的推广应用前景。

专病专方

1.治疗实体瘤方

【组成】猫爪草15g,白僵蚕10g,大黄6g,皂角刺10g,莪术10g,夏枯草15g,龙葵10g,石见穿15g,虎杖15g,鳖甲(醋制)10g,昆布10g,山楂10g,薏苡仁15g。

【功效】散结消肿,解毒祛瘀。

【方解】方中猫爪草、白僵蚕化痰散结、解毒消肿;虎杖、石见穿清热解毒、祛瘀止痛;皂角刺消肿托毒;夏枯草、龙葵清热解毒、散结消肿;大黄推陈致新、逐瘀扶正;莪术行气活血、散结止痛;鳖甲、昆布软坚散结;薏苡仁解毒散结、山楂散瘀止痛,两者兼以健脾助运。诸药相伍,以祛邪为主,兼以扶正,使邪去正存,而达散结消肿、解毒祛瘀之功。

【应用】用于各种恶性肿瘤的治疗。

2.治肺癌方

【组成】猫爪草15g,夏枯草15g,薏苡仁15g,射干10g,白僵蚕10g,酒制大黄6g,皂角刺10g,莪术10g,龙葵10g,石见穿15g,醋制鳖甲10g,昆布10g,山楂10g,西洋参10g,金荞麦15g,百合10g,全蝎3g,三七粉3g。

【功效】化痰消瘀,解毒散结。

【方解】方中主药猫爪草化痰消瘀散结;西洋参补气养阴生津;

辅药昆布、皂角刺化痰软坚、消肿散结；龙葵、石见穿散瘀消肿、清热解毒；莪术破血祛瘀、止痛消积；酒制大黄清热解毒、活血化瘀；金荞麦、夏枯草、射干、白僵蚕清热解毒、化痰散结；三七化瘀止血、活血止痛；全蝎解毒散结、通络止痛；佐药醋制鳖甲滋阴潜阳，软坚散结；百合润肺止咳、清心安神；使药薏苡仁渗湿健脾；山楂散瘀化积、助运脾胃。诸药合用，对因气滞、血瘀、痰凝、毒聚而致的肺积，可奏化痰消瘀、解毒散结之功效。

【应用】用于肺癌的辅助治疗。

3.肺癌辨证论治系列方

3.1痰湿型

【组成】猫爪草15g，白僵蚕10g，枯蒌12g，薏苡仁20g，莪术12g，皂角刺10g，陈皮10g，半夏10g，杏仁10g，甘草6g，桔梗10g，茯苓10g。

【功效】化痰止咳，解毒祛湿。

【方解】方中主药猫爪草、白僵蚕化痰散结、解毒消肿；佐药枯蒌清热化痰、散结消痈；莪术破血祛瘀、消积止痛；皂角刺活血消肿、化痰软坚；辅药二陈汤(《太平惠民和剂局方》陈皮、半夏、茯苓、甘草)燥湿化痰、理气和中；杏仁、桔梗宣肺止咳、化痰平喘；使药薏苡仁健脾渗湿。诸药合用，共奏化痰祛湿、宣肺止咳、活血解毒之功效。

3.2瘀血型

【组成】黄芪20g，岷当归10g，桃仁10g，红花10g，三七粉3g(冲服)，川芎10g，茜草10g，鬼箭羽12g，莪术10g，郁金12g，龙葵15g，藕节12g，山楂10g，甘草6g。

【功效】活血化瘀，消肿散结。

【方解】方中主药桃仁、红花活血化瘀；辅药莪术、川芎、郁金行气活血、消积止痛；黄芪补气活血；岷当归养血和血；三七、茜草化瘀止血、活血止痛；佐药龙葵、鬼箭羽解毒化瘀、消肿散结；藕节止血化瘀、清热生津；使药山楂散瘀化积、助运脾胃；甘草调和诸药。诸药合用，共奏活血化瘀、消肿散结之功效。

3.3 热毒型

【组成】 金荞麦20g，猫爪草15g，石见穿15g，黄芩10g，山豆根10g，龙葵10g，薏苡仁20g，百部10g，半枝莲20g，白花蛇舌草20g，白茅根20g，甘草6g。

【功效】 清热解毒，化痰祛瘀。

【方解】 方中主药金荞麦、猫爪草清热解毒、化痰散结；辅药半枝莲、白花蛇舌草清热解毒、活血散结；龙葵、石见穿解毒散瘀；山豆根解毒消肿；黄芩清热泻火；薏苡仁清热利湿；佐药百部止咳化痰；白茅根凉血上血；使药甘草解毒和中。诸药合用，共奏清热解毒、化痰祛瘀之功效。

3.4 气虚型

【组成】 党参15g，黄芪20g，岷当归10g，麦门冬10g，五味子10g，百合10g，山萸肉10g，浙贝母10g，玄参12g，牡蛎12g（先煎），山药12g，茯苓10g，白术10g，炙甘草6g。

【功效】 补气益肺，化痰散结。

【方解】 方中主药黄芪补气固表、托毒消肿；辅药四君子汤（《太平惠民和剂局方》党参、茯苓、白术、炙甘草）健脾益气；生脉散（《内外伤辨惑论》党参、麦门冬、五味子）益气生津、敛阴止汗；使药山药健脾益胃、益肺止咳；百合润肺止咳；山萸肉补益肝肾。诸药合用，共奏补气益肺、化痰散结之功效。

3.5 阴虚型

【组成】 太子参15g，生地黄12g，麦门冬12g，玄参12g，五味子10g，生牡蛎12g（先煎），浙贝母10g，黄精10g，玉竹10g，天花粉15g，山萸肉10g，百合10g，阿胶10g（烊化兑服），炙甘草6g。

【功效】 养阴润肺，益气生津。

【方解】 方中主药生脉散（《内外伤辨惑论》太子参、麦门冬、五味子）益气生津、敛阴止汗；辅药增液汤（《温病条辨》麦门冬、生地黄、玄参）养阴润燥；玉竹、天花粉、百合清热养阴生津；佐药山萸肉滋补肝肾；黄精益气养阴、健脾润肺；阿胶补血和血、滋阴润燥；使药炙甘草益气和中。诸药合用，共奏养阴润肺、益气生津之功效。

4.肺癌扶正抑瘤方

【组成】西洋参20g，黄芪30g，岷当归15g，麦门冬10g，五味子10g，女贞子10g，旱莲草10g，山萸肉15g，鸡血藤10g，百合15g，龙葵10g，川芎10g，莪术10g，玄参10g，浙贝母10g，生牡蛎10g，薏苡仁15g，山楂10g。

【功效】益气养阴，扶正祛邪。

【方解】方中主药西洋参补气养阴、清热生津；辅药黄芪补气固表；岷当归补血止血；鸡血藤行血补血；生脉散（《内外伤辨惑论》西洋参、麦门冬、五味子）、百合养阴润肺、生津止咳；二至丸（《医便》女贞子、旱莲草）、山萸肉补益肝肾、滋阴止血；佐药消瘰丸（《中医方剂临床手册》玄参、浙贝母、生牡蛎）清热化痰、软坚散结；龙葵散瘀消肿、清热解毒；莪术、川芎活血行气止痛；使药薏苡仁渗湿健脾；山楂散瘀化积、助运脾胃。诸药合用，对因痰、瘀、毒而致气阴两虚的肺积，可奏益气养阴、扶正祛邪之功效。

【应用】用于肺癌的辅助治疗。

5.扶正抑瘤方

【组成】西洋参15g，黄芪20g，当归15g，麦冬10g，五味子10g，女贞子10g，墨旱莲10g，山茱萸15g，鸡血藤15g，龙葵10g，川芎10g，莪术10g，半枝莲15g，白花蛇舌草15g，玄参10g，浙贝母10g，生牡蛎12g，猪苓10g，薏苡仁15g，山楂10g。

【功效】益气养血，扶正祛邪。

【方解】方中黄芪补气升阳、益卫固表，兼以养血生津；西洋参益气养阴、清热生津；当归、鸡血藤补血活血、调经止痛；山茱萸补益肝肾、益精助阳、平调阴阳;女贞子合墨旱莲,名曰二至,滋补肝肾;玄参、浙贝母、生牡蛎三者相伍,其名消瘰,清润化痰、软坚散结;麦冬、五味子益气养阴、除烦安神;半枝莲、白花蛇舌草、龙葵,三者相合,清热解毒、祛瘀散结、消肿抗癌;川芎、莪术行气活血、散瘀止痛;薏苡仁、猪苓渗湿抗癌,山楂散瘀止痛,配薏苡仁健脾助运。诸药配伍,寒热并用,补攻兼施,以补为主,补而不峻,寓补气、养血、祛瘀、止痛、健脾、抗癌等,共达益气养血、扶正祛邪之效。

【应用】用于各种恶性肿瘤的治疗,也可作为恶性肿瘤放、化疗的辅助治疗。

6.防治放化疗胃肠道反应方

【组成】香附15g,砂仁10g,陈皮10g,半夏10g,旋覆花10g,茯苓10g,白术10g,焦麦芽12g,六神曲12g,乌药12g,槟榔10g,肉豆蔻12g,山药15g,薏苡仁12g,麦门冬12g,炙甘草10g。

【功效】健脾益胃,降逆和中。

【方解】方中香附、砂仁、茯苓、白术、陈皮、半夏、炙甘草取香砂六君子汤之意,健脾和胃、理气止痛;旋覆花降气止呕;焦麦芽、六神曲消食调中、健脾和胃;乌药行气止痛、温胃散寒;槟榔行气消食;肉豆蔻温中行气、消食厚肠;薏苡仁健脾和胃、渗湿止泻;山药补脾养胃、益气生津;麦冬养阴益胃生津。诸药相伍,益胃气、降逆气、渗湿浊、行气滞、散结气,脾胃健运、中焦和畅,诸症自除。

【应用】用于恶性肿瘤因放化疗所致胃肠道反应的防治。

7.治疗恶性淋巴瘤方

【组成】猫爪草15g,白僵蚕10g,皂角刺10g,夏枯草15g,川芎10g,露蜂房10g,橘核10g,荔枝核10g,昆布10g,玄参15g,浙贝母10g,生牡蛎12g,木鳖子10g,鳖甲(醋制)10g,石见穿15g。

【功效】解毒祛瘀,散结消肿。

【方解】方中猫爪草、白僵蚕解毒消肿、化痰散结；皂角刺、露蜂房消肿拔毒；夏枯草清热解毒、散结消肿；石见穿清热解毒、祛瘀止痛；玄参、浙贝母、生牡蛎三者相伍，清润化痰、软坚散结，其名消瘰；橘核、荔枝核行气散结、祛寒止痛；鳖甲、昆布软坚散结；木鳖子散结止痛、消肿除毒；川芎行气活血、化瘀止痛。诸药共用，肿核消、痰结化、毒瘀除，而诸症皆愈。

【应用】用于恶性淋巴瘤的治疗。

8.治疗亚甲炎方

【组成】柴胡15g，白芍10g，旋覆花10g，夏枯草15g，茯苓10g，山豆根10g，昆布10g，玄参15g，薄荷6g，黄芩6g，白僵蚕6g，郁金10g，桔梗10g，厚朴10g，紫苏10g，半夏10g，生牡蛎12g。

【功效】解郁散结，消肿止痛。

【方解】方中柴胡升散、疏肝解郁，黄芩降泄、燥湿化痰，两者相伍兼以和解少阳；旋覆花降气消痰；夏枯草、山豆根清热解毒、消肿利咽；白芍养血调经、柔肝止痛；茯苓健脾渗湿；昆布散瘿消痰、软坚散结；玄参清热凉血、解毒散结；薄荷解毒利咽、疏肝理气；白僵蚕化痰散结、解毒消肿；郁金活血止痛、行气解郁；桔梗祛痰利咽；厚朴、半夏燥湿化痰、散结降逆；紫苏芳香行气、解郁散结；生牡蛎滋阴潜阳、软坚散结。诸药配伍，使郁气疏、痰涎化、疼痛止、肿结消，而奏行气解郁、散结消肿、祛瘀止痛之功。

【应用】用于亚急性甲状腺炎的治疗。

9.治疗浆细胞性乳腺炎方

【组成】金荞麦20g，路路通15g，紫花地丁15g，穿山甲10g，皂角刺15g，莪术10g，红花10g，生牡蛎12g，地龙10g，川芎10g，柴胡12g，郁金15g，石见穿15g，鳖甲(醋制)10g。

【功效】解毒排脓，散结祛瘀。

【方解】方中金荞麦清热解毒、祛瘀排脓；紫花地丁清热解毒、凉血消肿；穿山甲活血化瘀、散结去癥，皂角刺消肿托毒，石见穿清热解毒、活血定痛，三者均能溃坚透脓，使脓成即溃；路路通、地龙活络通经、兼助排脓；莪术、红花、川芎行气活血，祛瘀止痛；生牡蛎、鳖甲滋阴潜阳、软坚散结；柴胡疏肝解郁、理气止痛；郁金行气活血、解郁止痛。诸药同用，寒温相宜，不致伤胃，解热毒、排痈脓、疏肝郁、散结气，而达毒去脓尽、结散瘀除之效。

【应用】用于浆细胞性乳腺炎的治疗。

养生方药

1. 中药袋泡茶系列(6种)

1.1 涤心袋泡茶

【组成】菊花 百合 桑叶 苦瓜 甜菊叶

【功效】养阴润肺,清心安神。

【应用】用于治疗心神失养、烦躁失眠、低热盗汗、口渴咽干、劳倦乏力等症的治疗。

1.2 清肺袋泡茶

【组成】罗汉果 甘草 金银花 茅岩莓

【功效】清热润肺,解毒利咽。

【应用】用于治疗肺热燥咳、喉痛失音、咽燥痰多、口干便秘等症。

1.3 清肠袋泡茶

【组成】决明子 荷叶 桑叶 芦荟

【功效】清肝泻火,润肠通便。

【应用】用于治疗肝火偏亢、目赤肿痛、热结便秘、肥胖痤疮等症。

1.4 降脂袋泡茶

【组成】苦荞 莲子心 苦瓜 百合 酸枣仁

【功效】清热降脂,宁心安神。

【应用】用于降血脂、血糖,并可安神助眠,增强机体免疫力,兼以预防老年痴呆发生。

1.5 驻颜袋泡茶

【组成】玫瑰花 莲子 山楂 芦荟 枸杞

【功效】排毒养颜，润肌泽肤。

【应用】用于治疗肌肤失润、面色晦暗、容颜憔悴、情绪低落、心烦便秘等症。

1.6 解酲袋泡茶

【组成】葛花 菊花 白扁豆 淡竹叶 桑椹

【功效】利湿醒酒，护肝和胃。

【应用】用于因饮酒过度所致肝脾损伤、恶心呕吐、不思饮食、头晕耳鸣、视物昏花等症的治疗。

2. 中药泡茶系列（18种）

2.1 甘麦大枣茶

【组成】甘草 麦仁 大枣 酸枣仁

【功效】益气补中，养心安神。

【应用】用于内分泌失调、植物神经功能紊乱、更年期综合征等所致的心烦易怒、失眠盗汗、善悲欲哭等症的治疗。

2.2 清脑明目茶

【组成】菊花 夏枯草 决明子

【功效】清肝明目，降压消脂。

【应用】用于高血压、高血脂等疾病所致的头晕目眩、目赤肿痛、羞明流泪、视物昏花等症的治疗。

2.3 清咽利喉茶

【组成】薄荷 金银花 竹叶

【功效】疏风清热，解毒利咽。

【应用】用于急、慢性咽炎及亚甲炎等疾病所致的喉痛音哑、咽干口燥、咳嗽咯痰、溲赤便秘等症的治疗；并可防治中暑。

2.4养颜润肠茶

【组成】玫瑰花 肉苁蓉 石斛

【功效】排毒养颜,润肤通便。

【应用】用于内分泌失调、更年期综合征等疾病所致的容颜早衰、面色萎黄、肌肤少润、易起褐斑、心烦便秘等症的治疗。

2.5养生延年茶

【组成】桑椹 枸杞 桑寄生

【功效】益肾填精,扶正固本。

【应用】用于因长期熬夜、超荷工作等体力透支所致的神疲乏力、困倦懒言、腰膝痠软、失眠盗汗等症的治疗。

2.6和胃解酲茶

【组成】葛花 厚朴花 山楂

【功效】利湿醒酒,保肝护胃。

【应用】用于饮酒过度所致的恶心呕吐、脘腹痞闷、不思饮食、头晕目眩等症的治疗。

2.7清心安神茶

【组成】合欢花 淡竹叶 灯心草

【功效】清心除烦,养心安神。

【应用】用于心火上炎、心血不足等原因所致的心悸失眠、烦躁易怒、口舌生疮、溲赤便秘等症的治疗。

2.8健脾和胃茶

【组成】山楂 山药 陈皮 红茶 厚朴花

【功效】健脾和胃,消食化滞。

【应用】用于食欲不振、消化不良、嗳气吞酸、恶心呕吐、脘腹痞满等症的治疗;并可预防因放、化疗引起的胃肠道反应。

2.9解暑祛湿茶

【组成】藿香 佩兰 金银花

【功效】清热解暑,化湿和中。

【应用】用于暑热所致的头晕恶心、腹痛腹泻、身热口干、溲少尿赤等症的治疗,并可预防中暑。

2.10 口腔保健茶

【组成】藿香 薄荷 金银花 绿茶 柠檬

【功效】芳香化浊,解毒辟秽。

【应用】用于口腔糜烂、牙龈肿痛及口腔异味等的防治,并可预防因放、化疗引起的口腔溃疡。

2.11 养血荣发茶

【组成】黑芝麻 大枣 桑椹 枸杞 核桃仁

【功效】益肾填精,养血荣发。

【应用】用于因血虚、肾虚、早衰及放、化疗等引起的毛发干枯、脱落稀疏、须发早白、肌肤干燥、面色欠华、腰瘦疲劳等症的治疗。

2.12 固表止汗茶

【组成】黄芪 白术 防风 浮小麦 乌梅

【功效】益气固表,防感止汗。

【应用】用于因气虚所致的体虚多汗、动则汗出、头晕乏力等症的治疗,并可预防反复感冒。

2.13 减肥轻身茶

【组成】决明子 山楂 泽泻 薏苡仁 苦荞

【功效】祛脂减肥,利湿畅中。

【应用】用于肥胖症的防治,症见形体肥胖、赘肉累积、肌肤痤疮、体倦懒动等。

2.14 辟秽防疫茶

【组成】藿香 薄荷 板蓝根 金银花

【功效】清热解毒,辟秽防疫。

【应用】用于上感、流感及流行性腮腺炎、水痘等传染性疾病的防治。

2.15补肾健身茶

【组成】杜仲 枸杞 桑椹 菟丝子 龙眼肉

【功效】补肾填精,强身健体。

【应用】用于因肾虚所致的腰膝痠软、头晕耳鸣、须发早白、毛发稀疏、失眠多梦、精力不济、记忆减退、汗出乏力等症的治疗。

2.16养阴补血茶

【组成】龙眼肉 大枣 桑椹 何首乌

【功效】补血养血,养阴益气。

【应用】用于各种原因所致的血虚,症见面色苍白、气短乏力、头晕耳鸣、心悸多梦、唇舌色淡等;并可用于贫血类疾病的辅助治疗。

2.17补气升白茶

【组成】菟丝子 人参须 大枣

【功用】益精养血,补气升白。

【应用】用于元气不足所致的身体虚弱、面色苍白、气息短促、四肢乏力、头晕眼花、动则汗出、容易感冒等症的治疗;并可用于防治因放、化疗引起的白细胞减少。

2.18滋阴润肺茶

【组成】麦冬 款冬花 茉莉花 绿茶

【功效】滋阴清火,润肺止咳。

【应用】用于肺之气阴两虚所致的咳声低微、痰少质粘、咽干口燥、神疲乏力等症的治疗,并可防治放化疗引起的咳嗽。

3.中药药酒系列(15种)

3.1十全大补酒

【组成】党参80g,炒白术80g,炙黄芪120g,茯苓80g,炙甘草30g,当归120g,熟地黄120g,川芎40g,肉桂30g,炮附子30g。

【功效】温补气血。

【应用】用于气血两虚、阳虚有寒者，症见面色苍白无华、头晕目眩、心悸气短、神疲乏力、倦怠懒言、畏寒肢冷等。

3.2 滋补阴血酒

【组成】当归150g，黄芪200g，何首乌120g，川芎80g，枸杞60g，熟地黄100g，山茱萸80g，鸡血藤120g，白芍80g，桑椹80g，龙眼肉60g，红枣10枚。

【功效】滋补阴血。

【应用】用于阴血亏虚所致的面色苍白或萎黄、唇甲色淡、头晕眼花、心悸多梦、妇女月经量少色淡、后期或经闭等症。

3.3 大补元气酒

【组成】黄芪300g，人参200g，当归150g，炒白术100g，鹿茸50g，山药150g，升麻50g，女贞子80g，墨旱莲80g，肉苁蓉80g。

【功效】大补元气。

【应用】用于元气大亏所致的少气懒言、疲乏无力、声低息微、动则气短汗出、头晕心悸、面色萎黄、食欲不振、脏器脱垂等症。

3.4 舒筋活络酒

【组成】黄芪150g，当归100g，桂枝60g，鸡血藤60g，丹参80g，川芎60g，川牛膝60g，水蛭30g，红花60g，独活60g。

【功效】舒筋活络，化瘀止痛。

【应用】用于跌打损伤、气滞血瘀等多种原因引起的经络瘀滞、活动受限、肿胀疼痛等症。

3.5 养生延年酒

【组成】熟地黄120g，何首乌100g，桑椹80g，枸杞60g，黄精60g，黄芪100g，当归60g，菟丝子60g，山茱萸60g，女贞子60g，鹿茸40g，人参100g，丹参100g。

【功效】补气养血，益肾培元。

【应用】用于肝肾阴虚、气血两亏所致的精力不足、动辄汗出、腰膝痠软、头晕目眩、心悸失眠、容颜早衰、须发早白、遗精早泄等症。

3.6 温补肾阳酒

【组成】淫羊藿100g,锁阳100g,菟丝子100g,鹿茸80g,仙茅100g,山茱萸100g,肉桂30g,补骨脂80g,炮附子30g,海马40g,枸杞40g。

【功效】温补肾阳。

【应用】用于肾阳亏虚所致的神疲乏力、精神不振、面色少华、畏寒肢冷、腰膝痠软、阳痿早泄、小便清长、头晕耳鸣等症。

3.7 消癥散结酒

【组成】桃仁60g,红花60g,丹参150g,三棱60g,莪术80g,郁金60g,牛膝60g,夏枯草60g,水蛭30g,猫爪草60g,浙贝母60g,人参80g。

【功效】消癥散结。

【应用】用于各种实体瘤的治疗。

3.8 扶正抑瘤酒

【组成】半枝莲60g,白花蛇舌草60g,龙葵60g,石见穿60g,漏芦60g,莪术60g,红花60g,乌梢蛇1条,灵芝80g,西洋参100g,三七60g,全蝎20g,黄芪80g,当归60g。

【功效】扶正抑瘤。

【应用】用于各种癌症的辅助治疗。

3.9 健脾温肾酒

【组成】党参100g 茯苓80g 炒白术80g 肉豆蔻60g 补骨脂80g 肉桂40g 菟丝子60g

【功效】健脾温肾。

【应用】用于脾肾阳虚所致的腹痛腹泻、畏寒喜热、四肢乏力、不思饮食、腰膝痠软等症。

3.10 温中行气酒

【组成】黄芪100g,木香30g,砂仁50g,肉豆蔻50g,佛手50g,厚朴60g。

【功效】温中散寒,行气止痛。

【应用】用于脾胃虚寒所致的脘腹胀满、腹痛腹泻、喜暖喜按、不思饮食、面色苍白、气短乏力等症。

3.11 养颜美容酒

【组成】玫瑰花300g,芦荟100g,黄酒1500mL。

【功效】疏肝解郁,排毒养颜。

【应用】用于容颜早衰、面起褐斑、肌肤松弛、干瘪失润、烦躁便秘等症。

3.12 阿胶润肤酒

【组成】阿胶60g,黄酒1000mL。

【功效】滋阴补血,调血润燥。

【应用】用于阴血亏虚所致的面色无华、肌肤失润、头晕目眩、心悸失眠、妇女月经不调等症。

3.13 四物补血酒

【组成】当归50g,白芍50g,熟地50g,川芎30g,黄酒1000mL。

【功效】补血养血。

【应用】用于血虚所致的面色苍白或萎黄、唇甲色淡、头晕眼花、心悸失眠、月经量少、经闭不行等症。

3.14 四君补气酒

【组成】党参50g,茯苓50g,白术50g,炙甘草30g,黄酒1000mL。

【功效】补气健脾。

【应用】用于气虚所致的面色萎黄、少气懒言、头晕心悸、语言低微、动则汗出、脏器脱垂等症。

3.15 八珍大补酒

【组成】党参50g,茯苓50g,白术50g,炙甘草30g,当归50g,白芍50g,熟地50g,川芎30g,黄酒1000mL。

【功效】益气补血。

【应用】用于气血两虚所致的面色苍白或萎黄、头晕目眩、四肢倦怠、气短懒言、心悸怔忡、食欲不振、病后体虚等症。

4. 中药保健枕系列(12种)

4.1 助眠枕

【组成】菊花100g,磁石50g,合欢花100g,夜交藤100g。

【功效】养心安神,镇静助眠。

【应用】用于治疗情志不遂、心血不足等原因引起的心神不宁、惊悸失眠、少寐多梦等症。

4.2 降压枕

【组成】菊花100g,川芎80g,决明子100g,夏枯草100g。

【功效】清肝明目,息风降压。

【应用】用于高血压病的辅助治疗,症见头痛眩晕、耳鸣耳胀、目赤肿痛等。

4.3 明目枕

【组成】菊花100g,灯心草100g,桑叶100g,决明子80g,薄荷60g。

【功效】疏风散热,清利头目。

【应用】用于治疗头晕目眩、视物昏花、目赤鼻塞、耳鸣耳聋、牙龈肿痛等症。

4.4 益智枕

【组成】益智仁100g,石菖蒲100g,远志80g,人参50g,杜仲50g。

【功效】补益肝肾,健脑益智。

【应用】用于小儿脑瘫、先天性或后天性智力发育迟缓、老年痴呆症、中风后遗症等疾病的辅助治疗。

4.5 醒脑枕

【组成】 藿香100g,佩兰100g,石菖蒲80g,益智仁80g,竹叶60g。

【功效】 芳香行气,开窍醒神。

【应用】 用于中风、中毒、中暑、颅脑外伤等引起的休克、昏迷、意识不清等症的辅助治疗。

4.6 通络枕

【组成】 川芎50g,红花50g,丹参100g,当归60g,桂枝30g,郁金50g。

【功效】 行气活血,化瘀通络。

【应用】 用于证属气滞血瘀型心脑血管疾病及头面部疾病的防治。

4.7 颈椎枕

【组成】 红花100g,桂枝60g,川芎60g,菊花100g。

【功效】 疏经活血,通络护颈。

【应用】 用于因长期伏案、坐姿不正等原因引起的颈椎病辅助治疗。

4.8 解郁枕

【组成】 合欢皮100g,栀子花60g,薄荷60g,郁金60g。

【功效】 疏肝理气,除烦解郁。

【应用】 用于抑郁症、更年期综合征等疾病的辅助治疗,症见情绪易激、心烦气躁、失眠多梦等。

4.9 止痛枕

【组成】 葛根100g,苍耳子50g,藁本50g,当归50g,川芎50g,白芷50g。

【功效】 行气活血,祛风止痛。

【应用】 用于多种原因引起的头面及周身疼痛、肢体麻木不仁等症的辅助治疗。

4.10 驻颜枕

【组成】玫瑰花100g,绿茶100g,益母草100g。

【功效】排毒养颜,润肤祛斑。

【应用】用于容颜早衰、肌肤干瘪、易起黄斑、心烦失眠、便秘疲倦、月经不调等症的辅助治疗。

4.11 养生枕

【组成】苍术60g,人参60g,黄芪100g,当归60g。

【功效】扶正祛邪,强身健体。

【应用】用于体质虚弱、神疲乏力、气短懒言、自汗盗汗、头晕心悸等症的辅助治疗。

4.12 防感枕

【组成】黄芪100g,白术60g,防风80g,蚤休80g,金银花80g。

【功效】益气固表,辟瘟防疫。

【应用】用于体质虚弱易感冒者,并可防治多种流行性及传染性疾病。

5. 中药艾盐包/毯系列(6种)

5.1 行气消胀艾盐包/毯

【组方】大腹皮30g,厚朴15g,枳壳15g,木香10g,砂仁10g,香附15g,高良姜10g,丁香10g,乌药20g,川楝子10g,延胡索10g,艾叶30g,大青盐500g。

【功效】行气消胀,散寒和中。

【应用】用于因寒滞中焦、气机不畅及放化疗等所致的胸满胁痛、脘腹痞闷、胀满疼痛、食滞难消、不思饮食等症。

5.2 疏经通络艾盐包/毯

【组方】乌头10g,麻黄10g,羌活15g,苍术15g,透骨草10g,伸筋草10g,当归20g,鸡血藤30g,川芎15g,牛膝10g,艾叶50g,大青盐500g。

【功效】疏经活络，散寒通痹。

【应用】用于因寒湿阻络、筋脉失养及放化疗等所致的周身疼痛、肌肉酸楚、手足拘挛、畏寒喜温、麻木不仁等症。

5.3 温中散寒艾盐包/毯

【组方】小茴香20g，高良姜15g，肉桂15g，白胡椒15g，草豆蔻15g，砂仁10g，吴茱萸20g，乌药15g，艾叶50g，大青盐500g。

【功效】温中散寒，理气止痛。

【应用】用于因寒客肝脉、脾胃失和等所致的脘腹冷痛、腹满不舒、肠鸣腹泻、少腹坠胀、疝气疼痛等症。

5.4 活血止痛艾盐包/毯

【组方】当归10g，川芎10g，生蒲黄10g，五灵脂10g，延胡索10g，川楝子10g，郁金15g，小茴香10g，花椒10g，桃仁10g，红花10g，艾叶30g，大青盐500g。

【功效】活血行气，温经止痛。

【应用】用于因气滞血瘀、寒凝经脉等所致的胃脘冷痛、少腹拘急、经闭血块、身痛不移及术后部位局部疼痛等症。

5.5 消癥散结艾盐包/毯

【组方】芒硝30g，半夏10g，浙贝母10g，夏枯草15g，山慈菇15g，莪术10g，红花10g，生蒲黄10g，艾叶30g，大青盐500g。

【功效】理气活血，消癥散结。

【应用】用于因气滞血瘀、痰瘀互结等所致的胸腹拒按、触之有块、固定不移、或胀或痛、乳房结块、癌肿疼痛等症。

5.6 降逆止呕艾盐包/毯

【组方】干姜10g，半夏10g，茯苓10g，白术10g，旋覆花10g，厚朴10g，砂仁10g，白豆蔻10g，艾叶30g，大青盐500g。

【功效】温中和胃，降逆止呕。

【应用】用于因中焦失运、胃失和降及放化疗等所致的恶心嗳气、干呕呃逆、胃脘痞闷、谷不得下、泛酸纳差等症。

6. 中药足浴系列(22种)

6.1 止吐足浴方

【组成】干姜30g,陈皮10g,肉桂8g,党参10g,白术15g,茯苓15g,半夏10g,旋覆花30g,代赭石30g,香附15g,甘草6g,大枣10g。

【功效】温中和胃,降逆止呕。

【应用】用于因脾胃失和、运化失司及放、化疗等引起的恶心嗳气、干呕呃逆、胃脘痞闷、食入即吐、泛酸纳差等症。

6.2 安神足浴方

【组成】酸枣仁30g,远志12g,茯神20g,柏子仁15g,夜交藤15g,合欢皮15g,五味子15g,丹参10g,赤芍15g,玫瑰花15g,钩藤15g,龙骨20g,磁石20g,炙甘草6g。

【功效】养血清热,镇静安神。

【应用】用于常人及肿瘤相关性睡眠障碍患者的辅助治疗,症见心悸失眠、头晕目眩、心慌气短、健忘耳鸣、心烦多梦等。

6.3 防感足浴方

【组成】黄芪30g,白术10g,防风10g,党参15g,女贞子15g,墨旱莲15g,蚤休10g,荆芥10g,板蓝根10g。

【功效】益气固表,祛邪防感。

【应用】用于因放化疗、产后、术后等所致的体虚易感、动则汗出、头晕乏力等症的治疗;并可预防反复感冒。

6.4 升白足浴方

【组成】党参30g,白术15g,黄芪30g,当归10g,鸡血藤15g,熟地黄10g,女贞子10g,墨旱莲10g,枸杞子10g,补骨脂10g,防风10g,鸡内金10g,茯苓10g,泽兰10g,泽泻10g,莱菔子10g,连翘10g,炙甘草6g。

【功效】益精养血,补气升白。

【应用】用于因放、化疗引起的白细胞减少及素体元气不足者,症见身体虚弱、面色苍白、气息短促、四肢乏力、头晕眼花、动则汗出、容易感冒等。

6.5 升板足浴方

【组成】人参10g,黄芪40g,当归12g,熟地20g,山药15g,山茱萸15g,鸡血藤15g,骨碎补15g,藕节炭10g,侧柏叶10g,仙鹤草10g,紫珠草10g,花生衣3g,薏苡仁15g,鸡内金10g,甘草6g。

【功效】补气养血,宁络升板。

【应用】用于因放、化疗所致的血小板减少及免疫性血小板减少性紫癜等的辅助治疗,症见面色萎黄、神疲乏力、头晕耳鸣、四肢痠软、牙龈渗血、皮肤紫癜、鼻腔出血、月经量多、食少纳差等。

6.6 生血足浴方

【组成】黄芪30g,党参15g,当归10g,鸡血藤30g,熟地20g,白芍15g,何首乌15g,太子参15g,白术12g,枸杞15g,女贞子15g,肉苁蓉15g,补骨脂15g,何首乌15g,山茱萸15g,菟丝子15g,炙甘草6g。

【功效】填精益髓,益气生血。

【应用】用于因放、化疗所致的贫血及其他贫血类疾病的辅助治疗,症见面色苍白、气短乏力、头晕耳鸣、心悸多梦、唇舌色淡、失眠健忘等。

6.7 止痛足浴方(气血亏虚型)

【组成】黄芪30g,熟地20g,山药20g,当归15g,白芍15g,地龙15g,补骨脂30g,海藻15g,昆布15g,薏苡仁20g,川芎12g,桃仁12g,红花12g,鸡血藤15g,怀牛膝12g,延胡索12g。

【功效】益气养血,化瘀止痛。

【应用】用于气血亏虚型骨转移痛、癌痛的辅助治疗,症见隐痛空痛、痛势不剧、缠绵不休、时痛时止、痛多喜按、神疲乏力、少气懒言等。

6.8 止痛足浴方(寒凝血瘀型)

【组成】乳香15g,没药9g,肉桂10g,川乌10g,草乌10g,麻黄3g,山慈菇15g,半夏10g,天南星10g,全蝎5g,蜈蚣2条,水蛭6g,僵蚕10g,伸筋草10g,透骨草10g,威灵仙15g,姜黄15g,补骨脂10g,骨碎补10g,桑寄生10g,川牛膝15g,延胡索12g,川楝子9g。

【功效】温经散寒,祛瘀止痛。

【应用】用于寒凝血瘀型骨转移痛及癌痛的辅助治疗,症见痛势剧烈、彻骨难忍、持续不解、痛而拒按、固定不移、畏寒喜暖等。

6.9 荣发足浴方

【组成】桑叶10g,防风10g,蔓荆子10g,升麻10g,生地15g,黄芪20g,当归15g,鸡血藤20g,何首乌30g,山茱萸20g,熟地20g,女贞子20g,墨旱莲10g,桑椹15g。

【功效】养血祛风,益肾荣发。

【应用】用于因血虚、肾虚、早衰及放、化疗等引起的毛发干枯、脱落稀疏、须发早白、肌肤干燥、面色欠华、腰痠疲劳等症的治疗。

6.10 消肿足浴方(上肢水肿)

【组成】黄芪30g,丹参50g,当归50g,红花50g,桃仁20g,汉防己20g,川芎20g,桑枝15g,地龙20g,路路通20g,滑石60g,三棱20g,莪术20g,海桐皮15g,冬瓜皮15g。

【功效】补气养血,化瘀利水。

【应用】用于乳腺癌及颈项部肿瘤等术后及放化疗后所致上肢水肿的辅助治疗,症见上肢肿胀、屈伸不利、不任重物、蹦急光亮、按之不起、神疲乏力等。

6.11 消肿足浴方(下肢水肿)

【组成】黄芪30g,丹参50g,当归50g,红花50g,桃仁20g,乳香20g,没药20g,地龙20g,路路通20g,滑石60g,海桐皮15g,大腹皮15g,冬瓜皮15g,桂枝10g,川牛膝10g,泽兰20g。

【功效】补气养血,化瘀利水。

【应用】用于宫颈癌、肝癌等下腹部肿瘤术后及放化疗后所致下肢水肿的辅助治疗，症见下肢肿胀、按之凹陷、久站尤甚、腹大满闷、纳呆泛恶、尿少色赤、神疲困倦等。

6.12 通脉足浴方

【组成】桃仁30g，红花15g，苏木30g，鸡血藤15g，木通15g，汉防己20g，杏仁20g，川牛膝25g，三棱15g，莪术15g，冬瓜仁20g，白鲜皮30g。

【功效】行气活血，祛瘀通脉。

【应用】用于下肢静脉曲张的辅助治疗，症见肢体沉重、乏力懒动、脉管隆起、状若蚯蚓、或伴胀痛等。

6.13 通络足浴方

【组成】炮附片10g，桂枝10g，黄芪20g，当归20g，鸡血藤20g，红花10g，川芎10g，杜仲10g 桑寄生10g，续断10g，淫羊藿10g，天麻10g，钩藤10g，僵蚕10g，透骨草10g，伸筋草10g。

【功效】舒筋通脉，益肾除痹。

【应用】用于治疗因放、化疗引起的手足麻木、疼痛肿胀、屈伸不利、肌肉痉挛等症；并可用于关节炎、腰椎间盘突出症等的辅助治疗。

6.14 口疮足浴方

【组成】黄连3g，生地20g，牡丹皮20g，当归20g，升麻15g，肉桂9g，栀子10g，竹叶10g，木通10g，甘草6g。

【功效】清热凉血，养阴止痛。

【应用】用于因放、化疗引起的口舌生疮、牙龈肿痛、心烦舌红、便秘溲赤等症；并可用于反复发作的口腔溃疡的辅助治疗。

6.15 通便足浴方

【组成】肉苁蓉15g，当归20g，怀牛膝15g，厚朴10g，枳壳10g，香橼10g，大黄5g，鸡内金30g，焦山楂15g，焦神曲15g，炒麦芽15g，黄芪30g，升麻3g。

【功效】助消导滞，润肠通便。

【应用】用于防治因放、化疗所致的大便秘结、脘腹痞满、时有胀痛等症；并可用于老年性、习惯性便秘的辅助治疗。

6.16 止泻足浴方

【组成】党参30g，白术10g，茯苓10g，山药10g，白扁豆10g，薏苡仁20g，木香10g，五味子6g，赤石脂10g，诃子10g，补骨脂15g，吴茱萸6g，肉豆蔻15g，干姜3g，车前子10g，黄连6g，甘草6g。

【功效】健脾益气，涩肠止泻。

【应用】用于因放、化疗及素体脾肾两虚等所致的腹痛腹泻、喜暖喜按、久泄不愈、倦怠乏力、食少难消、肠鸣便血等症。

6.17 除热足浴方

【组成】竹叶10g，石膏50g，知母10g，水牛角50g，生地24g，赤芍12g，牡丹皮10g，大黄6g，桃仁10g，大青叶15g，板蓝根15g，金银花20g，半枝莲15g，白花蛇舌草15g。

【功效】清热凉血，解毒祛瘀。

【应用】用于肿瘤热的辅助治疗，症见高热不退、间歇无律、头晕乏力、体重减轻、自汗盗汗等。

6.18 痛经足浴方

【组成】当归20g，附子15g，小茴香15g，吴茱萸15g，花椒10g，细辛10g，柴胡15g，香附10g，五灵脂10g，牛膝15g，延胡索15g，鸡血藤15g。

【功效】温经散寒，祛瘀止痛。

【应用】用于冲任虚寒、瘀血阻滞所致痛经的辅助治疗，症见少腹冷痛、月经不调、量少质稀、色暗夹块、乳房肿痛等。

6.19 降压足浴方

【组成】罗布麻30g，夏枯草30g，牛膝20g，杜仲15g，茺蔚子15g
当归10g 红花10g 葛根15g 泽泻15g 石决明15g 莱菔子15g

【功效】滋阴潜阳，辅以降压。

【应用】用于高血压病的辅助治疗，症见头痛眩晕、耳鸣耳胀、目赤肿痛等。

6.20 降脂足浴方

【组成】黄芪20g，冬瓜皮15g，茯苓15g，木瓜15g，葛根15g，山楂15g，红花10g，丹参15g，莪术10g，天麻15g，僵蚕15g。

【功效】祛湿降脂，活血通脉。

【应用】用于高血脂症的辅助治疗，症见脂肪堆积、身沉肢重、乏力倦怠、少气懒动、头晕目眩、心悸心慌等。

6.21 降糖足浴方

【组成】肉桂15g，附子10g，干姜15g，黄芪20g，党参15g，太子参15g，茯苓15g，白术15g，炙甘草6g，麦冬10g，生地10g，玄参10g，黄精10g，红花10g，丹参10g。

【功效】温阳益气，养血祛瘀。

【应用】用于高血糖患者的辅助治疗，症见渴喜热饮、尿多便干、食少纳差、神疲乏力、少气懒言等；糖尿病足患者禁用。

6.22 养生足浴方

【组成】黄芪60g，当归20g，党参30g，麦冬20g，五味子20g，黄精20g，苍术20g，熟地20g，山茱萸20g，枸杞20g，肉桂15g，大枣10g。

【功效】补气益血，养生延年。

【应用】用于因长期熬夜、超荷工作、用脑过度等所致体力透支、气血亏虚等辅助治疗，症见神疲乏力、困倦懒言、腰膝痠软、失眠盗汗等；并可用于普通人群的健康保健。

国家专利

【品 名】保婴枕

1995年5月通过甘肃庆阳市科技局科技成果鉴定;1998年4月,获中华人民共和国专利局颁发实用新型专利证书(专利号:ZL972 08418.5);1998年10月,获“庆阳地区科技进步二等奖”及“全国星火计划优秀项目奖”;1999年获甘肃省医药管理局医疗器械准产证,批准文号:甘药器监(准)字99第126013号。后由甘肃中医学院(现甘肃中医药大学)监制,甘肃省西峰市岐伯卫生用品有限责任公司生产出品。

保婴枕是甘肃省名中医夏小军主任医师等人在挖掘民间传统经验的基础上,根据中医古籍中有关婴儿抚育保健的经验,结合婴儿生理病理特点及头颅发育数据,参照物理力学原理研制而成的一种婴儿用品。其既可用于仰卧,又可用于侧卧,当婴儿能够转动头颅时,其头部可在头型内沿头型弧度而左右转动,且头颈部均在枕上,故能促进婴儿头颅及颈曲的正常发育,具有保护头型及颈曲的双重作用。同时,选用民间传统应用的荞壳作填充基质,软硬适中,弹性良好,不易变形;再以中医药基础理论为指导选用优质地道药材配制药垫,起到健脑益智、增强体质、防病治病之功效。

该保婴枕从枕芯、外套、形状、结构、软硬度、色泽、图案等方面进行了精心研制,对其作用机理进行了科学探讨,并经甘肃省庆阳地区药检所实验研究证实其无毒,且对婴儿皮肤无明显刺激性。经临床532例验证,表明该品结构合理,婴儿应用后睡姿舒坦,头颅外形、颈曲及各项发育指标均达到正常标准；配方科学，具有疏风清热、镇惊开窍、避瘟防疫、解毒疗疮、健脑益智、扶正固本等功效，婴儿期使用可使多种常见病、多发病及传染病发病率明显下降。其药垫气味芳香，婴儿容易接受，且无任何毒副作用，合乎婴儿睡眠的生理需要，更有益于婴儿的身心健康。

论著分说

《药用柴胡》

夏小军著，14万字，安徽科学技术出版社出版，1995年第1版。获首届庆阳市优秀图书奖。

内容提要

柴胡为临床常用中药，也是中国中药材主要出口品种之一，在中国应用已有一千多年的历史。本书作者曾主持完成了“北柴胡人工栽培及质量研究”“柴胡人工栽培技术”等多项省、市级科研项目。该书是作者多年来从事药用柴胡研究的成果总结，是国内迄今唯一一本比较全面、系统的药用柴胡专著。全书包括柴胡本草考证、药物名实、药名释义、植物形态、生境分布、栽培技术、采集加工、药材鉴别、商品规格、饮片炮制、性味归经、有效成分、药理作用、功能主治、临床应用、用法用量、使用注意等内容，其他还含有方剂、制剂精选及历代名家论述，并对中草药主要出口国日本药用柴胡生产与资源现状进行了论证，为振兴经济、开发、利用中国药用柴胡资源提供了科学依据。可供有关临床、科研、教学、医药卫生部门生产、采挖、收购，城乡专业户及医药院校学生参考应用。

《夏小军医学文集》

夏小军独著，38.8万字，甘肃科学技术出版社出版，2007年第1版。

内容摘要

该书是作者将初涉医林二十余年来在省级及以上期刊发表或各类专业学术会议交流的百余篇论文整理成册，章节有序，层次井然，内容充实。全书分“经典研读”“名师真传”“临证经验”“理论探讨”“科研撷英”五大纲目，涉及中、西医药理论的各个方面。既有对经典医籍医理之研读，又有对民间单方验药之体悟；既有对师辈先贤心得之传承，又有对自我实践经验之总结；既有对中西诊疗策略之思考，又有对科研实验研究之记录。全书深入浅出，条理明晰，适合从事临床、科研、教学等医药学工作者及医药院校师生参考应用。

《谢君国医术研究》

夏小军、权晓理、拜永宁编著，10.3万字，甘肃科学技术出版社出版，2008年第1版。

内容提要

谢君国系全国第三批名中医药专家师带徒指导老师，国家中医药管理局优秀中医临床人才甘肃省学员指导老师，又是甘肃省名中医，享受国务院特殊津贴的中医专家。治学严谨，实事求是，在中医临床、科研、教学等领域孜孜以求，为弘扬祖国医学诲人不倦，辛勤耕耘。该书作者是谢君国主任医师师带徒的弟子，向读者完整地提供了他们的学习心得，涉及理论探讨、临床经验、用药心得、病案举隅等内容，较全面地介绍了老师的学术精华与诊疗特色，可供中医、中西医结合临床医师参考学习，也是中青年医师继承名老中医经验的重要参考书目。

《岐伯汇考》

夏小军著，谢君国、张士卿审，33.7万字，甘肃科学技术出版社出版，2008年第1版。

内容提要

岐伯是中国最早、最著名的医生，被历代尊称为“中医学鼻祖”。他与黄帝问答而成《黄帝内经》，是中医学的奠基之作，千百年来一直有效地指导着历代医家的医疗实践。对于岐伯的生平、乡籍、学术思想与成就等一些基本问题的看法，诸家却颇多相互矛盾之处，有的只是人云亦云，沿袭旧说，并没有解决岐伯研究这一医史领域的重要难题。鉴于此，2006年甘肃省中医药管理局将此正式立项研究，该书作者有幸担此重任，走访专家，文献考证，实地探查，去伪存真，正本溯源，乃成此书。全书包括从《黄帝内经》谈起、岐伯考、岐伯乡籍考、岐伯传说、岐伯文化这五个章节，分别对《黄帝内经》的作者、成书地点、成书年代及岐伯的名号、生活年代、乡籍、庙祀、学术思想、成就等方面予以系统整理、归纳及总结，这在一定程度上澄清和填补了岐伯医史研究的空白，捍卫了岐伯的历史地位，对于弘扬岐伯文化及继承发展岐黄学术起到了前所未有的推动作用。该书既可供中医药工作者作为临床、科研、教学的参考书目，也可是岐伯医史、文化爱好者的案头读物。

《岐黄文化研究丛书·岐伯考证》

夏小军、李栋、刘玲等编著，80.0万字，陕西师范大学出版总社有限公司出版，2011年第1版。《岐黄文化研究丛书》获庆阳市第十届精神文明建设“五个一工程”二等奖。

内容提要

岐黄文化是中华民族优秀传统文化的医科璀璨明珠，岐黄文化的开拓者——岐伯和他的《黄帝内经》，总结了上古时期的医学理论和经验，创立了天、地、人三位一体的大生态医学模式，通过后世的充实发展，奠定了中医药学理论体系的基本框架，为中华民族传统医药学的形成和发展做出了不可磨灭的贡献。本书作为《岐黄文化研究丛书》之二，集数十年研究成果，以大量的历史资料，严谨的科学态度，考证了岐伯其人的真实性及其乡籍所在，阐述了岐伯与《黄帝内经》的历史成就，意在澄清和填补岐伯医史研究的空白，确立岐伯的历史地位，为更好地弘扬岐黄文化，继承和发展岐黄学术发挥积极作用。该书确为岐伯研究的集大成者，内容全面，考证翔实，可供研究、开发、宣传岐伯文化资源的指导之用，亦可作为中医药工作者的教学、科研、临床的参考书目。

《血病论》

夏小军著，105.8万字，甘肃科学技术出版社出版，2016年第1版。获第二十五届(2016年度)中国西部地区优秀科技图书二等奖。

内容提要

血液之病变谓之血病。血病是严重危害人类健康和生命的疾病之一，目前其发病率有逐年增高的趋势。因此积极开展血病防治，是广大医务工作者面临的一道新课题。本书是作者集近30年临床工作经验编写的中医血病学专著，分上、中、下三篇。上篇为中医血病学基础，系统阐述了血之概念、源流、生成、运行、调节、属性、生理、功能、血与气的关系，以及血病之概念、病因、病机、诊断、治疗、遣方、用药、食疗、防护等内容，体现了中医血病学的学术思想体系，一脉相承，全面系统。中篇设出血证、血虚证、血瘀证三章，对涉及内、外、妇、儿、骨伤、五官等临床各科的54个主要病证，从定义、源流、范围、病因病机、辨证要点、类证鉴别、辨治钩要、辨证施治、转归及预后、调护等方面详细进行论述，提纲挈领，有章可循；对87个次要病证则从简论述，纲举目张，一目了然。下篇介绍了作者对现代医学10种常见血病的诊疗经验，突出临床，见解独到。书末还搜集整理中医古籍中血的相关记载400余条，内容丰富，资料翔实。全书师古而不拘泥，发展又有创新，是一部具有系统性、实用性、科学性、先进性的中医血病学专著，对从事中医和中西医结合临床、科研、教学工作者及广大读者具有切实的参考价值。

《血病探幽》

夏小军主编，段赟副主编，共47.3万字，甘肃科学技术出版社出版，2018年第1版。

内容提要

该书以国家区域中医(专科)诊疗中心建设单位、国家临床重点中医专科、国家中医药管理局“十一五”重点中医专科——庆阳市中医医院血液病科团队的既往探究工作为基础，分类别目，将血液病科近20年的基本情况、特色业务、科研成果、论文论著等作一个系统归纳，可看作是对血液病专科研究成果的一次升华。全书分7个章节，第一章为医理探幽，即从中医经典理论出发探寻中医“血”及“血病”理论；第二章为名师真传，即弟子撰述恩师治疗血液病之学术思想及临证经验；第三章为医话杂谈，即对血液病诊疗过程中的一些中医点滴体会和临证体悟；第四章为辨治方略，即从中医药角度出发探讨现代医学急性白血病、骨髓增生异常综合征、恶性淋巴瘤等11种常见血液病的诊疗思路与方法；第五章为临证经验，即对临床诊疗过程中病例资料的经验总结；第六章为科研撷英，即血液病团队协作完成的多项省市级科研课题；第七章为医案精粹，选取临床实践中涉及急性单核细胞白血病、过敏性紫癜、白细胞减少症等的11个典型医案。全书涵盖了基础理论、医案医话、科研教学、经验总结等诸多内容，对于继承和发展中医血病理论、弘扬中医学术、指导临床实践、维护人民健康等都具有十分重要的现实意义。适合从事临床、科研、教学等医药学工作者及医药院校师生参考应用。

《甘肃省肿瘤医院中西医结合肿瘤防治特色丛书》

夏小军总主编，共120余万字，甘肃科学技术出版社出版，2018年第1版。

内容提要

该书在甘肃省肿瘤医院“预防与治疗并重、临床与科研并重、中医与西医并重”的办院理念指导下，组织本院中医药及中西医结合肿瘤专家历时2年编写而成，分《中西医结合肿瘤特色医疗》、《中西医结合常见肿瘤诊疗方案》、《肿瘤中西医结合护理》三册。全书注重中西医汇通，突出中医诊疗特色与优势，将理论与实践有机结合，系统总结、挖掘、整理制定了常见肿瘤的中西医结合诊疗规范、护理干预措施、诊疗优势特色等，极大地丰富了肿瘤的中医药、中西医结合防治及诊疗理论，凸显了甘肃省肿瘤医院在中西医结合肿瘤防治体系中的特色与优势，内容丰富，特色鲜明，实用性强，为中医药及中西医结合防治肿瘤提供了一种新的思路与模式，对指导临床、科研、教学等工作大有裨益。适合从事中医药及中西医结合的临床、科研、教学等医药学工作者及医药院校师生参考应用。

《2015年甘肃省肿瘤登记年报》

夏小军、苏海翔、刘元强等编著，45.6万字，甘肃科学技术出版社出版，2016年第1版。

内容摘要

该报告系编者于2015年在全国肿瘤登记中心的指导下，对甘肃省兰州市、武威市凉州区、张掖市甘州区、敦煌市、天水市麦积区、临潭县、景泰县、庆城县等肿瘤登记处2012年肿瘤登记数据进行审核、统计、分析，以报告的形式进行数据发布。全书分为五个部分，分别对甘肃省肿瘤登记处、资料来源与方法、2012年甘肃省恶性肿瘤发病及死亡情况、登记资料的质量控制等进行了介绍和报告，以期为卫生行政部门对恶性肿瘤的预防控制提供决策依据，并为肿瘤防治的基础性、前瞻性技术研究和肿瘤防治技术的交流与合作等搭建技术平台。该报告资料真实、来源可靠、数据新颖，可供肿瘤临床、教学及科研等工作者参考应用。

《医院护理健康教育指导手册》

夏小军总主编，邱玉梅、文建强、郑访江等主编，李盛华、苏海翔、益瑞渊等主审，共201.8万字，甘肃科学技术出版社出版，2015年第1版。

内容摘要

医院健康护理教育是全民健康教育工作的重要组成部分，将健康教育贯穿于三级预防的全过程，是提高住院患者健康意识和自我保健能力、改善从医行为和提高医疗质量的重要手段，是减少医患纠纷不可缺少的重要环节，是防治疾病的有效途径。鉴于此，由甘肃省肿瘤医院牵头完成的“甘肃医院护理健康教育工作现状及实施策略研究”的科研项目，主要采取三阶段随机抽样方法，2013年在甘肃省204所(其中三级医院37所，二级医院167所)医院中(注册护士40668人)采取整群抽样的方法，在甘肃省东、中、西、南4个区域抽取二级以上医院20所，对20所医院护理健康教育情况进行问卷调查、专家及行政管理人员访谈。对主要存在的问题进行整理汇总，组织编写了《医院护理健康教育指导手册》上下两册，上册为西医部分共17章107节，下册为中医部分共38章272节，从临床护理人员开展健康教育的需求出发，以解决护理工作中的实际问题、提高护理人员健康教育的质量和水平为目标，是优质护理服务亟待研究与解决的重要课题，旨在解决医院护理健康教育工作的制度化管理与规范化实施，从而改变患者及家属的不良健康行为。全书可操作性及实用性强，适合医务工作者、患者及健康人群阅读使用。

《甘肃古代医学》

鄢卫东、李顺保等编著，夏小军参编，92.1万字，学苑出版社出版，2010年第1版。

内容提要

该书系编者在甘肃省卫生厅的支持和甘肃省中医药管理局的领导和精心组织下，邀请研究甘肃古代医学的著名专家学者，历经二载，发掘整理，四易其稿而成能够彰显甘肃古代璀璨医学文化的巨著。全书分四篇，第一篇曰庆阳岐伯与《黄帝内经》，包括岐伯生平传奇、岐伯医学创举、岐伯乡籍考、《黄帝内经》学术价值、《黄帝内经》典籍版本溯源等5章37节；第二篇曰武威汉代医学，包括武威汉代医简的发现、武威汉代医简的内容、武威汉代医简的学术价值、武威汉代医简的现代研究进展等4章24节；第三篇曰灵台皇甫谧针灸学，包括皇甫谧史考、皇甫谧乡籍考证、皇甫谧医学著作、皇甫谧学术成就探讨等4章20节；第四篇曰敦煌医学，包括藏经洞遗书的发现及医学卷子的来源保存情况、敦煌医学的概念和学术价值、敦煌医学研究的经历、现状及展望、敦煌医理类著作、敦煌诊法类著作、敦煌本草类著作、敦煌医方类著作、敦煌针灸类著作等8章36节和附篇（传承敦煌医学文化提升学生综合素质）。该书内容丰富、资料翔实、考证完备，可作为研究岐伯医学、武威汉代医学、皇甫谧针灸学、敦煌医学等的参考和必备书目，亦可作为中医院校师生和爱好者的案头读物。

《甘肃省名中医医案精选·第一辑》

甘培尚、李顺保编著，夏小军参编，刘维忠审，97.9万字，中国中医药出版社出版，2016年第1版。

内容摘要

该书系编者在甘肃省卫生与计生委员会的指示下，由甘肃省中医药管理局组织编委会征集省名医医案，制定医案统一选择标准，组织省级专家审阅、遴选、汇集成册。全书收集了甘肃省63位名中医500余则医案，涉及内、外、妇、儿、针灸、骨伤、五官等中医、中西医结合各科。所有医案包括医案和按语两大部分，具体涵盖病史、临床症状及体征、物理和生化检查结果、明确诊断、中医治则治法及方药、治疗经过和治疗结果等内容。该书具有真实性、实用性和指导性，能够起到总结和收藏名中医临床宝贵经验之作用，可作为甘肃省中医传承教育的重要资料和中医界学术经验交流之用，亦可作为中医院校师生及中医爱好者的案头读物。

《甘肃中医药文化》

李金田、戴恩来编著，夏小军参编，14.1万字，甘肃科学技术出版社出版，2013年第1版。

内容提要

该书分上、下两篇，上篇为辉煌灿烂的甘肃古代中医文化，包括“人文伏羲，医理肇始”“岐黄问答，千载流芳”“汉代医简，辨证先声”“皇甫宏著，承先启后”“敦煌医学，宝藏奇葩”等五个方面；下篇为异彩纷呈的近现代甘肃中医药文化，包括“传承医典，名家辈出”“真气运行，养生瑰宝”“郑氏针法，针法明珠”“洛阳正骨，陇原开花”“衷中参西，明星闪耀”“陇原药圃，百草飘香”“药苑漫话，人文昭彰”等七个方面内容。全书内容丰富，资料翔实，讲解清晰，图文并茂，书画皆有，对于古今陇原中医药文化的研究可谓是独树一帜，可供从事临床、科研、教学等医药学工作者及医药院校师生参考应用，亦可作为文史爱好者的案头读物。

《陇上医者的中西医结合之路》

戴恩来、李应东编著，夏小军参编，86.0万字，甘肃科学技术出版社出版，2016年第1版。

内容提要

该书系编者将新中国建立以后甘肃省诸位中西医结合专家学者的原创名篇收集整理，综合述要，分类编辑，分“传承经典，自出机杼”、“中西结合，历史使然”、“保存中说、西说为证”、“结合模式，见仁见智”、“病证结合，匠心独运”、“高山景行，人文芬芳”、“成才之用，堪启后良”、“学术机构，成才平台”等八个章节。同时，书中还附有专家学者的成才传记、人文作品及中西医结合相关的临床基地、科研机构、学术团体发展改革。该书可谓图文并茂，医文兼收，诚为1949年以来甘肃省中西医结合事业的全面回顾和系统总结，对于发展和弘扬甘肃省中西医结合事业大有裨益，适合从事临床、科研、教学等中、西医药学工作者及医药院校师生参考应用。

《血液病中医治验心悟》

杨淑莲、王茂生编著，夏小军参编，34.2万字，人民军医出版社出版，2014年第1版。

内容提要

该书编者针对当前血液病治疗中难点、热点，发挥河北省廊坊市中医医院血液科的优势和特色，系统全面地介绍了血液病中医治疗的临床经验。全书分上、中、下篇，上篇辨治篇对近50年廊坊市中医医院血液科的中医血液病研究成果及经验进行深入总结，以现代医学病名为纲，收载缺铁性贫血、再生障碍性贫血、骨髓增生异常综合征、急慢性白血病、淋巴瘤、多发性骨髓瘤等17种临床常见多发的、具有中医药治疗优势的血液系统疾病和造血干细胞移植，重点介绍病因病机、辨证思路、分型论治、证治心悟、饮食调护等内容，并结合临床验案，突出中医特色和经验总结；中篇学术篇邀请11位全国中医血液病重点专科协作组各诊疗中心学术带头人、名老中医专家对其经验进行精心搜集、整理、分析、归纳和总结，着重介绍了专家的观点、思路和方法等临床实践精华，利于临床应用；下篇药物篇重点介绍治疗血液病临床常用中草药、确有疗效的中成药及中药注射剂。该书内容具有权威性、实用性和先进性，可供中西医临床、教学、科研工作者学习参考，可作为提高血液病中医诊治水平的重要参考书目，亦可供中医爱好者及血液病患者参考。

《中国香道》

余振东、曹焕荣、高仲选等编著，夏小军参编，20.8万字，甘肃文化出版社出版，2008年第1版。

内容提要

该书编者从多方位、多层面阐述了香之所以成道，并从香文化源头的探索，涉猎到香文化在历史上的种种表现及在民众中的运用，将香文化体系上升为中国香道。全书分为香道探源、香道文化、香道的运用、进入生活走向世界的中国香道四个篇章；第一章包括从道法自然谈香道、中国第一枚旧石器发现地的原生态香、黄帝在桥山一带的香活动、医圣岐伯的香疗法、飘扬在香气中的庆阳端午、亟需保护的非物质文化遗产、香溢四海的中国香道等；第二章从崇拜祭祀、宗教、民俗节庆、历代帝王、古典名著、文人诗词、中医药、名酒品、茶道、闺阁等谈香文化及其传承脉系；第三章包括香道与养生、香品的使用、佩香、观香、焚香、熏香、闻香；第四章包括花杆杆挑出的香市场、中药百草香飘海内外、生活用香日趋红火、祈求幸福的心理趋向、市场化的香料产品、香道文化发展的广阔前景等内容。

该书首先确立了香道来源于中国的这一客观事实，填补了中国香道文化图书在世界文库中的空白，是中国图书文库中第一个写香道的书；具有知识性、趣味性、可读性、实用性，语言通俗，图文并茂，雅俗共赏，以章率节，可供儒、释、道、医等领域参考使用。

《中医血液病当代名医验案集》

周郁鸿、刘锋、陈信义主编，夏小军参编，25.0万字，浙江科学技术出版社出版，2013年第1版。

内容提要

该书编者针对再生障碍性贫血、白血病、骨髓增生异常综合征等近20种血液系统疾病，以“加强学术经验传承，发扬中医优势特色”为宗旨，汇集全国当代近30位知名名中医血液病医家之经验，对其诊治处方用药进行了归纳和分析，呈以医案之形式并附以评述，展现了医者识病治病的思路，有助于名家经验的挖掘和传承，促进不同学派间的交流和争鸣，并能借此大力发展中医血液病学，进而实现中西医汇通。该书内容具有典型性、可重复性和实用性，可供中西医临床、教学、科研工作者学习参考，可作为提高血液病中医诊治水平的重要参考书目。

年谱事记

年谱事记

1965年2月，出生于甘肃省庆阳市。

1982年9月，考入甘肃中医学院(现甘肃中医药大学)中医系攻读本科，师从于己百、周信有、华良才、张士卿等教授。

1987年6月，毕业于甘肃中医学院，获学士学位；同年7月分配至甘肃省庆阳地区中医医院(现庆阳市中医医院)儿科，任中医住院医师，师从享受国务院政府特殊津贴专家赫炎光副主任医师。

1988年1月，撰写《从中医学的发展看医学科学与巫术迷信的斗争》一文，刊登于《中国医药报》1988年1月18日第4版。是作者公开发表的第一篇科普文章。

1989年2月，撰写的《小儿臌胀治验1例》一文，刊登于《甘肃中医》1989年第2期。是作者公开发表的第一篇学术论文。

1989年3月，在赫炎光副主任医师的指导下，主持完成的"北柴胡人工栽培及质量研究"课题，获庆阳地区科技处(现庆阳市科技局)立项。是作者主持的第一项科研课题。

1990年3月，被甘肃省卫生厅授予"全省首届医德医风先进个人"，系作者获得的第一个省级荣誉称号。

1990年8月，加入中国共产党。

1991年1月，任庆阳地区中医医院儿科副主任，师从享受国务院政府特殊津贴专家谢君国副主任医师。同年5月，庆阳地区劳动竞赛委员会颁发"全区百名最佳职工"奖，系作者荣获的第一个地级荣誉称号。

1991年5月，被庆阳地区精神文明建设委员会授予“全区‘学英模、讲传统、做好事’活动先进个人”。

1992年8月，招收院内师带徒学员姚金华。

1993年3月，荣获“西峰城区医疗单位优质服务明星”称号。

1993年3月，主持完成的“野生柴胡人工栽培实验研究”科研课题，通过庆阳地区科学技术进步奖评审委员会鉴定，并获“庆阳地区1992年度科技进步三等奖”；同年6月，“北柴胡人工栽培及质量研究”科研课题通过甘肃省卫生厅鉴定，并荣获“1991-1992年度厅级医药卫生科技进步二等奖”。

1993年8月，作者治疗白血病的经验被成都科技大学出版社出版的《当代中医绝技荟萃——求医解难》一书收录。

1993年9月，撰写的《北柴胡人工栽培及质量研究》论文，在北京召开的第七届国际中草药研究讨论会议上大会交流。是作者第一篇国际交流学术论文。

1994年3月，主持完成的《中药小儿退热滴鼻液》科研课题，获“庆阳地区1993年度科技进步二等奖”。

1994年4月，“北柴胡人工栽培及质量研究”科研课题，通过甘肃省科学技术进步奖评审委员会鉴定，并荣获“甘肃省科学技术进步三等奖”。

1994年6月，担任庆阳地区中医学会秘书长。

1994年8月，被共青团甘肃省委、甘肃省经贸委、甘肃省劳动局授予“甘肃省青年岗位能手”荣誉称号。

1995年1月，在庆阳地区中医医院创建血液病专病组，任庆阳地区中医医院儿科副主任兼血液病专病组组长，同年晋升为中医主治医师。

1995年3月，被庆阳地区行署卫生处授予“全区卫生系统‘学、讲、做’之‘十佳医德标兵’”。

1995年3月，独著的《药用柴胡》由安徽科学技术出版社出版发行，并获首届庆阳市优秀图书奖。是作者公开出版的第一部论著。

1995年8月至1996年1月，考入由中华医学会继续教育部和中华内科杂志编辑部在北京联合举办的“成才之路（血液）学习班”并顺利结业，师从林宝爵、胡亚美、杨天楹、陆道培等教授。是作者接受的第一次在职教育。

1995年12月，被甘肃省总工会、甘肃省经济贸易委员会授予“甘肃省职业道德标兵”。

1996年2月至1999年2月，拜兰州医学院第一附属医院（现兰州大学第一医院）马兰芳教授为师，系统学习血液病理论与临床经验，学习时间为三年。

1997年1月，被共青团甘肃省委、甘肃省科协、甘肃省青年联合会授予“首届甘肃省青年科技创业提名奖”。

1997年8月，被中共庆阳地委授予“庆阳地区第二批知识分子拔尖人才”称号。1997年9月至1998年6月，在甘肃省人民医院学习，师从丁进芳、任守义主任医师，同年晋升为中医副主任医师。

1998年3月，被中共甘肃省委组织部、甘肃省人事厅、甘肃省科学技术协会联合授予“甘肃省第二届青年科技奖”荣誉称号，并被确定为庆阳地区“185人才工程”跨世纪学科带头人。

1998年4月，研发的《婴儿保健药枕》获中华人民共和国专利局颁发实用新型专利证书（专利号：ZL972 08418.5），并获得医疗器械准产证（批准文号：甘药器监（准）字99第126013）；是作者获得的第一项国家专利及产品批号。

1998年5月，被共青团庆阳地委、陇东报社、庆阳电视台授予“全区第二届‘十大杰出青年’”荣誉称号。

1998年6月，在庆阳地区中医医院血液病专病组的基础上，创建庆阳地区中医医院血液科，增设病床50张，并担任科主任。这也是全省中医医疗机构中唯一一所血液病专科。

1998年8月，招收院内师带徒学员开金龙。

1998年10月，主持完成“婴儿头型保健药枕”科研课题，通过庆阳地区科学技术进步奖评审委员会鉴定，并获“庆阳地区科技进步二等奖”及“全国星火计划优秀项目奖”。

1999年3月，被庆阳地区行政公署卫生处授予“全区医疗服务先进个人”。

1999年10月，主持完成“中药回生汤系列辨治急性白血病临床研究”科研课题，通过甘肃省卫生厅鉴定，并获“1997-1998年度甘肃省医药卫生科学技术进步二等奖”。

2000年2月，研制的回生胶囊、生血丸、摄血丸等7种治疗血液系统疾病的纯中药制剂，获得庆阳地区卫生处颁发的院内制剂生产批准文号。是作者第一次获得地级院内制剂生产批准文号。

2000年3月，主持完成“中药回生汤系列辨治急性白血病临床研究”科研课题通过甘肃省科学技术进步奖评审委员会鉴定，并获“甘肃省科学技术进步三等奖”。

2001年1月，在庆阳地区中医医院血液病科工作，晋升为中医主任医师。创建并领导的血液病科被甘肃省卫生厅确定为甘肃省首批重点中医专科。任省级重点中医专科学术技术带头人。

2001年4月，被庆阳地区科学技术协会聘任为“庆阳地区专家服务咨询团成员”。

2001年5月，任甘肃省中医药学会常务理事、内科专业委员会副主任委员，同年被甘肃中医学院聘为客座教授。

2001年5月，当选为党代表，出席中国共产党甘肃省第十届代表会。

2002年2月，经公开选拔竞聘为庆阳市中医医院副院长兼血液科主任，负责医院业务及血液科工作。

2002年6月，中华人民共和国国务院颁发“国务院政府特殊津贴”证书。是作者获得的第一项国家级荣誉。

2002年9月，主持完成“中药回生汤系列配合化疗辨治白血病临床及实验研究”科研课题，获“2002年度甘肃省皇甫谧中医药科技三等奖”。

2002年12月至2004年12月，考入北京师范大学经济与工商管理学院医院管理方向研究生班，攻读医院管理硕士研究生，师从蒋正华、李翀、李京文等教授。是作者接受的第二次在职教育。

2003年1月，被甘肃省委组织部确定为“甘肃省‘333人才工程’跨世纪学术技术带头人”第一层次人选。

2003年6月，创建并领导的庆阳市（地改市）中医医院血液科被甘肃省卫生厅、共青团甘肃省委命名为“2001－2002年度青年文明号”。

2003年7月，被评为2002年甘肃省卫生系统中青年学术技术带头人。

2003年8月，创建并领导的庆阳市中医医院血液科下设的中医血液病实验室通过甘肃省卫生厅中医药科研一级实验室验收。

2004年3月至2007年3月，考入国家中医药管理局“全国首批优秀中医临床人才”学习班，师从诸多国内中医名家，其中甘肃省指导老师为裴正学、王自立、张士卿教授及谢君国主任医师。是作者接受的第三次在职教育。

2004年6月，研制的回生胶囊、生血丸、摄血丸等3种治疗血液系统疾病的纯中药制剂，获得甘肃省卫生厅颁发的首批院内制剂生产批准文号，并获准在省内医疗机构间调剂使用。是作者第一次获得的省级院内制剂生产批准文号。

2004年12月，招收院内师带徒学员段赟。

2005年8月，首次被聘为甘肃省医疗卫生高级职称评审专家。

2006年8月，主持完成的“再障生血胶囊系列治疗慢性再生障碍性贫血的临床及实验研究”科研课题，获“庆阳市科技进步二等奖”及“甘肃省皇甫谧中医药科技三等奖”；主持完成的“摄血丸治疗特发性血小板减少性紫癜临床研究”科研课题，获“庆阳市科技进步三等奖”。

2007年1月，被甘肃省卫生厅确定为“甘肃省医疗卫生中青年学术技术带头人”。

2007年2月，独著的《夏小军医学文集》由甘肃科学技术出版社出版发行。

2007年5月，被甘肃省总工会授予“甘肃省五一劳动奖章”。

2007年6月，担任庆阳市中医医院院长，负责医院整体工作。

2007年10月，被国家中医药管理局授予“全国优秀中医临床人才”称号；这也是甘肃省唯一一名国家首批优秀中医临床人才。

2007年11月，经甘肃省卫生厅组织的专家评审，庆阳市中医医院达到了三级乙等中医医院标准；同时中药制剂实验室和血液病实验室一并通过中医药科研二级实验室验收。

2007年11月，庆阳市中医医院血液科被国家中医药管理局确立为国家“十一五”重点中医专科(专病)项目建设单位。任国家重点中医专科学术技术带头人。

2008年3月，甘肃省卫生厅批准“庆阳市中医医院”为三级乙等中医医院。

2008年8月，主持完成的“谢君国主任医师学术成果研究”通过庆阳市科技进步奖评审委员会鉴定，并获“庆阳市科技进步二等奖”。

2009年11月，庆阳市中医医院血液科被甘肃省卫生厅、共青团甘肃省委命名和认定为2008-2009年度全省卫生系统“青年文明号”。

2008年10月，独著的《岐伯汇考》由甘肃科学技术出版社出版发行。

2008年10月，作为第一作者主编的《谢君国医术研究》由甘肃科学技术出版社出版发行。

2008年12月，作为国家重点中医专科协作组专家组成员，参与6种常见血液病中医临床路径的制定及临床验证工作。

2009年1月，被甘肃省卫生厅确定为“甘肃省卫生领军人才”。

2009年2月，被甘肃省卫生厅授予“2008年度甘肃省优秀支援医院院长”荣誉称号。

2009年4月，庆阳市中医医院整体搬迁项目地址确定在西峰区城北广场西侧，并进行了开工奠基仪式。

2009年7月，主持完成“岐伯汇考”科研课题，通过庆阳市科技进步奖评审委员会鉴定，并获“庆阳市科技进步一等奖”。

2009年9月，被庆阳市岐黄文化研究会聘任为庆阳市岐黄文化研究会第二届理事会副会长。

2009年10月，被甘肃省卫生和计划生育委员会聘任为“2009年度甘肃省卫生计生高级职务任职资格评审委员会委员”。

2010年1月，被中华人民共和国卫生部、国家食品药品监督管理局、国家中医药管理局授予“全国医药卫生系统先进个人”荣誉称号。

2010年2月，被甘肃省卫生厅授予“甘肃省先进支援医院院长”荣誉称号。

2010年4月，主持完成的“岐伯汇考”科研课题被甘肃省人民政府授予“甘肃省科学技术进步三等奖”。

2010年6月，被甘肃省卫生和计划生育委员会、甘肃省人力和社会资源保障厅聘为甘肃省中医药“五级”师承教育指导老师，同年招收带教段赟、孙林、俄静三名学员。

2011年3月，被中共庆阳市委、庆阳市人民政府确定为“庆阳市领军人才”。

2011年4月，被庆阳市卫生局、庆阳市人力资源和社会保障局聘任为“庆阳市中医药师承教育指导老师”。

2011年7月，被《西部中医药》编辑部聘任为“《西部中医药》杂志编委”。

2011年9月，血液病科顺利完成国家中医药管理局“十一五”重点专科评审验收工作。

2011年9月，在位于庆阳市西峰区城北的彭原乡租赁土地100亩，建起了地产中药材种植基地，种植地产中药材300余种，为临床教学、科研提供服务。这也是甘肃省内唯一一所医院自建的中药材种植基地。

2011年11月，医院积极扩大对外宣传，年内在国家中医药管理局网站、《中国中医药报》、《陇东报》、庆阳电视台等媒体宣传报道中医特色建设、重点工作等10余次，创历年之最，提升了医院知名度。

2011年12月，担任庆阳市中医医院党委书记、院长，全面主持全院党政工作。

2012年2月，被甘肃省卫生厅、甘肃省人力资源和社会保障厅授予“甘肃省名中医”荣誉称号。

2012年2月，被中共庆阳市委、庆阳市人民政府确定为“庆阳市宣传文化系统拔尖创新人才”。

2012年4月，庆阳市中医医院通过甘肃中医学院教学医院评审验收，并正式签约挂牌。

2012年4月，任中华中医药学会医院管理分会常委。

2012年7月，任甘肃省中医药学会仲景学术专业委员会副主任委员。

2012年7月，庆阳市中医医院通过国家中医药管理局“三甲医院”评审验收。

2012年8月，完成庆阳市中医医院整体搬迁工作，建成全省规模最大、基础条件最好的地市级中医医院。国家卫生部副部长、中医药管理局局长王国强来院调研。新院区设中医血液病诊疗中心

(含血液病一科、血液病二科),病床100张,并设层流病房3间。

2012年9月,任中国中西医结合学会第六届血液病专业委员会委员。

2013年1月,任中国中医药研究促进会医院科学管理专业委员会(筹)委员。

2013年4月,血液病科通过国家临床重点专科答辩,成为甘肃省省内基层中医医疗机构中唯一一所国家级临床重点专科。任国家临床(中医类)重点专科学术技术带头人。

2013年6月,受聘为甘肃中医药大学硕士研究生导师,同年9月招收中医内科学专业学生刘志强。

2013年7月,成功组织举办甘肃省中医药学会2013年学术年会。

2013年11月,陕西中医药大学附属庆阳医院在庆阳市中医医院挂牌成立;宁夏医科大学教学医院在庆阳市中医医院挂牌成立。

2013年9月,招收中医内科学硕士研究生张建梅、中西医结合硕士研究生陈云鹤。

2013年9月,被甘肃中医学院授予“第一届杰出校友”荣誉称号。

2013年11月,庆阳市中医医院创建为市级文明单位。

2014年2月,被庆阳市卫生局授予“庆阳市名中医”及“2013年度庆阳市十佳医院院长”荣誉称号。

2014年5月,被庆阳市人民政府授予“庆阳市优秀医院院长”荣誉称号。

2014年6月,招收带教甘肃省中医药“五级”师承教育学员张靖、孙榕、范小娜。

2014年6月,主持完成“庆阳中医医院中医药产业化开发与研究”科研课题,通过庆阳市科技进步奖评审委员会鉴定,获“庆阳市科技进步一等奖”。

2014年7月，主持完成“庆阳中医药产业化开发与研究报告”科研课题，被中共庆阳市委、庆阳市人民政府授予“庆阳市第二届社会科学优秀成果二等奖”。

2014年7月，被国家卫生计生委人事司授予“第二届全国公立医院院长职业化培训班‘优秀学员’”荣誉称号。

2014年7月，任中华中医药学会血液病分会第一届委员会常务委员。

2014年8月，参研课题“升白胶囊治疗白细胞减少症的临床及实验研究”通过甘肃省皇甫谧中医药科技奖评审委员会鉴定并授予“2014年度甘肃省皇甫谧中医药科技三等奖”。

2014年9月，招收中医内科学硕士研究生郭炳涛。

2014年9月，任甘肃省中医药学会副会长、肿瘤专业委员会副主任委员。

2015年1月，调任甘肃省肿瘤医院院长。

2015年3月，招收院内师带徒学员魏世鸿、姜晓燕。

2015年8月，任中国民族医药学会血液病分会常务理事。

2015年9月，任中国医院协会肿瘤医院管理分会第五届委员会常务委员。

2015年9月，任中国中西医结合学会第七届血液病专业委员会常务委员及中国中西医结合学会第七届血液病专业委员会再生障碍性贫血专家委员会副主任。

2015年9月，招收中医内科学硕士研究生刘守海。

2015年9月，组织召开甘肃省中医药学会血液病专业委员会成立大会，并当选为首届主任委员。

2015年10月，任甘肃省第一届中医药标准化技术委员会(GS/TC11)委员。

2015年10月，甘肃省肿瘤医院中西医结合血液科被甘肃省卫计委确定为甘肃省第七批重点中医专科。任省级重点中医专科学术技术带头人。

2015年11月,成立以甘肃省肿瘤医院为依托的甘肃省中西医结合学会血液病专业委员会,并当选为首届主任委员。

2016年2月,独著105万字的《血病论》由甘肃科学技术出版社出版发行。

2016年4月,应邀出席美国“2016旧金山·国际中医药学术交流研讨会”;并以大会副主席身份作了题为《中药回生汤系列辨治急性白血病》学术报告。是作者第一次在国外做学术报告。

2016年4月,主持的“常见恶性肿瘤化疗药物的中医证型研究”项目,获甘肃省中医药管理局立项资助。

2016年8月,组织召开了甘肃省中西医结合学会血液病专业委员会成立大会;并成功举办了甘肃省中西医结合学会首届血液病专业委员会第一次学术年会、甘肃省中医药学会首届血液病专业委员会第一次学术年会、甘肃省中医药管理局继续教育项目——中西医结合诊疗血液病新进展学习班,参会300余人,是学会历史上规模最大、质量最高的一次盛会。

2016年9月,招收中医内科学硕士研究生连粉红。

2016年9月,主持的“回生胶囊治疗骨髓增生异常综合征疗效评价及实验研究”项目,获甘肃省自然科学基金资助,是作者获得的首次省级自然基金项目。

2016年10月,应邀参加中华中医药学会血液病分会常委会暨学术研讨会,参与首部《中医血液病学》教材审稿。

2015年10月,甘肃省肿瘤医院中西医结合消化科被甘肃省卫计委确定为甘肃省第八批重点中医专科。

2016年4月,招收带教西医领军人才学中医学员张连生.

2016年4月,以通讯作者公开发表第一篇SCI文章——Cancer incidence and mortality in Gansu province, 2012(《Chinese journal of cancer research = Chung-kuo yen cheng yen chiu》2016年6月第28卷

第3期)。

2016年9月,任甘肃省中西医结合学会副会长。

2016年9月,被甘肃省心理卫生协会授予“甘肃省心理卫生协会2015-2016年度先进工作者”荣誉称号。

2016年10月,经甘肃省编办批准,甘肃省肿瘤医院加挂甘肃省中西医结合肿瘤医院牌子,这也是全国唯一一所加挂中西医结合肿瘤医院牌子的省级肿瘤医院。

2016年10月,任世界中医药学会联合会血液病专业委员会第一届理事会常务理事及肿瘤专业委员会第三届理事会常务理事。

2016年10月,任中华中医药学会肿瘤分会第五届委员会常务委员。

2016年11月,当选为甘肃省兰州市七里河区第十八届人民代表大会代表。

2016年12月,以第一作者公开发表第二篇SCI文章——Association of methylenetetrahydrofolate reductase gene-gene interaction and haplotype with susceptibility to acute lymphoblastic leukemia in Chinese children(《Leukemia & Lymphoma》2017年8月第58卷第8期)。

2016年12月,任《甘肃医药》杂志主编。

2017年1月,在北京召开的“2017年全国中医药工作会议”上作《突出特色,继承创新,探索中西医结合肿瘤防治新途径》的经验交流。

2017年4月,组建成立甘肃省肿瘤防治联盟,担任中国肿瘤防治联盟甘肃省联盟主席。

2017年6月,招收带教甘肃省中医药五级师承教育学员雷旭东、单金姝、王玉虹。

2017年6月,任甘肃省精神卫生专科联盟理事。

2017年6月,任世界中医药学会联合会中医适宜技术评价与推广委员会第一届理事会副会长。

2017年6月，被甘肃省名中医传承研究会（筹）聘任为甘肃省名中医传承研究会（筹）副会长。

2017年6月，参与完成由天津中医药大学针推学院主持的国家重点基础研究发展计划（973计划）——“远近配穴与局部配穴效应比较研究”项目，是作者参与的首个国家级课题。

2017年7月，担任中国抗癌协会第八届理事会理事。

2017年7月，任中国卫生信息学会健康医疗大数据肿瘤专业委员会常务委员。

2017年8月，成功举办中华中医药学会血液病分会第三次学术年会、中国民族医药学会血液病分会2017年学术年会暨甘肃省中医药学会血液病专业委员会、甘肃省中西医结合学会血液病专业委员会第二次学术年会，以及甘肃省中医药管理局继续教育项目——中西医结合诊疗血液病新进展学习班。

2017年8月，任甘肃省医师协会整合医学医师分会第一届血液病专业委员会名誉主任委员。

2017年9月，中国民族医药学会科普分会在北京正式成立，甘肃省肿瘤医院获批为肿瘤科普临床康复基地，作者当选为中国民族医药学会科普分会副会长。

2017年9月，主持完成“回生胶囊治疗急性髓系白血病深化研究”科研课题，获庆阳市人民政府颁发“庆阳市科技进步二等奖”；参研课题“中医临床路径配合穴位敷贴辨治慢性再生障碍性贫血的临床研究”获庆阳市人民政府颁发“庆阳市科技进步二等奖”。

2017年9月，根据省卫生计生委《关于继续做好全省健康促进医院创建工作的通知》（甘卫办宣传发〔2016〕179号）文件精神，甘肃省肿瘤医院等14家医院达到甘肃省健康促进医院标准并予以命名。

2017年9月，招收中医内科学硕士研究生王立、秦大凯。

2017年9月，甘肃省肿瘤医院获批"全国肿瘤专科联盟成员单位"。

2017年9月，甘肃省肿瘤医院通过国家专科医院中医药工作示范单位评审。

2017年10月，任世界中医药学会联合会血液病委员会专业技术标准审定委员会P成员委员。

2017年10月，甘肃省肿瘤医院与陕西中医药大学共建研究生培养基地，成功签约并揭牌。

2017年10月，被国家科技部聘为国家科技奖评审专家。

2017年10月，参与完成北京中医药大学东直门医院主持的国家科技重大专项——"芪胶升白胶囊防治肺癌、乳腺癌化疗所致白细胞减少症临床研究"项目。

2017年11月，独著《血病论》一书，荣获中国版协科技出版工作委员会、中国西部地区优秀科技图书评委会颁发"第25届(2016年度)中国西部地区优秀科技图书二等奖"。

2017年11月，受澳大利亚阿德莱德大学、新西兰中医学院、中华中医药学会的共同邀请，赴澳大利亚阿德莱德及新西兰奥克兰参加"第三届海上丝绸之路中医药国际论坛暨中澳新植物药与中药临床与研究学术研讨会"，并作了题为《非小细胞肺癌两种化疗方案的中医证型研究》的主题报告。

2017年11月，甘肃省肿瘤医院养老护理培训基地被全国妇联授予"全国巾帼家政转移就业培训基地"。

2017年12月，被甘肃省卫生和计划生育委员会聘任为2017年度甘肃省卫生计生高级职务任职资格评审委员会委员。

2017年12月，任中国医师协会中西医结合医师分会第三届肿瘤病学专业委员会常务委员。

2018年1月，法国西部肿瘤研究所COMPONE所长一行4人来访甘肃省肿瘤医院，甘肃省肿瘤医院与法国西部肿瘤研究所签订临床和科研交流合作协议。

2018年1月，甘肃省肿瘤医院与甘肃中医药大学签署共建甘肃中医药大学附属肿瘤医院协议，并通过甘肃中医药大学附属肿瘤医院初评。

2018年1月，甘肃省肿瘤医院荣获国家“精准医疗集成应用示范体系”示范单位。

2018年1月，位于甘肃省庆阳市宁县和盛镇的甘肃省肿瘤医院陇东中西医结合分院正式开展工作，这是医院在基层建立的第一个分院。

2018年3月，甘肃省肿瘤医院与甘肃省第二人民医院、兰州市第二人民医院、七里河区人民医院、敦煌路社区卫生服务中心共建兰州市城区肿瘤性疾病紧密型医疗联合体成功签约。

2018年4月，在庆阳市宁县第二人民医院（甘肃省肿瘤医院陇东分院）成功举办中国肿瘤防治联盟甘肃联盟2018年学术年会、甘肃省肿瘤性疾病医疗质量控制中心2018年工作会议、2018年度甘肃省消化肿瘤综合治疗进展学习班。

2018年4月，甘肃省肿瘤医院康乐分院、甘肃省肿瘤医院迭部分院正式挂牌成立。

2018年5月，甘肃省肿瘤医院获“全国专科医院中医药工作示范单位”荣誉称号。

2018年5月，被陕西中医药大学聘任为研究生创新创业导师。

2018年5月，由甘肃省肿瘤医院牵头组建以陕、甘、青、宁、新五省区中医及中西医结合肿瘤工作者为成员的中国西北中医药肿瘤防治联盟成立，系国内首个跨省区中医药肿瘤防治联盟，夏小军任联盟首届主席，陕西中医药大学中西医结合学院院长侯俊明、新疆维吾尔族自治区中医医院肿瘤科主任张洪亮、宁夏回族自治区中医医院暨中医研究院肿瘤科主任李晓龙和青海省中医院血液肿瘤科主任郑秋慧等4人任共同主席。

2018年6月，组建的甘肃省肿瘤专科医疗联合体建设单位已有86家，覆盖全省14个地州市。

2018年6月，甘肃省肿瘤医院被中央精神文明建设指导委员会复查确认继续保留“全国文明单位”荣誉称号。

2018年7月，作为大会执行主席，成功举办甘肃省首届肿瘤防治大会，会议邀请到中科院赫捷院士、国际癌症研究机构候任主任魏丽莎博士等中外专家代表共1000余人出席，是省内迄今为止规模及影响力最大、层次最高的肿瘤防治大会。

2018年7月，主持完成的“贫血性疾病舌脉象特征及与血象、骨髓象相关性研究”科研课题，荣获“甘肃省皇甫谧中医药科技二等奖”。

2018年8月，作为大会执行主席，成功举办中华中医药学会2018年全国中医肿瘤青年论坛，与会代表300余人，是在甘肃省首次举办的全国性中医肿瘤会议。

2018年8月，主持的“肺癌中医药综合防治”项目，获甘肃省中医药防治重大疾病科研课题资助，获项目经费100万元，是作者及医院获得的中医药科研资助最多的项目。

2018年9月，招收中医内科学硕士研究生姚金虎。

2018年9月，参加了甘肃省卫生计生委合作访问团，分别赴马达加斯加和匈牙利进行为期1周的合作访问；访问期间看望慰问了甘肃省援助医疗队，参观了当地知名医院、大学及中医药集团（中心），并就肿瘤中心建设和中医肿瘤防治等相关医疗合作事宜进行深入探讨并交换意见，达成意向性合作共识。

2018年10月，国家卫生健康委员会党组成员、国家中医药管理局党组书记、副局长余艳红一行在甘肃省卫生计生委党组书记尚裕良、省卫生计生委巡视员甘培尚、省中医药管理局局长崔庆荣及相关部门负责同志陪同下来院调研；余艳红书记对甘肃省肿瘤医院在医院管理、中医药文化建设、中医药产业研发等方面给予了充分肯定。

2018年10月，北美中西医结合学会会长滕正乾、美国食药局(FDA)顾问华丹尼(Hue Danial)、美国印象国际公司董事长丹尼斯·米歇尔(Dennis Mitchell)、美国冠树生物科技公司董事长易菲特(Yi Phillip)等一行四人在甘肃省肿瘤医院院长夏小军、省医学科学研究院院长苏海翔等陪同下来甘肃省肿瘤医院进行参观访问，双方就如何在美国进一步推广中医药治疗、开展中医药学术交流、扩大中医药产品的出口等问题进行了探讨。

2018年11月，在北京召开的中华中医药学会血液病分会第四次学术年会暨换届选举会议上当选为中华中医药学会血液病专业委员会副主任委员。